Spectral CT
Principles and Practice

光谱 CT
从理论到实践

主审 李真林 郭顺林 陈 勇

主编 雷军强 窦 郁

中国科学技术出版社
·北 京·

图书在版编目（CIP）数据

光谱 CT : 从理论到实践 / 雷军强 , 窦郁主编 . —北京 : 中国科学技术出版社 , 2023.5
ISBN 978-7-5236-0125-9

I.①光… Ⅱ.①雷…②窦… Ⅲ.①计算机X线扫描体层摄影—影像诊断 Ⅳ.①R814.42

中国国家版本馆 CIP 数据核字 (2023) 第 051142 号

策划编辑	孙　超　焦健姿	
责任编辑	孙　超	
文字编辑	郭仕薪	
装帧设计	佳木水轩	
责任印制	徐　飞	

出　　版	中国科学技术出版社
发　　行	中国科学技术出版社有限公司发行部
地　　址	北京市海淀区中关村南大街 16 号
邮　　编	100081
发行电话	010-62173865
传　　真	010-62179148
网　　址	http://www.cspbooks.com.cn

开　　本	889mm×1194mm　1/16
字　　数	435 千字
印　　张	19
版　　次	2023 年 5 月第 1 版
印　　次	2023 年 5 月第 1 次印刷
印　　刷	北京盛通印刷股份有限公司
书　　号	ISBN 978-7-5236-0125-9/R·3052
定　　价	198.00 元

编著者名单

主　审　李真林　郭顺林　陈　勇

主　编　雷军强　窦　郁

副主编　韩太林　黄　刚　辛仲宏

编　者　（以姓氏汉语拼音为序）

曹　亮　陈小莉　陈梓娴　窦　郁　冯　雯　高　雅

高玉岭　苟露斌　关光华　郭吉刚　郭奇虹　韩太林

洪　琛　黄　刚　黄宏亮　雷军强　黎金葵　刘念军

芦贤德　吕威龙　王　刚　王梦书　王帅文　王寅中

辛文龙　辛仲宏　许永生　闫瑞峰　姚　慧　翟亚楠

张　皓　周一楠

内容提要

　　本书聚焦于普及临床与合理应用的光谱CT成像技术，以充分发挥光谱CT的独特优势，解决日益迫切的影像检查需求，提供可靠的理论与实践依据。全书分上、下两篇，上篇详尽介绍了CT技术由常规成像至光谱成像的发展历程与基础理论，以及图像后处理的相关知识；下篇通过对颅脑、头颈部、胸部、腹部及四肢肌骨等不同部位多种疾病光谱CT的检查技术、影像特征、伪影处理及安全性等方面的全面分析，系统阐释了光谱CT在各部位疾病诊断中的临床应用。本书以临床为导向，每章除疾病概述和常规CT表现外，重点对光谱CT扫描方案及影像诊断与鉴别进行了深入探讨。书中所述知识丰富，内容深入浅出，图文并茂，有助于医学影像学专业的医生、医学生，以及临床相关技术人员在短时间内掌握光谱CT影像诊断知识及检查要点与注意事项。

主审简介

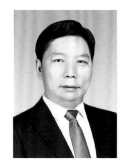

李真林

主任技师，教授，博士研究生导师。四川大学华西临床医学院影像技术系主任，四川大学华西医院放射科副主任，四川省放射医学质控中心副主任，四川省有突出贡献的优秀专家，四川省卫计委学术技术带头人。中华医学会影像技术分会候任主任委员，四川省医学会影像技术专业委员会候任主任委员，四川省医师协会放射技师分会首任会长，国际放射技师协会（ISRRT）会员，*British Journal of Radiology* 审稿专家，《中华放射学杂志》《中华放射医学与防护杂志》《中国医学影像技术》《临床放射学杂志》《实用放射学杂志》编委。主持国家自然科学基金1项，省级科研课题6项，获四川省科技进步奖一等奖（2013）、中华医学会全国医学影像技术学科建设领军奖（2015）、四川省医学科技奖一等奖（2018）等多项奖项。主编《医学影像成像理论》《医学影像设备学》《中华医学影像技术学：MR成像技术卷》等多部教材及专著。

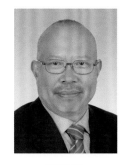

郭顺林

主任医师，教授，博士研究生导师。兰州大学第一医院原副院长，甘肃省领军人才，甘肃省卫生厅学术技术带头人，入选甘肃省"555"人才工程，德国慕尼黑大学医院访问学者。中华医学会放射学分会第13届至第15届委员，中国医师协会放射医师分会第3届至第5届委员，中国医学装备协会磁共振组副主任委员，中国医学影像技术研究会放射学分会委员，中国老年医学学会全国常务委员，甘肃抗癌协会肿瘤影像专业委员会主任委员，《中国医学影像技术》《世界华人消化杂志》《实用放射学杂志》编委。主持甘肃省自然科学基金等科研项目4项，参与国家重点项目2项，获甘肃省科学技术进步奖二等奖、三等奖各1项，以及甘肃省高校科技进步奖二等奖、甘肃省医学科技奖一等奖、二等奖和三等奖各1项。主编专著3部，主译1部，参编专著4部。

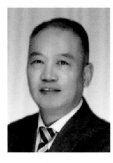

陈　勇

医学博士，主任技师，教授，兰州大学第一医院后勤保障处处长。中华医学会影像技术分会常务委员兼医学工程学组组长，甘肃省医学会影像技术分会主任委员，甘肃省放射医学质控中心专家组成员。

主编简介

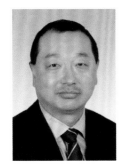

雷军强

主任医师，教授，博士研究生导师、博士后指导教师。兰州大学第一医院党委委员、副院长，甘肃省放射影像临床医学研究中心主任，甘肃省智能影像工程中心主任，甘肃省卫生系统领军人才，兰州大学萃英学者、师德标兵。中华医学会放射学分会腹部学组副组长，中国医师协会放射医师分委员，中国数字医学专业委员会委员，中国研究型医院学会肿瘤影像专委会副主任委员，甘肃省医学会放射学分会副主任委员，甘肃省医师协会放射医师分会副主任委员，甘肃省循证医学专委会副主任委员，《磁共振成像》《实用放射学杂志》《中国临床医学影像杂志》等多种期刊编委。主持国家自然科学基金1项，省部级科研课题4项。获甘肃省科技进步奖二等奖、三等奖各1项，医学进步奖一等奖、二等奖2项、三等奖4项，兰州市科技进步奖二等奖1项参与《中国痛风诊疗指南》《类风湿关节炎诊疗指南》等8部指南的制订。主编专著3部，教材1部，以第一作者及通讯作者身份在SCI期刊及中文核心期刊发表论文160余篇。

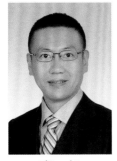

窦 郁

医学博士，主任医师，副教授，硕士研究生导师。日本顺天堂大学顺天堂医院访问学者。中国卒中学会医学影像分会委员，中国妇幼保健协会母胎影像医学专业委员会委员，甘肃省医学会放射学分会神经学组副组长，甘肃省医师学会整合医学医师分会肿瘤专业委员会委员。主持及参与国家自然科学基金1项，甘肃省自然科学基金1项，兰州市科技计划项目1项。获甘肃省科技进步奖三等奖1项，甘肃省皇甫谧中医药科技奖二等奖1项，甘肃省医学科技奖三等奖2项，兰州市科技进步奖二等奖1项。主编教材1部，参编专著3部，以第一作者及通讯作者身份在SCI期刊及中文核心期刊发表论文20余篇。

序 一

"会当凌绝顶，一览众山小"，高度决定视界；"见微知著"，细节决定成败。影像诊断学颇如此理，穷尽全局，把握细节，需要技术的进步和理念的更新。"工欲善其事，必先利其器"，影像诊断的进步取决于检查仪器的革新，光谱CT的问世正是成像技术的一次飞跃。光谱CT具有全新的彩色成像模式，空间分辨率高、伪影少、辐射低，为临床精准影像诊断注入了新的活力。除光影外，成像技术还与对比度、饱和度、锐度、色温、色彩等要素密切相关，诸多元素的综合调整才会呈现出本真的存在。光谱探测器既可以"探测"X线的强度，又可以"获得"其能量丰度，并在设定的时段内完成信息整合，解析出所需要的光谱参数图像。光谱CT成像能够真实诠释观察对象的结构、功能及病理变化，该技术可谓是医学影像学领域的里程碑式进步。

兰州大学第一医院雷军强教授及其团队编写的《光谱CT：从理论到实践》一书，"善择视角，巧思独运"，通过大量翔实的病例资料及影像图片，全方位展示了光谱CT成像在全身肿瘤、心脏、颅脑等不同部位多种疾病影像诊断中的创新应用及优势，尤其是对结晶沉积、金属伪影等的纠偏处理，为影像检查开辟了新的理念。光谱CT多参数分析能够改进图像质量，提高检出病变的敏感度和定性诊断的准确性，对小病灶的早筛早诊其同源性分析具有十分重要的意义。光谱CT作为一种新的影像检查利器，弥补了传统CT成像技术的不足，必将对不同种类疾病的诊疗及随访产生深远影响。同时，这种"图像＋图表"的多参数综合分析技术也拓展了CT成像的研究方向，对影像学的创新发展具有重要意义。总而言之，本书是一部非常值得推荐的工具书。

"万点落花舟一叶，载将春色过江南"，衷心希望本书的出版，能够为放射学及临床相关专业的同道快速了解、掌握光谱CT成像技术，提高影像诊断能力提供帮助，并激发专业人员对光谱CT多参数分析、多维度成像机制的钻研热情。是以欣然为序，为大家推荐这部开启探索光谱CT成像临床应用之门的著作。

中华医学会放射学分会候任主委

序　二

　　CT 检查是多种疾病诊断与疗效评价的常规和重要手段，已成为临床诊疗过程中不可或缺的部分。对于多发病、常见病，传统 CT 检查大多可满足临床诊断与评估的需要，但传统 CT 在组织成分显示和量化评价上，还存在一定不足，真实还原疾病特征的能力有待进一步提升。在传统 CT 检查的基础上，提供更多的诊断信息，降低漏诊、误诊率，避免重复检查，节约医疗资源成为行业关注的重要课题，因此迫切需要"一站式"解决上述问题的成像新技术。在此背景下，光谱 CT 技术应运而生，其在心脏、肿瘤、神经成像等方面具有独特优势，并在一定程度上弥补了传统 CT 检查在少见病、疑难病诊断方面的不足，具有广阔的发展和应用前景。

　　光谱 CT 是影像检查技术的革命性创新，能够提供多种参数、多维度、多时相的定量分析功能，可反映组织成分特征和血供特点，对复杂疑难疾病的诊断、鉴别及疗效评价具有重要的意义。

　　书中很好地诠释了光谱 CT 的四大特点：①可提供系统的多参数能量 CT 图像，通过低 MonoE 图像、碘密度图及有效原子序数等功能图像提升肿瘤的诊断效能；②结合碘密度图、光谱曲线、直方图和散点图，提高隐匿性病灶的检出率，并准确评估病变进展程度；③通过冠状动脉 CTA 光谱扫描可"一站式"评估冠状动脉血管形态学和心肌灌注功能；④通过能量检查流程常规化、图像显示多元化、影像数据能谱化，实现探测器端的能量解析与彩色光谱成像，提供具有明确可视性的"彩色 CT"。

　　《光谱 CT：从理论到实践》由兰州大学第一医院雷军强教授领衔，组织 30 余位专家共同编撰而成。该团队以大量典型临床病例为基础，深入浅出，图文并茂，并查阅参考国内外大量文献，几易其稿，终于成书。

　　本书是一部基于医学科技进展的创新性著作，以光谱 CT 影像检查的理论为主线，以医疗实践需要为出发点，理论与实践相结合，选题新颖且视角独特，紧贴临床诊断与随访评价，通过对头颈部、胸部、腹部等多部位病变的成像检查与影像诊断，全面介绍了光谱 CT 的技术原理与扫描方法，详细阐述了光谱 CT 的图像特征及该技术在多种疾病诊断中的实践应用，并对光谱 CT 检查中存在的伪影处理及安全性等问题进行了细致总结与深入分析，探讨了解决问题的办法，为学习开展光谱 CT 成像提供了参考。

　　本书可作为各级医院放射科及临床相关科室医生、医学生的工具书。希望书中所述内容能够帮助广大读者快速了解掌握光谱 CT 相关知识，也希望本书的出版能够推动光谱 CT 检查的普及和规范化应用指南的出台，进而推动医学影像事业的进步与发展。

四川大学华西医院

前　言

自 1971 年世界上第一台 CT 设备问世以来，图像质量的优化和检查成功率的提升一直是重要的研发方向。时至今日，"探测器宽度"和"扫描速度"的发展几近极限。然而，传统 CT 成像仅能获得组织密度差异图像，而无法区分物质密度相近的组织，难以发现微小病灶和隐匿性病灶的不足也日益凸显。鉴于此，探测器驱动的光谱成像技术成为业界公认的未来发展方向。2018 年，荷兰 PHILIPS 公司成功研发探测器光谱分离技术，光谱 CT 随之问世，为 CT 成像领域打开了一扇"多彩之窗"。有别于传统 CT，光谱 CT 与众不同的探测器设计，在早期隐匿性疾病筛查及心脏血管成像方面具有独特优势。通过光谱数据，真正实现了光谱成像常规化，为患者的影像检查带来了全新的体验。

2020 年，光谱 CT 落户兰州大学第一医院，作为国内早期使用光谱 CT 的用户，我们在心血管成像方面的临床应用中逐步取得了长足进展，获评"IQon 光谱 CT 心脏规范化检查全国示范基地"。光谱 CT 成像能够真正做到"四同"，即同时、同源、同向、同步。光谱 CT 头颈部血管"一站式"成像，对于血管狭窄、钙化斑块的检出及血管支架术后复查方面具有重要的应用价值。光谱 CT 心血管成像通过一次扫描即可实现冠状动脉 CTA 图像、斑块分析数据、心肌光谱灌注的"一站式"多参数功能评估。光谱 CT 不仅可评估心肌延迟强化，而且可进行量化分析，与 MR 细胞外容积成像（MRI-ECV）结果高度一致且无明显禁忌证，是心脏能量扫描的重要手段。

本书旨在为广大同道提供系统性光谱 CT 原理及诊断知识参考资料，帮助放射科医生、医学生、影像技术人员在短时间内掌握光谱 CT 影像诊断与鉴别、检查要点与注意事项等内容，对临床科室医生及相关专业人员也有所裨益。

全书分上、下两篇，对 CT 发展史及能量成像原理、能量分辨探测器、光谱 CT 检查参数、常用图像分析方法、光谱 CT 检查安全性、定量及定性诊断等方面，以及光谱 CT 在中枢神经系统、呼吸系统、循环系统、消化系统、泌尿生殖系统等多系统各类疾病诊断中的应用进行了全面阐释与深入探讨，兼具理论性与实用性。

　　本书的各位编者在编写过程中倾注了大量心血，李真林教授、郭顺林教授、陈勇教授对本书进行了精心评审，提出了宝贵的指导意见。兰州大学第一医院、甘肃省放射影像临床医学研究中心、甘肃省智能影像工程研究中心、精准影像协同创新甘肃省国际科技合作基地、甘肃省智能影像医学行业技术中心、甘肃省影像科普基地提供了大力支持，在此一并致以衷心感谢。

　　光谱 CT 技术方兴未艾，进一步发展推广尚需业界共同努力开拓。虽然本书凝聚了数十位专家的智慧与经验，但由于国内外相关参考资料有限，书中可能会存在疏漏和欠妥之处，恳请广大读者和学界同道批评指正。

兰州大学第一医院

目 录

上篇 CT 技术发展历程与基础理论知识

第1章 CT 发展史及能量成像原理 ⋯⋯⋯⋯⋯⋯⋯⋯⋯⋯⋯⋯⋯⋯⋯⋯⋯⋯⋯⋯⋯⋯⋯⋯ 002

一、CT 发展史 ⋯⋯⋯⋯⋯⋯⋯⋯⋯⋯⋯⋯⋯⋯⋯⋯⋯⋯⋯⋯⋯⋯⋯⋯⋯⋯⋯⋯⋯⋯ 002

二、CT 能量成像原理 ⋯⋯⋯⋯⋯⋯⋯⋯⋯⋯⋯⋯⋯⋯⋯⋯⋯⋯⋯⋯⋯⋯⋯⋯⋯⋯ 007

第2章 常规 CT 探测器与能量分辨探测器 ⋯⋯⋯⋯⋯⋯⋯⋯⋯⋯⋯⋯⋯⋯⋯⋯⋯⋯⋯ 013

一、常规 CT 探测器的技术特点和发展趋势 ⋯⋯⋯⋯⋯⋯⋯⋯⋯⋯⋯⋯⋯⋯⋯ 013

二、能量分辨探测器的技术特点和发展趋势 ⋯⋯⋯⋯⋯⋯⋯⋯⋯⋯⋯⋯⋯⋯⋯ 014

第3章 光谱 CT 主要参数图像及常用分析方法 ⋯⋯⋯⋯⋯⋯⋯⋯⋯⋯⋯⋯⋯⋯⋯⋯ 018

一、光谱 CT 的 16 大类参数图像解析 ⋯⋯⋯⋯⋯⋯⋯⋯⋯⋯⋯⋯⋯⋯⋯⋯⋯ 018

二、光谱 CT 通用分析方法及工具 ⋯⋯⋯⋯⋯⋯⋯⋯⋯⋯⋯⋯⋯⋯⋯⋯⋯⋯⋯ 025

第4章 光谱 CT 工作流程的便捷性及其价值 ⋯⋯⋯⋯⋯⋯⋯⋯⋯⋯⋯⋯⋯⋯⋯⋯⋯ 029

一、功能成像临床常规化的技术要求 ⋯⋯⋯⋯⋯⋯⋯⋯⋯⋯⋯⋯⋯⋯⋯⋯⋯⋯ 029

二、不同技术的工作流程比较 ⋯⋯⋯⋯⋯⋯⋯⋯⋯⋯⋯⋯⋯⋯⋯⋯⋯⋯⋯⋯⋯ 029

三、光谱数据的集成化及可回顾性 ⋯⋯⋯⋯⋯⋯⋯⋯⋯⋯⋯⋯⋯⋯⋯⋯⋯⋯⋯ 030

四、临床及科研价值 ⋯⋯⋯⋯⋯⋯⋯⋯⋯⋯⋯⋯⋯⋯⋯⋯⋯⋯⋯⋯⋯⋯⋯⋯⋯ 032

第5章 光谱 CT 检查的安全性 ⋯⋯⋯⋯⋯⋯⋯⋯⋯⋯⋯⋯⋯⋯⋯⋯⋯⋯⋯⋯⋯⋯⋯ 034

一、辐射剂量相关安全性 ⋯⋯⋯⋯⋯⋯⋯⋯⋯⋯⋯⋯⋯⋯⋯⋯⋯⋯⋯⋯⋯⋯⋯ 034

二、对比剂使用相关安全性 ⋯⋯⋯⋯⋯⋯⋯⋯⋯⋯⋯⋯⋯⋯⋯⋯⋯⋯⋯⋯⋯⋯ 034

第6章 光谱 CT 的定量及诊断准确性 ⋯⋯⋯⋯⋯⋯⋯⋯⋯⋯⋯⋯⋯⋯⋯⋯⋯⋯⋯⋯ 036

一、定量准确性 ⋯⋯⋯⋯⋯⋯⋯⋯⋯⋯⋯⋯⋯⋯⋯⋯⋯⋯⋯⋯⋯⋯⋯⋯⋯⋯⋯ 036

二、诊断准确性 ⋯⋯⋯⋯⋯⋯⋯⋯⋯⋯⋯⋯⋯⋯⋯⋯⋯⋯⋯⋯⋯⋯⋯⋯⋯⋯⋯ 039

下篇 光谱 CT 临床应用

第 7 章 中枢神经系统 ·· 042

一、光谱 CT 头部检查方法与技术参数 ·· 042

二、胶质瘤 ·· 043

三、脑膜瘤 ·· 047

四、淋巴瘤 ·· 047

五、硬膜下血肿 ·· 049

六、急性缺血性脑血管病 ·· 050

七、病毒性脑炎 ·· 054

第 8 章 头颈部 ·· 056

一、光谱 CT 头颈部检查方法与技术参数 ··· 056

二、眼眶炎性肌成纤维细胞瘤 ··· 058

三、鼻咽癌 ·· 059

四、喉癌 ··· 062

五、舌癌 ··· 064

六、恶性神经鞘膜瘤 ·· 065

七、甲状舌管囊肿 ··· 067

八、颈动脉斑块 ·· 068

九、颈动脉体瘤 ·· 072

十、甲状腺囊肿 ·· 073

十一、甲状腺良性结节 / 肿物 ·· 074

十二、甲状腺癌 ·· 076

十三、中耳胆脂瘤 ··· 079

十四、颈部淋巴结肿大 ··· 080

第 9 章 呼吸系统 ·· 083

一、光谱 CT 胸部检查方法与技术参数 ·· 083

二、新型冠状病毒感染（COVID-19） ··· 084

三、转移性肺钙化 ··· 084

四、肺不张 ·· 085

五、原发性支气管肺癌 ··· 089

六、继发性肺肿瘤 ··· 092

七、肺肉瘤样癌 094

八、肺梭形细胞肉瘤 096

九、肺多形性癌 097

十、胸腺瘤 100

十一、淋巴瘤 101

十二、胸膜间皮瘤 101

十三、胸膜转移瘤 103

第 10 章 循环系统 106

一、光谱 CT 循环系统检查方法与技术 106

二、冠状动脉粥样硬化性心脏病 107

三、主动脉瓣疾病 110

四、缺血性心脏病 113

五、心肌炎 119

六、心脏淀粉样变性 120

七、心包积液 122

八、肺动脉血栓栓塞 124

九、主动脉壁间血肿 126

十、主动脉支架对比剂外漏 127

第 11 章 乳腺临床应用 132

一、光谱 CT 乳腺检查方法与技术参数 132

二、乳腺纤维腺瘤 132

三、乳腺癌 133

第 12 章 消化系统 138

一、光谱 CT 消化系统检查方法与技术参数 138

二、食管癌 139

三、食管静脉曲张 143

四、胃癌 144

五、小肠癌 148

六、胃肠道间质瘤 151

七、克罗恩病 154

八、结直肠癌 157

九、结直肠息肉 160

十、壶腹癌 163

十一、阑尾炎 ··· 165

十二、肠道转移 ··· 165

十三、小肠缺血 ··· 167

十四、胆石性肠梗阻 ··· 169

十五、肠道 AVM ··· 170

十六、脂肪肝 ··· 171

十七、肝脏铁过载 ·· 174

十八、肝脓肿 ··· 175

十九、肝包虫 ··· 176

二十、肝海绵状血管瘤 ··· 181

二十一、原发性肝癌 ··· 182

二十二、肝转移瘤 ·· 187

二十三、肝上皮样血管内皮瘤 ·· 187

二十四、肝结核 ··· 191

二十五、肝脏挫裂伤 ··· 192

二十六、胆石症 ··· 193

二十七、胆囊癌 ··· 197

二十八、胆管癌 ··· 199

二十九、胰腺炎 ··· 200

三十、胰腺癌 ··· 206

三十一、胰腺转移瘤 ··· 210

三十二、副脾 ··· 210

第 13 章　泌尿系统及腹膜后间隙 ·· 216

一、光谱 CT 泌尿系统检查方法与技术参数 ······································ 216

二、肾脏外伤 ··· 216

三、肾脏血管平滑肌脂肪瘤 ·· 218

四、肾细胞癌 ··· 220

五、肾盂癌 ·· 223

六、出血性肾囊肿 ·· 225

七、输尿管癌 ··· 227

八、膀胱癌 ·· 229

九、肾上腺嗜铬细胞瘤 ··· 230

十、肾上腺腺瘤 ··· 233

十一、肾上腺转移瘤 ··· 233

十二、肾上腺区副脾 ··· 236

十三、腹膜后淋巴瘤 238

第 14 章　女性生殖系统 241
一、光谱 CT 女性生殖系统检查方法与技术参数 241
二、子宫内膜异位症 241
三、子宫平滑肌瘤 245
四、宫颈癌 247
五、卵巢囊肿 251
六、卵巢癌与卵巢转移瘤 252

第 15 章　男性生殖系统 254
一、光谱 CT 男性生殖系统检查方法与技术参数 254
二、前列腺增生 254
三、前列腺癌 255
四、佩罗尼病 260

第 16 章　骨骼与肌肉系统 263
一、光谱 CT 骨肌系统检查方法与技术参数 263
二、骨折 264
三、骨髓瘤 266
四、骨样骨瘤 269
五、痛风 270
六、椎间盘突出症 271
七、骨质疏松症 274
八、椎旁血肿 275
九、下肢血肿 277
十、骨与关节金属植入物术后评估 279

附录　专业术语中英对照 285

上 篇

CT 技术发展历程与基础理论知识

第1章 CT发展史及能量成像原理

X线是19世纪末物理学的三大发现之一，标志着现代物理学的诞生。1895年11月8日，德国实验物理学家伦琴（Wilhelm Konrad Rontgen，1854—1923）首次发现了X线，并用X线拍摄了他夫人的手，而且显示出了骨骼结构。X线的发现为诸多科学领域提供了一种行之有效的研究手段，对20世纪以来的物理学，以至整个科学技术的发展产生了巨大而深远的影响。其中CT的发明被认为是伦琴发现X线以来医学影像领域最伟大的发明。自CT发明以来，该技术应用到医学临床已有50余年的历史，经历了从最早只能扫描头部到用于全身各个部位检查，从单排非螺旋CT到多排螺旋CT，从黑白灰度成像到彩色光谱成像的不同变化。以下内容将对6个不同时代和发展阶段进行简要回顾，并对CT能量成像的原理进行简要介绍。

一、CT发展史

（一）头颅时代（1971—1973）：从发明到头部临床应用

CT是传统X线摄影和计算机技术结合的产物，标志着影像检查技术进入一个新的划时代阶段。第一例头颅CT扫描诞生于1971年，豪斯费尔德（Godfrey Hounsfield）在车库基于自己设计的CT原型机，完成了动物实验（牛）和人体试验（他自己），并于1971年10月1日，在阿特金森·莫利医院（Atkinson Morley's Hospital）成功进行了第一例临床患者扫描，扫描采取笔形X线以旋转/平移方式（rotate/translate mode）进行，

由于只有1～2个探测器，所以采集数据少，扫描时间长，图像质量差。在此之前，他的共同发明人科马克（Allan McLeod Cormack）曾使用拉动变换（radon transform）及其逆变换从理论上描述了放射性X线扫描仪和图像重建方法。豪斯费尔德和科马克的研究获得了1979年诺贝尔生理学或医学奖。

1972年4月，在英国放射学研究院年会上，豪斯费尔德宣读了关于CT的第一篇论文，宣告了CT机的诞生。1972年10月在芝加哥北美放射年会上首次展出了让整个医学界为之震惊的脑部CT图像（图1-1），同时还展出了完成该图像的计算机辅助X线头部成像设备，第一次向世界隆重展示了CT，引起了医学界的轰动。1973年，豪斯费尔德首次提出利用多个能量点可以区分不同物质成分。在他的论文中描述了通过100kV和

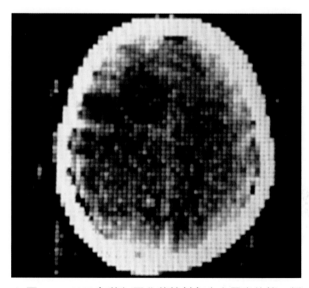

▲ 图1-1 1972年芝加哥北美放射年会上展出的第一例头部CT图像，矩阵为80×80，扫描时间超过5min

140kV 扫描获得的两组图像，以区分单能量下无法区分的钙（Z=20）和碘（Z=53），成为后来双能量 CT 的雏形。

（二）全身时代（1974—1989）：从头部应用到全身应用

1974 年，美国乔治城大学医学中心的工程师莱德雷（Robert Ledley）首次设计出了全身 CT 扫描机，将 X 线束改为扇形，探测器增至 30 个，扩大了扫描范围，增加了采集数据，图像质量有所提高，但仍不能避免因患者生理运动所引起的伪影（artifact）。

1975 年，美国凯斯西储大学的阿尔菲迪（Ralph Alfidi）教授也率先开展了腹部 CT 成像方面的研究工作，其研究团队基于 17cm 孔径的 EMI 扫描仪（scanner），进行了体部不同器官的扫描，获得了不同的测量值，为体部 CT 的临床应用奠定了基础。在他们的努力下，CT 的检查范围扩大到胸、腹、脊柱及四肢，开创了全身扫描的 CT 断层时代。

1976 年，阿尔瓦雷斯（Alvarez）和马科夫斯基（Macovski）首次完整地提出了双能量理论模型，将线性衰减系数（attenuation coefficient）进一步分解为光电效应（photoelectric effect）和康普顿散射（compton Scattering），为后来能谱 CT 和光谱 CT 时代的技术发展奠定了坚实的理论基础。

（三）容积时代（1989—1993）：从不连续扫描到连续扫描

1989 年 CT 在旋转 / 平移方式的基础上，首次采用了滑环技术和连续进床扫描，使扫描装置可沿着一个方向作连续旋转，配以连续进床，扫描轨迹呈螺旋状，因而得名为螺旋扫描模式（helical/spiral scan mode）。由于探测器激增至 300～800 个，与相对的 X 线管只作旋转运动（rotate/rotate mode），扫描时间在一次屏气时间内，呼吸运动伪影大为减少，图像质量明显提高，螺旋扫描模式是 CT 技术发展的一个重要里程碑，标志着一种不同于传统断层扫描模式的全新的 CT 扫描技术诞生了。

1990 年，关于螺旋 CT 的首篇临床研究成果发表，开启了第一次容积扫描的革命，同时使动态增强 CT 大范围应用于临床，在持续曝光扫描的同时，扫描床不再以步进的方式跟进，而是实现了持续不停地跟进。这种 CT 技术被命名为第三代 CT，由于螺旋扫描模式带来的质的飞跃，第三代 CT 后来逐渐成为主流技术。随着呼吸运动伪影问题的解决，心脏搏动伪影又成为另一个难题。

（四）快和宽的时代（1993—2015）：心脏成像和功能成像的突破

心脏搏动伪影问题使得 CT 机逐渐演变发展出第四代、第五代。第四代 CT 机探测器增加到 1000～2400 个，并环状排列且固定不动，只有 X 线管围绕患者旋转，即旋转 / 固定模式（rotate/stationary mode），扫描速度快，图像质量高。第五代 CT 机将扫描时间缩短到 50ms，解决了心脏扫描的问题。第五代 CT 机的原理是一个电子枪产生的电子束（electron beam）射向一个环形钨靶，环形排列的探测器收集信息。但由于第四代、第五代 CT 机在心脏以外的常规应用方面存在显著局限性，因而并没有成为主流。所以，又不得不回归到第三代 CT 机进行心脏成像的尝试。

在第三代 CT 机的基础上，CT 技术主要朝着更快和更宽两个方向发展。

在"快"这一方面，主要是通过提高物理转速来提高时间分辨率。1979 年三源 CT 的概念被提出并获得专利，2006 年双源 CT 诞生，2009 年飞利浦 iCT 诞生，基于领先的气垫轴承技术首次将 CT 的物理转速提高到 0.27s。

在"宽"这一方面，主要是通过提高探测器宽度来提高 Z 轴覆盖范围。在单排螺旋 CT 中，扫描速度、图像质量和覆盖范围这三者之间相互矛盾、相互制约、相互影响，而随着探测器技术的发展，在多排螺旋 CT 中，这三者实现了有效的统一，临床检查能够同时实现薄层、快速、大范围的采集，很大程度上拓展了临床的应用。探测器单元的大小也是决定图像质量的关键因素之一。1992 年第一台双排螺旋 CT——Elscint Twin 诞生，首次实现了亚毫米波成像，满足了高质量三维成像的需求。多排螺旋 CT 的问世，使机架球管围绕人体旋转一圈能同时获得多幅断面图像，开创了高清容积数据成像的新时代。CT 的扫描技术和临床应用都呈现加速发展的态势，几乎每年都有一个新的多排螺旋 CT 产品出现，如 4 排、6 排、8 排、10 排、16 排螺旋 CT。16 排螺旋 CT 首次实现了真正的"各向同性"，即在 X、Y、Z 轴分辨率一致或相近，其体素为一个正方体，从而使得任意斜面的图像质量保持高度一致，以利于观察微小解剖病变和结构。在 2003 年和 2004 年北美放射年会（RSNA）上，各个公司厂家又纷纷推出 32 排、40 排、64 排 CT，成为当时 CT 发展的焦点。探测器的宽度经过 20 多年快速的发展，最终发展到了 16cm 覆盖的宽体探测器 CT。由于探测器宽度和物理旋转速度的发展，CT 实现了以下两个方面的突破性应用。

1. 心脏成像

心脏 CT 血管成像（cardiac computed tomography angiography，CCTA）是 CT 临床应用的划时代突破，可以对运动脏器的解剖细节进行细微观察和病变诊断，为影像学诊断开拓了全新的领域。在进行心脏检查时，由于时间分辨率的限制，大部分多排螺旋 CT 还不能像第五代 EBCT 一样实现一个心动周期内完成心脏扫描。绝大部分厂家采用的是多扇区采集技术，即按心动周期将全周扫描分割成几个区，分次扫描，然后通过软件技术将其融合成一幅图像。为了进一步提高心脏检查时的空间分辨率和时间分辨率，各厂家还推出了众多的心脏检查专用技术，如变速扫描，即扫描速度与心率自动匹配，根据患者的心动周期，特别是心律不齐者，调节扫描的方式和前瞻性心电门控技术，以及回顾性心电门控技术。目前心脏成像能在 5 秒内完成扫描，既减小了由于长时间憋气和对比剂注射引起心率波动对检查成功率的影响，又大大降低了对比剂的用量，使幼儿、病重体弱患者都能在如此短的检查时间内积极配合完成扫描。此外，心脏后处理软件可以对冠状动脉、心脏容积、瓣膜进行多种重建和分析，从而对心脏进行更全面的分析。

2. 功能成像

传统 CT 是一种形态学评估方法和技术，随着宽体探测器技术的发展，CT 灌注成像（CT perfusion）开始进入临床，可对组织的血流动力学进行定量分析。CT 灌注成像技术的理论基础为核医学的放射性示踪剂稀释原理和中心容积定律（central volume principle，CVP）：BF=BV/MTT。放射学对比剂经静脉注入后，具有与放射性示踪剂相同的药物动力学，因此放射性核素的示踪原理可用于动态 CT 灌注的研究。团注对比剂后动脉及组织的时间密度曲线（time density curve，TDC）反映的是对比剂在组织器官中浓度的变化，即碘聚集量的变化，从而反映了组织灌注量的变化。CT 灌注技术首先最多应用的就是评价脑缺血的状况。它可以早期显示脑缺血的病灶，在早期脑梗死的诊断上具有重要意义。此外，CT 灌注技术在肿瘤诊断中也有一些进展，它可以反映肿瘤内血管的生长情况和血流动力学情况，肿瘤新生血管情况是评价肿瘤生长、转移、良恶性及恶性程度的重要指标。病理学家应用免疫组化的方法测定肿瘤内微血管密度（micro vessel density，MVD）来判断肿瘤的恶性程度。运用 CT 灌注成像技术对其研究，不仅有助于鉴别诊断，判断肿瘤血管生成的情况，对肿瘤的生物学特性及治疗和预后的判断也将有一定的参考意义。虽然 CT 灌注在肿瘤中的应用刚刚起步，但研究表明血流量（blood flow，BF）、血容量（blood volume，BV）、平均通过时间（mean transit time，MTT）、达峰时间（time to peak，TTP）、表面通透性（permeability surface，PS）均能反映血管生成过程中的变化，而且能够在活体准确测量，从而为更好勾画出肿瘤边界，判断预后和治疗效果提供有价值的信息。目前，受限于常规 CT 的衰减信息单一及碘对比剂的渗透性，CT 灌注定量分析的准确性不高，以后新对比剂的开发具有更高的分子量和更低的渗透组织对比剂提取分数，会进一步提高灌注测量的准确性。

（五）双电压能量 CT 时代（2006—2015）：从物理特征分析到化学特征分析

2006 年，双源 CT 的诞生很好地解决了心脏扫描的问题，同时也重新开启了另一个 CT 发展方向——基于球管（tube-based）的双电压能量 CT 时代。利用两套球管 - 探测器系统分别在两个能量点成像后在图像数据域进行物质分解，从而实现了对不同物质成分的鉴别，2009 年，单源快速 kVp 切换技术诞生。多种基于球管的双电压能量成像技术，开始探索从单纯的物理特征分析到复杂的化学特征分析。单源快速 kVp 切换技术虽然没有真正实现"同源、同时、同向"（高、低能数据在时间和空间上能够完全配准），但某种程度上实现了在投影数据域进行物质分解，能量成像效果得到了提升。然而，基于球管进行能量成像的技术始终无法实现"三同"这一能量成像的基本要求，也未能实现临床常规化，主要受限于图像质量、工作流程，以及辐射剂量（特别是 KV 切换系统），如双源 CT 扫描仪可以提供更好的时间分辨率或双能量成像，但不能同时提供

两者。这给心脏 CT 带来了一个难题，因为高时间分辨率和能量成像都是临床需要的。因此，这一时代的能量成像尚处于探索研究阶段，真正的临床化还需要 CT 技术进一步的发展。

（六）光谱时代（2016—2021）：从球管驱动的双电压到探测器驱动的单电压

2016 年，全球首台基于探测器（detector-based）的彩色光谱 CT 诞生，通过空间上完全对等的上、下两层探测器分别接收高、低能量的 X 线光子，实现了探测器端的能量解析，即在常规单电压条件下进行彩色光谱成像（图 1-2）。2021 年，二代光谱 CT 诞生，该技术进一步发展到 100kVp 光谱成像，以及 80cm 大孔径和新型球面宽体光谱探测器。该新型探测器进一步提高了探测器端解析 X 线能量的能力，主要带来三个方面的优势：①低噪声，40～200keV 的图像噪声恒低，是目前噪声最低的 CT 技术；②低辐射剂量，基于全新的光谱影像链，100kVp 光谱成像是目前辐射剂量和对比剂用量最低的 CT 能量成像技术；③心脏彩色光谱成像，新型光谱探测器结合新的心脏成像平台，提供了"一站式"的全息心脏解决方案。

2021 年，另一个重要里程碑是另一项基于探测器的光谱 CT 技术——半导体光子计数 CT 开始走向临床，该技术主要带来三个方面的优势：①低噪声，光子计数 CT 在一定程度上降低了电子噪声，所以理论上讲图像噪声也会很低，但是目前的光子计数 CT 仍然面临挑战，当光子数量超过 10^9/s 时会出现计数错误（光子堆积：pile-up；电荷共享 : charge sharing）的情况。实际上光子计数的图像噪声确实较以往的双电压双能 CT 有所降低，但是尚没有像双层探测器技术一样可以达到所有能级恒低的水平，能级下限 40keV 的噪声仍然会成倍增加。②高空间分辨率，层厚达到了 0.2～0.25mm。③分子影像学，理论上讲可

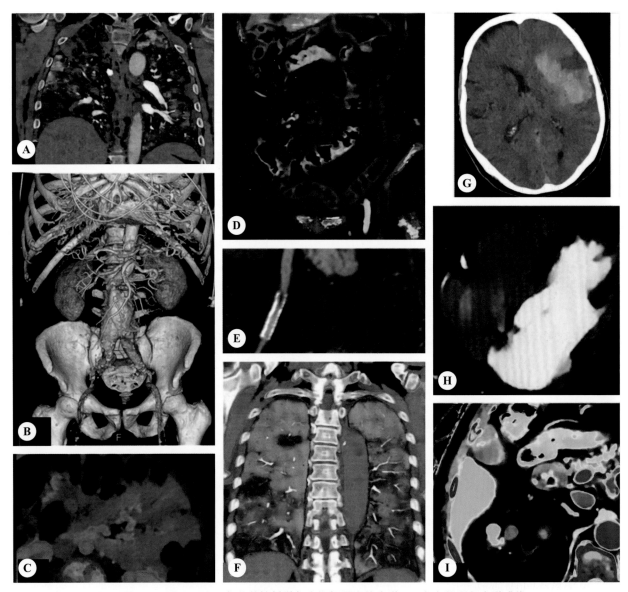

▲ 图 1-2　2016—2021 年北美放射学年会期间展出的光谱 CT 多参数彩色光谱成像

A. 肺灌注成像；B. 腹主动脉双低成像；C. 碘定量成像；D. 小肠活性评估；E. 支架内再狭窄评估；F. 肺栓塞评估；
G. 颅内介入后并发症评估；H. 心肌活性评估；I. 有效原子序数定量成像

进行多对比剂检查及分子影像的探索，但除了碘、钡以外，其他对比剂都仅限于动物实验。因为其依赖于金纳米颗粒等分子类药物的临床化推广后才能应用起来，目前该类药物临床化还有很长的路要走，未来在靶向分子对比剂真正用于临床，以及多物质分解算法趋于成熟后，则可能产生真正的创新性应用。因此，目前光子计数探测器 CT 和双层探测器 CT 在临床应用中的能量参数基本类似，并且都是基于探测器端的主要基于光电效应和康普顿效应进行双能量成像（详见下文），而多能量成像何时能真正用于临床仍然是一个技术难题。

自 CT 诞生以来，经过 50 年的发展实现了从扫描速度慢、分辨率低的黑白成像逐渐发展到了扫描速度快和分辨率高的彩色多参数成像。未来 CT 发展的方向一定是能量成像，CT 能量成像的未来也必然是基于探测器的。目前基于探测器进行能量成像的主要技术有两种，包括双层光谱探测器技术和半导体光子计数探测器。在当前背景下，双层光谱探测器技术的实现方式在临床与科研的应用仍然是领先的，未来只有在分子影像学 / 分子药物可常规临床应用时，光子计数的技术才能体现价值，并且从目前刚刚走向临床的光子计数 CT 的一些研究成果中不难发现，相较于已经成熟应用于临床的双层光谱探测器技术，目前光子计数 CT 尚需要解决诸多技术挑战，多物质分解等核心功能无法临床化，因此优势并不明显，甚至还存在一些不足。

二、CT 能量成像原理

CT 球管产生的 X 线束为混合能量，光谱 CT 可利用物质在不同能量下产生的不同吸收来提供多参数功能信息。能量 CT 不同于常规 CT 的显著特征在于其实现了多参数功能成像，使得 CT 在原有空间分辨率、时间分辨率的基础上又增加了能量分辨率。下文将介绍 CT 能量成像的基本原理。

（一）基本要求及基本物理学原理

CT 能量成像有两个最基本的要求：① X 线高、低能量之间有一定的分离度；② X 线高、低能量的采集发生在相同的时间和空间位置。

CT 能量成像的基本物理学原理包括三个方面：① X 线作用于物质后能量会衰减，其衰减程度与 X 线能量及物质密度有确定的函数关系；②衰减系数由 X 线与物质作用产生的光电效应和康普顿效应决定，两种效应各自独立，与 X 线能量、所作用物质的原子序数、电子密度具有函数关系（图 1-3）；③任何一种特定组织的 X 线衰减效应，可通过两种或多种基函数组合来等效表示，临床上常用光电效应和康普顿效应对（基效应对）或水和碘（基物质对）表示，基物质对只是一种相对表达，定量准确性差，而基效应对是双能量物质分解的最优解，定量准确性也更高，但只能通过能量分辨探测器技术实现。

CT 能量成像主要基于能量依赖性和物质依赖性，即 CT 能量成像的物理原理是解析 X 线衰减与物质有效原子序数、物质密度和 X 线能量水平之间的关系，也就是 CT 能量成像依赖于 X 线衰减特性与能量和物质成分有关。如果没有能量依赖性，使用不同能量下采集的衰减数据将无法提供额外信息。如果没有物质依赖性，就无法区分不同的物质成分。基于以上原理，CT 能量成像技术主要分为两大类技术，具体如下。

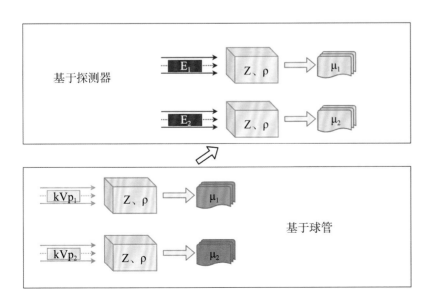

◀ 图 1-3　衰减系数（μ）与 X 线能量（E 或 kVp）、所作用物质的原子序数（Z）、电子密度（ρ）具有函数关系

在获得两组 X 线能量和相应的衰减系数数据时，可求解获得 Z 与 ρ 的信息，基于球管的能量成像技术需要高（kVp_1）、低（kVp_2）两种管电压进行模拟，而基于探测器的技术可基于同一管电压在探测器水平直接分离高（E_1）、低（E_2）能量，能量成像技术的发展趋势是从前者发展到后者

1. 双电压技术或基于球管的技术

配备常规固态探测器的标准 CT，闪烁晶体吸收 X 线并将其转换为可见光，然后由附加的硅光电二极管进行检测。这些探测器不能提供能量分辨率，需要使用不同的管电压来获取能量数据，一般为高、低两组 kVp 的组合，主要包括①序列扫描技术，常规 CT 分别在高、低 kVp 条件下各采集一次；②双源技术，由 A、B 两套球管 – 探测器系统互成 90° 左右组成，三代双源为了将 B 系统的 FOV 提高到 35.5cm 而将排列角度增加到 95° 左右，同时增加了滤片锡以过滤低能光子；③滤片分离技术，由"锡"和"金"组成的滤片交替过滤射线，"锡"过滤时射线变硬，"金"过滤时射线又变软，探测器可以依次接受不同能量的衰减射线；④快速 kVp 切换技术，由一套球管 – 探测器系统组成，球管在旋转过程中会在 80kVp 和 140kVp 之间快速切换，由于探测器的余辉时间短，可以满足在切换交替中接受两

种 kVp 的衰减射线。

2. 单电压技术或基于探测器的技术

获取双能量数据的另一种方法是使用能量分辨探测器，能量分辨探测器能够利用同一束混合能量 X 线直接采集光谱 CT 数据。相关的实例包括：①双层探测器技术，基于空间对等的上、下两层探测器实现高能量和低能量 X 线光子的同步采集；②光子计数探测器，基于新型半导体材料直接将 X 线转换为电信号（图 1–4）。CT 能量成像技术的发展趋势是从基于球管的技术发展到基于探测器的技术。

（二）衰减系数、光电效应、康普顿散射、K 缘效应

在常规 CT 中，X 线光子与物质的相互作用主要有两种类型，即光电效应和康普顿散射，两者共同组成了物质的衰减系数，而 K 缘效应（K edge effect）是针对某种特定元素的

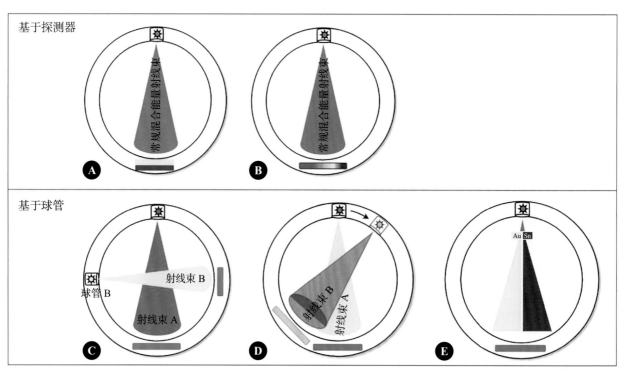

▲ 图 1–4 **CT 能量成像技术示意**

A. 双层探测器技术；B. 光子计数探测器；C. 双源技术；D. 快速 kVp 切换技术；E. 滤片分离技术。A 和 B. 探测器驱动的能量成像技术；C 至 E. 球管驱动的能量成像技术

一种特殊形式的光电效应。原子序数较高的材料可以在测量的光谱内出现 K 缘，而其 K 缘处衰减系数的不连续性可以允许对其浓度进行测量。由于线性衰减系数（linear attenuation coefficient，LAC）取决于 X 线的有效能量、物质化学成分（有效原子序数）、质量密度。线性衰减系数除以质量密度后被定义为质量衰减系数，其特点是仅取决于 X 线能量和物质有效原子序数。所以质量衰减系数是元素周期表中以原子序数 Z 为索引的所有化学元素的特征函数（图 1-5）。

常规 CT 只测量 X 线的衰减，而忽略了能量信息，因此只能获得单一的参数，即 CT 值。CT 值是将不同组织的线性衰减系数通过水的线性衰减系数进行归一化后的另一种表现形式，并通过称为 Hounsfield（HU）的单位显示。通常，在给定的 X 线能量下，原子序数和密度越高，测量的 CT 值越高，确切地说，单能 CT 提供的 CT 值不是定量值。CT 值的局限性是，如果一种物质的有效原子序数较高，而另一种物质的质量密度较高，则两种不同物质的 CT 值可能相同，虽然这种现象在临床上并不经常出现，但是一旦出现很容易造成漏诊或误诊。然而，虽然质量密度对 CT 值的影响与能量无关，但原子序数的影响随光子能量的不同而显著不同。因此，如果在多个能量下进行测量，则可以对物质的密度和化学成

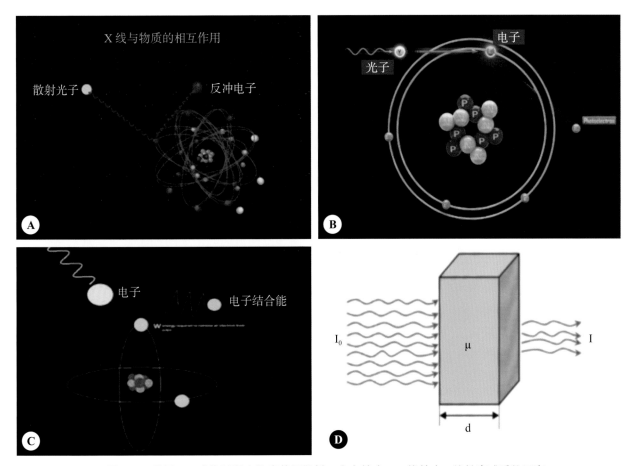

▲ 图 1-5　能量 CT 成像过程中的康普顿散射、光电效应、K 缘效应、线性衰减系数示意

A. 康普顿散射示意，X 线与物质的外层电子作用，生成 X 线散射光子和反冲电子；B. 光电效应示意，X 线与物质的内层电子作用，X 线被完全吸收，生成光电子；C. K 缘效应示意，X 线的能量与物质的内层电子结合能相同或稍大时，光电效应会显著增强，出现特征性峰值；D. 线性衰减系数示意，初始强度为 I_0 的 X 线束在经过厚度为 d 的均匀物质后，强度衰减为 I，相应的物质的线性衰减系数为 μ

分进行解析，从而鉴别出 CT 值相同的不同物质。光谱探测器 CT 能量成像原理是直接将总衰减系数分解成光电效应衰减分量和康普顿散射分量而实现的。

光电吸收效应强度与被检物质的原子系数成正比，高原子序数物质受其影响更显著。光电效应与 Zeff 成正比，与 X 线能量成反比。光电效应和康普顿散射均随着 X 线能量的增加而减少，但光电效应的下降更为迅速，高 keV 可显著抑制碘衰减信号，就是由于光电效应的显著降低。然而，在 X 线能量略高于物质的电子结合能（kinetic energy of the electron，KE）（K 缘）时，光电效应显著增加，利用这一效应又可在低 keV 时提高碘衰减信号。

康普顿效应强度与物质的电子密度有确定的函数关系，软组织受其影响更显著。康普顿散射主要取决于电子密度（与体积质量密度相关），是低原子序数（氢、碳、氮、氧）软组织对比度的主要决定因素，因为低原子序数物质与 X 线发生光电效应的概率显著降低。与光电效应不同的是，康普顿效应受 X 线能量变化的影响较小。

K 缘效应是一种特殊形式的光电效应，即 X 线与物质发生光电效应的概率通常随着 X 线能量的增加而降低，但当入射光子能量恰好超过特定元素的 K 层电子结合能时，光电效应的概率会突然显著增加，然而随着能量的进一步增加，发生光电效应的概率又会骤然下降。因此，在 X 线能量刚好超过 K 缘时，衰减将出现峰值，而在 K 缘两侧，衰减将快速下降。碘是最主要的 CT 成像对比剂，其 K 缘为 33.2keV，因此在目前的 CT 单能级范围（40~200keV）内，40keV 最接近碘的 K 缘，光电效应最显著，成像效果及对比度也最高。碘的衰减随着能量的减小而显著增加，利用这一 K 缘效应，低 keV 通常被用于改善肿瘤和血管应用中 CT 增强扫描的对比度。

（三）物质分解算法及彩色成像原理

能量 CT 基于 X 线的衰减信息和能量信息，可同时得到扫描组织的形态学结构信息和化学组织成分信息。物质分解算法是能量 CT 获得多参数功能图像的关键，主要针对两个不同的任务：①区分在标准 CT 图像中产生相同 CT 值范围的不同物质；②测量物质成分的密度或原子序数信息。

1976 年，Alvarez 和 Macovski 开创性地提出了物质分解理论。该理论提出了一种基函数方法，将高低不同能量下的两个测量值转换为两个普遍的与能量相关的物理现象，这两个普遍的与能量相关的物理现象称为基函数或基模型，分解过程被视为从两个不同能量水平获得的一对测量值到两个系数的非线性变换。这些系数作为由两个基函数构建的线性组合因子，分解过程的目标是找到描述物质衰减的两个基函数的最佳线性组合。所有分解方法不仅需要两个基函数作为输入，还需要在整个过程中使用一致的误差函数进行校准。由于该物质分解算法对两种能量成像在时间、空间上的匹配具有严格的要求，即对设备的要求非常高，要求 CT 设备能够在相同的时间和方向上同时采集两种能量的衰减数据，早期的物质分解算法并没有按照 Alvarez 的公式直接对衰减系数进行分解，而是先重建出高、低两种 kV 的图像，然后计算出不同能级图像的 CT 值。

物质分解算法可以直接处理探测器获得的正弦图数据进行物质分解，或者低能量和高能量正弦图先分别重建为低能量和高能量图像，然后再进行物质分解。前一种方法称为投影数据域解析，后一种方法称为图像数据域解析。图像数据域解析法比较简单，早在 1975 年就已经实现，主要用于投影数据无法同步的能量成像技术，因为分解算法是基于图像实现的，因此实际上基于两个假设：①CT 值测量都是准确的，不会受到噪声干扰；②图像不会受到 X 线硬化伪影的影响。这两个假设都是与实际情况不符的，所以后来又诞生了不再使用图像数据进行分解的新算法。该方法是通过对 Alvarez 公式的数学转化，将线性衰减系数的物理效应分解方式转化成了基物质对（A 物质衰减 +B 物质衰减 = 总衰减）分解的方式。通过高低 kV 切换的方式获得两种能量的原始数据，分解出水基图、碘基图，然后通过这两种基本图像再进一步处理出其他能谱图像，这种方法是基于同源的高、低两种能量的数据实现了投影数据域的分解算法，由于采集的数据不同时、不同向，需要先进行烦琐的校准，才能进行物质分解，这种算法实际上也是基于一个假设，即假设所有物质都是由水和碘这两种基本物质混合而成，如钙也是由两者组成，这种假设有时候与实际情况也是不符的，所以基于这两种基物质图获得的单能级图像，其 CT 值的测量对于碘物质和水物质是准确的，而对于其他物质可能是不准确的。后来又诞生了新的投影数据域分解算法，这种算法实际上正是 1976 年 Alvarez 提出的公式，即基于双层探测器在同一时间、同一方向对同一束 X 线中的高、低能量光子进行同步分离采集，然后基于获得的高、低能量数据解析出康普顿数据和光电效应数据以进一步获得各种光谱图像，同时高、低能量数据直接求和按照常规 CT 重建方式进行重建也可以获得常规 CT 图像。在具体实践中，Alvarez 数学公式的实现经历了图像数据域物质分解、转化形式的基物质对投影数据域物质分解、直接基于康普顿及光电效应的投影数据域物质分解三个不同的阶段。因此，与图像数据域解析法相比，投影数据域解析法的技术难度大，精准性非常高，适用于能够满足同源、同时、同向采集（在时间和空间上完全对齐）的能量成像技术，可以获得更高质量的能量成像。

基函数有两种基本形式：①基物质分解（base material decomposition，BMD）算法；②基效应分解（base effect decomposition，BED）算法。

BMD 通过将衰减系数转化成两种物质的衰减之和，从而获得基物质衰减系数，在实际应用中存在一些问题和限制。双电压能量 CT 在时间分辨率和测量精度方面的技术限制导致了运动伪影，并限制了算法输入数据的准确性。此外，算法本身受到噪声放大和模型失配的影响，导致整体精度和准确性有限。特别是当使用两种以上的物质分解时（如三物质分解算法：首先，两个基物质的密度定义了一个斜率，第二个斜率是由被量化对比剂的光电效应定义的。其次，将两种能量下测得的密度值解释为从第一个坡度沿第二个坡度的位移）BMD 面临着重大的噪声挑战。基物质对是对所需检查物质成分的一种相对的表达，它更多的是用来分离不同的物质，而不是定量物质，如与碘相比，钙（Z=20）的原子序数相对较低，但在固体骨矿物中，它的衰减性很高，因此，水和碘两种物质分解算法将一些钙衰减放入水基图像中，其余部分放入碘基图像。

BED 则是将 X 线衰减系数分解为康普顿效应和光电效应。由于双物质分离图像只有在某些特定的情况下才可用来表达某种物质的密度，如可用碘基图像表示增强扫描时血管中碘的密度。所以，在临床诊断过程中选择合适的基物质是很重要的，原则上要选择原子序数相差较大的两种物质进行配对，否则产生的结果很可能没有任何临床意义。因此，与其将被扫描组织分解为碘和水的线性组合，不如将其分解为康普顿散射引起的衰减和光电效应引起的衰减的线性组合，这两种物理现象是医用 X 线能量范围内 X 线与物质相互作用的主要形式。

CT 彩色成像一般由颜色编码的物质或物质密度组成，这些图像算法定义了所采集光谱和基于光电效应区分材料的密度值之间的斜率，并在斜率的任一侧指定某种颜色。人眼可以识别 16

个黑白灰阶，但却能分辨 128 个色调 350 000 种色阶。光谱 CT 中最常用的彩色图像是有效原子序数图，目前已有肠道病理、胸部占位、肺灌注、骨关节、胰腺、心血管、心肌活性、神经系统等方面的彩色成像研究。研究表明既往不同双电压双能技术的有效原子序数测量误差，为 6.2%～28%，而基于单电压的双层探测器误差为 1%～1.9%。

利用来自不同能量水平的信息获得彩色图像实际上并不是一个新概念，而是彩色视觉中一个已知的概念。如果被视网膜检测到的信息只有总光量，那么只能获得一维灰度信息，而无法分辨不同颜色的物体。实际上大脑对视网膜信号的读取最终可获得彩色视觉，主要是同时获得了视网膜检测的不同波长或不同能量下的感光信息及总光量信息。与视觉完全相同，传统 CT 探测器产生的信号取决于探测器中吸收的总衰减，而不考虑能量信息，因此呈现为黑白灰阶图像。而光谱成像技术，则可同时获得总衰减信息及能量信息，因此可实现彩色成像。

（四）CT 能量成像的主要优势

1.确定物质的基本物理量（质量密度、电子密度、有效原子序数）。

2.区分在单一能量下可能具有相同 CT 值的不同物质。

3.提高定量精度。

4.当前能量下 X 线的衰减外推到其他能量水平（如用于放射性核素图像的衰减校正或放射治疗计划）。

5.对比剂浓度的定量或多种对比剂成像。

6.特异性物质分离。

7.硬化束伪影的准确校正。

8.提高对比度。

在"三同"数据采集及投影数据域解析的条件下，能量成像的上述各种优势可以实现最大化。

（五）CT 能量成像的主要应用

1.从骨骼解剖和（或）钙化斑块中去除钙信号的应用。

2.根据对比增强 CT 数据创建碘密度图和（或）量化绝对碘密度。

3.从对比剂增强扫描创建虚拟平扫图像。

4.确定肺实质或心肌等组织器官的灌注血容量。

5.根据元素组成对物质成分进行识别和分离，如在体内区分尿酸和非尿酸结石，或者尿酸（痛风）或非尿酸沉积物等。

参考文献

[1] Riohmond C. Sir Godfrey Hounsfield: Engineer who invented computed tomography and won the Nobel prize for medicine[J]. BMJ, 2004, 329:687.

[2] Alfidi RJ, MacIntyre WJ, Meaney TF, et al. Experimental studies to determine application of CAT scanning to the human body [J]. AJR Am J Roentgenol Radium Ther Nucl Med, 1975, 124(2):199–207.

[3] Rigauts H, Marchal G, Baert AL, Hupke R. Initial experience with volume CT scanning [J]. J Comput Assist Tomogr, 1990, 14(4):675–682.

[4] Siegel M J, Kaza R K, Bolus D N, et al. White Paper of the Society of Computed Body Tomography and Magnetic Resonance on Dual-Energy CT, Part 1 [J]. Journal of Computer Assisted Tomography, 2016, 40(6):841–845.

[5] Reza, Forghani, Bruno, et al. Dual-Energy Computed Tomography: Physical Principles, Approaches to Scanning, Usage, and Implementation: Part 1. [J]. Neuroimaging Clinics of North America, 2017, 27(3):371–384.

[6] Reza, Forghani, Bruno, et al. Dual-Energy Computed Tomography: Physical Principles, Approaches to Scanning, Usage, and Implementation: Part 2. [J]. Neuroimaging Clinics of North America, 2017, 27(3):385–400

[7] Higashigaito K, Euler A, Eberhard M, et al.. Contrast-Enhanced Abdominal CT with Clinical Photon-Counting Detector CT: Assessment of Image Quality and Comparison with Energy-Integrating Detector CT [J]. Acad Radiol, 2022, 29(5):689–697.

[8] AlvarezR E, MacovskiA . Energy-selective reconstructions in X-ray computerized tomography [J]. Physicsin Medicine and Biology, 1976, 21(5):733–744.

第2章 常规 CT 探测器与能量分辨探测器

自 20 世纪 70 年代 CT 问世以来，历经了 50 余年的发展，从早期的单排往复式 CT 发展到螺旋 CT，直到目前最先进的彩色光谱 CT，其为满足临床精确影像诊断的要求而在密度分辨率、空间分辨率、时间分辨率、能量分辨率性能方面取得了长足的进步。在这些技术发展中，作为 CT 发展主线之一的核心部件——探测器，无论在设计上还是工艺材料上都在不断革新，其中能量分辨探测器代表了 CT 未来的发展方向，主要包括双层探测器和光子计数探测器，目前双层探测器技术相对而言更加成熟。

一、常规 CT 探测器的技术特点和发展趋势

常规 CT 探测器是 CT 数据采集系统中 A/D 转换的核心部件，其结构相当复杂。它直接接收 X 线束穿过被照物后的光子信号，通过其自身的特性转换为相应的电信号。一个典型的 CT 探测器包括介质（如气体、闪烁体等）、光电转换阵列和电子学部分，此外还有准直器、电源等辅助设备。

（一）常规 CT 探测器技术特点

根据材料工艺的不同，处于实用阶段的 CT 探测器大体可以分为闪烁体探测器和气体探测器。现在被广泛应用的是固态稀土陶瓷探测器，与以往的 CT 探测器相比，光输出率高，光电转换率是钨酸镉晶体的两倍，X 线利用率可达 99%，具有很好的稳定性，图像很少产生环状伪影，余辉时间短，可以做快速连续的螺旋扫描。

然而与其同时期、结构相似的金属陶瓷探测器，因余辉问题也已被主流品牌厂家淘汰。固态稀土陶瓷探测器的优点包括：①高吸收率；②发光效率高，余辉短；③转换率高；④高稳定性。另外，缺点包括：①探测器单元体积，限制分辨率进一步提高；②探测器之间的拼接缝隙，影响 X 线检测效率。目前各一线品牌厂家基本都采用高效稀土陶瓷探测器，固态探测器转换效率极高而余辉又极短，使 X 线的利用率从原来的 50% 提高到 99% 以上，非常适合螺旋扫描需要高效率、短时间反复采集数据的要求。

（二）常规 CT 探测器未来发展趋势

目前 CT 图像质量与既往相比，已经有了明显改善，但是还要看到 CT 在发展中还存在一个重要的现象，即图像质量的提高是以增大 X 线的能量为代价。现代人类医学发展的目的是既要获取高质量的图像，又要使患者尽量减少 X 线辐射，这是 CT 改革的重点之一，即降低辐射剂量，提高检查安全性。CT 探测器发展的方向之一是要继续提高灵敏度，在不增加甚至减少辐射剂量的前提下，提高图像质量。其次，如果 CT 的空间分辨率能再提高 1～2 个数量级，达到微米或近微米（$10\mu m$）水平，即可清晰显示细胞和组织的结构，多层螺旋 CT 的图像质量虽然有了很大提高，但还不能达到这个水平。另外，目前探测器的材料、工艺和设计限制了分辨率进一步提高。未来的显微 CT 将借鉴工业 CT，采用集成光刻钨酸镉阵列微型探测器技术，解决进一步提高医学 CT 空间分辨率的技术难题。

二、能量分辨探测器的技术特点和发展趋势

CT 能量成像（computed tomography spectral imaging，CTSI）已经是一种成熟的临床工具，与传统的 CT 系统相比具有显著优势，能够使组织识别和物质分离得到改善，并为 CT 定量成像铺平了道路。传统 CT 利用探测器吸收的总衰减进行成像，而 CT 能量成像是基于 X 线的衰减信息及能量信息进行成像，能量分辨探测器具有直接获取 X 线能量信息的能力。常规 CT 探测器不能提供能量分辨率，所以需要使用不同的 X 线谱来获取能量 CT 数据。能量分辨探测器能够利用同一束混合能量 X 线直接采集能量 CT 数据。现有的 CT 能量技术大部分都是基于射线源实现的插件式应用，双层探测器技术和光子计数探测器技术则是基于探测器的全新能量成像技术，代表着 CT 未来发展的新方向。

（一）能量分辨探测器的分类

能量分辨探测器包括由不同材料的两个传统闪烁探测器相互重叠组成的双层探测器和直接转换光子计数探测器，其中双层光谱探测器技术已成熟应用于临床，主要技术特点包括：①基于同一束 X 线，100～140kVp，自动 mAs；②双层探测器采集，线性衰减系数可分解为康普顿散射部分和光电效应部分；③多参数重建，基于分解数据及整合数据可常规重建出十六大类参数，包括 161 个单能级；④扫一圈可同时获得 22 016 幅图像。

1. 光谱探测器技术

双层探测器由空间完全对等的上、下两层不同材质的探测器组成，为了避免数据串扰，相应的光电二极管位于侧方，上层主要吸收低能 X 线光子，下层吸收高能 X 线光子。因此，两个探测器层的信号对应于具有不同平均能量的不同有效 X 线光谱。双层探测器能够使用标准 CT 系统采集能量数据，具有完整的图像视野且扫描参数调节不受限制，通过自动管电流调节，辐射剂量可以有效地自动适应患者体型。双层探测器可以在较短的机架旋转时间内获取能量数据，这是检查运动器官（如心脏）的先决条件。由于同时采集低能和高能数据，因此不存在配准问题或运动伪影问题。即使在对比剂密度快速变化的扫描阶段，也可以进行能量分析。因为低能和高能投影总是在相同的投影角度和相同的空间位置获得，基于原始数据的能量解析无须任何插值或校准。此外，采用双层探测器的双能量数据采集不会受到交叉散射的影响。双层探测器 CT 实现了传统图像和光谱图像的同步获取，并且无须前瞻性选择特殊扫描模式。

双层探测器技术最主要的优势是流程简单化及数据高度集成化，100% 的时间、空间分辨率可提供最理想的心血管能量成像。全同步双能量采集和投影空间解析让光谱定量更精准。扫描后在原始数据空间的能量解析，使用 SBI 数据包进行主机、工作站、PACS 系统的后处理，形成了一套专门适用于光谱成像的影像数据链比较利于 CT 能量成像的临床普及。流程简单化及数据高度集成化能够实现多参数数据的一键式获取，而无须复杂的后处理及反复多次重建，在工作站或 PACS 终端都可以一键式获得任意图像。然而，目前光子计数探测器 CT 的数据处理及分析速度尚无法满足临床常规化的要求。

光谱探测器技术包含以下三种设计，具体如下。

(1) 原型机：最早期的设计为三明治结构，包括两个不同厚度的传统 GOS 闪烁探测器（一个具有 1.6mm 厚的 GOS 层，另一个具有 300μm 厚的 GOS 层），以及相应的光电二极管位于彼此顶部，即"三明治夹层结构"。

(2) 第一代光谱探测器技术：光电二极管位于

每个探测器元件的侧面。上层采用了稀有的纳米钇合金（Ytrrium）为基质的闪烁晶体，下层采用了稀土陶瓷探测器。上层只吸收低能光子，并允许高能光子穿过，低能光子从侧置的数据通道传出，下层吸收的高能光子，从侧置通道传出，以达到上、下层避除串扰的目的。孔径为 700mm，转速为 0.27～1.5s。高压发生器为 120kW，阳极为液态冷却，可发射 80kVp、100kVp、120kVp、140kVp 四种混合能量的射线，其中 120kVp 和 140kVp 条件下可额外获得能量信息。常规 CT 图像是由上、下两层探测器获得的高、低能两组数据在投影空间求和后重建生成的，与目前常规单层探测器 CT 的图像等效。常规图像的重建既可以使用混合迭代算法，又可以使用全模型迭代算法（图 2–1B）。

（3）第二代光谱探测器技术：由一个更高效的探测器阵列和一个三维抗散射滤线栅组成。机架孔径增加到 80cm，实现了 100kVp 条件下的单电压能量成像，探测器 Z 轴覆盖增加到 8cm（图 2–1A）。

2. 光子计数探测器技术

常规的探测器为固态闪烁探测器，可吸收 X 线并将其转换为可见光，然后由连接在闪烁体背面的光电二极管检测光信号，并产生电流然后被放大并转换为数字信号。光子计数探测器使用半导体，如碲化镉（Cadmium telluride，CdTe）或碲锌镉（Cadmium zinc telluride，CZT），作为直接 X 线转换器，X 线被吸收并产生电子–空穴对，电子–空穴对在探测器元件顶部和底部的阴极和阳极之间的高电场中分离。电子感应出单独计数的短电流脉冲，不需要额外的分离层；因此，几何量子效率更好。实际上，闪烁探测器中的死区通常隐藏在反散射准直器后面，目前光子计数探测器也需要反散射准直器，因此，几何效率的差异还不是很显著。由于信号只有在超过能量阈值时才被检测到，因此与常规探测器相比，光子计数探测器中没有电子噪声，所以在低剂量扫描时图像噪声较低。此外，光子计数探测器可通过使用两个或多个能量阈值，实现两个或多个能量数据的能量箱以获得双能量或多能量信息。其中多

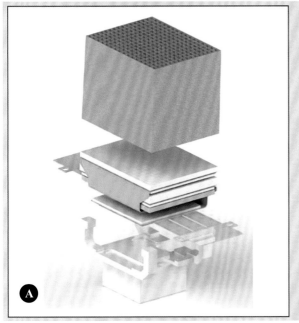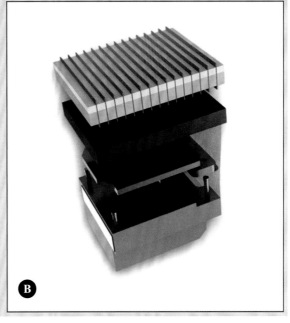

▲ 图 2–1　**A.** 第二代光谱 CT 探测器结构示意，采用了更高效的探测器阵列和三维抗散射滤线栅；**B.** 第一代探测器阵列为条状设计和二维抗散射网格

能量信息主要是指 K 缘成像，至少需要读取三个能量箱，即光电效应引起的衰减、康普顿散射效应引起的衰减和具有 K 缘效应的特定元素的特定高衰减函数。由于 CdTe 或 CZT 器件的实际光谱分离能力低于理想量子计数器的水平，因此存在一些需要解决的问题，包括电荷共享、K 逃逸和其他导致显著光谱重叠的效应和错误计数等。

尽管光子计数探测器具有很好的性能，但在临床上尚不能常规使用。目前光子计数探测器的主要限制是检测到的 X 线脉冲的脉冲宽度，半高宽为 10ns 及以上。这导致在高通量率下脉冲堆积，如目前 CdTe 探测器只能处理 $<2.5 \times 10^{8}/$（$s \cdot mm^{2}$）的光子通量，对应于 120kV 时 150mA 的管电流。因此，探测器在较高的 X 线通量率下饱和；它的信号不再是入射 X 线通量的线性函数。虽然信号可以在数据预处理中线性化，但脉冲堆积会导致显著的量子损耗和图像噪声增加。另一个问题是较高 X 线通量下的计数率漂移。传感器材料中非均匀分布的晶体缺陷导致电子和空穴被捕获、空间电荷积聚和电场分布的改变。这改变了单个探测器元件中信号脉冲的特性，并导致在较高通率下图像中出现严重的环形伪影。光子计数探测器是 CT 中一个很有前途的新发展方向，但在将其引入常规临床 CT 系统之前，必须解决脉冲堆积和信号漂移的问题。

因此，光子计数探测器（photon counting detector，PCD）和光谱探测器 CT 一样实现了一切扫描皆能量，并可以同时测量多个能量下的线性衰减系数（linear attenuation coefficient，LAC）。然而，在高通量下工作的碲化镉基光子晶体器件会受到电荷共享和光子堆积效应的影响，这些影响可导致严重的光谱失真和测量偏差，所以实际临床工作中，后者更加适合常规化应用。

（二）能量分辨探测器现状及发展方向

作为多数医院使用的第一种横断面成像技术，截至目前 CT 提供了巨大的、必不可少的诊断优势；然而，当前 CT 的性能尚未达到其全部潜力，因为当前的 CT 探测器测量了 X 线的强度，而忽略了 X 线谱中软组织或对比剂的特异性（指纹）信息。他们对临床 CT 诊断的准确性作出了重大贡献。能量分辨探测器技术不仅有可能进一步改善当前的 CT 图像，而且有可能实现新的临床应用，如更高的空间分辨率、更好的软组织对比度、更强的对比剂增强、辐射剂量更低、定量 CT 成像和生物标志物、准确的物质成分识别、K 缘成像，同时进行多对比剂成像。基于探测器的能量成像技术是 CT 未来必然的发展方向。

参考文献

[1] McCollough CH, Boedeker K, Cody D, et al. Principles and applications of multienergy CT: Report of AAPM Task Group 291 [J]. Med Phys, 2020, 47(7):e881-e912.

[2] Große Hokamp N, Maintz D, Shapira N, et al. Technical background of a novel detector-based approach to dual-energy computed tomography [J]. Diagn Interv Radiol, 2020, 26(1):68-71.

[3] Rassouli N, Etesami M, Dhanantwari A, et al. Detector-based spectral CT with a novel dual-layer technology: principles and applications [J]. Insights Imaging, 2017, 8(6):589-598.

[4] Brenner D, Elliston C, Hall E, et al. Estimated risks of radiation-induced fatal cancer from pediatric CT [J]. AJR Am J Roentgenol, 2001, 176(2):289-296.

[5] Tsang DS, Merchant TE, Merchant SE, et al. Quantifying potential reduction in contrast dose with monoenergetic images synthesized from dual-layer detector spectral CT [J]. Br J Radiol, 2017, 90(1078):20170290.

[6] Liu L P, Shapira N, Halliburton S S, et al. Spectral performance evaluation of a second-generation spectral detector CT [J]. medRxiv, 2022:2022-2026.

[7] Higashigaito K, Euler A, Eberhard M, et al. Contrast-Enhanced Abdominal CT with Clinical Photon-Counting Detector CT: Assessment of Image Quality and Comparison with Energy-Integrating Detector CT [J]. Acad Radiol, 2022, 29(5):689-697.

[8] Forghani R. An update on advanced dual-energy CT for head and neck cancer imaging [J]. Expert Rev Anticancer Ther, 2019, 19(7):633-644.

[9] Hsieh SS, Leng S, Rajendran K, et al. Photon Counting CT:

Clinical Applications and Future Developments [J]. IEEE Trans Radiat Plasma Med Sci, 2021, 5(4):441–452.

[10] Ahmed Z, Rajendran K, Gong H, et al. Quantitative assessment of motion effects in dual-source dual-energy CT and dual-source photon-counting detector CT [J]. Proc SPIE Int Soc Opt Eng, 2022, 12031:120311P.

[11] Jumanazarov D, Koo J, Poulsen HF, et al. Significance of the spectral correction of photon counting detector response in material classification from spectral x-ray CT [J]. J Med Imaging (Bellingham), 2022, 9(3):034504.

第3章 光谱CT主要参数图像及常用分析方法

CT球管产生的X线具有连续的能量分布，光谱CT（spectral CT）成像就是利用物质在不同X线能量下产生不同的吸收来提供比常规CT更多的影像信息。双层探测器光谱CT（dual layer spectral CT）所有的常规扫描都是上层探测器采集低能数据、下层采集高能数据，合二为一又可生成常规CT数据，1次扫描等于3次扫描结果，包括低能、高能数据及总衰减系数，分别可重建出各种光谱图像及真正的常规CT图像（图3-1）。传统CT基于归一化衰减系数（HU）可分辨差异显著的不同组织，但无法分辨衰减系数相同或相近的不同组织，如硅胶与软组织衰减系数相近常规CT无法区分，但硅胶含有14号非金属元素硅（Z=14），软组织主要含氢（Z=1）和氧（Z=8）元素，光谱CT可准确区分硅胶和软组织。X线衰减系数主要是由光电效应（photoelectric effect）和康普顿散射（Compton scattering）构成的，双层探测器高、低能数据可直接解析出不同能量下这两种效应的构成比，从而提供组织密度和组织原子序数相关的信息，以进一步区分传统CT无法区分的不同物质。

一、光谱CT的16大类参数图像解析

光谱CT是一种基于探测器的多参数功能CT，可通过多种图像参数对病变进行准确、客观的评价，诊断过程中涉及的图像参数包括单能量图像、光谱曲线、物质分离图像及有效原子序数图、电子密度、细胞外容积等，每种图像所反映参数指标及临床应用均有所不同，下面分别进行

阐述（图3-1）。

（一）常规CT图像

双层探测器光谱CT所有的常规扫描都是上层采集低能数据、下层采集高能数据（上、下层探测器各自分别吸收低能和高能光子），合二为一又可生成常规数据，1次扫描等于3次扫描的结果。低能、高能数据直接合并等于常规CT衰减系数分布从而可重建出常规图像（图3-2）。研究表明，光谱CT的常规图像与传统CT等效。

（二）虚拟单能级图像

单能级图像的CT值反映的是特定单一能量水平下X线穿过组织后所产生的衰减值，通过能量解析的方法重建获得相当于物体在单色X线源情况下的单能量成像，也称为虚拟单能量图像（virtual monoenergetic images，VMI），是一系列结果，通过其千电子伏特值进行区分，旨在表示在特定单一能量下的CT值。目前，飞利浦光谱CT提供的单能级范围为40～200千电子伏特（kilo-electron voltage，keV），与Alvarez和Macovski在1976年文献中提出的单能量范围相同。

需要特别注意的是，keV和kVp有着本质的区别。前者为单个X线光子的能量单位，指一个电子穿过1kV的势能差所获取的能量；后者为管电压（kilo voltage peak，kVp），是指对X线球管施加的最大电压，发射的X线光子能量的最大值受到该电压的限制。传统CT图像是由特定最大电压（如120kVp）下的具有连续混合

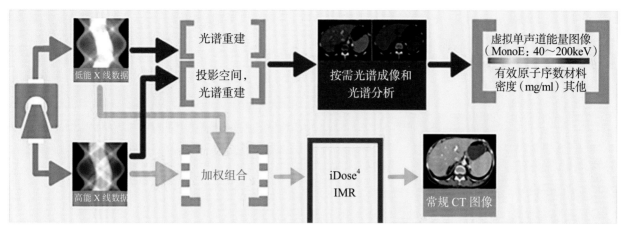

▲ 图 3–1　上、下探测器同时采集低能和高能 X 线数据，实现了基于投影数据域的精准光谱解析，高、低能数据被解析为光电效应和康普顿散射数据。然后，对光电效应基图和康普顿散射基图进行线性处理以获得 161 个（40～200keV）单能级图像，进行非线性处理以获得 10 余个物质特异性图像，包括基于衰减值（HU）和非衰减值的图像。将低能和高能数据直接组合起来，可同时重建常规 CT 图像

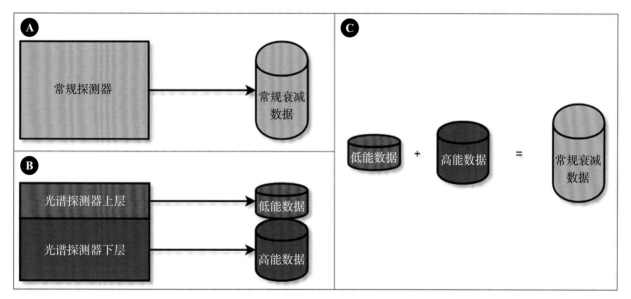

▲ 图 3–2　双层探测器高能数据、低能数据及常规衰减数据之间的关系示意
A. 常规探测器获得常规衰减数据；B. 光谱探测器获得低能数据和高能数据；C. 低能数据加高能数据等于常规衰减数据

能量谱的 X 线衰减产生的，相应的 X 线束是由 40～120keV 能量高低不等的多种 X 线光子混合组成。

虚拟单能级图像在临床中的各种应用已被报道，如 70keV 能够减少潜在的硬化伪影等，下面进行分类说明。

1. 最低单能级：40keV

目前不同能量成像技术可实现的最低单能级一般均为 40keV。由于 40keV 相比于其他单能级更接近碘的 K 缘（33.2keV），最低单能级 40keV 在碘对比剂增强检查中，可显著提升图像对比度。如在腔静脉 CTV 成像中，光谱 CT 最低单能级 40keV 的 CNR 可达到常规 CT 的 4.3 倍，对检测腔静脉血栓有显著价值。在左心耳封堵器植入前用 40keV 进行评估，可在延迟期显著提高对比剂均匀性，并可维持高对比度，可在更安全的对

比剂用量下实现对左心耳血栓的精准检测。对于食管癌的术前 TNM 评估，40keV 可帮助医生明确食管癌是否突破浆膜、淋巴结是否受侵、血管是否受累。

2. 最高单能级：200keV

目前，kV 切换技术最高可实现 140keV，双源技术最高可实现 190keV，光谱探测器技术最高可实现 200keV。

3. 最佳单能级

根据观察目标的不同，能量 CT 可以提供显示特定病灶的最佳对比度的单能量图像。最佳单能量图像提高和优化了小病灶的显示，如 40～70keV 可增加肿瘤早期诊断的可能性，70～200keV 可降低图像伪影。既往 DECT 能量水平最佳设置为 65keV 左右，此时 CNR 最大，是获得 VMI 的最佳条件，而得益于内置降噪技术的进步（在原始数据域和图像数据域中执行迭代过程以减少图像噪声），最新 DLCT 的最佳单能级一般为 40～50keV，组织对比度更高。

4. 等效单能级：70keV

一般认为 70keV 与常规 120kVp 图像测量获得的 CT 值等效。

5. 能级水平调节滑块（keV slider）

单能级图像从低能级到高能级序列较多，为了方便临床实际工作，光谱 CT 基于 SBI 技术专门研发了 keV 滑块用来实时快速调节和选择单能级图像的能级水平。若要启动该功能，可单击图像上出现的半圆形，滑块随即显示。在光谱 CT 查看器中查看单能级图像可实时自由切换，通过实时动态观察可明确不同病变的最佳单能级。

（三）单能级（等效常规图像）

由于与常规的 120kVp 图像测量获得的 CT 值等效，使用频率一般较高，因此被单独设置为一类参数，以便快捷地通过切换一键读取，相应内容见前述。

（四）虚拟平扫

虚拟平扫（virtual non-contrasted，VNC）图像一般是指从对比剂增强 CT 扫描数据中获得的可提供常规 CT 平扫衰减值的一种图像。基本原理是通过抑制体素中的碘，以获得类似于没有对比剂增强时的 CT 图像。在既往的 DECT 技术中，VNC 图像通常是利用基物质对创建的，在原则上，碘只在碘基图中显示，而其他物质都在水基图中显示。然而，由于钙类物质也会在碘基图上显示，因此，水基图不能代表没有碘的常规 CT 图像。在最新的基于探测器的光谱 CT 技术中，VNC 图像是通过将与常规 CT 图像等效的单能级 70keV 图像分解为两种基图像，然后再将每一种基图像替换为去除碘信号的基图像，用于合成最终的虚拟平扫图像，这种方法获得的结果与真实平扫更一致。

VNC 结果旨在利用增强 CT 扫描中获得的光谱信息来代替非增强扫描，具有减少辐射剂量、检查时间、患者不适感等方面的价值。此外，对于直接增强 CT 检查中偶然发现的病变，可基于回顾性光谱数据中的 VNC 图像等参数减少进一步检查的必要性。许多研究发现，在关键的临床应用中，如肾上腺和肾脏病变的定性中，使用 VNC 代替真实平扫图像具有较高的诊断准确性。基于这些结果，研究者建议用 VNC 图像代替常规 CT 平扫，以降低约 35% 的辐射剂量。然而，最近的一些研究发现，在 VNC 与相应的真实平扫的一致性、患者内的可重复性方面，不同 CT 技术之间存在显著差异。为了使不同 DECT 技术的 VNC 图像具有普遍性，了解不同技术的 VNC 图像的可重复性非常重要。

不同 CT 技术的 VNC 图像的 CT 值存在着显著差异，这些差异源于 DECT 之间的技术差异，可影响定性评估的准确性。因此，同一患者在重复检查时，VNC 的纵向测量和比较应来自相同的

DECT 设备，这样可获得高水平的纵向再现性。VNC 图像除了可单独应用外，还可与碘密度图进行结合或者融合，一起用于病变定性及定量评估，尤其是在 CT 增强后意外发现的高密度病变，如在高密度肾囊肿中，VNC 图像上出现高密度表示出血性或含蛋白质的复杂性囊肿，而 VNC 图像上没有高密度表示为肿瘤性强化。研究表明，VCN 在对比剂外渗和出血鉴别方面的准确性可达到 100%。另外，VNC 可用于钙化积分测定。

（五）无水碘图

无水碘图（iodine no water）的单位为 mg/ml，在这种图像中，体素值代表所显示组织的碘浓度，未增强的软组织设定为大约 0mg/ml。图像重建原理为基于碘和水的双基物质分离，由于碘是 CT 对比剂的主要成分，无水碘图能够反映对比增强后被检组织内碘密度的含量及分布，从而间接反映其组织血供状况，所以其临床应用的范围非常广泛，并且可增强所有类似于碘物质的可视化，因此这种图像也将同时显示钙类物质。碘物质的识别允许碘强化区域的颜色编码，临床中主要用于灌注血液体积的可视化，又称血池成像，现已被开发用于检测肺栓塞、心肌缺血的灌注缺损区域。

由于可同时显示高密度背景组织，在支架评估中具有不可替代性。

（六）碘密度图（碘图）

碘密度图（iodine density）是一种功能参数图像，旨在量化不同组织中碘含量的参数图像。在这种图像中，一般只显示含碘的体素，测量值代表所显示组织的碘密度值，以 mg/ml 为单位，不含碘的组织测量结果一般为 0mg/ml，视觉效果为黑色。碘密度图可用于量化强化程度及提高病变可视化效果。为了进一步提高病变的可视化，建议将碘密度图以彩色覆盖层的形式叠加在传统

CT 图像、单能级图像或虚拟平扫图像之上显示。研究表明，光谱 CT 碘密度值有助于区分不同分化程度的肺腺癌，其中动脉期归一化碘密度值的诊断效能最高，且与形态学参数相结合可进一步提高诊断效能。

在光谱探测器 CT 中，碘密度通过线性基函数变换实现，即从康普顿散射 / 光电效应基函数对转换为碘 / 水基函数。在这种新的基函数中，通过相应的碘投影来量化每个体素中的碘密度。使用这种方法进行碘定量的准确性更高，研究表明碘浓度为 2～20mg/ml 时，碘绝对中位数偏差为 0～0.3mg/ml，其中总中位数偏差为 0.1mg/ml。

碘密度图可单独或与 VNC 图像一起用于病变定性。由于可代表器官或病变组织的灌注情况，有助于肺栓塞和肺动脉高压的诊断和风险评估，静息态或负荷态获得的心脏碘密度图均可用于评估心肌缺血，从而能够评估 CCTA 检测到的狭窄病变的血流动力学意义。研究表明，光谱 CT 可在双低注射方案下提高心肌图像质量，可提高心肌首过灌注成像中碘密度的均匀性和对比度，也可作为 MRI 的替代方法用于评估心肌延迟强化或量化细胞外容积，有助于区分复杂性囊肿与囊性肿瘤、活动性出血与血肿，或者区分血管造影后对比剂渗漏与出血、关节造影中关节唇撕裂处的对比剂和钙化体。

碘密度值与氟脱氧葡萄糖（FDG）PET/CT 的代谢活性呈正相关，因此也可用于疗效及预后评估。研究表明，治疗前后肿瘤病灶碘密度值、有效原子序数值的早期降低与良好的预后相关，这些信息可帮助临床制订和调整治疗决策。

（七）碘移除图（去碘图）

在该结果中，所有不含碘对比剂的体素的 CT 值与单能级 70keV 保持相同，而包含碘对比剂的体素的 CT 值等同于 HU=-1024（视觉效果为黑色）的效果，由于噪声等多种影响的存在，

图像也可能包含少量碘残留。在选定的心脏门控扫描下，也可用这种自动分类方法区分冠状动脉钙化结构与非钙化结构。同时，该图像还可用于对比剂脑病等病变的靶向显示。

（八）结构强化图

在该结果中，骨骼及钙化结构体素的 CT 值等同于 HU=-1024（视觉效果为黑色）的效果，而其他所有软组织的体素 CT 值与单能级 70keV 保持相同。

结构强化图具有提供无骨骼图像的潜质，有助于观察没有骨骼或钙化的血管结构。与上述碘移除图相同，在选定的心脏门控扫描下，可用这种自动分类方法区分冠状动脉钙化结构与非钙化结构。同时，由于具有能够更好地显示血管管腔的潜质，该图像在 CTA 成像中可用于快速一键去骨，以清除断层图像或 VR 图像中的骨骼和钙化结构。

（九）尿酸图

在该结果中，所有含尿酸（uric acid）的体素的 CT 值与单能级 70keV 保持相同，而不含尿酸的体素的 CT 值等同于 HU=-1024（视觉效果为黑色）的效果。尿酸图具有监测和诊断痛风结晶和结石成分分析的潜质，在标准临床腹部扫描中，一般＞3mm 以上的尿酸结石都可以检测到。

尿酸由轻化学元素（氢、碳、氧和氮）组成，尿酸成分可通过物质分解算法进行识别和定量，一般用于结石和通风的诊断。尿酸结石通常采用尿碱化作为一线治疗，而非尿酸结石通常需要泌尿外科干预。尿酸评估有助于诊断痛风、严重程度评估，治疗反应监测等。一般建议将尿酸图作为彩色覆盖层置于传统 CT 图像、单能级图像或 VNC 图像之上显示。

（十）尿酸移除图（去尿酸图）

在该结果中，所有不含尿酸体素的 CT 值与单能级 70keV 保持相同，含尿酸的体素的 CT 值等同于 HU= -1024（视觉效果为黑色）的效果。尿酸移除图和尿酸图两种影像可形成互补。一般建议将尿酸移除图作为彩色覆盖层置于传统 CT 图像、单能级图像或 VNC 图像之上显示（图 3-3）。

（十一）有效原子序数图

有效原子序数图（Z effective，Zeff）旨在量化不同物质或材料的有效原子序数值，其平均值

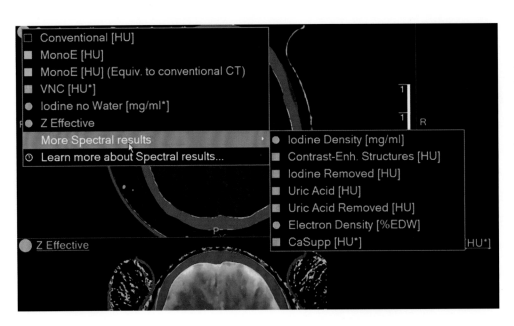

◀ 图 3-3 双层探测器光谱 CT 多参数图像一键式切换示意

取决于相应区域的物质成分，其原理为利用不同能量下 X 线的衰减特性可以对未知元素的原子序数进行推算，而对于化合物或混合物，如果其衰减的效果等同于某元素，则该元素的原子序数被称为该化合物或混合物的有效原子序数。在球管驱动的双能量 CT 中使用电子密度（ρ）和原子序数（Zeff）代替两个基物质的浓度进行求解，可以重建出电子密度及有效原子序数图，通过对线性衰减系数的优化处理，即除以物质密度成为质量衰减系数，使得该系数只决定于物质的原子序数 Z，而与密度无关。例如，水、冰、水蒸气三种物质虽然密度不同，但是原子序数（Z=7.43）完全相同，所以它们的质量衰减系数是相同的。由于时间和空间位置上无法完美匹配，这种方法获得 Zeff 值准确性较低。探测器驱动的光谱 CT 则可直接通过光电效应系数和康普顿散射系数求解重建出有效原子序数和电子密度信息，得益于探测器驱动的高质量光谱性能，这种方法获得了更精准的 Zeff 值定量。此外，与以往 DECT 只能获得相应测量值或图像以灰阶显示不同的是，光谱 CT 实现了非融合形式的彩色成像。

虽然原子序数是一个描述物质元素的量，但对于由多个元素组成的物质，有效原子序数是 X 线与物质相互作用对原子序数依赖性方面最重要的定量参数。

有效原子序数是 CT 诊断中一个全新的参数，可用于区别单一能量下衰减相同的不同物质，多用于多参数联合诊断。在这种图像中，体素值代表所显示组织的有效原子序数值，在人体成像时，Zeff 值的范围为 5～30。水的 Zeff 理论值为 7.4。脂肪组织的 Zeff 值显著低于水，而骨骼和对比剂增强组织的 Zeff 值显著高于水，金属植入物的 Zeff 值通常高于 30。

有效原子序数图具有根据测量数值区分不同组织的潜质，如区分密度相同的不同结石成分。由于光电效应和康普顿散射系数的比值与有效原子序数 Z 成正比，这种图像提供了更高级别的辨别力，能够分析组织成分构成，如有效原子序数图结合电子密度图可以区分半月板焦磷酸钙沉积和羟基磷灰石沉积。另外在放射治疗中，可以提供更准确的阻止本领比（stopping power ratio，SPR），这对于计算剂量分布和质子范围非常重要。

Zeff 值与成像物体或组织的密度无关，对于区分等密度病变或组织和区分不同的物质成分特别有用。与以往 DECT 不同的是，光谱探测器 CT 测定的 Zeff 值准确性非常高，偏差范围为 1.7%～2.3%。临床上主要通过 Zeff 值提高等密度病变的检出率，包括阴性结石等，研究表明，光谱 CT 比以往双能 CT 可进一步提高阴性结石的检出率，另外，在区分成骨性骨转移瘤与骨岛、肺小细胞癌与非小细胞癌方面 Zeff 值也具有最佳的诊断性能。

（十二）电子密度图

电子密度（electron density）是使用光谱数据来估算每个体素的电子密度而生成的图像，可获得单位体积内的电子数量。诊断 X 线能量范围内，X 线的衰减主要由光电效应和康普顿效应组成。任何没有可测量 K 缘的材料的衰减，可以建模为光电效应和康普顿效应的组合。由于这些相互作用分别取决于原子序数和电子密度，因此可以通过能量解析求解同时获得原子序数和电子密度。

光谱 CT 获得的电子密度是以水为参照的相对值，单位为 %EDW。电子密度图可提供更准确的组织表征，因为它不再需要通过 HU 值进行转换，而是可以直接通过光谱数据获得相应结果，并且准确性更高。在以往的双能量 CT 中使用电子密度 ρ 和原子序数 Z 代替虚基材料的两个浓度 c1、c2 进行求解，以重建出电子密度图像及有效原子序数图像，而基于探测器的光谱 CT

则通过光电效应系数和康普顿散射系数求解重建出原子序数和（电子）密度信息，不同方法对电子密度及 Zeff 的准确性存在影响，多种研究表明通过基效应分解（BED）的准确性优于基物质分解（BMD），因此，双层探测器光谱 CT 可以提供更加精准的电子密度成像，不仅有助于临床放疗计划的精准实施，同时为急性脑卒中、早期肺渗出、磨玻璃结节等疾病的早期诊断带来了新的技术手段（图 3-4）。

（十三）钙抑制图

钙抑制图（calcium suppression images）是一种基于钙物质识别的单位为 HU 的物质分离图像，通过一种专用算法使用光谱数据来识别和抑制钙类物质以凸显软组织病变。在该图像中，含有钙的体素的 CT 值被替换成无限接近没有钙衰减贡献情况下的 CT 值。用户可以通过选择和调节钙抑制指数（范围为 25～100）进行图像优化。低指数值适用于钙物质含量低的组织结构；高指数值适用于钙物质含量高的组织结构。该图像可在骨骼区域中显示骨髓病变，同时也可以达到类似骨减影的效果，从而提高颅骨附近微小硬膜下血

肿或肿块的检出率。其重建基本原理为使用骨矿物质、骨髓和软组织的三种物质分解从小梁骨中减去骨矿物质的图像。在急性情况下或由于 MRI 禁忌证无法进行骨髓评估时，光谱 CT 可通过钙抑制技术实现类似 MRI 的评估效果，如显示骨髓水肿，可通过彩色融合图显示或量化，对微小骨折、微小骨髓肿瘤、溶骨性多发性骨髓瘤、微小骨炎的诊断有帮助，也可用于 CT 引导下对微小骨肿瘤进行活检。

抑钙指数调节滑块（Cassp index slider）：操作及功能与 keV slider 相似，为了提高钙抑制图在不同部位应用的灵活性，光谱 CT 的该专利设计同样可通过实时动态调节和观察以明确钙抑制图的最佳抑钙指数设置。

（十四）黑血成像

通过刚性减影算法或者三物质分离算法均可以实现黑血成像，能够突出血管壁，更有利于对壁内血肿和血管炎的评估。

（十五）细胞外容积图

细胞外容积（extracellular volume，ECV）代

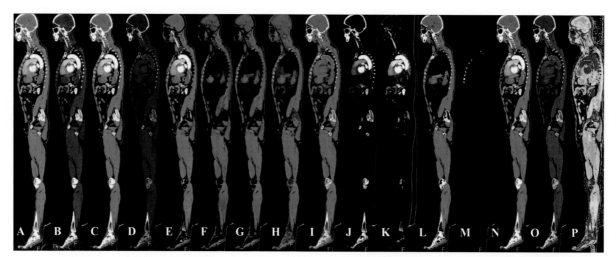

▲ 图 3-4 双层探测器光谱 CT 多参数图像对比

A. 常规 CT 图像；B. 40keV 单能级图像；C. 70keV 单能级图像；D. 200keV 单能级图像；E. 结构强化图；F. 抑钙指数为 25 的钙抑制图；G. 抑钙指数为 50 的钙抑制图；H. 抑钙指数为 76 的钙抑制图；I. 虚拟平扫；J. 无水碘图；K. 碘密度图；L. 去碘图；M. 尿酸图；N. 去尿酸图；O. 电子密度图；P. 有效原子序数图

表平衡期组织的强化绝对值，旨在用于评估心肌纤维化和肝纤维化等急慢性病变。ECV 的实现方法有多种，包括 CT 和 MRI，其中 CT 又包括常规 CT 值差值法和光谱碘密度值法，支持的数据类型包括常规 CT 图像、单能级图像、碘密度图和无水碘图。研究表明，与常规 CT 值差值法相比，碘密度值法 ECV 在诊断甲状腺癌患者转移性颈部淋巴结方面表现出更好的诊断性能，有利于消除动脉期 CT 颈动脉根部伪影等对诊断的影响，并且可以及降低辐射剂量。

尽管在临床实践中实施之前仍需进一步验证，平衡期的碘密度值被提议作为一种基于肝硬化间质空间扩张的无创性纤维化评估方法。光谱 CT 基于碘物质识别技术，通过一次扫描可直接进行 ECV 测定，能够检出肝纤维化和肝硬化，并且与基于两次单能量扫描的 ΔHU 方法相比，光谱 CT 碘密度值法产生了更高的观察者间可重复性和预测值，平衡期肝实质碘密度和 ECV 值不仅可以检出肝硬化，同时还可以进行肝纤维化的分级评估。除了用于组织器官的纤维化评估之外，ECV 还可用于肿瘤等病变的可视化提升（图 3-5）。

（十六）动脉增强指数图

动脉增强指数（arterial enhancement fraction，AEF）用于测定动脉血供引起的组织强化占动脉及门静脉引起的总强化的百分比，因此该参数一般主要用于肝脏疾病评估，因为肝脏是唯一的双重血供器官。动脉增强指数的计算方法具体如下。

1. 对于常规 CT，$AEF=[(HU_A-HU_U)/(HU_P-HU_U)]\times100\%$，$HU_U$、$HU_A$、$HU_P$ 分别为平扫、动脉期、门静脉期病变相同层面的 CT 值，需要三期扫描数据。

2. 对于光谱 CT，$AEF=ID_A/ID_P\times100\%$，ID_A、ID_P 分别为动脉期、门静脉期病变相同层面的碘密度值，只需要两期扫描数据。动脉增强指数对于肝细胞肝癌与其他肝脏疾病的鉴别有显著的价值，由于肝动脉血供的异常增高，肝细胞肝癌的 AEF 值显著增高，一般＞25%，而其他肝脏疾病的 AEF 值一般＜25%（图 3-6）。

二、光谱 CT 通用分析方法及工具

光谱 CT 的分析方法主要包括物质成分分

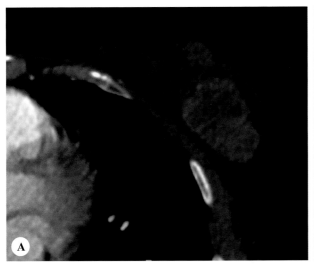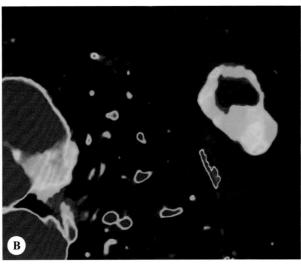

▲ 图 3-5　双层探测器光谱 CT 细胞外容积图像与常规 CT 图像对比
A. 常规 CT 图像，病变可视化较低；B. 细胞外容积图，病变可视化显著提高

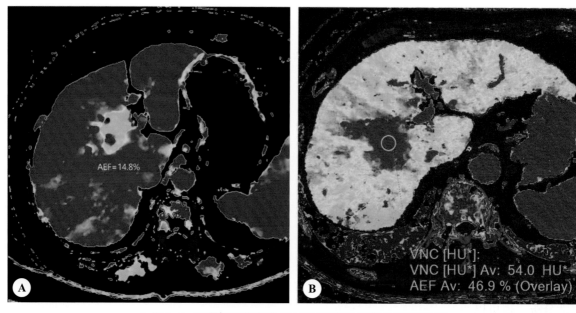

▲ 图 3-6　双层探测器光谱 CT 不同病变动脉增强指数图对比

A. 肝脏炎性病变，动脉增强指数异常减低，AEF=14.8%；B. 肝细胞肝癌治疗后复发，动脉增强指数异常增高，AEF=46.9%

析、病变异质性分析、病变同源性分析及光谱指纹分析（详见第 4 章相关内容）等，这些分析方法有助于各种临床疾病的鉴别诊断、定性诊断及 TNM 分期等。

物质成分分析主要用于斑块、结石、肿瘤等病变，除了可直接基于各种光谱参数进行分析之外，还可以借助通用的光谱分析工具进行分析。

病变异质性分析主要用于肿瘤定性、病变活检穿刺的引导等，同样可基于多参数或者光谱分析工具实现。

病变同源性分析主要用于肿瘤的 TNM 分期，一般主要通过光谱分析工具实现。

通用光谱分析工具（common spectral processes，CSP）主要包括光谱曲线、光谱直方图、光谱散点图、多期相分析（multiphase analysis，MA）及光谱云魔镜等。

1. 光谱衰减曲线（HU Attenuation Plot）

衰减曲线是指感兴趣区域的 CT 值在整个能量范围（40～200keV）内变化的曲线图，即单能量 CT 值与其所对应的能量水平间的变化关系在二维坐标系内构成曲线即为光谱曲线（图 3-7C）。该曲线可显示感兴趣区域在每个能量水平下的衰减，以及在能量范围内的总体形状。每个区域都会用与 ROI 颜色匹配的不同的色彩绘制。不同组织由于其密度、增强后组织内对比剂的含量不同，光谱曲线表现也不同，从而能够达到区分和鉴别物质成分的目的。例如，有效原子序数高于水的材料在较低能量下会增加 CT 值，相反，有效原子序数较低的材料在较低的能量下将具有较低的 CT 值。光谱曲线的定量分析方法主要为斜率的测量，一般通过 40～70keV 拟合的直线进行测量，研究表明，光谱曲线的斜率可用于疾病的同源性鉴别及不同病理类型的鉴别诊断。

2. 光谱直方图

感兴趣区的直方图表达方式：X 轴显示 HU 值或其他光谱定量参数的测量值范围，Y 轴显示每个测量值出现的频率（图 3-7D）。直方图的定量分析方法主要是测量低于或高于某一测量值的百分比，如直方图中碘密度值低于 10.68mg/ml 的比例，研究表明，这种定量分析方法可用于肝癌碘油栓塞的疗效评估，如碘密度值低于 10.68mg/ml 的比例小于 10% 则提示治疗成功。

3. 光谱散点图

散点图是一种图表，显示感兴趣区域中两个变量的关系，可根据病变特征自由调节 X 轴和 Y 轴使用的参数图像类型，如图 3-7E 所示由默认设置调节为 X 轴代表有效原子序数值，Y 轴代表碘密度值。光谱散点图主要用于不同感兴趣区的同源性分析，也可以通过拟合直线的斜率进行定量分析。

4. 多期相分析（CT multiphase analysis）

主要包括：①动脉增强指数（AEF），代表

了动脉期和门静脉期的组织绝对值增强之间的比率，用于肝脏病变的定性评估；②细胞外容积（ECV），代表了平衡期组织强化的绝对值，用于纤维化评估等。

5. 光谱云魔镜

基于 PACS 的光谱云魔镜是可实现在 PACS 查看光谱 CT 图像，以便对解剖和病理结构进行多参数功能分析的一种实用性很强的工具。其设计用于对任何 PHILIPS 光谱 CT 数据集进行的光谱分析。当在 PACS 端激活 Spectral Magic Glass on PACS 时，显示的序列匹配的常规序列可与光谱结果之一进行比较，并且可进行实时任意切换，而无须进一步重建和上传，以方便读片诊断需要。

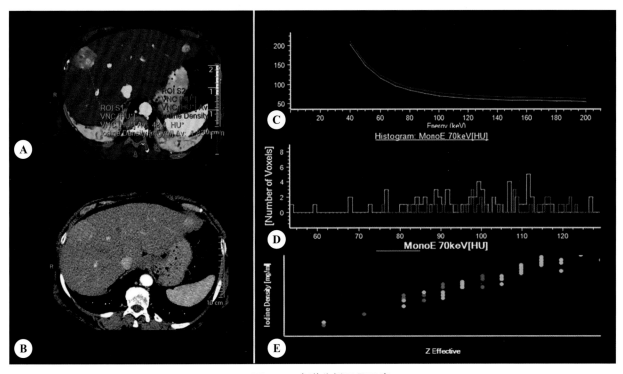

▲ 图 3-7　光谱分析工具示意

A. 参数定量分析，通过碘密度值进行对比分析 S1 与 S2 的碘密度值相同，均为 1.83mg/ml；B. 常规 CT 图像；C. 光谱曲线，S1 与 S2 平行或几乎重合，代表两者同源；D. 光谱直方图，S1 与 S2 的区间基本重合，代表两者同源；E. 光谱散点图，S1 与 S2 拟合的直线平行或几乎重合，代表两者同源

参 考 文 献

[1] Hojjati M, Van Hedent S, Rassouli N, et al. Quality of routine diagnostic abdominal images generated from a novel detector-based spectral CT scanner: a technical report on a phantom and clinical study [J]. Abdom Radiol (NY), 2017, 42(11):2752–2759.

[2] Lai LY, Tan P, Jiang Y, et al. Dual-layer spectral detector CT for contrast agent concentration, dose and injection rate reduction: Utility in imaging of the superior mesenteric artery [J]. Eur J Radiol, 2022, 150:110246.

[3] Lennartz S, Laukamp KR, Tandon Y, et al. Abdominal vessel depiction on virtual triphasic spectral detector CT: initial clinical experience [J]. Abdom Radiol (NY)., 2021, 46(7):3501–3511.

[4] Ohira S, Washio H, Yagi M, et al. Estimation of electron density, effective atomic number and stopping power ratio using dual-layer computed tomography for radiotherapy treatment planning [J]. Phys Med, 2018, 56:34–40.

[5] Longarino FK, Kowalewski A, Tessonnier T, et al. Potential of a Second-Generation Dual-Layer Spectral CT for Dose Calculation in Particle Therapy Treatment Planning [J]. Front Oncol, 2022, , 12:853495.

[6] Rotzinger DC, Si-Mohamed SA, Shapira N, et al. "Dark-blood" dual-energy computed tomography angiography for thoracic aortic wall imaging [J]. Eur Radiol, 2020, 30(1):425–431.

[7] Drljevic-Nielsen A, Mains JR, Thorup K, et al. Early reduction in spectral dual-layer detector CT parameters as favorable imaging biomarkers in patients with metastatic renal cell carcinoma [J]. Eur Radiol, 2022,32(11): 7323-7324.

[8] Boccalini S, Si-Mohamed S, Matzuzzi M, et al. Effect of contrast material injection protocol on first-pass myocardial perfusion assessed by dual-energy dual-layer computed tomography [J]. Quant Imaging Med Surg, 2022, 12(7):3903–3916.

[9] Zhou J, Zhang D, Wang Z, et al. The clinical features, image findings and risk factors of vena cava syndrome in Behçet's syndrome [J]. Clin Exp Rheumatol, 2022, 40(8):1526–1534.

[10] Mu R, Meng Z, Guo Z, et al. Dual-layer spectral detector computed tomography parameters can improve diagnostic efficiency of lung adenocarcinoma grading [J]. Quantitative Imaging in Medicine and Surgery, 2022, 12(9):4601–4611.

[11] Soesbe TC, Lewis MA, Xi Y, et al. A Technique to Identify Isoattenuating Gallstones with Dual-Layer Spectral CT: An ex Vivo Phantom Study [J]. Radiology, 2019, 292(2):400–406.

[12] Xu C, Kong L, Deng X. Dual-Energy Computed Tomography For Differentiation Between Osteoblastic Metastases and Bone Islands [J]. Front Oncol, 2022, 12:815955.

[13] Laukamp KR, Dastmalchian S, Tandon YK, et al. Imaging of the Left Atrial Appendage Before Occluder Device Placement: Evaluation of Virtual Monoenergetic Images in a Single-Bolus Dual-Phase Protocol [J]. J Comput Assist Tomogr, 2022, 46(5):735–741.

[14] Zhou Y, Geng D, Su GY, et al. Extracellular Volume Fraction Derived From Dual-Layer Spectral Detector Computed Tomography for Diagnosing Cervical Lymph Nodes Metastasis in Patients With Papillary Thyroid Cancer: A Preliminary Study [J]. Front Oncol, 2022, 12:851244.

[15] Ma X, Xu M, Tian XJ, et al. A Retrospectively Study: Diagnosis of Pathological Types of Malignant Lung Tumors by Dual-layer Detector Spectral Computed Tomography [J]. Technol Cancer Res Treat, 2022, 21:15330338221074498.

[16] Mu R, Meng Z, Zhang X, et al. Parameters of Dual-layer Spectral Detector CT Could be Used to Differentiate Non-Small Cell Lung Cancer from Small Cell Lung Cancer [J]. Curr Med Imaging, 2022, 18(10):1070–1078.

[17] Riederer I, Fingerle AA, Zimmer C, et al. Potential of dual-layer spectral CT for the differentiation between hemorrhage and iodinated contrast medium in the brain after endovascular treatment of ischemic stroke patients [J]. Clin Imaging, 2021, 79:158–164.

[18] Gassert FG, Schacky CE, Müller-Leisse C, et al. Calcium scoring using virtual non-contrast images from a dual-layer spectral detector CT: comparison to true non-contrast data and evaluation of proportionality factor in a large patient collective [J]. Eur Radiol, 2021, 31(8):6193–6199.

[19] Kim KW, Lee JM, Klotz E, et al. Quantitative CT color mapping of the arterial enhancement fraction of the liver to detect hepatocellular carcinoma [J]. Radiology, 2009, 250(2):425–434.

[20] Nagayama Y, Kato Y, Inoue T, et al. Liver fibrosis assessment with multiphasic dual-energy CT: diagnostic performance of iodine uptake parameters [J]. Eur Radiol, 2021, 31(8):5779–5790.

[21] Yoon JH, Lee JM, Kim JH, et al. Hepatic fibrosis grading with extracellular volume fraction from iodine mapping in spectral liver CT [J]. Eur J Radiol, 2021, 137:109604.

[22] Morita K, Nishie A, Ushijima Y, et al. Noninvasive assessment of liver fibrosis by dual-layer spectral detector CT [J]. Eur J Radiol, 2021, 136:109575.

[23] Choi B, Choi IY, Cha SH, et al. Feasibility of computed tomography texture analysis of hepatic fibrosis using dual-energy spectral detector computed tomography [J]. Jpn J Radiol, 2020, 38(12):1179–1189.

[24] Mu R, Meng Z, Zhang X, et al. Parameters of Dual-layer Spectral Detector CT Could be Used to Differentiate Non-Small Cell Lung Cancer from Small Cell Lung Cancer [J]. Curr Med Imaging, 2022, 18(10):1070–1078.

[25] Große Hokamp N, Maintz D, Shapira N, et al. Technical background of a novel detector-based approach to dual-energy computed tomography [J]. Diagn Interv Radiol, 2020, 26(1):68–71.

第4章　光谱CT工作流程的便捷性及其价值

在临床诊断中，一个指标的诊断价值有时是有限的，往往需要联合多个指标进行综合诊断才能取得更好的效能。多参数成像是能量CT的优势，能够更加全面地反映被检组织的特性和功能状态，可以实现病灶检出＋定性＋血管成像＋灌注的"一站式"检查，优化了临床检查流程，从而获得更加准确、全面的诊断信息。在临床实际工作中，不同的CT能量成像技术在工作流程存在较大差异，这种差异是影响CT多参数成像临床化普及的重要因素。

一、功能成像临床常规化的技术要求

（一）扫描流程的技术要求

能够实现基于常规扫描流程实现功能评估，而无须前瞻性选择或改变扫描流程。常规CT很难通过单次扫描实现功能成像，而基于探测器的能量CT能够在满足常规检查要求的同时，额外提供多种功能分析数据及参数。目前，基于探测器的CT能量成像技术，包括双层探测器技术及光子计数探测器技术，都可以实现一切扫描皆能量。

（二）数据处理及分析的技术要求

目前双层探测器光谱CT基于独有的SBI实时重组技术，在工作站或PACS终端都可以一键式获得任意图像（所有光谱图像及常规图像），而无须后处理或后重建，重建时间及占用的存储空间只有单独常规CT图像重建的2倍左右。然而，目前光子计数探测器CT的数据处理及分析速度尚无法满足临床常规化的要求。

（三）检查安全性的技术要求

检查安全性的技术要求主要包括辐射剂量安全、对比剂使用安全两方面。辐射剂量是CT检查中最受关注的问题，特别是儿童检查，因为儿童每毫安秒的辐射剂量是成年人的1.6～1.7倍，另外，有研究表明，1岁以内儿童因CT辐射而导致的终身癌症死亡率风险分别为0.18%（腹部）和0.07%（头部），是相同辐射剂量成年人的10～15倍。此外，对比剂使用相关的血管破裂、肾功能损害等也越来越多地引起临床的重视。双层探测器光谱CT 40keV和50keV可在不降低强化效果的前提下分别降低75%和60%的对比剂用量，对于儿童肾功能不全患者，光谱CT可将碘对比剂用量进一步降低到0.5ml/kg。新一代光谱CT可实现100kVp条件下更低辐射剂量下的精准定量及功能成像，从而可进一步提高检查的安全性。而光子计数探测器CT目前需要在120kVp以上的管电压下才能实现能量成像。

二、不同技术的工作流程比较

（一）光谱探测器技术特点

以往的双能量CT用于常规临床实践需要对技术人员和放射科医生进行额外的培训，并对其进行关于不同后处理算法的临床适应证的教育，并且在繁忙的临床工作中，实际应用可能是一个挑战。然而，基于探测器的光谱CT的扫描流程与常规 CT 完全相同，因此无须额外的培训及前瞻性的选择，并且可以通过 SBI 数据集成化技术，在无须后处理的前提下即可将所有光谱图像及常规图像发送到 PACS 以简化诊断读片过程和提高工作效率，光谱探测器技术的具体特点如下。

1. 无须改变扫描流程

光谱 CT 可在单次低剂量扫描中提供多重回顾性数据，能够提高图像质量、病变可视化、诊断准确性。光谱探测器能够同步分别吸收高能量和低能量的 X 线光子，能够对包含特定原子序数的物质进行定量，为各种元素分配独特的色彩，以便在 CT 扫描中从视觉上对其加以区分。光谱 CT 利用高级光谱算法生成的光电效应及康普顿效应基图可以在 PACS 端进行实时重组，可获得所有光谱参数图像，并且这种光电效应及康普顿效应信息会保存在 SBI 基数据包中，占用的存储空间非常小，同时光谱结果图像能够以与传统 CT 图像实时对比进行显示。

2. 无须放弃常规诊断经验

在以往的 DECT 技术中，常规图像是通过混合或拟合来自两个不同 kVp 的图像产生的，因此不能准确代表常规 CT 值。然而，基于光谱探测器的技术能够使用来自两个探测器层的信号的总和，这与真正的传统 CT 探测器的吸收能量总量完全相同。因此，以往积累的全部基于常规 CT 图像的诊断经验无须放弃。

3. 无须后处理及多次重建

在工作站或 PACS 终端都可以通过 SBI 实时重组，一键式获得任意图像，包括所有光谱图像及常规图像，而无须其他后处理或后重建。对于光谱图像重建，第一步先要通过高、低能投影数据解析出康普顿数据和光电效应数据，这一步是这种新技术优于其他双能 CT 技术的关键所在，并被证实获得了最佳的双能物质分解。在第二

步，高低能合并数据、康普顿数据、光电效应数据通过光谱重建生成了光谱基数据包（SBI），即常规图像、康普顿图像、光电效应图像的复合体（图 4-1）。

4. 多参数简单化

在工作站或 PACS 终端都可以通过 SBI 实时重组一键式获得任意图像（所有光谱图像及常规图像），而无须后处理或后重建（图 4-1）。

（二）双电压双能技术的特点

该技术容易实现，通过普通 CT 加适当后处理软件改变就可以尝试进行 CT 双能量的研究，该技术为 CT 临床科研开辟了广泛尝试的空间。但是，数据纯净度有限，每个电压都是混合能量光子，影响准确性；运动器官如心脏的双能量成像存疑，实际通常需要严格控制心率（双源技术）或不能双能量扫描心脏（kV 切换技术），流程复杂，并且双能采集没有常规 CT 图像，只能用拟合图像代替，所以需要两次扫描，即得到常规 CT 图像的一次扫描和得到能量信息的一次双能特殊扫描。对每位患者扫描前都需要预判是否需要双能信息，如果预判否决，则该病例没有双能信息，辐射剂量高。需要两次扫描时，普通 CT 影像数据量大，可能在数据传输及后处理时会出现速度及流程不畅等问题，不能常规化，一般只用于科研，临床实际应用价值受限。

三、光谱数据的集成化及可回顾性

能量 CT 有多种实现方式，大多数以往的能量 CT 都是基于球管发射两种不同能量的射线，随着探测器材料及能量解析算法的改进，基于探测器的能量 CT 新技术逐步被应用于临床。双层光谱探测器则由两层不同材质的闪烁体垂直排列

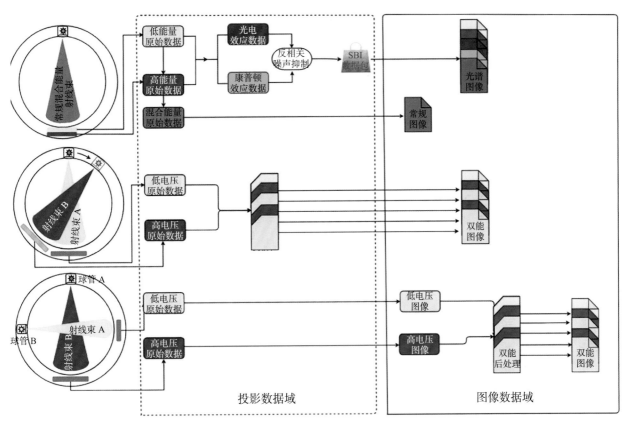

▲ 图 4-1　不同技术能谱影像链流程图

双层探测器技术和 kV 切换技术可以实现投影数据域（虚线框）的解析方式，双源技术及序列扫描等是基于图像数据域（实线框）解析方式。双层探测器技术实现了所有光谱图像及常规 CT 图像的集成化，通过重建一个 SBI 数据包可以获得所有结果

组成，在获得光谱信息时，没有 FOV 的限制，从 50～500mm 可以同步自由调节。同时，每一次扫描都可获得光谱数据，而无须预先选择特殊扫描模式。

（一）SBI 数据包的作用

高低能合并数据、康普顿数据、光电效应数据通过光谱重建生成了光谱基图像（SBI），在工作站或 PACS 终端都可以通过 SBI 实时重组一键式切换到任意图像，而无须后处理或后重建。光谱信息可以前瞻性获得也可以回顾性获得，即"一切扫描皆能量"这种光谱数据的可回顾性为临床及科研带来了更多可能性。SBI 序列包含用于在光谱应用程序中重建任何光谱结果

的光谱信息。该数据包的存储空间相当于与之匹配的传统 CT 图像序列的 2 倍左右，具体作用如下。

1. 一键式获取所有光谱参数

SBI 序列允许在无须主机重建的情况下回顾性获取所有参数图像，通过主机、工作站的 Spectral CT Viewer，以及 PACS 端的光谱云魔镜都可以读取 SBI 数据。

2. 创建光谱参数序列

通过 SBI 生成任意序列，单击 Save selected view as new series（将所选视图保存为新序列）以打开批预览对话框可以单独创建任意参数的图像序列。

3. 创建黑血图像

黑血图像可以突出血管壁，对壁内血肿和血管炎的评估更有利。

4. 光谱 CT 指纹技术

基于双层探测器获得的高低能量数据解析出的光电效应数据和康普顿散射数据，创立一个二维直方图，一般 X 轴对应光电效应数据，Y 轴对应康普顿散射数据，不同物质在这个空间中具有唯一独特的投影位置，因此可提供物质的特征性信息，也被称为光谱指纹信息，这种技术被称为光谱 CT 指纹技术。该技术可用于识别和量化特定物质，并且可同时进行多物质定量分析，研究表明，利用光谱 CT 指纹技术同时定量 7 种物质（碘、钡、钆、镱、钽、金、铋；原子序数分别为 53、56、64、70、73、79、83）时，平均偏差为 0.1mg/ml。

（二）相关技术限制

双层探测器技术的另一个优点是它对与视野、机架旋转时间或使用管电流调节相关的数据采集没有限制。同时，双层探测器技术不存在交叉散射问题（主要发生在双源 CT 中），以及 kV 切换技术中需要的校准插值而导致的空间分辨率降低问题，因此一般的常规扫描在进行回顾性多参数能量分析时也不会受到相关限制。双源 CT 的另一个限制是双能量评估的有限最大视野（26cm、33cm 或 35.6cm）。这是由于较小探测器（高能探测器）的较小中央扫描场的限制。

四、临床及科研价值

（一）临床价值

双层探测器技术的优势之一是对能量扫描模式没有特殊要求，即无须增加剂量或更改工作流程，常规扫描都可以获得常规 CT 图像和光谱数据，而不需要事先确定是否需要能量成像，因为光谱扫描协议与传统扫描协议没有区别。光谱数据可以从任何常规 CT 扫描中回顾性获得，这对于挽救失败的增强扫描、减少传统图像的伪影、改善意外发现病变的可视化和定性特别有帮助。研究表明，光谱信息在大约 80% 的扫描中提供了额外的临床价值，如果预先选择，只有 20% 的扫描会根据临床病史和检查指征进行特殊模式的能量采集。因此，光谱信息的可回顾性具有非常高的临床价值。

（二）科研价值

光谱 CT 常规扫描即可提供回顾性多参数数据，因此进行不同参数的对比研究时无须患者签署知情同意书。由于所有光谱图像与常规 CT 图像均通过同一次扫描获得，任意不同参数之间的对比均为自动配对，因此只需要配对 t 检验即可，简化统计学分析的同时也降低了对样本量的要求。额外提供的多参数功能信息提供的潜在临床价值可为研究者提供更丰富的研究技术手段及研究方向，因此基于探测器的光谱 CT 多参数数据的可回顾性显著提高了科研课题的可行性及科研产出。

参考文献

[1] McCollough CH, Boedeker K, Cody D, et al. Principles and applications of multienergy CT: Report of AAPM Task Group 291 [J]. Med Phys, 2020, 47(7):e881–e912.

[2] Große Hokamp N, Maintz D, Shapira N, et al. Technical background of a novel detector-based approach to dual-energy computed tomography [J]. Diagn Interv Radiol, 2020, 26(1): 68–71.

[3] Rassouli N, Etesami M, Dhanantwari A, et al Detector-based spectral CT with a novel dual-layer technology: principles and applications [J]. Insights Imaging, 2017, 8(6):589–598.

[4] Brenner D, Elliston C, Hall E, et al. Estimated risks of radiation-induced fatal cancer from pediatric CT [J]. AJR Am J Roentgenol, 2001, 176(2):289–96.

[5] Tsang DS, Merchant TE, Merchant SE, et al. Quantifying potential reduction in contrast dose with monoenergetic images synthesized from dual-layer detector spectral CT [J]. Br J Radiol, 2017, 90(1078):20170290.

[6] Liu L P, Shapira N, Halliburton S S, et al. Spectral performance evaluation of a second-generation spectral detector CT [J]. medRxiv, 2022:2022–2026.

[7] Higashigaito K, Euler A, Eberhard M, et al. Contrast-Enhanced Abdominal CT with Clinical Photon-Counting Detector CT: Assessment of Image Quality and Comparison with Energy-Integrating Detector CT [J]. Acad Radiol, 2022, 29(5):689–697.

[8] Große Hokamp N, Maintz D, Shapira N, et al. Technical background of a novel detector-based approach to dual-energy computed tomography [J]. Diagn Interv Radiol, 2020, 26(1): 68–71.

[9] McCollough CH, Boedeker K, Cody D, et al . Principles and applications of multienergy CT: Report of AAPM Task Group 291 [J]. Med Phys, 2020, 47(7):e881–e912.

[10] Oda S, Nakaura T, Utsunomiya D, et al. Clinical potential of retrospective on-demand spectral analysis using dual-layer spectral detector-computed tomography in ischemia complicating small-bowel obstruction [J]. Emerg Radiol, 2017, 24(4):431–434.

[11] Rotzinger DC, Si-Mohamed SA, Shapira N, et al. "Dark-blood" dual-energy computed tomography angiography for thoracic aortic wall imaging [J]. Eur Radiol, 2020, 30(1):425–431.

第5章 光谱 CT 检查的安全性

一、辐射剂量相关安全性

辐射剂量是 CT 检查中最受关注的问题，特别是儿童患者，因为儿童每毫安秒的辐射剂量是成年人的 1.6～1.7 倍，并且研究表明，1 岁以内儿童因 CT 辐射而导致的终身癌症死亡率风险分别为 0.18%（腹部）和 0.07%（头部），是相同辐射剂量成年人的 10～15 倍。在美国，每年对 15 岁以下儿童进行约 60 万次腹部和头部 CT 检查，粗略估计其中 500 人可能最终死于 CT 辐射所致的癌症。然而，在我国这一数字可能更高，因此儿科 CT 检查更加需要有效地降低辐射剂量，但常规 CT 的低剂量技术已经很难有新的突破。

相比于儿童 MRI 检查，CT 的优势和不足都非常突出，两者都能进行形态学评估，但 CT 的优势是禁忌证少、速度快、空间分辨率高，而 MRI 的优势在于可进行功能评估。所以目前临床上非常需要能够实现形态 + 功能的儿科 CT 检查技术，这成为常规 CT 的一个痛点。

光谱 CT 的量化精度在剂量减少 33% 时保持在 1.6HU 以下，在剂量减少 67% 时保持在 2.7HU 以下，在剂量减少 90% 时保持在 3.7HU 以下。在 90% 剂量减少水平下，碘、ED 和 Zeff 定量分别稳定在 0.1mg/ml、0.36%ED 水和 0.06 原子序数范围内。这种稳健性意味着，以最高辐射剂量进行量化的高精度几乎完全保持在降低的辐射剂量水平。光谱 CT 定量的准确性可提高诊断能力和对一系列临床应用的信心。虽然以往的 DECT 辐射剂量可与常规 CT 相同，但在基于探测器的光谱 CT 研究发现，在辐射剂量进一步降低的条件下，仍然可提供准确的光谱结果，能够在不损害儿童患者安全的情况下进一步利用光谱图像的优势，并且在第二代光谱 CT 中，引入了 100kVp 能量成像技术，进行儿童能量成像时，CT 辐射剂量指数可低至 1.2～7.8mGy。

光谱 CT 利用全模型迭代重建技术可降低 74% 的儿科腹部 CT 辐射剂量。另外，利用光谱多参数可以通过一次扫描而不是两次或更多次扫描，进行儿科 CT 检查，从而可以进一步大幅度降低辐射剂量。此外有研究表明，光谱 CT 增强扫描直接获得的 VNC 图像在儿科应用中比成年人扫描更准确，因此通过虚拟平扫（VNC）代替真实平扫（TNC）降低辐射剂量的方法将更适合于儿童 CT 检查。

光谱 CT 检查在辐射剂量减少 90% 时，仍然可提供准确解剖学及功能学评估。例如，在儿童好发的急性心肌炎诊断方面，光谱 CT 可通过心肌 ECV 定量分析来诊断急性心肌炎，诊断准确性与 MRI 高度一致。另外，光谱 CT 对电子密度和有效原子序数及碘密度定量的准确性非常高，在儿科肿瘤诊断及放疗计划中有显著优势。

二、对比剂使用相关安全性

在儿科 CT 检查中，通常会静脉注射碘对比剂，以增强血管、内脏系统和疾病图像的可视性，常规的安全用量为 1.5～2ml/kg。但对于肾功能不全的儿童患者，需要进一步降低用量，因为一旦引起急性肾损伤，患者的预后及死亡风险均会成倍增加，而碘对比剂用量过低很难保证 CT

的增强效果，这成为常规 CT 的另一个痛点。

在儿科 CT 检查中，常规 CT 的碘对比剂用量为 1.5～2ml/kg，而研究表明，光谱 CT 40keV 和 50keV 可在不降低强化效果的前提下分别降低 75% 和 60% 的对比剂用量，因此对于肾功能不全的儿童患者，光谱 CT 可将碘对比剂用量进一步降低到 0.5～0.8ml/kg，从而可显著提高儿童增强 CT 检查的安全性。

参考文献

[1] Brenner D, Elliston C, Hall E, et al. Estimated risks of radiation-induced fatal cancer from pediatric CT [J]. AJR Am J Roentgenol, 2001, 176(2):289–296.

[2] Gilligan LA, Davenport MS, Trout AT, et al. Risk of Acute Kidney Injury Following Contrast-enhanced CT in Hospitalized Pediatric Patients: A Propensity Score Analysis [J]. Radiology, 2020, 294(3):548–556.

[3] Cantais A, Hammouda Z, Mory O, et al. Incidence of contrast-induced acute kidney injury in a pediatric setting: a cohort study [J]. Pediatr Nephrol, 2016, 31(8):1355–1362.

[4] Chan FP. MR and CT imaging of the pediatric patient with structural heart disease [J]. Semin Thorac Cardiovasc Surg, 2008, 20(4):393–399.

[5] Rubert N, Southard R, Hamman SM, et al. Evaluation of low-contrast detectability for iterative reconstruction in pediatric abdominal computed tomography: a phantom study [J]. Pediatr Radiol, 2020, 50(3):345–356.

[6] Van Hedent S, Tatsuoka C, Carr S, et al. Impact of Patient Size and Radiation Dose on Accuracy and Precision of Iodine Quantification and Virtual Noncontrast Values in Dual-layer Detector CT-A Phantom Study [J]. Acad Radiol, 2020, 27(3):409–420.

[7] Azuma M, Nakada H, Khant ZA, et al. Virtual Noncontrast Images Derived From Contrast-Enhanced Dual-Layer Spectral Abdominal Computed Tomography: A Pilot Study Between Pediatric and Adult Scans [J]. J Comput Assist Tomogr, 2022, 46(1):71–77.

[8] Tsang DS, Merchant TE, Merchant SE, et al. Quantifying potential reduction in contrast dose with monoenergetic images synthesized from dual-layer detector spectral CT [J]. Br J Radiol, 2017, 90(1078):20170290.

[9] Shapira N, Mei K, Noël PB. Spectral CT quantification stability and accuracy for pediatric patients: A phantom study [J]. J Appl Clin Med Phys, 2021, 22(3):16–26.

[10] Si-Mohamed SA, Restier LM, Branchu A, et al. Diagnostic Performance of Extracellular Volume Quantified by Dual-Layer Dual-Energy CT for Detection of Acute Myocarditis [J]. J Clin Med, 2021, 26;10(15):3286.

[11] Hua CH, Shapira N, Merchant TE, et al. Accuracy of electron density, effective atomic number, and iodine concentration determination with a dual-layer dual-energy computed tomography system [J]. Med Phys, 2018, 45(6):2486–2497.

第6章 光谱CT的定量及诊断准确性

一、定量准确性

定量准确性受到多种因素的影响，具体如下。

（一）噪声及光谱信噪比

1. 图像噪声

基函数噪声具有两个特性，包括放大性和反相关性（图6-1）。放大性是指分解过程对低能和高能信号中的噪声极为敏感，这是由于函数本身对低信号和高信号之间的差异很敏感，因此导致所有分解方法都会放大噪声。反相关性是指该噪声具有两个基信号之间的反相关特性，这意味着当基图像的一个点中存在偏差时，另一个基图像中的偏差具有相反的趋势，在光谱CT中表现为康普顿数据的噪声和光电效应的噪声正负相反，因此只要两者在空间和时间上能够对齐就可正负抵消。光谱CT正是利用了这种反相关性设计了专用算法，以在两个基图像中定位噪声，并在合成光谱图像时将95%的噪声相互抵消，即通过识别和去除原始数据集中的反相关噪声，能够在保留信号的同时去除图像噪声，以实现信噪比和对比度的最大化，研究表明在全部单能级范围内（40~200keV），基于探测器的技术可实现全能级恒定的低噪声水平。

2. 光谱信噪比

对于所有不同的DECT技术，分解过程的输入包括高能和低能集成信号。将这些输入重新定义为两个信号的总和和两个信号之间的差是有用的。信号的总和具有相对较低的噪声，并指示光束穿过的衰减量。信号的差异，即低能信号减去高能信号，包含了关于光束穿过的材料种类的大部分信息；然而，这种差异更容易受到噪声的影响。虽然随着特定DECT系统的能量差，即给定组织的低能量X线光谱和高能量X线光谱的有效能量之间的差异增加，低-高信号也会增加；然而，在进行此类评估时，必须始终将信号与其噪声进行比较。如果两个系统中的任何一个都没有噪声，并且两个低-高信号具有相同的精度，则更高能量分离的DECT技术将没有优势，即当使用相同的两个基本模型和误差函数时，两个系统将提供相同的表示。然而，由于来源不同，检测到的信号中也存在噪声。这些来源包括两个光谱之间的任何几何不一致、两个光谱之间的任何时间不一致（运动）、双源系统之间的交叉散射（当存在时）、线束硬化效应，以及每个光谱的信号噪声，其本身包含量子（泊松）噪声和电子噪声的贡献。注意，在基于光谱探测器的DECT技术中，由于系统的性质，两个光谱在空间和时间上都是完全配准和一致的。此外，由于系统的总噪声是由二次求和的不同噪声源的贡献引起的，因此控制信号总噪声的是系统的较高噪声源。信号的额外不可避免噪声的后果是分解过程的精度损失，这意味着能量差不足以比较DECT技术，需要替代优值。更适合描述DECT系统能力的是光谱信噪比（SNR），其计算为特定材料的低-高信号与噪声之间的比率。

基于探测器的单电压技术（100~140kVp）的物质分离能力及定量准确性相对于双电压技术具有显著优势。虽然能谱分离程度对物质分离能力有贡献，但它不是必需的或最重要的指标。物

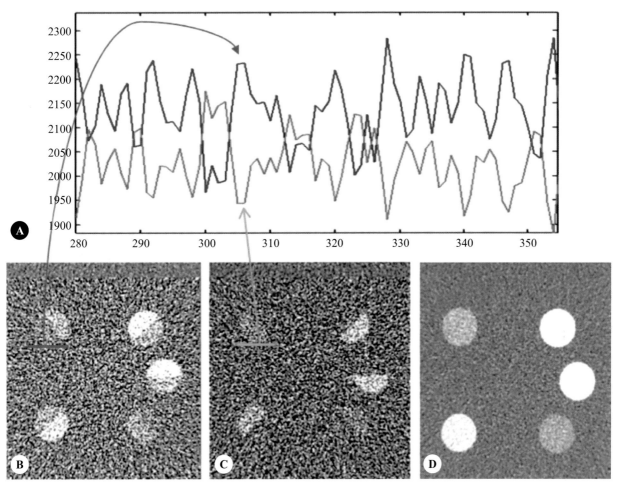

▲ 图 6-1　光谱 CT 反相关噪声抑制技术

A. 光电效应（蓝色）和康普顿散点（绿色）对应的噪声曲线，两种噪声的曲线呈现为反相关性；B. 光电效应基图；C. 康普顿散射基图；D. 光电效应基图与康普顿基图合成的 70keV 单能级图像，由于噪声反相关性，图像合成后噪声降低了 95%

质分离能力，也就是能量 CT 区分不同物质成分的能力，主要随着光谱信噪比（spectral signal noise ratio，s-SNR）的增加而增加，主要决定于能谱图像的噪声、硬化束伪影、双能采集的时间和空间匹配程度，而双层探测器技术在这三个方面都有明显优势。特别是噪声会在个别系统中会呈指数增加，而双电压技术高、低电压之间不平衡的噪声水平也会导致能谱信噪比的降低。

（二）图像伪影及交叉散射

在常规 CT 中，由于只能测量 X 线强度的总衰减，而无法解析 X 线的能量分布，这种困境导致了一种常见的近似 Radon 变换及其逆变换采用线性 X 线物理来重建图像，这种近似产生的误差通常被称为硬化束伪影。

基于探测器的能量分离可产生空间和时间完美匹配对齐的低能和高能数据集，从而允许在投影空间直接进行数据解析。投影空间解析的优势是准确性更高，并且可更好地抑制硬化束伪影。例如，与传统图像相比，在头部成像、心肌灌注成像、冠状动脉支架成像、髋关节假体成像等多个方面，双层探测器光谱 CT 虚拟单能级图像对硬化束伪影均可有效抑制。在实际的 CT 中，通过补偿衰减的高估值，硬化束伪影校正算法可以减轻大部分伪影，但在存在致密骨或高浓度碘的情况下，需要使用迭代算法（如 O-MAR）结合高 keV 图像（如 200keV）进行伪影去除。

图像硬化束伪影会影响物质分解的准确性，而补偿过多或不足也会导致错误的分解。双源 CT 系统 A 球管的 X 线可能会被 B 探测器接收，反之亦然，这种交叉散射也会带来物质分解的负面影响。

（三）运动器官及血流动力学

利用基于探测器的能量分离获得的光谱数据来创建光谱图像时，数据集的空间和时间配准度也为运动器官（如心脏）的能量成像提供了显著优势，而以往基于球管的 CT 能量技术由于高、低能量在时间和空间上的不完全匹配，在运动器官成像方面均会受到不同程度的限制。空间和时间配准：在存在误配准伪影的情况下，不可能进行定量分析。在双源扫描仪中，由于两次采集之间的旋转时间相差四分之一，因此会发生配准错误。由于，高、低能量的同步采集，双层探测器设计不会受到对比剂血流动力学变化的影响，这对于对比剂增强扫描的准确性至关重要。

（四）空间分辨率

能级水平对虚拟单能级的图像空间分辨率和噪声频率特性存在影响，特别是基于球管的 DECT 技术，研究表明，在基于探测器的单能级图像中未观察到能级的显著影响，而在其他非基于探测器的扫描仪中，随着能级的降低，空间分辨率降低。在辐射剂量降低的情况下，迭代重建和其他非线性降噪处理会对空间分辨率和噪声频率特性产生负面影响。

（五）物质分解算法及对比剂种类

基于球管的双能 CT 目前在区分碘（Z=53）与其他 FDA 批准的 CT 对比剂（如钡，Z=56）

方面的潜力有限，这使得这些元素很难应用于肠壁和肠腔的双对比剂同步成像。新的双能 CT 对比剂包括钆、镱、钽、金和铋，这些新试剂的优点包括可作为碘敏感性患者的替代品、显影效果好、两种试剂同时成像可改善诊断信息，以及减少注射量。以往双能 CT 通常基于高、低能量下的 CT 值二维直方图进行物质分离，受限于图像噪声和 CT 值重叠范围，物质分离灵敏度和特异性较低。相比之下，双层探测器光谱 CT 基于康普顿散射和光电效应衰减数据制成的 2D 直方图可以提高物质分离的灵敏度和特异性，尤其是在多种元素同时成像时，康普顿与光电衰减二维直方图对等密度元素的鉴别能力非常突出，因为这种方法增加了它们在 2D 直方图中的分离度及定量准确性（详见第四章相关内容）。研究表明在基于 CT 值的二维直方图无法区分时的等密度物质，可以在低浓度下使用康普顿与光电衰减的二维直方图进行区分。

光谱探测器 CT 系统的另一个优势是，其光谱结果在儿童患者中提供了更高的物质定量准确性及稳定性。对于所有测量的 VMI 能级，光谱定量在其标称 CT 值的 1.5% 以内。此外，在 60～200keV，与软组织模拟材料（肝脏、脂肪和 HA-100）标称值的偏差在 3HU 以内。电子密度定量在 1.0% 范围内，碘密度和 Zeff 值分别在其标称值的 0.1mg/ml 和 0.26 原子序数范围内。对于三种不同的（儿童）患者大小的模型进行测量，发现光谱结果与患者大小具有良好的一致性。对于 40keV、50keV、60keV，测量衰减的最大差异低于 2.5%、1.8% 和 1.2%，60keV 以上测量衰减的最大差异低于 0.8%，这证明光谱 CT 成像能够为不同患者群体提供一致的衰减量化。最重要的是，在减少 90% 辐射剂量时，碘、ED 和 Zeff 定量分别稳定在 0.1mg/ml、0.36% 和 0.06 范围内，这种稳健性意味着，以最高辐射剂量进行量化的高精度几乎完全保持在较低的辐射剂量水平。碘定量在 CT 的各个领域都有着广泛的应用，肿瘤成像是一个重要的科研重点领域。

二、诊断准确性

光谱探测器 CT 可在单次低剂量扫描中提供多种回顾性数据，能够改善可能影响质量结果的临床可信度及诊断准确性。光谱探测器能够同步分辨高能量和低能量的 X 线光子，且光谱分析支持对包含特定原子序数物质的辨别（如碘或钙等）定量，并为各种元素分配独特的色彩，以便在 CT 扫描中从视觉上对其加以区分。诊断准确性主要受到诊断敏感性（检出率）、诊断特异性、诊断信心的影响。光谱 CT 在这三个方面均较常规 CT 甚至其他影像学检查技术有显著提升。

（一）诊断敏感性

光谱 CT 的病灶检出能力显著高于常规 CT 及其他双能 CT，包括可提高 80% 的病灶可视性，提高 23% 的早期肿瘤检出率，降低 13%～24% 的误诊率；可提升 5 倍的心肌对比度，提高对缺血性和非缺血性心肌病变的检出率；可提高 0.22mm 的支架可视内径并提高再狭窄检出率；可降低 40%～80% 的碘和钆对比剂用量及 25%～60% 的辐射剂量；可提高结构性心脏病 3D 打印准确性和工作效率；可在 PCI 术前预测成功率；可降低 20% 的辐射剂量并提升 2～3 倍的脑灰白质对比度；可提高小的出血灶和早期缺血灶的检出率；可发现常规 CT 发现不了的等密度病变，如阴性结石、早期新型冠状病毒感染等；可在急性期评估肠道的缺血程度或炎症的活动性及创伤性骨水肿；可通过常规增强扫描实现脑灌注评估，甚至一站式心肺脑灌注评估。

（二）诊断特异性

光谱多参数联合诊断及定量分析可进一步帮助临床提高诊断特异性，可对意外发现的肺结节及占位性病变直接定性。另外，光谱 CT 可同步提供常规 CT 图像，并可与多种光谱图像进行实时对比浏览，这种模式相对于单纯进行光谱图像读片可进一步提高诊断特异性。

（三）诊断信心

光谱 CT 可通过提高病变的可视化，组织对比度，以及准确的定量分析提高对各类疾病的诊断能力和对一系列临床疾病的诊断信心，并因此可免去常规的平扫甚至一些增强扫描期相，并减少 56% 的进一步检查。

（四）诊断准确性

光谱 CT 可提高 36.6% 的肿瘤 TNM 分期准确性，放疗计划 SPR 计算误差可降低到 0.3%；可进行准确的疗效评估和预后评估；可进一步提高人工智能和组学分析的准确性；在鉴别活动性出血与非活动性出血及颅内介入后碘渗漏和出血的鉴别准确性可达到 100%。

光谱 CT 也可通过多参数定量分析提高诊断准确性，如利用 1.74mg/ml 的碘临界值可以区分左心耳中的血栓和血流淤滞（敏感性 97%、特异性 100%），1.58mg/ml 的临界值可以区分恶性和良性纵隔肿块（敏感性 100%、特异性 80%），0.9mg/ml 的临界值可以区分癌栓和血栓（敏感性 100%、特异性 95.2%），1.015mg/ml 的碘密度临界值可以区分肺小细胞癌和非小细胞癌（敏感性 83%、特异性 80%）等。通过标准化、归一化、差值、比值处理，以及多参数联合定量分析可进一步提高诊断准确性。

因此，光谱 CT 功能多参数可作为一种解决临床问题的工具，有助于提高诊断准确性，并可揭示重要的意外发现，且无须额外辐射及特定方案，而通过回顾性分析即可实现。

参考文献

[1] Greffier J, Si-Mohamed S, Guiu B, et al. Comparison of virtual monoenergetic imaging between a rapid kilovoltage switching dual-energy computed tomography with deep-learning and four dual-energy CTs with iterative reconstruction [J]. Quant Imaging Med Surg, 2022, 12(2):1149–1162.

[2] Greffier J, Si-Mohamed S, Dabli D, et al. Performance of four dual-energy CT platforms for abdominal imaging: a task-based image quality assessment based on phantom data [J]. Eur Radiol, 2021, 31(7):5324–5334.

[3] Tan MT, Lloyd TB. Utility of dual energy computed tomography in the evaluation of infiltrative skeletal lesions and metastasis: a literature review [J]. Skeletal Radiol, 2022, 51(9):1731–1741.

参考文献

光谱 CT 临床应用

第7章　中枢神经系统

一、光谱CT头部检查方法与技术参数

（一）扫描技术

1. CT平扫

患者体位：患者仰卧位，头先进，双臂自然下垂，置于身体两侧。头部置于检查床头架内，正中矢状面与正中定位线重合，位于扫描野的中心，听眦线垂直于检查床。常规以听眦线或听眶上线为扫描基线，扫描范围从颅底至颅顶。

扫描方向：足至头。

扫描范围：颅底至颅顶。

扫描参数设置：120kVp，300mAs，采用轴扫模式，转速0.75s，探测器准直组合为32×0.625mm（上、下两层），图像矩阵均为512×512，图像卷积核算法为脑部标准算法Brain Standard（UB）及细节强化算法Y-Detail（YB），层厚层间距5×2.5mm，迭代算法idose4的等级选择3-4。并同时重建SBI光谱数据包。

2. CT增强扫描

需增强扫描患者：采用容积扫描，重建5mm和1mm层厚，图像卷积核算法为脑部标准算法Brain Standard（UB），检查前空腹至少4h，对比剂用量50～70ml或0.9～1.2ml/kg，推荐对比剂浓度320mg/ml。高压注射器团注给药，速率2～3.5ml/s，采用两期扫描方式，动脉期于对比剂注射开始25s开始扫描或选择降主动脉动态监测触发扫描，阈值为150HU，延迟时间为6s或最小值，静脉期于对比剂注射开始55～60s开始扫描。扫描参数：120kVp，自动mAs，采用螺旋扫描模式，转速0.5秒，探测器准直组合为自动，图像矩阵均为512×512，图像卷积核算法为Brain Standard（UB），层厚层间距5×5mm及1×1mm，迭代算法idose4的等级选择3-4。同时重建SBI光谱数据包，采用高压注射器经静脉团注对比剂，流率为2～3.5ml/s（观察动脉瘤、动静脉畸形等血管病变时，流率可达4.0ml/s），用量为50～70ml。根据病变的性质设置头部增强的延迟扫描时间，血管性病变动脉期25s，静脉期55～60s，感染性、囊性病变延迟3～5min，肿瘤性病变延迟5～8min。

3. CT血管成像（CTA）

管电压120kVp，自动管电流（150～400mAs自动调节），准直器宽度64×0.625mm，旋转时间0.5s，螺距0.985；采用碘浓度为300～350mg/ml的对比剂，经右侧（通路短，优先选择）或左侧肘部静脉注射，剂量0.6ml/kg，速率3～4ml/s，采用对比剂智能追踪阈值触发技术，监测感兴趣区（ROI）设在降主动脉水平，阈值120HU，阈值触发后延迟4～7s或采用自动最小延迟时间启动扫描。

4. CT灌注成像（CTP）

扫描范围根据病变位置而定或者尽量覆盖全脑。参数：管电压80kVp，管电流100mAs（常规），若需要光谱数据，需采用120kVp，管电流60mAs（光谱），准直器宽度64×0.625mm，旋转时间0.33s。采用碘浓度为300～350mg/ml的对比剂，经右侧（通路短，优先选择）或左侧肘部静脉注射，剂量50ml，速率5ml/s，从对比剂注射后2.5s开始至66.5s曝光20次，覆盖范围8cm，扫描间隔3.2s。

（二）图像处理

1. 预置窗宽、窗位软组织窗窗宽 80～100HU，窗位 35～45HU；骨窗窗宽 3500～4000HU，窗位 500～700HU。

2. 常规三维图像重组用薄层横断面数据进行多平面重组（MPR），可获得脑组织的冠状面、矢状面、斜面图像。运用容积重建（volume reconstruction，VR）显示颅骨的骨折线、病变与周围解剖结构的关系等。

3. CTA 三维图像重组头部血管图像后处理常包括 MPR、曲面重组（CPR）、最大密度投影（MIP）、VR 等。

（三）光谱 CT 分析方法：中枢神经系统常用参数

1. 虚拟单能量图像（virtual monoenergetic image，VMI 或 MonoE）

相当于单一能量射线成像，包括 40～200keV 共 161 个能级。双层探测器技术能保持全能谱低噪声及显著提高图像质量。有文献报道脑灰白质对比度，在 65keV 时可达最佳效果，可常规用于病灶的检出及观察脑组织的细微差异。

2. 有效原子序数图（Z effective，Zeff）

原子序数不同于 CT 值，其特点在于为每个像素加入了物质成分的信息，光谱 CT 的有效原子序数图用色彩量化的方式呈现。

3. 碘密度图（iodine density）

为各体素所含碘浓度的分布图，可用于定量分析强化的程度，除使用黑白图像展示外，可以使用碘融合彩色图像，以提升摄碘组织的可视化程度。

4. 虚拟平扫（virtual noncontrast，VNC）

对含碘组织进行去碘处理，使其尽可能等于不含碘时的 CT 值，生成类似于常规平扫的图像，从而代替平扫以减少患者接受的辐射剂量。

5. 光谱曲线（spectral curve）

以单能级水平为横坐标，以 CT 值为纵坐标，获得具有物质特异性的曲线，代表不同物质成分的 CT 值随着能级的变化特征，根据曲线形态及斜率的不同可对病灶及正常组织的成分差异进行鉴别。光谱曲线代表不同物质 CT 值随着能级的变化而变化的曲线，其本质是反映不同物质对 X 线的吸收系数不同，不同组织由于本身密度、增强后组织内对比剂含量的不同，其光谱曲线表现也不同。

二、胶质瘤

（一）概述

胶质瘤（glioma）是中枢神经系统最常见的肿瘤，可发生在中枢神经系统的任何部位，一般成年人多见于大脑半球和丘脑基底节区，儿童多见于幕下。幕上者多见于额叶及颞叶，顶叶次之，枕叶最少，亦可见于视神经、丘脑和第三脑室旁；幕下者则多位于小脑半球和第四脑室，亦可见于小脑蚓部和脑干。脑胶质瘤 WHO 病理级别分为 Ⅰ～Ⅳ 级，其中 Ⅰ 级病变肿瘤界限清晰，易全切除，单纯手术切除后有治愈可能，预后良好。Ⅱ 级表现为呈浸润性生长，不易全切除，术后易复发并有升级倾向。Ⅲ 级肿瘤侵袭性更强，无法全切除，术后复发间隔短于 Ⅱ 级，复发后更易升级。Ⅳ 级为肿瘤侵袭性极强，无法全切除，病程进展迅速，术后复发间隔通常 ≤1 年，肿瘤为高度恶性。胶质瘤临床表现主要包括肿瘤所致神经功能定位症状和颅内压增高症状，如头痛、呕吐、视神经乳头水肿。

（二）常规 CT 表现

1. 低级别胶质瘤

CT 平扫为边缘不规整的均匀低密度区，少数病例可见钙化，肿瘤与周围水肿不易区分；增强扫描一般无强化。

2. 弥漫性和间变性胶质瘤

CT 平扫为边缘欠清晰的不规则形混杂密度区，可见占位效应、脑水肿和钙化，增强扫描呈环形或非完整的环形强化，壁较薄而尚均匀。

3. 胶质母细胞瘤

CT 平扫肿瘤因囊变、坏死和出血多呈边缘模糊的混杂密度肿块，瘤周水肿明显，占位效应较显著，钙化少见；增强扫描肿瘤多呈不规则花环样强化，环壁厚薄不均，或呈外形不规则不均匀强化肿块；肿瘤可沿胼胝体浸润至对侧大脑半球。

（三）光谱 CT 表现

1. 光谱 CT 平扫

低能级 MonoE 图像能够增加异常强化病变与背景组织的对比度，有利于小病灶的检出，40keV MonoE 图像能够提高脑实质病灶的检出率及病灶的对比度。虽然对于大多数颅内肿瘤来说，低能级 MonoE 图像能够利于隐匿病灶及小病灶的检出，但对于少数颅内肿瘤，低能级 MonoE 图像却使肿瘤边界显示模糊，而此时需要补充高能级 MonoE 图像进行观察，才能够明确肿瘤边界及大小（图 7-1 至图 7-4）。

2. 光谱 CT 增强扫描

增强扫描低能级 MonoE 图像能够提高肿瘤周边血管显示度及肿瘤血管对比度，优化肿瘤术前分期的评估（图 7-1 至图 7-4）。

定量碘密度图可用于判断肿瘤的局部血流和血供状况，从而反映肿瘤的血管生成情况，用以评价肿瘤的恶性程度及患者预后。研究发现碘密度与胶质瘤的分级显著相关，可以无创预测胶质瘤的分级，尤其是 WHO Ⅱ 级和 Ⅲ 级胶质瘤，此外，碘密度图与 Ki-67 指数呈正相关，可作为胶质瘤增殖的无创性生物标志物。如图 7-1 至图 7-5 所示，CT 检查发现左侧脑桥小脑三角区

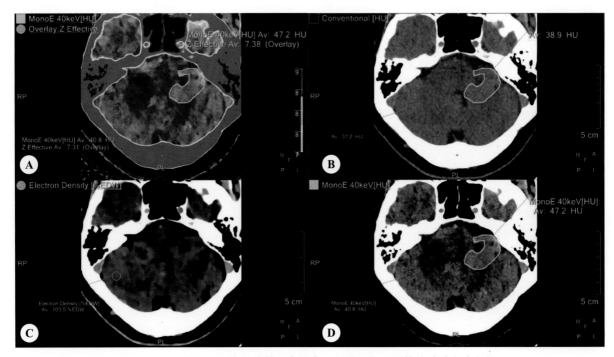

▲ 图 7-1　男性，53 岁，头晕 4 个月余，加重 7 天，既往外院诊断为复视

A. 单能级图像（MonoE 40keV）与有效原子序数（Z effective）融合图；B. 常规 CT 图像［conventional（HU）］；C. 电子密度（Electron Density）图；D. 单能级图像（MonoE 40keV）。光谱 CT 平扫发现左侧小脑 - 脑桥臂占位，融合图像及 MonoE 40keV 图像能够提高病灶与正常脑实质的对比度

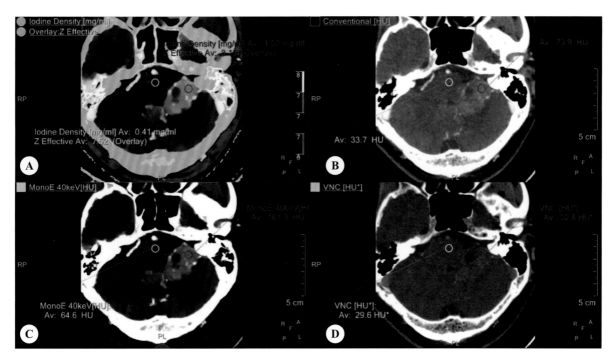

▲ 图 7-2 与图 7-1 为同一患者

A. 碘密度图（iodine density）与有效原子序数图融合图（overlay Z effective）；B. 常规 CT 图像［conventional（HU）］；C. 单能级图像（MonoE 40keV）；D. 虚拟平扫（virtual noncontrast，VNC）。光谱 CT 增强扫描动脉期图像，MonoE 40keV 图像病灶边界及可视性显著优于常规 CT 图像，碘密度（iodine density）与有效原子序数（Z effective）融合图更直观地显示了病灶边界和强化程度，还可以对病灶强化程度进行定量分析，如图 7-2A 所示，病灶内碘密度值为 0.84mg/ml，明显高于正常脑实质（碘密度值为 0.41mg/ml），提示该肿瘤恶性程度较高

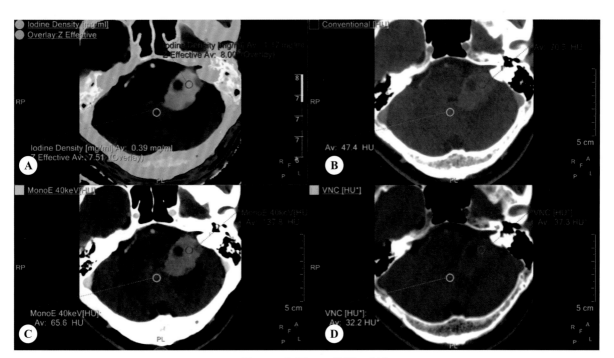

▲ 图 7-3 与图 7-1 为同一患者

A. 碘密度图（iodine density）与有效原子序数图（Z effective）融合图；B. 常规 CT 图［conventional（HU）］；C. 单能级图（MonoE 40keV）；D. 虚拟平扫（VNC）。光谱 CT 增强扫描静脉期图像，病灶内碘密度值为 1.17mg/ml，高于动脉期病灶碘密度值，该病变呈渐进性强化

占位病变，平扫病变密度与正常脑组织密度差异不明显，呈等密度病变，仅见相邻脑池变窄近消失。单能级图像（MonoE 40keV）及其与有效原子序数融合图（overlay Z effective）明显增加了病变与正常脑组织之密度差及色彩差异。增强后病灶显著异常强化，病灶边界及可视性显著优于常规 CT 图像。MRI 图像提供了可对照性，光谱 CT 对该病灶的显示范围和细节与 MRI 完全一致。

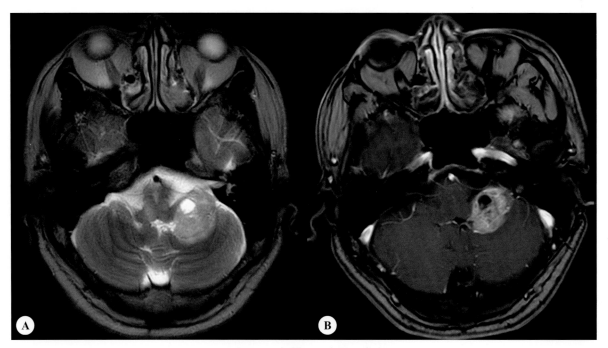

▲ 图 7-4　与图 7-1 为同一患者

A. MRI T₂WI 图像；B. MRI T₁WI 增强图像；光谱 CT（图 7-1 至图 7-3）所显示病灶范围、边界、强化程度与 MRI 图像基本一致

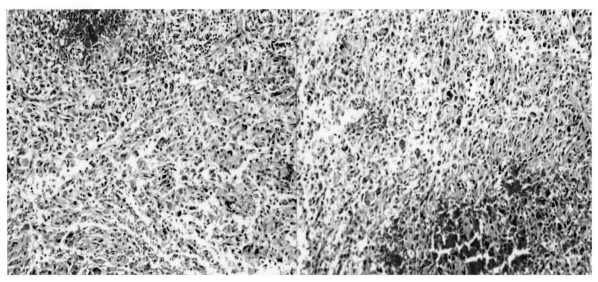

▲ 图 7-5　图 7-1 患者的病理结果

提示为间变形星形细胞瘤（WHO Ⅲ级）；免疫组化提示：瘤细胞 Desmin（－）、MyoD1（－）、SMA（－）、Myogenin（－）、CD34（增生血管＋）、CD56（＋）、CD68（组织细胞＋）、CK（Pan）（－）、EMA（－）、GFAP（＋）、Ki-67（60%）、p53（灶性＋）、p63（－）、S100（灶性＋）、Syn（＋）、CK8&18（－）、NSE（－）、IDH-1（－）、INI-1（＋）、Oligo-2（＋）

（四）诊断要点

光谱 CT 对胶质瘤的评估优势主要在于低能级 MonoE 图像能够利于脑实质内隐匿性病灶及小病灶的检出，光谱 CT 增强图像可定量分析肿瘤强化程度和血供状况，用以评价肿瘤的恶性程度及与其他颅内肿瘤进行鉴别诊断，具体诊断要点如下所示。

1. 胶质瘤在 CT 平扫上呈低密度，可有囊变、坏死，少突胶质细胞瘤可见钙化。

2. 胶质瘤 WHO 分级越高，坏死囊变多见，实性成分强化越明显。

三、脑膜瘤

（一）概述

脑膜瘤常起源于蛛网膜帽状细胞，是中枢神经系统第二大常见肿瘤，仅次于胶质瘤。脑膜瘤多见于成年人，平均高发年龄 45 岁，中年女性易得，男女发病比例为 1 : 2。肿瘤可发生于颅内任何部位，大多数位于脑外，偶可发生于脑室内。60%～70% 位于矢状窦旁、大脑凸面、蝶骨和鞍结节，多发脑膜瘤约占 8%，常见于神经纤维瘤患者。根据组织病理学特征，WHO 将脑膜瘤分为 3 个级别，15 种亚型，良性脑膜瘤（WHO Ⅰ级，9 个亚型，占 65%～80%）多数生长缓慢，术后不易复发；非典型脑膜瘤（WHO Ⅱ级，3 个亚型，占 20%～35%）和恶性脑膜瘤（WHO Ⅲ级，3 个亚型，约占 3%）侵袭性高，分化差，易复发和转移。

（二）常规 CT 表现

1. CT 平扫

表现为类圆形稍高密度边缘清楚的脑外肿块，肿瘤以广基底与骨板、大脑镰或天幕密切相连，骨窗见骨板骨质增生或受压变薄，偶见骨破坏，瘤内可见沙粒样或不规则钙化（10%～20%），亦可发生坏死、出血和囊变。

2. 增强扫描

肿瘤多呈均匀一致性中度增强，肿块邻近的增厚硬脑膜呈窄带状强化，随着远离肿瘤而逐渐变细呈鼠尾状，称"脑膜尾征"，具有一定特征性。

（三）光谱 CT 表现

1. 光谱 CT 平扫

低能级 MonoE 图像能够增加病变与背景组织的对比度，有利于小病灶的检出，40keV MonoE 图像能够提高脑实质病灶的检出率及病灶的对比度，如图 7-6 所示。

2. 光谱 CT 增强扫描

脑膜瘤扫描后强化明显，说明肿瘤内血管丰富，摄碘多，光谱曲线表现为形似碘离子的衰减曲线，可作为脑膜瘤与其他病变鉴别诊断的基础。

（四）诊断要点

脑膜瘤是常见的颅内脑外肿瘤，光谱 CT 平扫对脑膜瘤的评估优势主要在于低能级 MonoE 图像能够利于病灶的检出和轮廓的显示，以此与脑实质内肿瘤进行鉴别。此外，光谱 CT 增强图像可定量分析肿瘤强化程度和血供状况，具体诊断要点如下所示。

1. 脑膜瘤 CT 平扫呈稍高密度，部分其内可见钙化。

2. 脑膜瘤增强扫描明显强化，可见"脑膜尾征"。

四、淋巴瘤

（一）概述

中枢神经系统淋巴瘤包括原发性中枢神经

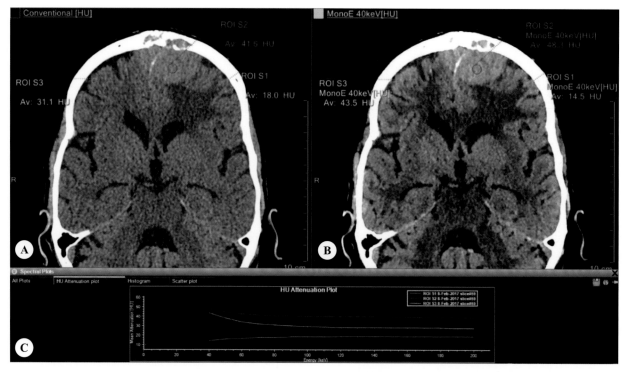

▲ 图 7-6　男性患者，45 岁，头痛行光谱 CT 非增强检查，发现颅内占位性病变

A. 常规 CT 图像［conventional（HU）］；B. 单能级图像（MonoE 40keV）；C. 光谱曲线（HU Attenuation Plot）。
光谱 CT 平扫发现额部颅内稍高密度肿块，常规 CT 图像上肿块与邻近脑组织分界显示欠佳，MonoE 40keV 图像
上肿块与正常脑实质对比度增加，与正常脑实质分界清晰。此外，肿块（S2）与正常脑灰质（S2）、脑白质（S1）
的光谱曲线不同，提示肿块不是脑灰质或脑白质起源，从而可以定位为颅内脑外肿瘤，诊断脑膜瘤

系统的淋巴瘤和全身淋巴瘤侵入中枢神经系统的继发性淋巴瘤，该病发病率低，约占中枢神经系统肿瘤的 1%～3%。近年来，随着免疫抑制药的应用，该病发病率有上升趋势。中枢神经系统淋巴瘤可在任何年龄发病，多数文献报道其好发年龄为 40—60 岁，无明显性别差异。中枢神经系统原发恶性淋巴瘤发病机制不详，可能来源于网状细胞、小胶质细胞或血管间叶细胞，也有学者认为是淋巴细胞浸润脑细胞。总之，肿瘤细胞被认为来源于中胚层组织。原发性中枢神经系统淋巴瘤可发生于任何脑叶、室管膜，可累及灰质并侵及脑膜，单发常见，AIDS 患者多发常见。中枢神经系统淋巴瘤病程短，大多在半年以内，其主要症状与体征由其病理上的占位效应或弥散性脑水肿所致，早期表现为头痛、呕吐等高颅压症状，并可伴有精神方面的改变，如性格改变和嗜

睡等。局限性体征取决于肿瘤的部位和范围，可出现肢体麻木、瘫痪、失语和共济失调等，癫痫少见。肿瘤可通过自身免疫调节缩小、消失，对皮质类固醇及放疗治疗敏感，但可复发。

（二）常规 CT 影像表现

1. CT 平扫呈等或稍高密度肿块影、结节状影，密度较均匀，少数肿瘤可出现坏死囊变，可单发或多发，周围水肿程度轻重不一，位于室管膜病灶可呈匍匐状生长，脑膜瘤样病灶可累及脑实质、骨板向颅外生长。

2. 由于血脑屏障破坏、肿瘤细胞围绕血管呈袖套样浸润，CT 增强扫描病灶强化明显，但是 CT 灌注检查呈低灌注表现，包括脑血流量（cerebral blood flow，CBF）、脑血容量（cerebral blood volume，CBV）降低、平均通过时间（mean transit time，

MTT）、最大剩余功能时间（time to maximum，T-max）延长，即"高强化、低灌注"。

（三）光谱 CT 表现

1. 光谱 CT 平扫

低能级 MonoE 图像淋巴瘤病灶密度增高，有利于常规 CT 图像上等密度病灶的检出。

2. 光谱 CT 增强扫描

可同时获得碘密度图、有效原子序数图等参数图，可反映淋巴瘤灌注状态，与常规 CT 灌注扫描相比，患者辐射剂量减少，后处理分析时间缩短，简化检查流程。

（四）诊断要点

光谱 CT 平扫对淋巴瘤的评估优势主要在于低能级 MonoE 图像能够有利于病灶的检出和病灶边界的显示，此外光谱 CT 增强图像可定量分析肿瘤强化程度和灌注状态，具体诊断要点如下所示。

1. 常规 CT 平扫表现为脑实质内稍高密度肿块。

2. 增强扫描呈"高强化、低灌注"。

五、硬膜下血肿

（一）概述

硬膜下血肿即颅内出血积聚于硬脑膜与蛛网膜之间，可继发于脑外伤或自发形成，一般由于横跨硬脑膜的桥静脉撕裂所致。硬膜下血肿通常引流至邻近的硬膜窦，由于蛛网膜粒也常被撕裂，因此硬膜下血肿通常混合着血液和脑脊液。硬膜下血肿占颅脑损伤的 5%～6%，占全部颅内血肿的 50%～60%。根据血肿形成时间可分为急性、亚急性和慢性硬膜下血肿三类。急性硬膜下血肿是死亡率较高的脑损伤之一，急性、亚急性硬膜下血肿病程短、症状重、发展迅速，多表现

为持续性昏迷，病情进行性加重，慢性硬膜下血肿可逐渐出现颅内压增高症状。20%～30% 的慢性硬膜下血肿患者可有反复出血，可能是皮质静脉通过硬膜下腔时被拉长破裂或血肿颅板侧形成的血管化假膜破裂。

（二）常规 CT 表现

1. 急性硬膜下血肿 CT 平扫表现为脑凸面弥散分布的新月形颅内脑实质外高密度影，位于蛛网膜与硬脑膜内层之间，幕上脑凸面最常见，可跨过颅缝，但不跨过硬脑膜附着处，软膜 – 蛛网膜撕裂可导致脑脊液漏入硬膜下血肿，因脑脊液稀释造成密度降低。

2. CT 增强扫描可以显示硬膜下血肿内侧边缘的强化及皮质血管的移位。

（三）光谱 CT 表现

1. 光谱 CT 平扫

低能级 MonoE 图像能够提高图像对比度，从而增加硬膜下血肿的检出率及病灶范围、大小的准确性。

2. 光谱 CT 增强扫描

可获得碘密度图等参数，利用碘密度图可鉴别活动性出血与非活动性出血，如测得硬膜下血肿摄碘，则证实其内有活动性出血。

（四）诊断要点

光谱 CT 平扫对硬膜下血肿的评估优势主要在于低能级 MonoE 图像能够利于血肿的检出和范围的显示，此外光谱 CT 增强图像可鉴别活动性出血与非活动性出血，具体诊断要点如下所示。

1. 硬膜下血肿 CT 表现为脑凸面弥散分布的新月形颅内脑实质外高密度影，位于蛛网膜与硬脑膜内层之间。

2. 光谱 CT 增强扫描碘密度图显示硬膜下血肿活动性出血摄碘，而非活动性出血则不摄碘。

六、急性缺血性脑血管病

（一）概述

急性缺血性脑血管病（acute ischemic cerebral vascular disease，AICVD），也称为急性缺血性脑卒中，是由于脑动脉闭塞导致的局部脑组织区域血液供应障碍，导致脑组织缺血缺氧性病变坏死，进而产生临床上对应的神经功能缺失表现。急性缺血性脑血管病是严重威胁我国人口健康和阻碍社会经济发展的重大疾病，致残率及病死率高。在急性缺血性脑血管病的救治中，仅依靠时间窗或临床表现来评估患者和制订治疗策略是远远不够的，影像学检查为患者的筛选发挥着关键作用。

急性缺血性脑血管病治疗的关键是时间窗，静脉溶栓可以改善患者预后，但是对大血管闭塞效果欠佳。随着血管内治疗技术及材料的发展，血管内治疗能显著改善颅内大血管闭塞患者预后，降低致残率和死亡率。由此，各国指南相继更新，将机械取栓作为急性前循环大血管闭塞患者的首要治疗方式，并给予最高级别推荐，而出血转化是急性缺血性脑血管病动脉内治疗后最常见也是最严重的并发症。

（二）常规 CT 表现

1. 梗死灶评估

在发病 6h 内，CT 平扫可以发现一些细微的早期缺血改变，包括大脑中动脉高密度征、皮质边缘（尤其是岛叶）及豆状核区灰白质分界不清楚和脑沟消失等。但是 CT 对超早期缺血性病变和皮质或皮质下小的梗死灶不敏感，尤其后颅窝的脑干和小脑梗死更难检出。大多数病例在发病 24 小时后 CT 可显示均匀片状的低密度梗死灶，但在发病 2～3 周由于病灶水肿消失导致病灶与周围正常组织密度相当的"模糊效应"，CT 难以分辨梗死病灶。

2. 责任血管评估

通过观察 CTA 原始图像及血管重建图，明确是否存在大血管闭塞。此外，CTA 还可快速确定血管是否合并狭窄、钙化斑块，以及弓上血管的入路路径是否迂曲，为血管内治疗选择适合的材料和技术方案提供参考依据。

3. 组织窗评估

CTP 计算核心梗死及异常灌注区体积，缺血半暗带为脑梗死核心区与异常灌注区之间的差异区域。通过异常灌注区体积 / 梗死核心体积，计算不匹配比率，判断患者是否具有适合动脉内治疗的目标不匹配区域。

4. 血管再通治疗后碘对比剂外渗与脑出血转化鉴别

取栓后一项重要任务在于区分出血转化与碘对比剂渗出，以避免延迟抗栓治疗。在单源 CT 图像上，碘对比剂外渗更易出现在脑皮质和灰质核团，这是由于灰质区相对白质区血供丰富；测量 CT 值时，>100HU 考虑对比剂外渗，<100HU 要注意出血，但这种方法仅作为参考，因为目前不同的研究所得到 CT 阈值并不统一，原因在于碘对比剂外渗的 CT 值与术中使用的碘对比剂量及外渗量有关；碘对比剂外渗可在 24～48h 吸收，颅内出血则持续约数周，如果 48h 后仍存在高密度灶，可结合临床资料诊断颅内出血。

（三）光谱 CT 表现

1. 光谱 CT MonoE 70keV 能够提高脑组织对比度，从而增加小梗死灶的检出率，以及对病灶范围、大小的准确性判定，应用 MonoE 70keV 进行 ASPECTS 评分，对于鉴别早期缺血性改变具有更高的敏感性、准确性和阴性预测值。MonoE 40keV、碘密度图可显示脑灌注缺损，结果与后续的 CTP 及 MRI 高度一致（图 7-7 至图 7-11）。

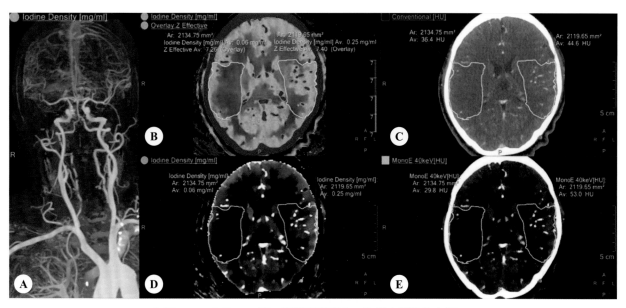

▲ 图 7-7　女性，48 岁，突发意识丧失 1 次伴左侧肢体力弱 15h

A. 头颈 CTA 最大密度投影（maximal intensity projection）图；B. 碘密度图（iodine density）与有效原子序数图（Z effective）融合图；C. 常规 CT 图（conventional）；D. 碘密度图（iodine density），E. 单能级图（MonoE 40keV）。CTA 示右侧大脑中动脉闭塞伴侧支循环形成，常规 CT、MonoE 40keV 图像显示右侧颞顶岛叶密度较左侧减低，测量右侧颞顶岛叶碘摄取值为 0.06mg/ml，有效原子序数值为 7.26，较左侧减低（碘摄取值和有效原子序数值分别为 0.25mg/ml 和 7.40），提示右侧颞顶岛叶脑组织灌注减低

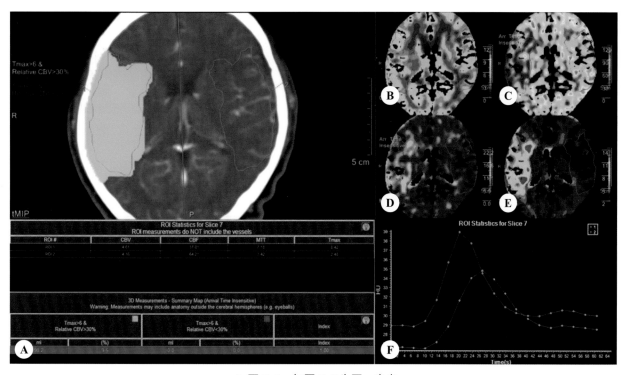

▲ 图 7-8　与图 7-7 为同一患者

A. 脑组织缺血半暗带分析伪彩图；B. 脑血容量（CBV）；C. 脑血流量图（CBF）；D. 平均通过时间伪彩图（MTT）；E. T-max 伪彩图；F. 患侧 ROI 时间密度曲线（黄色）与健侧时间密度曲线。CTP 显示右侧颞顶岛叶 CBF 减低，MTT、T-max 延长，提示灌注减低，为非梗死性缺血区，与图 7-7C 所示灌注减低区域一致

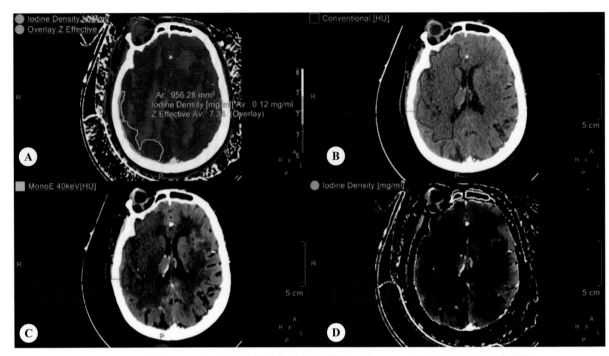

▲ 图 7-9　女性，83 岁，左侧肢体无力伴言语不清 6h 余，CTA 提示右侧颈内动脉闭塞

A. 碘密度图（iodine density）与有效原子序数图（Z effective）融合图；B. 常规 CT 图（conventional）；C. 单能级图（MonoE 40keV）；D. 碘密度图（iodine density）。常规 CT 显示右侧大脑半球较对侧密度略减低，边界欠清晰，MonoE 40keV 图像显示右侧大脑半球较对侧密度明显减低，边界清晰，测量低密度区碘摄取值为 0.01mg/ml，为局部脑组织梗死，而外周部分区域碘摄取值为 0.12mg/ml，提示缺血半暗带

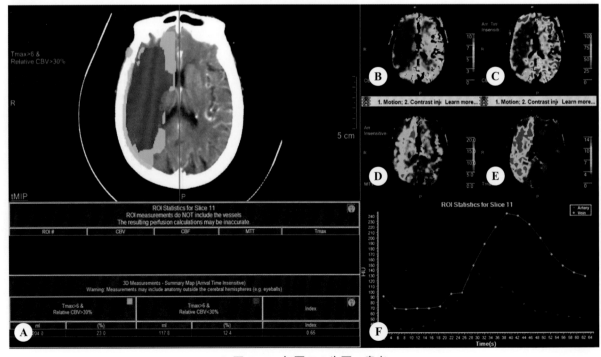

▲ 图 7-10　与图 7-9 为同一患者

A. 脑组织梗死核心与缺血半暗带分析伪彩图；B. 脑血容量图（CBV）；C. 脑血流量图（CBF）；D. 平均通过时间伪彩图（MTT）；E. T-max 伪彩图；F. 患侧 ROI 时间密度曲线（红色）与健侧时间密度曲线。CTP 显示右侧大脑半球灌注减低，梗死核心与缺血半暗带范围与图 7-9 所示一致

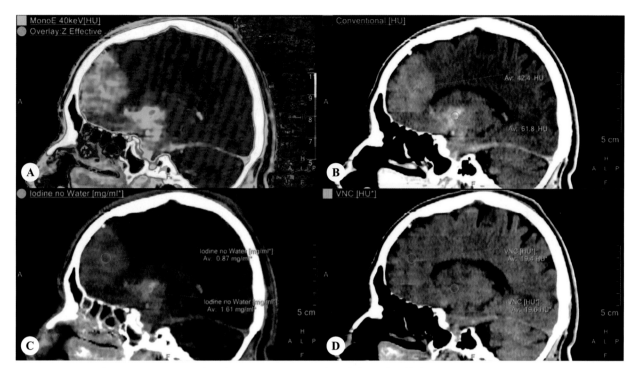

▲ 图 7-11　男性，68 岁，言语不清伴左侧肢体无力 2h，诊断为急性脑血管病，主动脉弓 + 脑血管造影 + 经皮颅内动脉抽栓 + 取栓术后

A. 单能级图（MonoE 40keV）与有效原子序数（Z effective）融合图；B. 常规 CT 图（conventional）；C. 无水碘图（Iodine no water）;D. 虚拟平扫（VNC）图。常规 CT 平扫显示左侧额叶及基底节区大范围高密度影，碘密度值增高（额叶为 0.87mg/ml，基底节区为 1.51mg/ml），而虚拟平扫呈等密度改变，为对比剂渗漏

2. 碘对比剂外渗与脑出血转化在常规 CT 图像上均表现为高密度，相互鉴别较困难，利用碘密度图，并同时使用去碘图、虚拟平扫、无水碘图等进行对比分析可帮助鉴别，具体表现如下所示（表 7-1）。

(1) 虚拟平扫表现：出血表现为高密度，而碘对比剂外渗表现为等密度。

(2) 去碘图：出血表现为高密度，而碘对比剂外渗表现为极低密度。

(3) 无水碘图或碘密度图：出血表现为低密度，而碘对比剂外渗表现为高密度。

（四）诊断要点

光谱 CT 平扫对急性缺血性脑血管病的评估优势主要在于低能级 MonoE 图像能够利于早期梗死灶的检出和范围的显示，光谱 CTA 不但可以显示血管状况，而且可以反映脑组织灌注情况。此外，对于血管内介入治疗后的患者，可用光谱 CT 虚拟平扫鉴别对比剂外渗和脑梗死出血转化。具体诊断要点如下所示。

1. 早期缺血 CT 平扫改变主要包括大脑中动脉高密度征、皮质边缘（尤其是岛叶），以及豆

表 7-1　光谱 CT 图像出血转化与对比剂渗漏鉴别要点

高密度类型	常规 CT 图像	虚拟平扫	去碘图	碘　图
出血转化	高密度	高密度	高密度	低密度
对比剂渗漏	高密度	等密度	低密度	高密度

状核区灰白质分界不清楚和脑沟消失等。

2. 介入术后碘对比剂外渗表现为光谱 CT 碘密度值高，而虚拟平扫 CT 值低，以此与脑出血转化进行区分、鉴别。

七、病毒性脑炎

（一）概述

病毒性脑炎（viralencephalitis）是由各种病毒引起的一组以精神和意识障碍为突出表现的中枢神经系统感染性疾病。病变以脑实质受累为主，称病毒性脑炎；累及脑膜称病毒性脑膜炎；两者同时受累称病毒性脑膜脑炎；儿童免疫系统和血－脑屏障发育尚未成熟，故病毒性脑炎好发于儿童，但也可见于成年人。

大多数为肠道病毒感染，包括脊髓灰质炎病毒、柯萨奇病毒 A 和柯萨奇病毒 B、埃可病毒等，其次为流行性腮腺炎病毒、疱疹病毒和腺病毒感染，疱疹性病毒包括单纯疱疹病毒及水痘－带状疱疹病毒。

病理表现：病毒性脑炎主要是病毒对脑实质细胞的损害，病毒随血－脑脊液屏障侵入中枢神经系统，导致脑炎和机体免疫功能异常。不同病毒学类型的脑炎均可有脑组织的局限性或弥漫性水肿、神经细胞坏死、胶质细胞增生、脑膜或脑实质的炎症细胞浸润，病毒感染诱发下产生的变态反应可导致急性脱髓鞘脑炎。

临床表现：发热、头痛、呕吐、意识障碍、惊厥，并可出现脑神经麻痹、肢体瘫痪和精神症状。

体格检查：可有脑膜刺激征和巴宾斯基征阳性等。

实验室检查：脑脊液检查，脑脊液无色透明，有以淋巴细胞为主的白细胞增多，糖和氯化物正常。

（二）常规 CT 表现

病毒性脑炎的好发部位主要是一侧或双侧大脑半球额、顶、颞、岛叶基底核－丘脑区，亦可累及脑干和小脑；CT 表现为脑内单发、多发的低密度灶伴轻度占位效应；增强扫描病变边缘线样或环形强化。

（三）光谱 CT 表现

1. MonoE 单能级图像表现

MonoE 40keV 可增加灰白质对比度，脑内单发、多发的低密度灶可视化明显提升，隐匿性或稍低密度灶可被检出；增强扫描用 MonoE 40keV 观察，病变边缘线样或环形强化明显。

2. 碘密度图表现

通过碘密度图可测得病变边缘明显摄碘，并可通过碘密度值量化强化程度，病变占位效应较轻。

（四）诊断要点

病毒性脑炎光谱 CT 诊断优势在于可增加灰白质对比度，可发现普通 CT 不易发现的隐匿性病灶，并且可通过碘密度值量化强化程度，病变占位效应较轻，具体诊断要点如下所示。

1. 脑内单发、多发的低密度灶伴轻度占位效应。

2. 增强扫描病变边缘线样或环形强化。

参考文献

[1] Louis DN, Perry A, Wesseling P, et al. The 2021 WHO Classification of Tumors of the Central Nervous System: a summary [J]. Neuro Oncol, 2021, 23(8):1231–1251.

[2] Das, Marco, van, et al. Dual energy CT in radiotherapy: Current

applications and future outlook [J]. Radiotherapy and oncology: Journal of the European Society for Therapeutic Radiology and Oncology, 2016, 119(1):137–144.

[3] Tanoue S, Nakaura T, Nagayama Y, et al. Virtual Monochromatic Image Quality from Dual-Layer Dual-Energy Computed Tomography for Detecting Brain Tumors [J]. Korean Journal of Radiology, 2021, 22(6):951–958.

[4] Neuhaus V, Abdullayev N, Hokamp N G, et al. Improvement of Image Quality in Unenhanced Dual-Layer CT of the Head Using Virtual Monoenergetic Images Compared With Polyenergetic Single-Energy CT [J]. Investigative Radiology, 2017, 52(8):470–476.

[5] Louis DN, Perry A, Wesseling P, et al. The 2021 WHO Classification of Tumors of the Central Nervous System: a summary [J]. Neuro Oncol, 2021, 23(8):1231–1251.

[6] Neuhaus V, Abdullayev N, Hokamp N G, et al. Improvement of Image Quality in Unenhanced Dual-Layer CT of the Head Using Virtual Monoenergetic Images Compared With Polyenergetic Single-Energy CT [J]. Investigative Radiology, 2017, 52(8):470–476.

[7] Louis DN, Perry A, Wesseling P, et al. The 2021 WHO Classification of Tumors of the Central Nervous System: a summary [J]. Neuro Oncol, 2021, 10(13):4644–4657.

[8] Neuhaus V, Abdullayev N, Hokamp N G, et al. Improvement of Image Quality in Unenhanced Dual-Layer CT of the Head Using Virtual Monoenergetic Images Compared With Polyenergetic Single-Energy CT [J]. Investigative Radiology, 2017, 52(8):470–476.

[9] Naveed M Z, Wang P, Lee R, et al. Utilizing dual energy CT to distinguish blood from contrast leakage following middle meningeal artery embolization for chronic subdural hematomas [J]. Journal of Neurointerventional Surgery, 2021, 13(10), 964-967.

[10] Ir A, Aaf B, Cz A, et al. Potential of dual–layer spectral CT for the differentiation between hemorrhage and iodinated contrast medium in the brain after endovascular treatment of ischemic stroke patients [J]. Clinical Imaging, 2021, 79:158–164.

[11] Gulko E, Ali S, Gomes W, et al. Differentiation of hemorrhage from contrast enhancement using dual-layer spectral CT in patients transferred for acute stroke [J]. Clinical Imaging, 2021, 69:75–78.

第8章　头颈部

一、光谱CT头颈部检查方法与技术参数

（一）鼻窦平扫技术

患者体位：患者仰卧位，头先进，双臂自然下垂，置于身体两侧。

扫描方向：足至头。

扫描范围：硬腭至额窦。

扫描参数设置：120kVp，自动mAs，采用容积扫描，转速0.5s，探测器准直组合为64×0.625mm（上、下两层），螺距为0.39，图像矩阵均为512×512，图像卷积核算法为脑组织标准算法Brain Standard（UB）及细节锐利算法Y-Detail（YB），分别重建层厚3mm和1mm备用，迭代算法idose4的等级选择3-4。并同时重建SBI光谱数据包。

（二）内听道平扫技术

患者体位：患者仰卧位，头先进，双臂自然下垂，置于身体两侧。

扫描方向：足至头。

扫描范围：外耳道下缘至岩骨上缘。

扫描参数设置：120kVp，自动mAs，采用容积扫描，转速0.5s，探测器准直组合为64×0.625mm（上、下两层），螺距为0.4，图像矩阵均为1024×1024，图像卷积核算法为脑组织标准算法Brain Standard（UB）及细节锐利算法Y-Detail（YB），分别重建层厚层间隔0.67×0.34mm，迭代算法idose4的等级选择3，并同时重建SBI光谱数据包。

（三）眼眶视神经平扫技术

患者体位：患者仰卧位，头先进，双臂自然下垂，置于身体两侧。

扫描方向：足至头。

扫描范围：眶下缘1cm至眶上缘1cm。

扫描参数设置：120kVp，自动mAs，采用容积扫描，转速0.5s，探测器准直组合为64×0.625mm（上、下两层），螺距为0.39，图像矩阵均为512×512，图像卷积核算法为Brain Standard（UB）及Y-Detail（YB），分别重建层厚3mm及1mm备用，迭代算法idose4的等级选择3-4，并同时重建SBI光谱数据包。

（四）上下颌、颞颌关节平扫技术

患者体位：患者仰卧位，头先进，双臂自然下垂，置于身体两侧。

扫描方向：足至头。

扫描范围：下颌角支部至外耳孔。

扫描参数设置：120kVp，自动mAs，采用容积扫描，转速0.5s，探测器准直组合为64×0.625mm（上、下两层），螺距为0.39，图像矩阵均为512×512，图像卷积核算法为Brain Standard（UB）及Y-Detail（YB），分别重建层厚3mm及1mm备用，迭代算法idose4的等级选择3-4，并同时重建SBI光谱数据包。

（五）颈部平扫、增强技术

患者体位：患者仰卧位，头先进，双臂自然下垂，置于身体两侧。

扫描方向：足至头。

扫描范围：颈根部至颅底上缘。

扫描参数设置：120kVp，自动 mAs，采用容积扫描，转速 0.5s，探测器准直组合为 64×0.625mm（上、下两层），螺距为 1，图像矩阵均为 512×512，图像卷积核算法为 Standard（B），分别重建层厚 5mm 及 1mm 备用，迭代算法 idose4 的等级选择 3~4，并同时重建 SBI 光谱数据包。

需增强扫描患者：检查前空腹至少 4h，对比剂用量 50~60ml 或 0.8~1ml/kg，推荐对比剂碘浓度 300~320mg/ml。高压注射器团注给药，速率为 2~3.5ml/s，采用两期扫描方式，动脉期选择降主动脉动态监测触发扫描，阈值为 150HU，延迟时间为最小，静脉期于达到阈值后 35~40s 开始扫描。

（六）颈动脉 CTA 扫描技术

患者体位：仰卧，头先进。

扫描方向：足至头。

扫描参数设置：① CT 平扫，采用螺旋扫描方式，管电压 120kVp，管电流 200~300mAs，准直器宽度自动准直或 64×0.625mm，旋转时间 0.5s，螺距为 0.985。② CTA，扫描范围为主动脉弓至颅顶。采用螺旋扫描方式，管电压 120kVp，自动管电流（150~400mAs 自动调节），准直器宽度 64×0.625mm，旋转时间 0.5s，螺距 0.985；采用碘浓度为 300~350mg/ml 的对比剂，经右肘部（通路短、优先选择）静脉注射，剂量 0.6ml/kg，速率 3~4ml/s，采用对比剂智能追踪阈值触发技术，ROI 设在降主动脉水平，阈值 120HU，阈值触发后自动最小延迟时间启动扫描。图像矩阵均为 512×512，图像卷积核算法为标准算法 Standard（B），重建层厚层间距 1×1mm，迭代算法 idose4 的等级选择 3~4，并同时重建 SBI 光谱数据包。

（七）甲状腺扫描技术

患者体位：仰卧，头先进。

扫描方向：足至头。

扫描参数设置：① CT 平扫，管电压 120kVp，管电流 250mAs，准直器宽度自动调节或 64×0.625mm，旋转时间 0.75s，螺距为 0.785；扫描范围下颌平面至胸锁关节下缘，包括整个甲状腺组织。层厚 3mm、层距 3mm，② 增强，参数与平扫相同，扫描采用碘对比剂 60~70ml 或 0.8~1.0ml/kg，流率 3.0~3.5ml/s。增强扫描时间：动脉期 20s，静脉期 60s。

（八）图像处理

预置窗宽、窗位：软组织窗窗宽 400HU，窗位 60HU；骨窗窗宽 3500~4000HU，窗位 500~700HU。

常规三维图像重组：用薄层横断面数据进行 MPR，可获得脑组织的冠状面、矢状面、斜面图像。运用容积重建（volume reconstruction，VR）显示头颈部的骨折线、病变与周围解剖结构的关系等。

（九）光谱 CT 分析方法

1. 虚拟单能量图像（virtual monoenergetic image，VMI 或 MonoE）

相当于单一能量射线成像，包括 40~200keV 共 161 个能级。双层探测器技术能保持全能谱低噪声及显著提高图像质量。

2. 有效原子序数图（Z effective，Zeff）

原子序数不同于 CT 值，其特点在于为每个像素加入了物质成分的信息，光谱 CT 的有效原子序数图用色彩量化的方式呈现。

3. 碘密度图（iodine density）

为各体素所含碘浓度的分布图，可用于定量分析强化的程度，除使用黑白图像展示外，可以使用碘融合彩色图像，以提升摄碘组织的可视化程度。

4. 虚拟平扫（virtual noncontrast，VNC）

对含碘组织进行去碘处理，使其尽可能等于不含碘时的 CT 值，生成类似于常规平扫的图像，从而代替平扫以减少患者接受的辐射剂量。

5. 光谱曲线（spectral curve）

以单能级水平为横坐标，以 CT 值为纵坐标，获得具有物质特异性的曲线，代表不同物质成分的 CT 值随着能级的变化特征，根据曲线形态及斜率的不同可对病灶及正常组织的成分差异进行鉴别。光谱 CT 的光谱曲线代表着斑块的 ROI 在不同 keV 下 CT 值变化的规律，其形态及斜率有助于判断斑块的组成成分；有效原子序数能够直接反映 ROI 内部无机物的有效原子序数，进而通过量化参数反映斑块的组织构成。

二、眼眶炎性肌成纤维细胞瘤

（一）概述

炎性肌成纤维细胞瘤（inflammatory myofibroblastic tumour，IMT）是具有中间型生物学潜能低度恶性肿瘤，主要由成纤维细胞、肌成纤维细胞构成，具有明显的炎细胞浸润，主要是淋巴细胞和浆细胞，儿童青少年多见，无明显性别差异。IMT 可发生于身体任何部位，头面部 IMT 较少见，一般发生于鼻旁窦及眼眶，临床多以疼痛及肿瘤造成的压迫症状为主要表现。眼眶 IMT，根据其发病部位及累及范围分为 7 种类型：①眶隔前型；②肌炎型；③泪腺炎型；④巩膜周围炎型；⑤视神经束膜炎型；⑥肿块型；⑦弥漫型。肿瘤根据其分型不同可呈不同表现，如眼睑肿物、视神经增粗、泪腺增大或巩膜病变等，弥漫型常表现为病变累及多个组织、间隙，如治疗不及时肿瘤后期可出现纤维化可形成所谓的"冰冻眼眶"，进一步加剧眼球运动障碍，从而引起视觉障碍。

（二）常规 CT 表现

眼眶 IMT 可为单侧发病，也可为双侧发病，CT 平扫表现依据其临床分型，可表现为眼睑肿大、肿物常因体积较大遮蔽瞳孔引起视觉障碍；肌炎型则表现为眶内肌肉弥漫型增粗，以内直肌、上直肌为主，呈肌腹及肌腱弥漫型增粗；泪腺炎表现为泪腺肿大，肿瘤体积较小时边界长较清晰，病变较大时可累及周围眼肌及脂肪组织；巩膜周围炎性表现为眼环结构的弥漫型增厚；视神经束膜炎常累及视神经根部，表现为视神经增粗；肿块型常表现为球后软组织肿块；弥漫型表现为泪腺、眼肌及球后脂肪间隙等多个部位受累。

CT 增强扫描其病理分型不同表现为不同强化类型，IMT 病理分型为：①黏液 / 血管型；②梭形细胞聚集型；③少细胞纤维型。黏液 / 血管型在动脉期常表现为明显强化，梭形细胞为主型表现为静脉期持续强化，为中等程度或明显强化；少量纤维细胞型常表现为缓慢延迟强化，一般为轻强化，部分病变表现为不强化；不同分型的肿瘤在病程后期出现纤维化后则表现为延迟强化，提示对比剂由纤维化后的血管内皮细胞间隙渗入病变周围间隙内。

（三）光谱 CT 表现

光谱 CT 在 IMT 中最常见的应用是使用动脉期的低 keV 单能量图像更好地显示富血供病变。对 IMT 光谱图像可提高病变的可视化程度，对于病理为黏液 / 血管型的病变，强化程度较为直观，而对于梭形细胞为主型及少细胞纤维型的肿瘤，40keV 及碘密度图像可凸显肿瘤持续强化的密度变化过程，从而增加医生的诊断信心。然而，双层探测器光谱 CT 既可提供真正的常规 CT 图像，在常规 CT 图像上无法判断有无强化密度变化时，也可以借鉴同时扫描提供的低 keV 图像、显示更加细微的血供变化，具有一定协助诊断的意义，对于病变的检出能力显著高于其他双能 CT。光谱 CT 可提供多参数图像，40keV、碘密度图、融合图等参数图像可凸显不同病理类型 IMT 强化特征，提高肿瘤边界可视化程度。

炎性肌成纤维细胞瘤的光谱 CT 主要参数表现如下。

1. MonoE 40keV 单能级图像

最常用的光谱参数，在不同病理分型中均可在增强图像突出显示富血供病变，增加乏血供病变可视化程度。

2. 碘密度图

在肿瘤内部可量化测得摄碘值，可与周边无或少摄碘区区分，可一定程度识别肿瘤边界。黏液 / 血管型在动脉期摄碘较高，梭形细胞为主型静脉期摄碘较高，少量纤维细胞型延迟期较动静脉期摄碘高。

3. Z effective 图及融合图

表现为有效原子序数图异常染色，通过调节窗宽窗位可显示肿瘤边界，通常窗宽 8 窗位 3，有效原子序数融合图和碘密度融合图对肿瘤边界显示较其他参数更清楚。

（四）诊断要点

常规 CT 动态增强扫描根据病变的不同病理分型表现，动脉期出现明显的强化病变，出现缓慢强化或不强化的肿瘤病灶。光谱 CT 动脉期低 keV 单能量图像更好地显示病灶强化特点；40keV 及碘密度图像可凸显 IMT 轻度持续强化特征。黏液 / 血管型在动脉期常明显强化，梭形细胞为主型静脉期持续强化，少量纤维细胞型为缓慢轻度延迟强化。具体诊断要点如下。

1. 病变的生长部位和病理分型决定其形态及强化特点。

2. 40keV 及碘密度图像可使轻中度强化的 IMT 肿瘤实质显示更加清晰。

三、鼻咽癌

（一）概述

鼻咽癌（nasopharyngeal carcinoma，NPC）发生于鼻咽腔顶部和侧壁的恶性肿瘤，属于我国高发的恶性肿瘤之一。该病的发病原因尚不明确，可能与 EB 病毒感染、长期接触化学污染环境、不健康饮食，以及吸烟、酗酒有关。NPC 在早期症状常较轻，症状可以为肿瘤阻塞咽鼓管后造成的中耳炎，引起耳鸣、耳痛、听力减退，然后侵犯蝶骨、海绵窦及周围的神经，如三叉神经、舌咽神经、展神经等，可出现眼球运动异常、突眼、头痛面部麻木等症状。80% 的病变可出现颈部淋巴结转移，患者常因颈部肿块入院就诊。WHO 病理分型主要分为角化性鳞癌和非角化性癌，后者居多，又被分为分化型与未分化型癌。

（二）常规 CT 表现

CT 为 NPC 首选检查方法，病变咽隐窝变浅、消失，也可表现为咽顶后壁软组织隆起、肿块突向鼻腔内。随着肿瘤进展，瘤体可向不同方向延伸、侵犯。向前可侵犯后鼻孔、翼腭窝、通过筛窦蔓延至眼眶；向周围可侵犯临近肌群、鞘膜间隙等结构；向后上可侵犯枕骨斜坡、突破颅底部骨质、侵犯颅内，但早期骨髓侵犯 CT 常表现为正常；向下可侵犯口咽。增强扫描病变呈不均匀明显强化，转移淋巴结常呈动脉期明显强化，淋巴结可发生融合坏死，增强扫描时其内坏死部分不强化。

（三）光谱 CT 表现

双层探测器光谱 CT 既可提供真正的常规 CT 图像，在常规 CT 图像上无法判断病变范围时，也可以借鉴光谱 CT 图像，光谱 CT 扫描获得的 MonoE 40keV 图像、Z effective 图及碘密度图，使得病变组织的范围及碘摄取特点的细节特征显示更加鲜明，如在 NPC 中，通过显示肿瘤细胞的生长范围与碘密度图结合，可明确肿瘤实质部分摄取含碘对比剂的量，同时增加含碘组织与非含碘组织的对比度，使得肿瘤与周围正常组织的界限更加清晰；通过有效原子序数和碘摄取的差异，以及光谱曲线，可明确区分淋巴结转移及反应性淋巴结，为转移性淋巴结的诊断提供可靠依据。光谱 CT 具有较高的诊断价值，对病变的检出能力显著提高。

鼻咽癌的光谱 CT 主要参数及病理表现如下（图 8-1 至图 8-3）。

1. MonoE 单能级图像

MonoE 40keV 可提高鼻咽部肿瘤与正常组织的对比度，使其更易检出，肿瘤范围更明确显示。

2. 碘密度图

可显示出肿瘤实质部分摄取含碘对比剂的

量，同时增加含碘组织与非含碘组织的对比度，清晰显示肿瘤与周围正常组织的界限。

3. Z effective 图、融合图及光谱曲线

通过有效原子序数和碘摄取的差异使得病变得以在 Z effective 图和融合图中以高原子序数色彩显示。通过光谱曲线的走行和斜率，可明确区分淋巴结转移及反应性淋巴结，为转移性淋巴结的诊断提供可靠依据。

（四）诊断要点

常规 CT 动态增强扫描表现为肿瘤的不均匀明显强化，肿瘤侵犯的范围可以通过瘤体的强化与周围实质产生明显的对比进行判断。在转移淋巴结显示方面，主要依靠淋巴结的融合和坏死等恶性征象明确诊断。光谱 CT 增强图像一方面可通过碘密度图明确异常摄取碘的肿瘤组织，另一

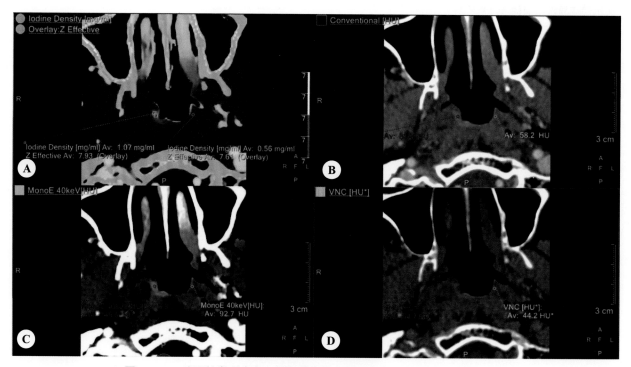

▲ 图 8-1　50 岁男性鼻咽患者，间断涕中带血丝 2 年余，右耳听力下降 1 个月余

A. 碘密度图（iodine density）与有效原子序数图融合图（overlay Z effective）；B. 常规 CT 图像［conventional（HU）］；C. 单能级图像（MonoE 40keV）；D. 虚拟平扫（virtual non-contrast，VNC）。病变 CT 值 81.3HU 大于正常对侧 CT 值 58.2HU；光谱 CT 动脉期扫描：病变异常组织 Z effective 图及碘密度图显示分别为 7.93mg/ml 和 1.07mg/ml，大于对侧正常组织（7.61mg/ml 和 0.56mg/ml）；40keV 图清晰地显示病灶范围与周围血管受侵情况

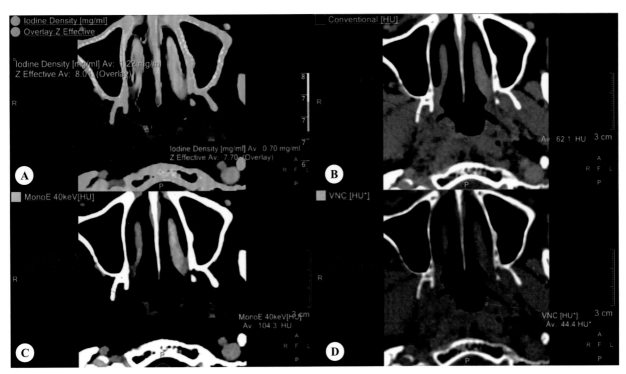

▲ 图 8-2　为图 8-1 同一患者光谱 CT 静脉期扫描

A. 碘密度图（iodine density）与有效原子序数图融合图（overlay Z effective）；B. 常规 CT 图像［conventional （HU）］；C. 单能级图像（MonoE 40keV）；D. 虚拟平扫（virtual non-contrast，VNC）。Z effective 图及碘密度图能显示病变异常组织的范围较常规 CT 图像更加明显

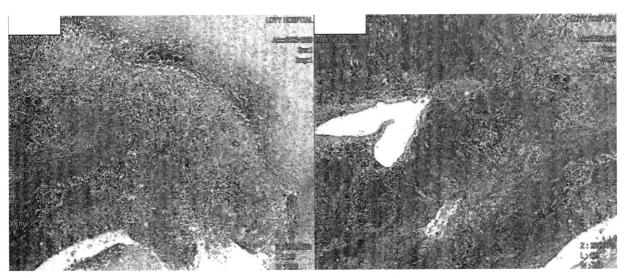

▲ 图 8-3　图 8-1 同一患者的病理结果
鼻咽部形态学及免疫组化支持低分化鳞状细胞癌

方面能够通过 Z effective 图和光谱曲线对转移及非转移淋巴结作出诊断。具体诊断要点如下。

1. 常规 CT 能显示病变的位置，大致侵犯范围。

2. 碘密度图明确异常摄取碘的肿瘤组织，能较为清晰地显示肿瘤大小及侵犯组织范围。

3. Z effective 图和光谱曲线对转移及非转移淋巴结作出诊断。

四、喉癌

（一）概述

喉癌是发生在喉部的恶性肿瘤，好发于老年人群，男性多见。在头颈部肿瘤中较为常见，临床表现主要为咽部异物感、咽痛、咳嗽及声音嘶哑，该病发病原因尚未明确，可能与致癌物接触、病毒感染如人乳头瘤病毒（HPV）、遗传及吸烟酗酒相关。

该病按照组织学类型可分为鳞状细胞癌、腺癌及未分化癌，其中以鳞状细胞癌最多见，此外也根据发病部位可分为声门上型、声门型及声门下型，若肿瘤跨多个声门区生长则为跨声门型喉癌，此类型多为喉癌晚期表现。该病由于引流淋巴结分布不同，恶性程度及预后也不同，其中声门上区淋巴结群最丰富，多数引流至颈总动脉分叉部的上组颈静脉淋巴结群，故声门上区喉癌在早期就可出现淋巴结转移，预后也较差；声门区由于几乎无深层淋巴系，只在声带游离缘有稀少的纤细淋巴管，故声门区喉癌的转移率极低；声门下区淋巴结群较声门上区分布少，但也可向中组颈静脉淋巴结群或下组颈静脉淋巴结群、锁骨下、气管旁及气管食管淋巴结群转移。另外，环状软骨附近的声门下淋巴结系统收集左侧两个淋巴管，然后汇入两侧颈深淋巴结群，故声门下喉癌有向对侧侵犯的倾向。

（二）常规 CT 表现

喉癌的常规 CT 表现一般根据其发病部位分型而呈不同影像表现。①声门上型喉癌：可累及会厌至喉室、室带的肿瘤，可表现为会厌、杓会厌皱襞、喉旁间隙或室带、喉室的软组织增厚，或者呈团块软组织占位，周围间隙的低密度脂肪被稍高密度或等密度的肿瘤组织取代，喉室变窄、消失；②声门型喉癌：早期局限于声带边缘，病变好发于声带的前 1/3，仅表现为一侧声

带局限性增厚、边缘略毛糙，可跨越前联合、当前联合增厚＞3mm 时常提示肿瘤侵犯该区域，病变向前可累及甲状软骨，软骨硬化、局部骨质破坏；③声门下型喉癌：临床较少见，表现为环状软骨以上、声带以下的软组织肿物；④跨声门型喉癌：晚期可表现为跨越声门生长，喉腔内充满软组织肿块，常多发周围骨质侵犯，如甲状软骨、杓状软骨、小角软骨，病变还可向喉外生长，并累及甲状腺等邻近结构。该型病变常同时发生颈部淋巴结转移。增强扫描肿瘤呈中度或明显强化，肿瘤生长较大时强化不均匀。

（三）光谱 CT 表现

光谱 CT 在喉部肿瘤中最常见的应用是使用 Z effective 图来显示肿瘤异常细胞的生长范围，对出现跨声门早期的喉癌患者，给予更加准确的影像评价。同时还可利用光谱分析工具对肿瘤同源的转移淋巴结作出明确的显示，有助于区分转移淋巴结与反应性增大淋巴结。此外，40keV 及碘密度图像可凸显肿瘤实性成分的强化的特征，协助放射科医生对喉癌的肿瘤的分期提供更加敏感及准确的影像信息，对临床选择和制订治疗方案提供精准的科学依据。

喉癌的光谱 CT 主要参数表现如下（图 8-4 和图 8-5）。

1. Z effective 图

光谱 CT 在喉部肿瘤中最常见的应用是使用 Z effective 图来显示肿瘤异常细胞的生长范围，对出现跨声门型喉癌的早期患者，应给与更加准确的影像评价。

2. 光谱曲线

结合 Z effective 图可对肿瘤同源的转移淋巴结作出明确的显示，有助于区分转移淋巴结与反应性增大淋巴结。

3. MonoE 单能级图像及碘密度图

40keV 和碘密度图像可凸显肿瘤实性成分的

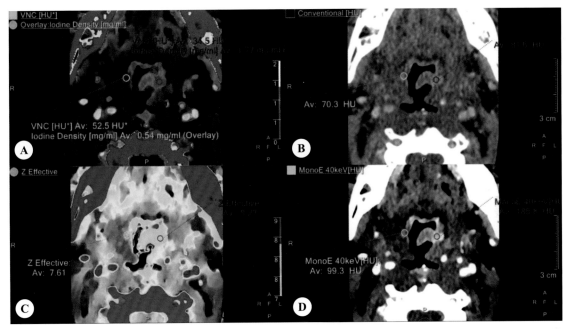

▲ 图 8-4　A. 虚拟平扫（virtual non-contrast，VNC）与碘密度图融合图（overlay iodine density），B. 常规 CT 图像［conventional（HU）］；C. 有效原子序数图（Z effective）；D. 单能级图像（MonoE 40keV）。声门上型喉癌患者，常规 CT 显示病变位于左侧杓会厌皱襞及邻近咽侧壁，测得病变 CT 值约 81.6HU，正常区域为 70.3HU；碘密度图与 VNC 融合既能显示喉癌患者肿瘤实质部分密度为 34.5HU，小于对侧正常组织 52.5HU，碘摄取量 1.77mg/ml 高于对侧 0.54mg/ml，并能清晰显示病变范围，评价肿瘤侵犯会厌及邻近间隙的程度；Z effective 图可显示出病变异常组织的范围及值的变化，病变区域为 8.27，正常组织为 7.61

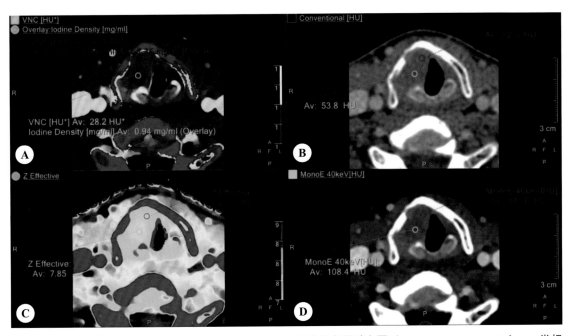

▲ 图 8-5　A. 虚拟平扫（virtual non-contrast，VNC）与碘密度图融合图（overlay iodine density），B. 常规 CT 图像［conventional（HU）］；C. 有效原子序数图（Z effective）；D. 单能级图像（MonoE 40keV）。声门型喉癌患者，常规 CT 及单能级图像均能显示病变位于右侧真声带前 2/3，累及部分前联合，并且单能级对病变大小显示更为清晰，单能级图测得病变 CT 值约 142.0HU，正常区域为 108.4HU；碘密度图与 VNC 融合既能显示喉癌患者肿瘤实质部分密度 42.8HU，大于正常组织 28.2HU，碘摄取量 1.15mg/ml 高于正常组织 0.94mg/ml；Z effective 图可显示出病变异常组织的范围及值的变化，病变区域为 7.99，正常组织为 7.85

强化的特征，可量化测量碘密度值，协助放射科医生对喉癌的肿瘤分期提供更加敏感及准确的影像信息，对临床选择和制订治疗方案提供精准的科学依据。

（四）诊断要点

常规 CT 可以显示肿瘤的发生部位，结合普通增强显示肿瘤的强化特点。

光谱 CT 40keV 及碘密度图像更好地显示强化病灶范围。Z effective 图可以更准确地提供肿瘤的生长范围、结合光谱曲线通过相同组织来源定位转移淋巴结。具体诊断要点如下。

1. 常规 CT 可大致判定肿瘤的发生位置。

2. 40keV 及碘密度图像更好地显示强化病灶范围、有助于病变分型的判断。

3. Z effective 图可以更准确地提供肿瘤的生长范围。

4. 结合光谱曲线通过相同组织来源定位转移淋巴结。

五、舌癌

（一）概述

舌癌为舌部恶性肿瘤，是发生在口腔最常见的恶性肿瘤，该病起源于黏膜，约 80% 的病例发生在舌体，发生在舌体的肿瘤大部分为鳞癌，舌根部主要发生腺样囊性癌。该病以男性较多，临床上多以舌部疼痛、肿瘤压迫就诊，当病变侵犯舌部肌群时则引起舌的运动障碍，出现言语不清、吞咽障碍，并可伴有同侧的放射性头痛、耳部疼痛。该病恶性程度较高，早期就可发生颈部淋巴结转移。

（二）常规 CT 表现

舌癌常发生在舌的前中部、侧缘多见，常规 CT 影像学特征根据肿瘤的生长方式不同而表现不同，临床上将该病分为溃疡型、外生型及浸润型三

类，可表现为病变部隆起样类圆形或不规则形软组织肿块，以及病变导致的舌部明显增厚。肿瘤大多数呈低或等密度，边界不清，主要侵犯路径是沿舌内肌或舌外肌的肌束蔓延。舌根部喉癌具有侵袭性，并易向深部浸润舌部肌群及舌下间隙，可侵及扁桃体、咽侧壁、甚至咽喉壁，另外也可沿黏膜下侵及会厌。增强扫描肿块呈轻至中度强化，坏死区不强化。有颈部淋巴结转移时，转移病灶多呈明显强化，较大的转移淋巴结常有融合、坏死征象。

（三）光谱 CT 表现

通过双层探测器光谱 CT 提供的多参数图像，可同时观察 MonoE 40keV 图、Z effective 图、VNC、碘密度图，以及任意两参数融合图。

舌癌的光谱 CT 主要参数表现如下（图 8-6）。

1. Z effective 图及光谱曲线

在常规 CT 图像上无法判断病变范围时，光谱 CT 提供的 Z effective 图及融合图，可将病变异常组织的范围及碘摄取特点显示更翔实、影像细节更加明显。除显示肿瘤异常细胞的生长范围外，通过 Z effective 图还可将不同原子序数组织以不同颜色表示，结合光谱曲线走行及斜率，可明确区分淋巴结转移及反应性淋巴结。

2. 碘密度图

可显示出肿瘤实质部分摄取对比剂的量，同时也可对比出与周围正常组织的界限及病变与正常组织的碘摄取的差异度，为病变实际累及范围和转移性淋巴结的诊断提供可靠依据，具有一定的协助诊断的意义，对于病变的检出能力显著高于其他双能 CT。

（四）诊断要点

常规 CT 动态增强扫描根据病变的不同临床分型显示不同的影像形态特征，增强扫描出现明显的强化病变，颈部转移淋巴结呈明显强化、可伴坏死及融合。光谱 CT 动脉期一方面通过碘密度

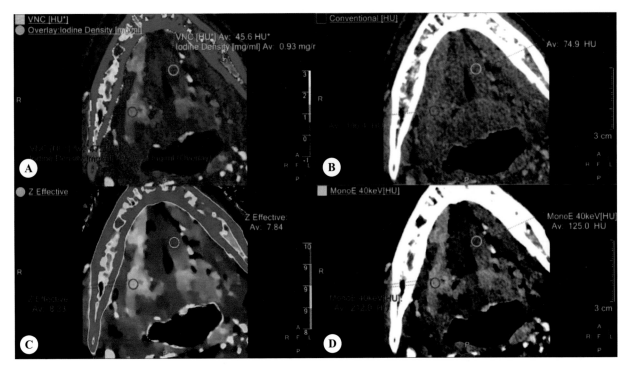

▲ 图 8-6　**48 岁男性舌癌患者**

A. 虚拟平扫（virtual non-contrast，VNC）与碘密度图融合图（overlay iodine density）；B. 常规 CT 图像［conventional（HU）］；C. 有效原子序数图（Z effective）；D. 单能级图像（MonoE 40keV）。常规 CT 及单能级图像均能显示病变位于右侧舌体底部及舌骨舌肌肿物，且单能级对病变大小显示更为清晰，单能级图测得病变 CT 值约 212.0HU，正常区域为 125.0HU；碘密度图与 VNC 融合即能显示喉癌患者肿瘤实质部分密度 47.7HU，大于正常组织 45.6HU，碘摄取量 1.93mg/ml 高于正常组织 0.93mg/ml；Z effective 图可将病变异常组织的范围及值的变化，病变区域为 8.33，正常组织为 7.84

图明确异常摄取碘的肿瘤组织，尤其结合 40keV 对浸润型癌侵及范围的显示具有一定优越性，另一方面能够通过光谱曲线及 Z effective 图对转移及非转移淋巴结做出诊断。具体诊断要点如下。

1. 常规 CT 可表现为病变部隆起样类圆形或不规则形软组织肿块。

2. 碘密度图明确异常摄取碘的肿瘤组织，结合 40keV 能够清晰显示肿瘤的范围。

3. Z effective 图能够对转移及非转移淋巴结作出诊断。

六、恶性神经鞘膜瘤

（一）概述

恶性神经鞘膜瘤（malignant peripheral nerve sheath tumor，MPNST）是周围神经系统少见的恶性肿瘤，起源于神经施万细胞，又称神经源性肉瘤、神经纤维肉瘤和恶性神经鞘膜瘤。可为原发恶性病变，也可由良性病变恶变而来，具有较高的侵袭性。周围型恶性神经鞘膜瘤随周围神经分布生长，可发生于身体任何部分，分布在神经干内或神经干旁，沿神经干呈浸润生长，也可多发。恶性神经鞘膜瘤一般境界清楚，常有假包膜。肿瘤大小不等，为结节状、分叶状、不规则形。由于肿瘤可发生于身体各部位，可表现为体表肿物、四肢肿物或腹盆腔肿物等，肿物较大时可出现相应的压迫症状或肿瘤本身引起的疼痛。恶性神经鞘膜瘤易出现局部复发和远处转移且愈后差。早期诊断、手术完整切除有助于改善预后。

（二）常规 CT 表现

应用 CT 诊断时，可见沿神经干内或神经干旁浸润生长的软组织肿块，病变缺乏特征性影像表现，较大时可出现囊变坏死，增强扫描部分可见实性部分明显强化，沿神经干内或神经干旁浸润生长，可为病变神经性来源提供一定线索。在 CT 诊断中需要与恶性神经纤维瘤及间叶组织来源恶性肿瘤相鉴别。

（三）光谱 CT 表现

双层探测器光谱 CT 既可提供真正的常规 CT 图像，也可进行普通 CT 成像与 40keV、碘密度图、Z effective 图等光谱图像的组合读片，实现不同光谱图像同步对比显示，在常规 CT 图像上无法判断病变范围时，而在 Z effective 图

及碘密度图中，病变组织的范围及碘摄取变化特点则显示更加详细，除显示肿瘤瘤体范围，还可显示出肿瘤实质部分摄取对比剂的量、对比出与周围正常组织的界限。另外，通过 Z effective 图对同组织来源的转移病灶提供可靠依据，对于病变的检出能力及分期具有显著优势。

恶性神经鞘膜瘤的光谱 CT 主要参数和病理表现如下（图 8-7 和图 8-8）。

1. MonoE 40keV 单能级图像

表现沿神经干内或神经干旁浸润生长的软组织肿块，部分实性部分明显强化，部分强化不明显，一般强化后 CT 值范围为 95～153HU，恶性神经鞘膜瘤 ROI 测量为 116.7HU，显著高于常规 CT 图像的 65HU。

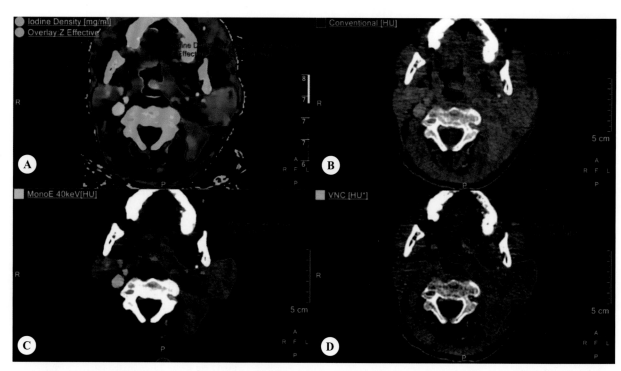

▲ 图 8-7　53 岁男性患者，8 年前因口腔出血发现上腭约黄豆大小结节，伴有出血无疼痛，未予重视，后病灶逐渐变大

A. 碘密度图（iodine density）与有效原子序数图融合图（overlay Z effective）；B. 常规 CT 图像 [conventional（HU）]；C. 单能级图像（MonoE 40keV）；D. 虚拟平扫（virtual non-contrast，VNC）。常规 CT 及单能级图像均能显示病变位于右侧舌体底部及舌骨舌肌肿物，且单能级对病变大小显示更为清晰；病变异常组织 Z effective 图及碘密度图显示分别为 7.93mg/ml 和 1.07mg/ml，大于对侧正常组织（7.83mg/ml 和 0.91mg/ml）

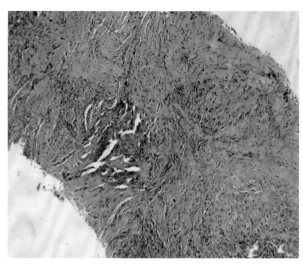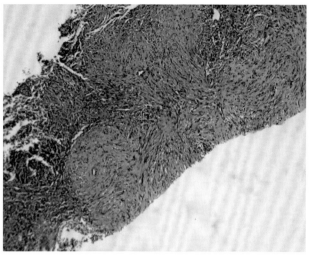

▲ 图 8-8 恶性神经鞘膜瘤患者的病理结果

形态学及免疫组化支持恶性周围神经鞘膜瘤（MPNST，可见梭形细胞呈束状、编织状排列，细胞疏密不等）。免疫组化结果：S-100（2+），GFAP（-），Ki-67（40%），CD56（2+），ckp（-），EMA（-），p53（-），myoD1（-）

2. 虚拟平扫

表现为稍低密度，低于周围肌肉组织，一般 CT 值范围为 29~43HU，恶性神经鞘膜瘤 ROI 测量为 38.5HU。

3. 碘密度图

表现沿神经干内或神经干旁浸润生长的软组织肿块，局部摄碘较明显，可与周边无或少摄碘区区分，可一定程度帮助识别肿瘤边界，肿瘤实质性部分表现为异常高灌注，一般摄碘值范围为 0.8~1.35mg/ml，恶性神经鞘膜瘤 ROI 测量为 0.91mg/ml。

4. Z effective 图及融合图

表现为有效原子序数图异常染色，通过调节窗宽窗位可显示肿瘤边界，通常窗宽 8 窗位 3，有效原子序数值略增高，一般 Zeff 值范围为 7.47~8.24，恶性神经鞘膜瘤表现为金黄色，ROI 测量为 7.83。另外，融合图对肿瘤边界显示较其他参数更清楚。

（四）诊断要点

光谱 CT 可提供 MonoE 图像、碘密度图及有效原子序数图等多参数图像，可为恶性神经鞘膜瘤的诊断提供更多有价值的信息。40keV 等光谱图像能够增加异常强化病变与背景组织的对比度，有利恶性周围型神经鞘瘤侵袭范围的评估。同时，通过碘密度图、Z effective 融合图及光谱分析工具可以对病变的进展程度进行判定，更利于最终观察疾病的变化，因此通过光谱 CT 多参数读片可以进行该肿瘤的治疗评估。具体诊断要点如下。

1. 肿瘤沿神经干内或神经干旁浸润生长。

2. VNC 表现为稍低密度，低于周围肌肉组织。

3. 肿瘤实质性部分呈异常高灌注。

4. 40keV 等光谱图像能够增加异常强化病变与背景组织的对比度。

七、甲状舌管囊肿

（一）概述

甲状舌管囊肿（thyrolingual cyst）是颈部较为常见的一种先天畸形，可发生于舌盲孔至胸骨上切迹之间颈中线的任何部位，在胚胎发生于第 3 周时，咽底部中央形成凹陷、逐渐发育为甲状舌管，下端发育形成甲状腺，上端退化形成盲孔，由于各种原因导致的甲状舌管退化不全，则在颈前区自盲孔至甲状腺下部之前的任何部位由于残余上皮分泌物聚集形成潴留性囊肿，即甲状舌管囊肿，以正中线位置多见。典型的影像表现为甲状舌骨肌正中线或正中线周围的薄壁囊性肿块，CT 边界清晰，其内为液性低密度影，合并感染后囊壁可增厚、强化并伴有周围软组织水肿。临床表现为颈部中线区的肿物，一般为直径 1～2cm 的圆形肿块，因囊内分泌物充盈紧张，肿块有实质感，囊肿较固定，不能上下或左右推动；因与舌骨相连，可随吞咽上下移动为其特征；当囊肿合并感染后可迅速增大，出现疼痛和压痛、皮肤发红，破溃时形成瘘管。手术切除是根治甲状舌管囊肿的主要方法，而手术的关键是防止复发，术后复发主要是囊肿残留所致，特别是从舌骨到舌盲孔间囊肿切除是否彻底与复发有密切关系，手术时应切除与之相连的舌骨体中份，以防止复发。

（二）普通 CT 表现

应用 CT 诊断时，甲状舌管囊肿位于颈部中线或近中线区，在舌盲孔与甲状腺之间的任何部位，以舌骨上下发生较多，常呈圆形或椭圆形，少数表现为不规则形，增强扫描部分可见囊壁强化，感染可使囊肿的密度接近或等同于软组织，偶尔可见分隔，以此为甲状舌管囊肿的诊断依据。在 CT 扫描过程中需要与腮裂囊肿、表皮样囊肿、甲状腺囊肿、胸腺囊肿等鉴别。

（三）光谱 CT 表现

通过双层探测器光谱 CT 提供的常规 CT 图像，使其与光谱 CT 提供的 Z effective 图、VNC 及碘密度图结合，病变的强化及碘摄取特点，能够显示更加细微变化。

甲状舌管囊肿的光谱 CT 主要参数和病理表现如下（图 8-9 和图 8-10）。

1. Z effective 图像及融合图表现

对囊壁的显示显著优于常规图像，更好地判断囊肿来源及大小。

2. MonoE 40keV 及碘密度图

增强后在甲状舌管囊肿中能够显示囊肿内无强化及无碘摄取的囊性成分，结合薄层图像定位疾病的位置，可明确该病的性质及组织来源。

（四）诊断要点

光谱 CT 可提供 MonoE 图像、碘密度图及有效原子序数图等多参数图像，可为疾病的诊断提供更多有价值的信息。40keV 等光谱图像能够增加病变与背景组织的对比度，有利于甲状舌管囊肿的检出。通过光谱分析工具可以对检出的病变与甲状舌骨肌界限判定，更利于最终的确诊病变范围，因此通过光谱 CT 多参数读片可以进行常规化检出和确诊，具体诊断要点如下。

1. CT 平扫可显示病变的位置及密度特征。

2. 结合 VNC 图可对囊壁是否强化做出判断。

3. 40keV 等光谱图像能够增加病变与背景组织的对比度。

八、颈动脉斑块

（一）概述

脑血管疾病是人类致残和死亡的重要原因之一，其中 75% 为缺血性疾病，在众多缺血性脑血管疾病的危险因素中，颈动脉硬化导致的颈动脉狭窄占了很重要的位置，20%～30% 的缺血性脑卒中是由于颅外段颈动脉狭窄病变进展所致。

颈动脉斑块的形成与动脉粥样硬化相同，受多种因素影响。其中年龄>60 岁、男性、长期吸烟史、高血压病史、糖尿病史及高脂血症等是颈动脉斑块形成的危险因素。

颈动脉斑块的主要威胁以不稳定斑块为主。不稳定斑块的典型特征为表面伴溃疡、内部含较

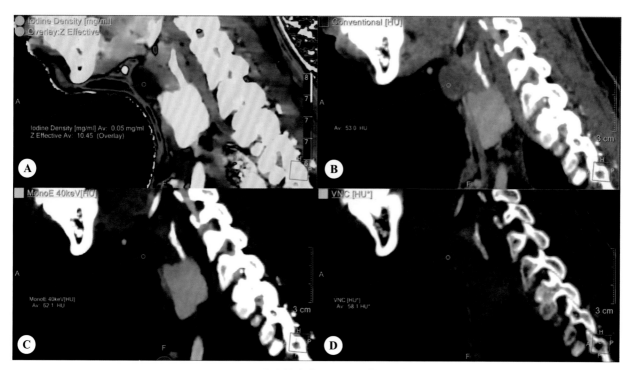

▲ 图 8-9　22 岁女性患者，发现颈前区肿物 1 个月

A. 碘密度图（iodine density）与有效原子序数图融合图（overlay Z effective）；B. 常规 CT 图像［conventional（HU）］；C. 单能级图像（MonoE 40keV）；D. 虚拟平扫（virtual non-contrast，VNC）。光谱图像清晰显示囊壁准确测量囊内摄碘量

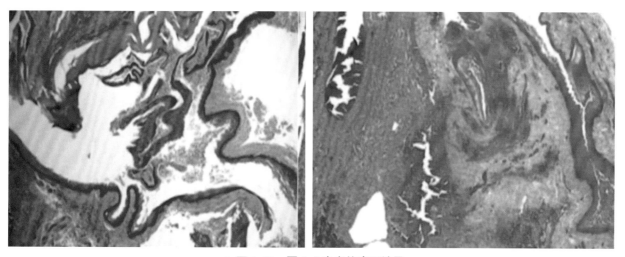

▲ 图 8-10　图 8-9 患者的病理结果

囊壁内衬鳞状上皮，囊壁纤维组织增生伴透明变性，组织充血、水肿，部分慢性炎细胞浸润，边缘见部分横纹肌组织及少许甲状腺滤泡。免疫组化：Tg（局灶＋）；TTF-1（局灶＋），TPO（局灶＋）

大脂质核心、纤维帽较薄、斑块内出血等。随着患者病情的进展，不稳定斑块突然破裂或脱落，易诱发急性脑血管疾病，甚至危害患者的生命安全。

按照北美症状性颈动脉内膜切除术协作组（NASCET）标准，颈动脉狭窄程度分为四级：①轻度狭窄，颈动脉内径缩小＜50%；②中度狭窄，50%～69%；③重度狭窄，70%～99%；④完全闭塞，100%。手术治疗主要包括颈动脉内膜剥脱术和颈动脉狭窄血管成形术和支架置入术。

根据是否产生相关的脑缺血症状，分为有症状性和无症状性两大类（同颈动脉狭窄），具体如下。

1. 有症状性

①短暂性脑缺血发作（TIA）可表现为一过性单侧肢体感觉、运动障碍、单眼失明或失语等，一般仅持续数分钟，发病后 24 小时内完全恢复。发作过后查体无明确阳性体征，影像学检查无局灶性病变。②缺血性脑卒中常见临床症状有一侧肢体感觉和（或）运动障碍、失语，严重者可出现昏迷。查体可有相应神经系统定位体征，影像学检查可见局灶性病变。

2. 无症状性

许多颈动脉硬化性疾病患者在临床上没有任何神经系统症状或仅有一些非特异性表现，如头晕、头痛、晕厥等。

（二）常规 CT 表现

随着扫描技术和设备的完善，颈动脉增强扫描的三维重建技术可良好地显示颈动脉血管内腔是否有狭窄和闭塞，可直接测量颈动脉的直径和狭窄程度。①钙化斑块，钙化斑块是颈动脉硬化发展到一定阶段的结果，也是其重要的病理学标志，钙化斑块在 CT 平扫上表现为易于分辨的高密度影；②非钙化斑块，非钙化斑块主要由脂质成分和纤维成分组成，在 CT 平扫上不易分辨，在增强扫描表现为血管壁条片状低密度影；③混合斑块，指钙化斑块和非钙化斑块并存。

（三）光谱 CT 表现

光谱 CT 成像对各种类型的斑块具有较好的分辨能力，不仅能清晰地显示斑块在颈动脉内的部位、大小、形态，还能准确判断颈动脉狭窄程度、区分斑块性质。光谱 CT 通过综合分析能谱

曲线及其斜率、有效原子序数等多种参数，能够对动脉斑块成分进行准确的评估。

斑块脂质成分的能谱曲线形态呈弓背向上，其斜率为负值；纤维基质、斑块内出血的能谱曲线形态均呈弓背向下，其斜率为正值，并且斑块内出血的能谱曲线比纤维基质能谱曲线明显低平。

颈动脉斑块的光谱 CT 主要参数表现如下（图 8-11 至图 8-13）。

1. MonoE 单能级图像

40keV 图像可增加管腔 CT 值，使非钙化斑块与管腔界限更明显，更易识别。90～200keV 图像可抑制钙化斑块伪影，更清晰地观察管腔，准确测量狭窄率。

2. 碘密度图

可量化测得摄碘值，可用以区分钙化斑块和含碘管腔，同时可用于判定管腔是否完全闭塞。另外，基于光谱 CT 图像的颈动脉斑块分析，管腔自动识别较常规 CT 图像更准确。

3. Z effective 图及融合图

表现为有效原子序数图异常染色，通过调节窗宽窗位可用不同颜色显示不同斑块或同一斑块不同成分，通常窗宽 8 窗位 2 有助于观察斑块，不同成分的斑块，Zeff 值不同，钙化斑块测量结果为 12.15，非钙化斑块测量结果为 9.39。

4. 光谱曲线

用于对斑块的不同组织成分加以区分，斑块脂质成分的能谱曲线形态呈弓背向上，其斜率为负值；纤维基质、斑块内出血的能谱曲线形态均呈弓背向下，其斜率为正值，且斑块内出血的能谱曲线比纤维基质能谱曲线明显低平。钙化斑块光谱曲线呈由高到低向下走行。

（四）诊断要点

光谱 CT 对颈动脉斑块的识别、分析优势在于可以通过不同的参数得到曲线图、直方图及散

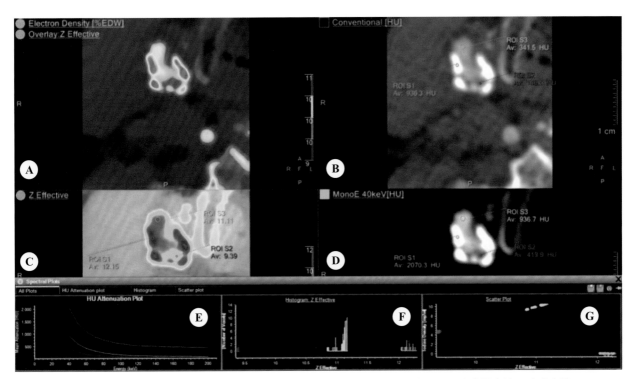

▲ 图 8-11　男性，60 岁，行动迟缓半年，加重 1 个月，光谱 CT 检查发现颈动脉混合性颈动脉斑块

A. 碘密度图（iodine density）与电子密度融合图（Overlay electron Density）；B. 常规 CT 图像［conventional（HU）］；C. 有效原子序数图（Z effective）；D. 单能级图像（MonoE 40keV）；E. 光谱曲线（HU attenuation Plot）；F. 光谱直方图（histogram Z effective）；G. 光谱散点图（scatter plot）。CT 检查发现颈部钙化斑块（S1）、非钙化斑块（S2）及正常血管腔（S3）的常规 CT 值分别为 936.3HU、146.1HU 及 341.5HU，光谱分析示三者光谱曲线及散点图、直方图表现不同，同时比较普通增强 CT，40keV 图清晰地显示不同性质的斑块及血管狭窄程度

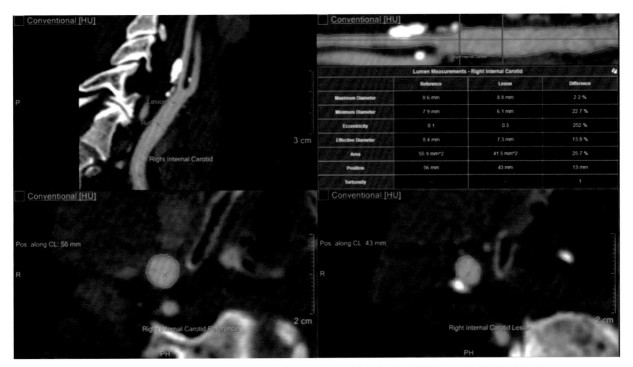

▲ 图 8-12　基于常规 CT 图像的颈动脉斑块分析，管腔自动识别错误，钙化被识别为管腔

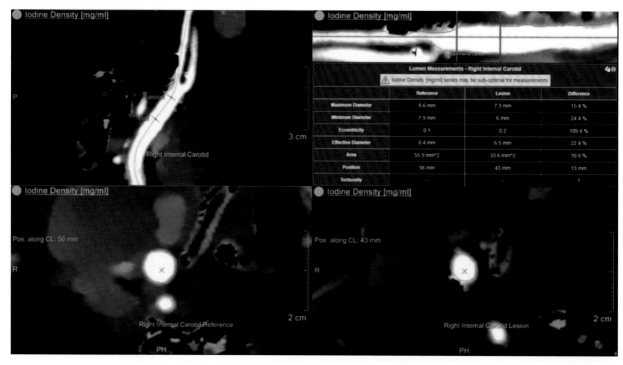

▲ 图 8-13　基于碘密度图像的颈动脉斑块分析，通过去钙技术，管腔自动识别准确，估测血管腔狭窄程度精确

点图鉴别不同成分的斑块，同时通过分析斑块，可以更加准确地评价血管狭窄程度，具体诊断要点如下。

1. 40keV 图像可增加管腔 CT 值，使非钙化斑块与管腔界限更明显，更易识别。

2. 90～200keV 图像可抑制钙化斑块伪影，更清晰地观察管腔，准确测量狭窄率。

3. 碘密度图可用于判定管腔是否完全闭塞。

4. 有效原子序数图与光谱曲线可用于斑块不同成分分析。

九、颈动脉体瘤

（一）概述

颈动脉体瘤是一种罕见的发生在颈动脉分叉处的副神经节瘤，发病率约为 1∶30000，长期低氧刺激及相关基因突变是其诱发因素。颈动脉体瘤好发于 40—50 岁人群，儿童罕见，女性发病率较男性高，约 40% 的颈动脉体瘤患者有家族遗传史。因疾病早期无明显特异性症状，临床多通过影像学检查明确诊断。

外科手术是目前治疗颈动脉体瘤的首选方案，近年来腔内治疗、放射治疗等临床应用广泛，治疗方式的多样化也扩大了颈动脉体瘤的手术指征。

颈动脉体瘤主要临床表现为颈部下颌角无痛性包块，单侧常见，也可出现颈部异物感、声音嘶哑、吞咽困难、短暂性脑缺血、Horner 综合征等症状。多数颈动脉体瘤无分泌功能，<1% 的颈动脉体瘤具有分泌少量儿茶酚胺的功能，可引发高血压、出汗、头痛、心悸、焦虑等症状。

目前，临床多根据颈动脉体瘤瘤体大小及血管壁浸润程度进行 Shambin 分型，包括 ① Shambin Ⅰ 型为局限型，瘤体与颈动脉分叉粘连轻；② Shambin Ⅱ 型为部分包绕型，瘤体体积较大，颈内、颈外动脉被瘤体部分包绕；③ Shambin Ⅲ 型为完全包绕型，瘤体体积巨大，颈内、颈外动脉被瘤体完全包绕。

颈动脉体瘤的发生与 SDH 基因的突变有关，具有家族遗传性肿瘤的 10%～50%，是一种常染色体疾病，外显率与年龄相关，男女发病无差异；非遗传性患者中年轻女性多见。

（二）常规 CT 表现

平扫可见肿瘤位于颈内外动脉分叉处、颈动脉鞘内，呈边界清楚、密度均匀的圆形、类圆形结节或肿物。增强扫描动脉期肿瘤明显强化，强化均匀或不均匀，边界清楚，延迟期肿瘤强化程度明显均匀下降。

（三）光谱 CT 表现

1. MonoE 40keV 单能级图像

增强后颈内外动脉分叉处类圆形肿物强化明显，边界对比更清楚、密度更高。

2. 碘密度图

肿瘤内部摄碘区与周围无或少摄碘区有明显差异，可识别区分肿瘤边界。

3. Z effective 图及融合图

表现为有效原子序数图异常染色，通过调节窗宽窗位可显示肿瘤边界，通常窗宽 8 窗位 3，有效原子序数融合图和碘密度融合图对肿瘤边界显示比其他参数图更清楚。

（四）诊断要点

颈动脉体瘤光谱 CT 诊断优势在于增强后易于发现病灶，碘密度图及有效原子序数融合图显示肿瘤边界更加清楚，具体诊断要点如下。

1. 病变位置特殊，一般位于颈内外动脉分叉处。

2. 病变呈边界清楚、密度均匀的圆形、类圆形结节或肿物。

3. 病变血供丰富，增强扫描明显强化。

4. 有效原子序数融合图和碘密度融合图可清晰显示肿瘤边界。

十、甲状腺囊肿

（一）概述

甲状腺囊肿是指在甲状腺中出现的含有液体的囊状物，该囊状物可能很大（＞5cm 即为手术指征），也可能很小（＜1cm），小的甲状腺囊肿因无明显的临床症状，通常于体检时发现，较大的甲状腺囊肿常常是患者自行发现，然后由医师触诊摸到结节，再经影像学检查获得证实。

本病多发生于 20—40 岁女性。囊肿多为单发，也可多发，肿物呈圆形或类圆形，大小不等，小者如花生米大小，大者可如鸭蛋大小。表面光滑，边界清楚，质地软，随吞咽上下移动，无触压痛。囊肿增大缓慢，一般临床无任何不适表现。偶可因囊肿内出血，肿物短期内迅速增大，局部出现疼痛及压迫症状，可伴有声嘶及呼吸困难。本病一般不恶变。

甲状腺囊肿产生的原因多是由于患者身体吸取的碘量不足，血中甲状腺素浓度因此降低，通过神经 – 体液调节使垂体前叶分泌大量的促甲状腺素，促使甲状腺肿大。初期，扩张的滤泡分布较为均匀，散布在腺体内部周围，形成弥漫性甲状腺肿，若未经及时治疗，形成结节性甲状腺肿，进而发生出血、坏死而形成甲状腺囊肿。内分泌学会证实，高碘区食盐加碘容易诱发甲状腺疾病。

（二）常规 CT 表现

CT 主要表现为甲状腺双侧叶及峡部单发或多发类圆形低密度影，囊肿密度均匀，边缘光整，增强后囊肿无强化，与强化的甲状腺组织边界更清晰。

（三）光谱 CT 表现

通过双层探测器光谱 CT 提供的多参数图像，可同时观察 MonoE 40keV 图、Z effective 图、

VNC、碘密度图及任意两参数融合图。

1. MonoE 单能级图像

增强 MonoE 40keV 可提高甲状腺内低密度病灶与正常甲状腺组织的对比度，MonoE 40keV 可见甲状腺双侧叶及峡部单发或多发类圆形低密度影，尤其较小者，均可被轻易检出。

2. 碘密度图

增强后囊肿无强化及无碘摄取，进一步确定囊性病变性质。

3. 光谱曲线

可利用光谱曲线对多发结节进行对照，进一步辅助明确诊断。

（四）诊断要点

光谱 CT 对甲状腺囊肿诊断优势在于可以提高甲状腺内低密度病灶与正常甲状腺组织的对比度，较小病灶易于检出。具体诊断要点如下。

1. 甲状腺双侧叶及峡部单发或多发类圆形低密度影。

2. 增强扫描病灶未见明显强化。

3. 碘密度图示囊内区域不摄碘。

十一、甲状腺良性结节／肿物

（一）概述

甲状腺良性结节／肿物主要包括结节性甲状腺肿（nodular goiter，NG）及甲状腺腺瘤（thyroid adenoma，TA）。结节性甲状腺肿是单纯性甲状腺肿的一种常见类型，是甲状腺激素合成不足，引起垂体促甲状腺素增多，刺激甲状腺滤泡上皮增生，滤泡肥大所致。甲状腺肿可分为地方性或散发性，地方性甲状腺肿是指一个地区 10% 以上人口有弥漫性或局限性甲状腺肿大。结节性甲状腺肿的病因主要为缺碘。

甲状腺腺瘤为起源自滤泡上皮的良性肿瘤，约占甲状腺上皮性肿瘤的 60%。好发于 30 岁以上的女性，常为单发，平均直径为 2～6cm。结节性甲状腺肿与甲状腺腺瘤可合并存在，甲状腺腺瘤往往有结节性甲状腺肿的背景。

1. 临床特点

(1) 结节性甲状腺肿主要表现为颈前无痛性肿物，可在体检时偶然发现，结节性甲状腺肿体积可很大，重者可超过 2000g，可压迫邻近结构产生呼吸困难、吞咽困难等。

(2) 甲状腺腺瘤表现为颈前无痛性肿物、边缘规则、质地中等，当出现囊变时可质韧或质软。

2. 病理特点

(1) 结节性甲状腺肿：结节性甲状腺肿发展分三个时期，①增生期；②胶质潴积的静止期，滤泡腔内充满胶质；③结节期，长时间交替发生的增生和退缩过程，使甲状腺内纤维组织增生，小叶或一群充满胶质的滤泡周围有纤维组织包绕，从而形成结节，结节内常见出血、坏死、胶样变性、囊性变及钙化。

(2) 甲状腺腺瘤：绝大多数腺瘤为滤泡性腺瘤，大体形态为甲状腺内有完整包膜的单个结节直径<4cm，大腺瘤内常有出血、坏死、囊性变、纤维化和钙化。

（二）常规 CT 表现

1. 结节性甲状腺肿

病变边缘大多清晰，即使肿物很大，与邻近的器官结构仍可有脂肪间隙相隔，无明显侵犯或浸润征象。甲状腺内多个、散在、规则的低密度结节为其特征性改变。病变内常含有钙化，多为斑片、斑点状粗钙化，颗粒状小钙化少见。约 30% 的肿物可向下延伸至纵隔。少有淋巴结肿大，所有良性甲状腺病变中仅有≤5% 合并有颈部淋巴结肿大。低剂量增强双期扫描多数表现为低密度区静脉期密度高于动脉期，而高密度区增强幅度可增加或降低。这种表现与结节性甲状腺肿的组织病理学形态密切相关，其中低密度区为滤泡中潴留的胶质成分，由于结节对周围组织的压迫而使对比剂停留于间质中，对比剂的存留是缓慢而持续的过程，故大部分低密度区表现为强化程度轻度增高。然而，结节性甲状腺肿中高密度区可呈现出静脉期较动脉期强化降低或进一步增强两种表现。

2. 甲状腺腺瘤

CT 表现多为边缘规则的结节或肿物，部分肿瘤与周围结构之间有明显被压缩的脂肪间隙，依据病理成分不同，肿瘤可表现为均匀密度或不均匀密度，若肿瘤主要由含胶质较少的增生滤泡上皮组成，则多为均匀实性密度。如果肿瘤由充满胶质的大滤泡或巨大滤泡构成，影像表现为边缘规则的囊性低密度病变；增强扫描动脉期结节明显强化，静脉期密度明显降低。

（三）光谱 CT 表现

光谱 CT 能对不同组织类型的肿瘤和肿瘤分级进行鉴别，其在获得混合能量图像的同时可获得一系列特定能量水平的单能量图像，通过 SBI 光谱基数据包可直接解析各种光谱图像、光谱衰减曲线、有效原子序数等。结节性甲状腺肿内能谱表现为 CT 平扫期由于结节性甲状腺肿存在正常滤泡结构和摄碘能力，因而碘浓度明显高于恶性结节；增强扫描动脉期结节性甲状腺肿碘浓度明显高于恶性结节，动脉期标准化碘浓度高于恶性结节。

通过双层探测器光谱 CT 提供的多参数图像，可同时观察 MonoE 40keV 图、Z effective 图、VNC、碘密度图及任意两参数融合图。

1. 结节性甲状腺肿病变（图 8-14 和图 8-15）

（1）MonoE 单能级图像表现：MonoE 40keV 可提高甲状腺内低密度结节与正常甲状腺组织的对比度，增强后，病变动脉期与静脉期在强化程度上均明显高于常规 CT，提高了对比度，更易检出病变。

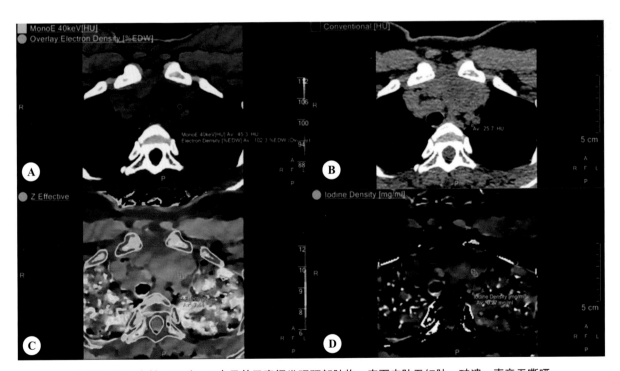

▲ 图 8-14　女性，64 岁，1 个月前无意间发现颈部肿物，表面皮肤无红肿、破溃，声音无嘶哑

A. 碘密度图（iodine density）与电子密度融合图（Overlay Electron Density）；B. 常规 CT 图像［conventional（HU）］；C. 有效原子序数图（Z effective）；D. 碘密度图（iodine density）。CT 检查发现甲状腺右侧叶体积增大并可见斑片状低密度影（S1），CT 值为 25.7HU，光谱分析示 S1 摄碘值为 0.27mg/ml。碘密度图与电子密度融合图清晰显示病灶及病灶周围组织关系

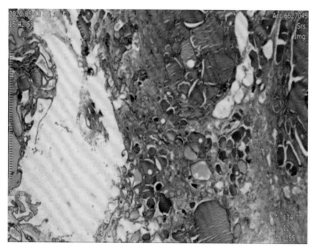 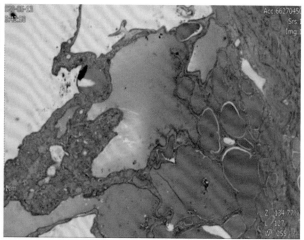

▲ 图 8-15 **图 8-14 患者病理结果**

甲状腺滤泡增生，被增生的纤维组织分隔成结节状，部分滤泡上皮乳头状增生及不典型增生，部分区域可见钙化 - 出血、囊性变，局部见胆固醇结晶形成，部分区域腺瘤样结节形成。免疫组化为 CK19（-）、TPO（2+）、TTF-1（2+）、Ki-67（< 5%）。符合结节性甲状腺肿并部分滤泡上皮增生

（2）VNC 图像表现：因病变内常含有钙化，由于甲状腺含碘，钙化有时往往较难观察，使用光谱 CT 提供的 VNC 虚拟平扫图像可去除甲状腺内碘物质，使钙化灶显示明显。

2. 甲状腺腺瘤

（1）MonoE 单能级图像表现：增强 MonoE 40keV 提高了低密度结节与正常甲状腺组织的对比度，部分肿瘤与周围结构之间的脂肪间隙较常规 CT 更加清晰，动脉期结节强化更明显。

（2）碘密度图表现：可通过碘密度值量化强化程度，静脉期密度略有下降，摄碘值亦略有下降，动脉期与静脉期在强化程度上均明显高于常规 CT。

（四）诊断要点

光谱 CT 对结节性甲状腺肿诊断优势在于可以通过光谱 CT 提供的多参数图像，可同时观察 MonoE 40keV 图、Z effective 图、VNC、碘密度图及任意两参数融合图，提高甲状腺内低密度结节与正常甲状腺组织的对比度，使病灶更易检出，具体诊断要点如下。

1. 甲状腺内多个、散在、规则的低密度结节，病变内常含有钙化，多为斑片、斑点状粗钙化，颗粒状小钙化少见。

2. 增强扫描病变动脉期与静脉期在强化程度上明显高于常规 CT。

3. VNC 虚拟平扫图像可去除甲状腺内碘物质，使钙化灶显示明显。

十二、甲状腺癌

（一）概述

甲状腺癌主要来源于滤泡上皮细胞，依据病理组织学分型，可分为分化型甲状腺癌、髓样癌及未分化癌，其中分化型甲状腺癌又分为乳头状癌和滤泡状癌。甲状腺癌病程进展速度较慢，部分患者临床症状不明显，可在影像学检查中偶然发现病灶。当患者出现颈部肿块、声音嘶哑、呼吸不畅等明显症状时，可能错过了最佳治疗时机，因此早期准确有效的影像学检查对于甲状腺癌的早期治疗和诊断就显得尤为重要。

临床特点：乳头状癌多见于儿童及青少年，髓样癌女性多见，男女比例为 1 :（2～3），乳头状癌生长缓慢预后好，但淋巴结转移率高，一般

2～3cm 乳头状癌约 60% 有淋巴结转移。

滤泡癌多发生在 40 岁以上人群，女性较男性多 2～3 倍，常见于长期缺碘的患者，也可有散发病例。血行转移率高，淋巴结转移率低。

髓样癌多见于 40—60 岁人群，亦可见于青少年和儿童，性别差异不大。髓样癌起源于滤泡旁细胞（C 细胞），能产生降钙素，可导致严重腹泻，肿瘤尚可分泌多种异位激素，可产生 Cushing 综合征或类癌综合征。未分化癌多见于 50 岁以上女性，恶性程度极高，生长迅速，容易侵犯周围结构及发生远处转移。各种甲状腺癌主要表现为颈前无痛性肿物，边缘规则或不规则，肿物较大时，可压迫、侵犯邻近结构，产生声嘶、痰血呼吸困难、吞咽困难等症状。

病理特点：①乳头状癌大体病理呈灰白色实性肿物，质硬，常位于甲状腺包膜附近，多无明显包膜，呈浸润性生长，部分有囊变或钙化的沙粒体，肿瘤常为多中心生长。组织学可分纯乳头状癌和乳头滤泡混合型。只有少数为纯乳头状癌，半数以上为混合型，混合型的生物学行为与乳头状癌相同。②滤泡癌大体病理为灰白色，内部可有出血、坏死、囊性变、纤维化和钙化，肿瘤常有明显外侵。镜下见从分化极好如正常甲状腺的滤泡结构到明显恶性的癌，其间有多个过渡型。癌细胞排列成滤泡、实性巢索或小梁。③髓样癌可有或无包膜，界限清楚，切面灰白色质实。癌细胞呈圆形、多角形或梭形，肿瘤可呈典型的内分泌肿瘤样结构，间质内有淀粉样物质沉着。④未分化癌肿瘤体积大，固定，石样硬。切面有出血、囊性变及坏死灶。镜下示癌细胞分化不良，正常和不正常核分裂多见，肿瘤内常可见滤泡癌或乳头状癌成分。

（二）常规 CT 表现

1. 病变形态不规则、边缘模糊，由于甲状腺癌多呈浸润性生长，约 90% 边缘不规则，边界模糊不清，部分有明显外侵征象，需注意肿物与气管、食管、颈动脉等重要结构的关系。

2. 约 55% 的甲状腺癌内会出现不规则高密度区内混杂不规则低密度灶，此为其有特征性的密度改变。由于甲状腺恶性肿瘤组织中有大量新生血管，因此增强 CT 扫描呈现动脉期肿瘤密度不均匀明显增高，静脉期密度降低。恶性肿瘤与腺瘤高密度区动脉期均强化明显，恶性肿瘤 CT 值低于正常甲状腺组织及腺瘤，原因是肿瘤组织内有大量的新生血管生成，同时这种恶性生长破坏大量的组织结构和血管，所以强化幅度较正常甲状腺和腺瘤低。

3. 甲状腺乳头状癌的特征性表现为病变内出现囊性变伴有明显强化的乳头状结节为。约 25% 的甲状腺乳头状癌可出现囊性变伴有明显强化的乳头状结节。

4. 15%～18% 的甲状腺癌可有颗粒状小钙化，可以作为恶性病变定性诊断的指征；斑片、斑点状钙化对良恶性鉴别无意义。

5. 颈部或纵隔淋巴结转移，即 58%～69% 的甲状腺癌伴有颈部淋巴结转移，是甲状腺恶性病变定性诊断的可靠间接性诊断指标。

（三）光谱 CT 表现

光谱 CT 经过物质分离技术可得碘密度图，这有利于显示摄碘组织及反映增强后组织强化情况，由此进行相对碘浓度的定量分析。将碘密度图与最佳单能量图像融合，能得到较好的图像质量和病灶对碘的摄取及分布情况。甲状腺癌碘含量值低于正常甲状腺组织和甲状腺良性结节，这是正常甲状腺组织中的脉管与滤泡细胞等被破坏和（或）纤维结缔组织替代所致；增强后动脉期、静脉期及延迟期中甲状腺癌的标准碘含量值均低于良性结节，其中延迟期标准碘含量值低于静脉期，是定性诊断指标之一。

甲状腺癌的光谱 CT 主要参数和病理表现如

下（图 8-16 和图 8-17）。

1. MonoE 单能级图像

增强 MonoE 40keV 可提高甲状腺内相对低密度的肿物与正常甲状腺组织的对比度，可将其边界和侵犯程度显示得更加清楚。

2. 碘密度图

可通过碘密度值量化强化程度，但由于甲状腺癌摄碘程度值低于正常甲状腺组织，因此仍表现为相对较低的含碘区域。碘定量有助于判断甲状腺癌不同分型。

3. Z effective 图及融合图

可提高病变可视化程度，辅助对病变侵袭范围及程度做出正确评估。

4. 光谱曲线

可有助于对肿物良恶性进行判断。良性结节血供丰富，存在较多的滤泡上皮细胞，在曲线上呈快升快降型，能谱衰减快，斜率多为正值，而甲状腺癌的达峰时间较长，回归时间亦较长，呈慢升慢降型曲线，能谱衰减慢，斜率在 CT 各期相大致低于良性结节。同时，光谱曲线通过其走行及斜率，对于肿瘤原发灶及淋巴结转移的判断也起到重要作用。

（四）诊断要点

光谱 CT 对甲状腺癌诊断优势在于可以通过光谱 CT 提供的多参数图像，提高甲状腺内相对低密度的肿物与正常甲状腺组织的对比度，还可以分析肿瘤不同分型，并且可以显示肿瘤边界及对周围组织侵犯程度，具体诊断要点如下。

1. 甲状腺内不规则高密度区内混杂不规则低密度灶为其特征性改变。

2. 增强 CT 扫描，动脉期肿瘤密度不均匀增高，静脉期密度降低。

3. 碘密度图显示肿物表现为相对较低的含

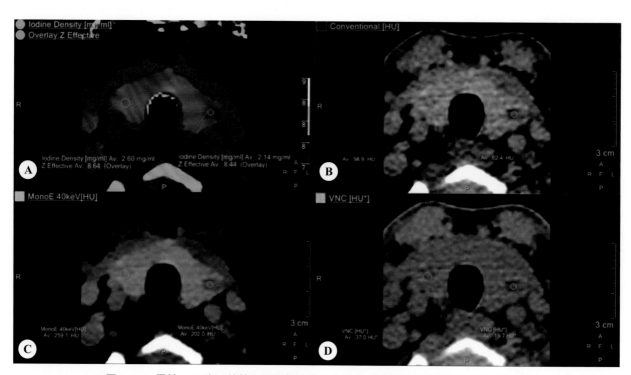

▲ 图 8-16 男性，52 岁，体检发现颈部肿物 9 个月余，虚拟平扫发现甲状腺内微钙化灶

A. 碘密度图（iodine density）与有效原子序数融合图（overlay Z effective）；B. 常规 CT 图像［conventional（HU）］；C. 单能级图像（MonoE 40keV）；D. 虚拟平扫图（virtual non-contrast，VNC）。CT 检查发现甲状腺右侧叶斑片状低密度影（S1）与甲状腺正常组织（S2）的常规 CT 值分别为 62.4HU 和 98.9HU，光谱分析示 S1 摄碘值（2.14mg/ml）低于 S2（2.60mg/ml），显示甲状腺癌摄碘程度值低于正常甲状腺组织

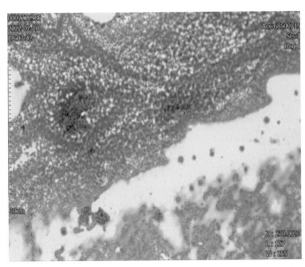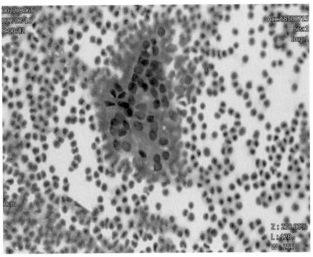

▲ 图 8–17　**图 8–16 患者的病理结果**

（甲状腺）瘤组织未见包膜，瘤细胞呈立方上皮，局部呈多边形，细胞核增大、核拥挤、核不规则，可见核沟、裸核仁及核内假包涵体，细胞质淡染或透亮，呈乳头状、滤泡样排列，浸润性生长，间质纤维化，周围甲状腺增生，滤泡大小不一，间质纤维组织增生分隔增生的甲状腺滤泡呈结节状。免疫组化为 TTF-1（2+）、TPO（-）、Ki-67（< 5%）、CK19（2+）、CD56（-）、Cyclin（2+）。符合甲状腺乳头状癌（多灶性），周围甲状腺呈结节性甲状腺肿伴腺瘤样结节形成及滤泡上皮不典型增生

碘区域；虚拟平扫可见清晰显示甲状腺内微钙化灶。

4. Z effective 图及融合图可提高病变可视化程度，辅助对病变侵及范围及程度做出正确评估。

5. 光谱曲线中，甲状腺癌的达峰时间较长，回归时间亦较长，呈慢升慢降型曲线，能谱衰减慢，斜率在 CT 各期相大致低于良性结节。

十三、中耳胆脂瘤

（一）概述

中耳胆脂瘤（middle ear cholesteatoma，MEC）又称中耳表皮样瘤，是由上皮下结缔组织中的角质化鳞状上皮和角质碎片在鼓室和（或）乳突形成团块，伴或不伴周围炎症反应，其并非是肿瘤组织，但具有类似肿瘤的侵袭能力。发病机制及病理生理学过程目前仍不明确，诱发的反复感染和炎症常导致临近区域的骨质吸收。儿童中耳胆脂瘤在我国有较高的发病率。临床上多为耳内长期流脓，伴有特殊恶臭，患者可有高调或低调耳

鸣，当破坏听骨链时可引起严重的听力下降。高分辨率 CT（HRCT）能清楚地显示颞骨的精细结构及听骨链的病理改变，并能准确地显示中耳乳突腔内病变的部位、性质。中耳乳突炎是否存在胆脂瘤是临床决定是否手术治疗的依据之一，外耳部分的胆脂瘤可以经由窥镜探测，但在位置特殊的病变（如中耳）窥镜难以探测，诊断出现困难。

（二）常规 CT 表现

HRCT 表现为患侧上鼓室及鼓窦内的团块状软组织影，呈圆状体或者不规则状，增强扫描时病灶不强化，相邻骨质多呈致密硬化改变，形成胆脂瘤的特征性征象之一：骨质硬化带。另外，盾板骨质破坏和上鼓室外侧壁破坏是胆脂瘤较特征性的 CT 征象；听小骨骨质的吸收、破坏表现为听小骨密度减低，听骨链不连续等。严重的胆脂瘤可伴广泛骨质破坏。但胆脂瘤与中耳炎性肉芽组织的 CT 的表现具有一定的相似之处，有时鉴别困难。

（三）光谱 CT 表现

在内耳常规 CT 扫描中，常无法分辨炎性病变和胆脂瘤的差异；光谱利用其强大的后处理分析技术可对病变作出明确诊断。

光谱 CT 主要多参数图像表现如下。

1. 40keV 单能级图像

表现为患侧上鼓室及鼓窦内的团块状软组织影，炎性病变与胆脂瘤密度差异增大，炎性病变呈中等密度而胆脂瘤呈更低密度，对比明显。

2. 有效原子序数图

一般 Zeff 值范围为 5.52～7，胆脂瘤表现为有效原子序数值异常减低，可以分辨为炎症和胆脂瘤两种组织。

3. 光谱曲线

胆脂瘤呈反弓曲线，与炎性病变曲线不同。

4. 直方图

胆脂瘤与炎性病变的直方图分布区域明显不同。

（四）诊断要点

CT 能显示中耳内胆脂瘤的软组织肿块和骨质破坏，但有时不易区分炎性病变和胆脂瘤。光谱 CT 的彩色多参数成像，可清晰分辨胆脂瘤和炎性病变，为临床提供更多的信息，帮助临床建立精准的治疗方案，具体诊断要点如下。

1. 胆脂瘤的 CT 值在 40keV 一般接近或低于 0HU。

2. 胆脂瘤的 Zeff 值一般低于 7，与脂肪组织相似。

3. 胆脂瘤的光谱曲线呈典型的"弓背向上"表现。

十四、颈部淋巴结肿大

（一）概述

正常人体浅表淋巴结很小，直径多<0.5cm，

表面光滑、柔软，与周围组织无粘连，亦无压痛。当机体受到致病因素侵袭后，信息传递给淋巴结，淋巴细胞产生淋巴因子和抗体，有效地杀伤致病因子，同时淋巴结内淋巴细胞和组织细胞反应性增生，使淋巴结肿大。头颈部淋巴丰富，颈部本身就有很多淋巴结，在病理生理状态下，可造成颈部淋巴结肿大。

颈部淋巴瘤是发生于淋巴结或结外淋巴组织的颈部常见恶性肿瘤之一，以非霍奇金淋巴瘤多见，可以仅局限于颈部，亦可以是全身淋巴瘤的一部分，以弥漫大 B 细胞型最为常见，其次为滤泡性淋巴瘤。本病可发生于任何年龄，以 20—40 岁为多见，男性多于女性。临床表现为无痛性及进行性淋巴结肿大、咽部不适、吞咽阻挡感等。

（二）常规 CT 表现

1. 双侧颈部多发淋巴结肿大，大小不等，可见部分融合，少数可以为单发淋巴结肿大，平扫病灶为等密度，密度较均匀，较少侵犯邻近结构。

2. 肿瘤可见于腭扁桃体、软腭、舌根、鼻咽等，呈环状淋巴管网（Waldeyer 淋巴环），表现为该处的软组织增厚肿胀或肿块，或向鼻咽等腔内突出。

3. 肿瘤坏死极少见，多无钙化，一般不破坏骨壁，增强后病灶呈较均匀轻度强化。

（三）光谱 CT 表现

通过双层探测器光谱 CT 提供的多参数图像，可同时观察 MonoE 40keV 图、Z effective 图、VNC、碘密度图及任意两参数融合图。

1. Z effective 图及光谱曲线

对于双侧颈部多发淋巴结肿大，可通过光谱曲线及 Z effective 图来判断各淋巴结性质，增强后病灶较常规 CT 明显强化，在 Z effective 图中可表现为高原子序数的彩色影像。光谱曲线可用于对多发淋巴结进行同源性判断。

2. 碘密度图、融合图及无水碘图

可通过碘密度图和融合图观察肿大淋巴结，并可明确淋巴结融合、坏死等征象。对于淋巴结相邻之骨壁结构，可通过无水碘图加以辨别有无骨破坏。

（四）诊断要点

颈部淋巴瘤光谱 CT 诊断优势在于可以通过不同参数分析淋巴结性质，还可以明确淋巴结融合、坏死等征象，以及明确邻近骨质结构有无破坏，具体诊断要点如下。

1. 颈部多发或单发（少数）淋巴结肿大。
2. 平扫或 VNC 病灶为较均匀等密度。
3. 增强后扫描较均匀轻度强化。
4. 光谱曲线可用于对多发淋巴结进行同源性判断。

参考文献

[1] Geetha NT, Hallur N, Goudar G, et al. Cervical lymph node metastasis in oral squamous carcinoma preoperative assessment and histopathology after neck dissection [J]. J Maxillofac Oral Surg, 2010, 9(1):42–47.

[2] Maiuri F, Colella G, D'Acunzi G, et al.. Malignant intracerebellar schwannoma [J]. J Neurooncol, 2004, 66(1–2):191–195.

[3] Righini CA, Hitter A, Reyt E, et al. Thyroglossal duct surgery. Sistrunk procedure [J]. Eur Ann Otorhinolaryngol Head Neck Dis, 2016, 133(2):133–136.

[4] Caprio FZ, Sorond FA. Cerebrovascular disease: primary and secondary stroke prevention [J]. Med Clin North Am, 2019, 103 (2): 295–308.

[5] Liem MI, Kennedy F, Bonati LH, et al. Investigations of carotid stenosis to identify vulnerable atherosclerotic plaque and determine individual stroke risk [J]. Circ J, 2017, 81 (9): 1246–1253. DOI: 10. 1253/circj. CJ-16–1284

[6] Liu Y, Hua Y, Feng W, et al. Multimodality ultrasound imaging in stroke: current concepts and future focus [J]. Expert Rev Cardiovasc Ther, 2016, 14(12): 1325–1333.

[7] Millon A, Boussel L, Brevet M, et al. Clinical and histological significance of gadolinium enhancement in carotid atherosclerotic plaque [J]. Stroke, 2012, 43 (11): 3023–3028.

[8] Shinohara Y, Sakamoto M, Kuya K, et al. Assessment of carotid plaque composition using fast-kV switching dualenergy CT with gemstone detector: comparison with extracorporeal and virtual histology-intravascular ultrasound [J]. Neuroradiology, 2015, 57(9): 889–895.

[9] Brinjikji W, Huston J, Rabinstein AA, et al. Contemporary carotid imaging: from degree of stenosis to plaque vulnerability [J]. J Neurosurg, 2016, 124(1): 27–42.

[10] Murgia A, Erta M, Suri JS, et al. CT imaging features of carotid artery plaque vulnerability [J]. Ann Transl Med, 2020, 8(19): 1261.

[11] Darouassi Y, Alaoui M, Touati M M, et al. Carotid Body Tumors: A Case Series and Review of the Literature [J]. Annals of Vascular Surgery, 2017, 43:265–271.

[12] Hoang JK, Langer JE, Middleton WD, et al. Managing incidental thyroid nodules detected on imaging: white paper of the ACR incidental thyroid findings committee [J]. J Am Coll Radiol. 2015;12(2):143–150.

[13] Ahmed S, Horton KM, Jeffrey RB Jr, et al. Incidental thyroid nodules on chest CT: review of the literature and management suggestion [J]s. AJR Am J Roentgenol, 2010, 195(5):1066–1071.

[14] Youserm DM, Huang T, Loevner LA, et al. Clinical and economic impact of incidental thyroid lesions found with CT and MR [J]. AJNR Am J Neuroradiol, 1997, 18(8):1423–1428.

[15] Nguyen XV, Choudhury KR, Eastwood JD, et al. Incidental thyroid nodules on CT: evaluation of 2 risk-categorization methods for work-up of nodules [J]. AJNR Am J Neuroradiol, 2013, 34(9):1812–1817.

[16] Yoon DY, Chang SK, Choi CS, et al. The prevalence and significance of incidental thyroid nodules identified on computed tomography. J Comput Assist Tomogr, 2008, 32(5):810–815.

[17] Shetty SK, Maher MM, Hahn PF, . Significance of incidental thyroid lesions detected on CT: correlation among CT, sonography, and pathology [J]. AJR Am J Roentgenol, 2006, 187(5):1349–1356.

[18] FORGHANI R. An update on advanced dual-energy CT for head and neck cancer imaging [J]. Expert Rev Anticancer Ther, 2019, 19(7):633-644.

[19] LEE D H, LEE Y H, SEO H S, et al. Dual-energy CT iodine quantification for characterizing focal thyroid lesions [J]. Head Neck, 2019, 41(4):1024-1031.

[20] TOMITA H, KUNO H, SEKIYA K, et al. Quantitative assess-ment of thyroid nodules using dual - energy computed tomographyIodine concentration measurement and multiparametric texture analysis for differentiating between malignant and benign lesions [J]. Int J Endocrinol, 2020, 2020(1):1–8.

[21] GENTILI F, GUERRUNI S, MAZZEI F G, et al. Dual energy CT in gland tumors:a comprehensive narrative review and differential diagnosis [J]. Gland Surg, 2020, 9(6):2269-2282.

[22] CHENG F, XIAO J, SHAO C, et al. Burden of thyroid cancer from 1990 to 2019 and projections of incidence and mortality un- til 2039 in China:Findings from global burden of disease study [J]. Front Endocrinol(Lausanne), 2021, 12:738213.

[23] LEE D H, LEE Y H, SEO H S, et al. Dual-energy CT iodine quantification for characterizing focal thyroid lesions [J]. Head Neck, 2019, 41(4):1024-1031.

[24] TOMITA H, KUNO H, SEKIYA K, et al. Quantitative assess-ment of thyroid nodules using dual - energy computed

tomogra-phy: Iodine concentration measurement and multiparametric texture analysis for differentiating between malignant and benign lesions [J]. Int J Endocrinol, 2020, 2020(1): 1–8.

[25] GENTILI F, GUERRUNI S, MAZZEI F G, et al. Dual energy CT in gland tumors:a comprehensive narrative review and differential diagnosis [J]. Gland Surg, 2020, 9(6):2269-2282.

[26] CANNELLA R, SHAHAIT M, FURLAN A, et al. Efficacy of single -source rapid kV -switching dual -energy CT for character- ization of non-uric acid renal stones:a prospective ex vivo study using anthropomorphic phantom [J]. AbdomRadiol(NY), 2020, 45(4):1092-1099.

[27] HE M, LIN C, YIN L, et al. Value of Dual -energy computed tomography for diagnosing cervical lymph node metastasis in pa- tients with papillary thyroid cancer [J]. J Comput Assist Tomogr, 2019, 43(6):970-975.

[28] LI L, CHENG S, ZHAO Y, et al. Diagnostic accuracy of single-source dual-energy computed tomography and ultrasonography for detection of lateral cervical lymph node metastases of papillary thyroid carcinoma [J]. J Thorac Dis, 2019, 11(12):5032-5041.

[29] Yung M, Tono T, Olszewska E, et al. EAONO/JOS Joint Consensus Statements on the Definitions, Classification and Staging of Middle Ear Cholesteatoma [J]. J Int Adv Otol. 2017 Apr;13(1):1–8.

[30] Pepin K, Ansell S, Ehman R, et al. TU-G-BRA-09: MR Elastography as a Predictor of Therapeutic Response: Assessment in Non-Hodgkin's Lymphoma (NHL)[J]. Medical Physics, 2015, 42(6):3632–3632.

[31] Ying M, Bhatia K, Lee Y P, et al. Review of ultrasonography of malignant neck nodes: greyscale, Doppler, contrast enhancement and elastography [J]. Cancer Imaging the Official Publication of the International Cancer Imaging Society, 2013, 13(4):658–669.

第9章 呼吸系统

一、光谱 CT 胸部检查方法与技术参数

（一）常规扫描方法

患者体位：患者仰卧位，双臂上举；定位于胸骨柄切迹水平，先摄取胸部正位定位像，划定扫描范围，从肺尖至肋膈角。

扫描方向：头至足。

检查前准备：检查前空腹至少 4h，对比剂用量 50～60ml，推荐对比剂浓度 320mg/ml。高压注射器团注给药，速率 2～3.5ml/s，采用两期扫描方式，动脉期选择降主动脉动态监测触发扫描，阈值为 100HU，延迟时间为 6s，实质期于对比剂注射后 55～60s 开始扫描。

扫描参数设置：管电压 120kVp，管电流采用自动控制技术自动调节管电流 mAs，采用容积扫描，转速 0.5s/ 周，探测器准直组合为 $2 \times 64 \times 0.625$mm（上、下两层），螺距为 1，图像矩阵均为 512×512，图像卷积核算法为 Standard（B）和 Y-Detail（YB），分别重建层厚 10mm 和 1mm 备用，迭代算法 idose4 的等级选择 3–4。并同时重建 SBI 光谱数据包。

（二）特殊扫描方法

1. 高分辨力 CT 扫描

适应证：①肺部小结节病变；②肺部间质性病变；③肺部囊性病变；④气道病变，如支气管扩张的检查；⑤胸膜病变。

2. 光谱 CT

光谱 CT 的能量扫描无异于常规 CT 扫描，可以适当减少层厚至 2～3mm，层间距同；光谱 CT 采用立体双层探测器设计，一次扫描同时得到两套数据集，一套是常规 CT 图像，和普通常规 CT 采集得到的数据无异；一套是光谱 SBI 基数据包，里面包含所有能谱原始数据信息，可以用于重建多参数光谱图像。常规 CT 图像用于常规基础诊断，光谱图像用于在常规 CT 图像基础上进一步利用光谱多参数 CT 物质鉴别及避除硬化线束伪影等的优势进行定性定量分析，同时，光谱 CT 的辐射剂量相对普通 CT 较少。光谱 CT 能够同时实现肺功能成像和肺形态学成像，可评价肺功能和形态，而普通 CT 难以做到。

（三）胸部光谱常用参数列举

1. 虚拟单能量图像（virtual monoenergetic image，VMI 或 MonoE）

相当于单一能量射线成像，包括 40～200keV 共 161 个能级。双层探测器技术能保持全能谱低噪声并显著提高图像质量。有文献报道肺动脉或肺静脉增强图像在 40～50keV 低能级图像上可以大幅度提高血管增强显示，利于诊断肺动脉栓塞等。

2. 有效原子序数图（Z effective）

原子序数不同于 CT 值，其特点在于为每个像素加入了物质成分的信息，光谱 CT 的有效原子序数图用色彩量化的方式呈现。

3. 碘密度图（iodine density）

为各体素所含碘浓度的分布图，可用于定量分析强化的程度，除使用黑白图像展示外，可以使用碘融合彩色图像，以提升摄碘组织的可视化程度。

4. 虚拟平扫（virtual non-contrast，VNC）

对含碘组织进行去碘处理，使其尽可能等于不含碘时的 CT 值，生成类似于常规平扫的图像，从而代替平扫以减少患者接受的辐射剂量。

5. 光谱曲线（HU attenuation plot）

以单能级水平为横坐标，以 CT 值为纵坐标，获得具有物质特异性的曲线，代表不同物质成分的 CT 值随着能级的变化特征，根据曲线形态及斜率的不同可对病灶及正常组织的成分差异进行鉴别。具体在胸部可以应用于肺部占位或淋巴结的鉴别诊断。

所有光谱参数均可以采用双轨制读片或多轨制读片的方式与普通常规 CT 图像同部位对比，或不同光谱多参数之间对比。

二、新型冠状病毒感染（COVID-19）

（一）概述

截至 2022 年 11 月，新型冠状病毒感染（COVID-19）已造成全球超过 660 余万人死亡，已然成为一场全球公共健康危机。CT 检查目前报告诊断灵敏度为 73%～98%，特异性为 56%～75%，很多国际组织包括英国胸科影像协会（British Society of Thoracic Imaging，BSTI）和美国放射学会（American College of Radiology，ACR）不建议常规用 CT 诊断和筛查新型冠状病毒感染可疑病例，Fleischner 协会建议在患者症状加重或在资源紧张、RT-PCR 不可及的情况下，在发病率较高地区使用 CT 检查，欧洲放射学会（European Society of Radiology，ESR）和欧洲胸科影像协会（European Society of Thoracic Imaging，ESTI）也建议在症状较重病例必要时使用 CT 检查。我国目前在疑诊新型冠状病毒感染的临床情境中，胸部平扫 CT 检查作为一种重要的辅助诊断措施，主要用于鉴别诊断及并发症的诊断。

（二）常规 CT 表现

COVID-19 在胸部 X 线片及 CT 上主要表现为不典型肺炎，然而影像检查目前诊断灵敏度较低，特别是轻型及处于病程早期的病例。常见表现为双侧或多叶病灶，常呈磨玻璃密度及实变影，以双肺下叶外周分布为主，无肺门及纵隔淋巴结增大，胸腔积液及心包积液少见。CT 主要用于合并症及并发症的诊断。

（三）光谱 CT 表现

有研究显示光谱 CT 有助于显示新型冠状病毒感染早期肺部受累程度，光谱电子密度图可以发现普通 CT 无法发现的早期病变，或者显示病灶更明显或范围更大。

（四）诊断要点

一般不建议常规用 CT 诊断和筛查新型冠状病毒感染，主要用于鉴别诊断及其他合并症和并发症的诊断，主要影像表现为不典型肺炎或者机化性肺炎，光谱 CT 有助于发现早期肺部病变。具体诊断要点如下。

1. 电子密度图可提前 2～5 天发现早期肺水肿或肺损害。

2. 重症患者碘密度图可更早发现肺栓塞等并发症。

三、转移性肺钙化

（一）概述

转移性肺钙化（Metastatic pulmonary calcification，MPC）是一种代谢性肺疾病，其特征是正常肺实质中钙沉积。钙盐的沉积通常由高钙血症引起，并与终末期肾脏疾病、原发性和继发性甲状旁腺功能亢进，以及血液透析有关。临床上大多无症状，但也可导致危及生命的呼吸衰竭。

（二）常规 CT 表现

转移性肺钙化主要见于上叶，可能由于上叶较高的通气血流比，因此造成较低的 CO_2 分压及相对碱性环境。CT 主要表现为小叶中心磨玻璃密度结节，可有或没有钙化。其他少见类型包括实变、小的实性结节，周边网格影并小的钙化结节。钙化可以是点状、环形或弥漫性钙化。鉴别诊断包括由结核或组织胞浆菌病引起的沉积于病理组织的营养不良性钙化。

（三）光谱 CT 表现

钙抑制图像中钙沉积所致的磨玻璃结节可消失，而由肺水肿、出血等其他病因导致的磨玻璃结节则不会消失，以此可以帮助鉴别诊断，并明确病灶是否有钙沉积。

（四）诊断要点

转移性肺钙化在钙抑制图像中由钙沉积所致的磨玻璃结节可消失，而其他非钙成分则不会变化，以此可与其他病理成分区分开来，具体诊断要点如下。

1. 常规 CT 图像表现为弥漫性磨玻璃结节影。
2. 切换到钙抑制图像后病变消失。

四、肺不张

（一）概述

肺不张是指一侧肺或其一个或多个叶、段、亚段的容量及含气量减少，导致肺组织塌陷。肺不张可分为先天性或后天获得性两种。先天性肺不张指婴儿出生时肺泡内无气体充盈，常见原因为新生儿呼吸窘迫综合征，又称肺透明膜病。由于早产等原因，患儿缺乏肺表面活性物质，呼气末肺泡萎陷，临床表现为出生不久即有进行性加重的呼吸窘迫和呼吸衰竭。临床绝大多数肺不张

为后天获得性。导致肺不张的病因很多，根据其发生机制分为阻塞性（吸收性）和非阻塞性，后者包括压迫性、被动性、粘连性、瘢痕性及盘状肺不张等。此外，根据气道阻塞部位的不同，可将阻塞性肺不张进一步分为大气道阻塞和小气道阻塞。

常见肺不张的类型及发生机制：①阻塞性肺不张（吸收性肺不张），中央支气管阻塞引起肺叶或肺段不张。梗阻发生后，肺泡内的气体被吸收，常见疾病包括支气管内肿瘤、非肿瘤性病变、痰栓、异物；②被动性肺不张（压缩性肺不张），胸膜腔内的气体、液体或两者兼有，对肺的外部压迫引起肺萎缩，常见疾病包括气胸、胸腔积液、液气胸、腹水等；③瘢痕性肺不张，发生在肺纤维化区域，常见疾病包括肉芽肿、肺尘埃沉着病、结节病、间质纤维化；④粘连性肺不张，表面活物质减少，由弥漫的肺泡萎缩造成，常见疾病包括新生儿呼吸窘迫综合征、放射性肺损伤；⑤其他，如球形肺不张，由慢性胸膜病变引起，常见于胸膜肥厚、钙化、粘连等慢性疾病。

阻塞性肺不张是由于支气管完全阻塞，部分肺组织完全无气、不能膨胀而导致肺体积缩小。引起阻塞性肺不张的常见原因有支气管结核、痰栓、支气管肺癌等。远端的肺组织因引流不畅而继发感染，致肺炎或肺脓肿，称为阻塞性肺炎。肺癌并阻塞性肺炎早期临床和影像表现与一般肺炎极相似，是早期中央型肺癌的常见表现之一，但常被误诊，应提高警惕。其病理过程为当肿瘤阻塞支气管后，上皮组织分泌物存留及其他因素的影响，可使肺泡内充满类似肺水肿渗液的嗜酸性蛋白质物质。伴吞噬细胞的累积及间质增厚，但肺血管及支气管等结构可以继续存在，可伴或不伴有一定程度的肺不张。感染也在此基础上继发产生，主要是急性支气管炎和细支气管炎。特点是极易反复发生，且常常是肺部同一部

位感染，治疗效果不佳，影响患者的食欲、体力状态，严重的感染会导致患者死亡。临床表现为咳嗽、咳痰，或原有呼吸道疾病症状加重并出现脓痰或血痰；伴或不伴胸痛；病变范围大者可有呼吸困难、呼吸窘迫。典型者出现肺实变体征，即叩诊浊音，触诊语颤增强，听诊支气管呼吸音，可闻及湿啰音，并发胸腔积液者则出现胸腔积液征。

（二）常规 CT 表现

1. 直接征象

受累的肺段或肺叶密度增高，边缘清楚锐利，气体容积缩小，叶间裂移位，增强扫描明显强化。

2. 间接征象

肺门移位，纵隔移位，横膈抬高，血管聚集，其余的正常肺组织过度膨胀，肋间隙变窄。不同肺叶肺段肺不张的表现：①右上叶不张，三角形软组织密度影，尖端指向肺门，边缘清晰，为上移的水平裂代偿膨胀的中叶，后内缘为斜裂及代偿膨胀的下叶。②左上叶不张，边缘平直的软组织密度影，边界清晰；后缘为向前移位的斜裂，后方为代偿膨胀的左下叶背段。③右中叶不张，右心缘旁三角形软组织密度影，尖端指向外侧，前缘为向下内方移位的水平裂，前方为代偿膨胀的上叶，后缘内向前内方移位的斜裂，后方为代偿膨胀的下叶。④双下叶不张，脊柱旁的三角形软组织密度阴影，尖端指向肺门，前外缘锐利，由斜裂构成。

中央型肺癌早期局限于黏膜内，可无异常表现，随病变发展，支气管腔逐渐狭窄，可首先引起病变远侧的阻塞性肺过度充气。由于支气管狭窄、引流不畅可发生阻塞性肺炎，表现为相应部位反复发作、吸收缓慢的炎性实变。继而支气管可完全阻塞而导致肺不张，不张的范围取决于肿瘤的部位。常规 CT 平扫或增强对肿瘤病灶及肺

不张组织的瘤肺界面显示不够清晰明确。如肿瘤同时向腔外生长和（或）伴有肺门淋巴结转移则可在肺门部形成肿块。病灶可直接侵犯纵隔及纵隔淋巴结转移。

（三）光谱 CT 表现

光谱 CT 利用其强大的后处理分析技术、碘密度分析，可以对病变作出明确诊断，光谱 CT 主要参数表现如下（图 9-1 至图 9-4）。

1. 40keV 单能级图像

40keV 图像两个感兴趣区 CT 值分别为 767.9HU 和 613.0HU，未见肿瘤。

2. 虚拟平扫

两个感兴趣区分别表现为低密度和高密度，支持钙化灶及强化血管。

3. 碘密度图

两个感兴趣区一个未见摄碘，另一个明显摄碘，为 5.71mg/ml。正常摄取碘范围为 0.5～1.45mg/ml，考虑一个病灶为钙化灶，另一个为强化血管。

4. 有效原子序数图

两个感兴趣区表现为有效原子序数值异常增高，一般 Zeff 值范围为 7.52～8.19，两个感兴趣区有效原子序数值分别为 9.95 和 9.78。

（四）诊断要点

肺不张肺组织的碘密度值明显高于肿瘤，其原因可能在于肺不张肺组织主要由粗大的肺动脉供血，血供丰富且强化时间较早，而肿瘤主要由支气管动脉供血，血供相对较少且强化时间较晚。此外，少数肺癌患者肺不张肺组织的碘密度值低于肿瘤，这可能与肿瘤的强化程度还受到病理类型、分化程度、大小及瘤内有无坏死等多种因素的影响有关，因此碘含量可以作为中央型肺癌与肺不张鉴别的一个有效定量指标。因此在光谱 CT 中，图 9-1 和图 9-2 的患者在病变各个位

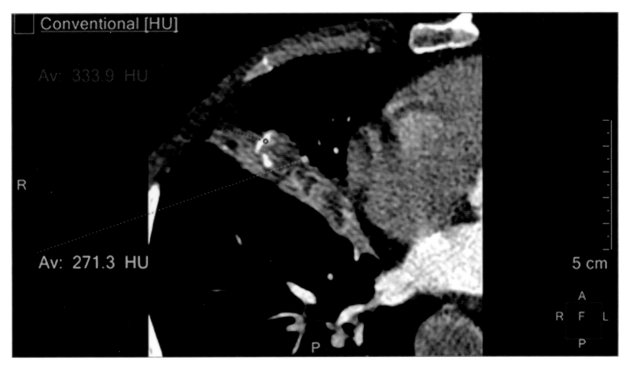

▲ 图 9-1 女性，38 岁，胸闷气短 1 周

患者肺内可见部分肺段不张，动脉期 CT 值测量病灶内不同感兴趣区 CT 值分别为 333.9HU 和 271.3HU。感兴趣区病变性质不能确定

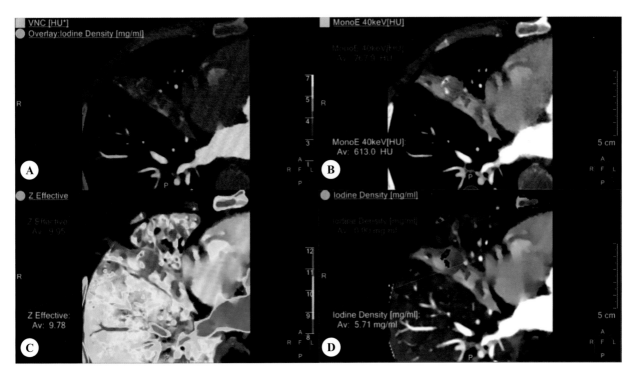

▲ 图 9-2 A. 虚拟平扫（VNC）与碘密度融合图（overlay iodine density）；B. 单能级图像（MonoE 40keV）；C. 有效原子序数图（Z effective）；D. 碘密度图（iodine density）。该患者轴位虚拟平扫，40keV 图像两个感兴趣区 CT 值分别为 767.9HU 及 613.0HU，碘密度值分别为 0mg/ml 和 5.71mg/ml，有效原子序数值分别为 9.95 和 9.78，分别为钙化及强化血管

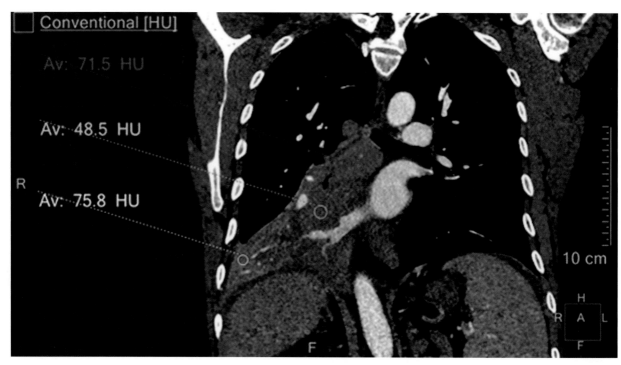

▲ 图 9-3 男性，58 岁，间断咯血 1 个月余

CT 增强图像，CT 发现右肺下叶实变，瘤肺界面显示不清，病变性质待定，动脉期病灶内不同感兴趣区 CT 值分别为 71.5HU、48.5HU 和 75.8HU

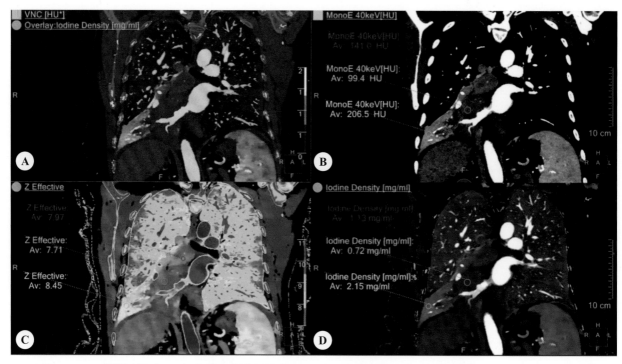

▲ 图 9-4　A. 虚拟平扫（VNC）与碘密度融合图（overlay iodine density）；B. 单能级图像（MonoE 40keV）；C. 有效原子序数图（Z effective）；D. 碘密度图（iodine density）。该患者冠状位 40keV 图像三个感兴趣区 CT 值分别为 141.0HU、99.4HU 和 206.5HU，碘密度值分别为 1.13mg/ml、0.72mg/ml 和 2.15mg/ml，有效原子序数值分别为 7.97、7.71 和 8.45，分别为肿瘤及远端肺不张，瘤肺界面显示清晰

置测量碘浓度均较高，该患者病灶内未看到明显碘含量减低的区域，且有钙化及强化血管显影，因此明确诊断为肺不张。图 9-3 和图 9-4 患者肿瘤病灶碘摄取明显低于远端不张的肺组织，瘤肺界面清楚，因而能够明确病变范围，具体诊断要点如下。

1. 肺不张需要排除原发性支气管肺癌。

2. 血管钙化与强化血管可通过碘密度图进行鉴别。

3. 肺不张肺组织的碘摄取值明显高于肺癌肿瘤组织。

五、原发性支气管肺癌

（一）概述

原发性支气管肺癌（primary bronchogenic carcinoma，PBC）是起源于肺部支气管黏膜或腺体的恶性肿瘤，发病率和死亡率增长最快，是对人群健康和生命威胁较大的恶性肿瘤之一。近 50 年来许多国家都报道肺癌的发病率和死亡率明显增高，男性肺癌发病率和死亡率均占所有恶性肿瘤的第一位，女性发病率占第二位，死亡率占第二位。肺癌的病因至今尚不完全明确，大量资料表明，长期大量吸烟与肺癌的发生有非常密切的关系。已有的研究证明，长期大量吸烟者患肺癌的概率是不吸烟者的 10～20 倍，开始吸烟的年龄越小，患肺癌的概率越高。此外，吸烟不仅直接影响本人的身体健康，还对周围人群的健康产生不良影响，导致被动吸烟者肺癌患病率明显增加。城市居民肺癌的发病率比农村高，这可能与城市大气污染和烟尘中含有致癌物质有关。

肺癌的临床表现比较复杂，症状和体征的有无、轻重，以及出现的早晚，取决于肿瘤发生部位、病理类型、有无转移、有无并发症，以及患者的反应程度和耐受性的差异。肺癌早期症状常较轻微，甚至可无任何不适。中央型肺癌症状出现早且重，周围型肺癌症状出现晚且较轻，甚至无症状，常在体检时被发现。肺癌的症状大致分为局部症状、全身症状、肺外症状、浸润和转移症状。

（二）常规 CT 表现

1. 中央型肺癌（central lung cancer，CLC）

中央型肺癌主要为段以上支气管腔内肿块，支气管壁增厚，支气管腔狭窄与阻塞，肺门区肿块等肺癌直接征象。继发性改变有阻塞性肺炎与肺不张，阻塞远端支气管扩张形成的黏液栓塞，以及病灶附近或（和）肺门的淋巴结肿大等；螺旋 CT，特别是多层螺旋 CT，采用薄层扫描并冠状与矢状位重建可清晰显示支气管腔内沿管壁浸润的早期肺癌。

2. 周围型肺癌（peripheral lung cancer，CLC）

周围型肺癌在 CT 上显示有一定特征，即使 <2.0cm 的早期肺癌，也多有明确的恶性征象。以下重点讲述直径 <3cm 的周围型小肺癌的 CT 征象特点及其病理基础。

(1) 肿瘤边缘征象特点

① 分叶征：是周围型小肺癌最常见的基本征象。直径 <3cm 的小肺癌分叶征的发生率为84%，绝大多数小肺癌呈深分叶，弦距与距长比 >2：5。其病理基础包括与肿瘤边缘各部位肿瘤细胞分化程度不一，生长速度不同有关；肺的结缔组织间隔，进入肿瘤的血管 - 支气管分支从肿瘤内向外生长的血管和结缔组织等引起肿瘤生长受限并产生凹陷，从而形成分叶的形态。

② 边缘毛糙：可见细短毛刺，棘状突起或锯齿状改变。此为肺癌的常见征象，发生率为80%～85%，这些表现是由于肿瘤间质，血管向瘤外生长和肿瘤细胞周围蔓延所致。

(2) 肿瘤内部的 CT 表现特点

多数周围型小肺癌的密度较均匀，但部分病例可有空泡征、细支气管充气征、蜂窝征，以及磨玻璃征，少数病例尚可见到钙化。

① 空泡征：是指结节内小灶性透光区。其直径<5mm，此与肺癌空洞区别，可单发或多发，如多个密集的小泡聚集在一起呈蜂窝状称"蜂窝征"。病理基础为未被肿瘤组织占据的含气肺组织；未闭合的或扩张的小支气管；乳头状癌结构间的含气腔隙；沿肺泡壁生长的癌组织未封闭肺泡腔或溶解、破坏与扩大的肺泡腔；肿瘤内小灶性坏死排出后形成。空泡征多见于细支气管腺癌，也可见于鳞癌。有时空泡内因有黏液、脱落的肿瘤细胞等成分的存在，可使其 CT 值增高，近似水样密度。在肺窗上呈现为小泡状模糊低密度影，在纵隔窗上则呈现小泡状透亮影。

② 细支气管充气征：呈细条状，直径约 1mm 的空气密度影，或呈小泡状（直径<1mm）的空气密度影，见于连续数个相邻的层面上，病理上为扩张的细支气管，见于细支气管腺癌。

③ 蜂窝征：由多个小泡集成蜂窝状，其大小较为一致，此征仅见于肺腺癌。病理上为癌细胞沿肺泡壁生长，未封闭肺泡腔，腔内可遗留黏液使其扩张。

④ 磨玻璃征：整个肿瘤结节或结节之部分区域密度较小呈磨玻璃状，而不掩盖肺血管纹理。病灶境界一般仍较清晰。病理基础是肿瘤细胞沿肺泡壁生长，肺泡壁增厚，但肺泡腔未闭塞，内可有少量黏液或脱落的肿瘤。

⑤ 空洞：为>5mm 的圆形或类圆形空气样低密度影，周围型小肺癌内的空洞发生率为 4%。小肺癌的空洞壁厚薄不均，内壁凹凸不平，有壁结节。空洞呈中心性或偏心性发生，个别病例洞壁菲薄。肿瘤的边缘仍可见分叶与毛刺等改变。空洞多数系肿瘤组织坏死液化物与支气管相通，排出后形成。

⑥ 钙化：周围型小肺癌内可有钙化。钙化表现为细沙砾状、小结节状，分布弥漫或偏于一侧或位于中央。肺癌钙化主要见于鳞癌、腺癌。

（三）光谱 CT 表现

光谱多参数如光谱碘密度图，光谱碘定量值，光谱有效原子序数图及定量，光谱单能级图等在鉴别区分非小细胞肺癌和小细胞肺癌上具有特色的表现，尤其是光谱碘图及碘定量，在标准化碘密度位于 0.217mg/ml 的精度下，其敏感性和特异性高达 92.9%、80%。碘图、单能级、有效原子序数图对于鉴别小细胞肺癌和转移癌也同样具有临床意义。光谱多参数结合光谱常规图像可以用于鉴别肺部原发癌灶和转移灶。CT 平扫难以区分肿瘤与其远侧的肺不张，增强扫描可清晰显示肿瘤的实际大小与不张的肺。借助光谱 CT 有效原子序数图可以清晰显示两者边界（图 9-5），能够帮助临床医生进行病情判断和决策制订。

光谱多参数对于判定淋巴结转移从而明确肺癌分期具有其独到的价值。光谱 CT 一次扫描既有常规 CT 图像又有能谱数据的特色，使其在不给患者增加任何辐射负担的情况下，既提供了常规 CT 图像及 70keV 单能级图像用于淋巴结短径的测量，又提供了普通常规 CT 所不能提供的光谱数据，如碘图和碘定量、动脉增强指数(arterial enhancement fraction，AEF ）用于定量分析，以及光谱曲线用于良恶性淋巴结鉴别，尤其 AEF 指数被证实具有很高的诊断效能。

光谱 CT 是一束 X 线光源以同源同时同向的物理设计，在探测器端层面进行能量分隔，所以各种光谱图像均处于低噪声水平。有文献报道基于光谱平台的图像纹理分析有助于肺结节良恶性鉴别，如机化性肺炎和肺癌，从形态上看，机化性肺炎影像学表现可与周围型肺癌的类似，但一般前者的碘摄取值显著高于后者（图 9-6 和图 9-7）。

光谱 CT 一次扫描无须预判就同时提供常规 CT 图像和能谱 CT 图像的特色尤其适用于儿科胸

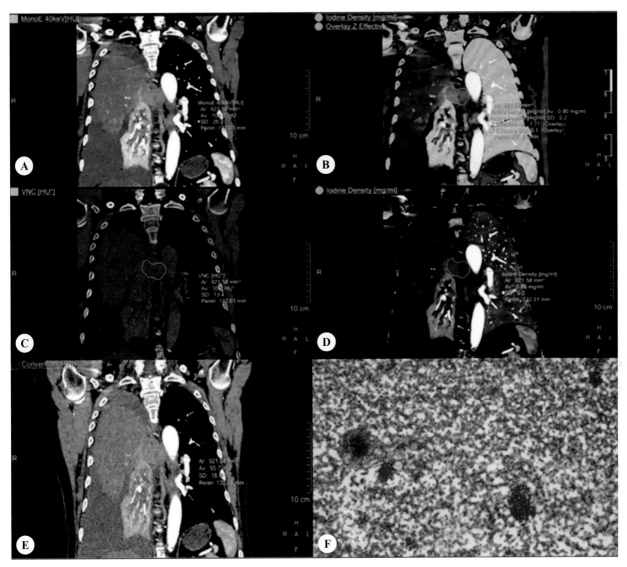

▲ 图 9-5　女性，74 岁，右肺阴影待查

A. 单能级图像（MonoE 40keV）；B. 碘密度图（iodine density）与有效原子序数图融合图（overlay Z effective）；
C. 虚拟平扫图（VNC）；D. 碘密度图（iodine density）；E. 常规 CT 图像；F. 病理图像。右肺门处见不规则异常
强化软组织团块影，最大截面约 59mm×57mm，右肺支气管闭塞，符合肺癌表现；邻近上腔静脉、肺动脉及
肺静脉受侵；纵隔多发肿大融合淋巴结，右侧胸膜面多发结节样强化伴胸腔积液，考虑转移。常规 CT 示病灶
CT 值为 55.7HU。光谱 CT 示病灶动脉期虚拟平扫 CT 值为 35.2HU，40keV 图像 CT 值为 104HU，碘密度值为
0.8mg/ml，有效原子序数值为 7.77。常规 CT 示病灶 CT 值为 55.7HU，病理结果显示纤维组织内见核深染的异型
细胞，细胞质少，似"裸核"，细胞大小较一致，呈巢索状排列。免疫组化结果为 CK7（-）,TTF-1（+）,p40（-），
CD56（+），Syn（-），Ki-67（>95%）。病理诊断为肺小细胞癌

部肿瘤的成像诊断，辐射剂量低，一次快速扫描
避除运动伪影。新一代光谱 CT 较比原来的光谱
CT 具有更宽的探测器跨度和 100kVP 光谱成像，
更加适合儿科影像学检查，光谱图像被验证的定
性定量准确性，从普通 CT 所不具备的能谱维度
为小儿肿瘤的快速、安全、早期、高效的诊断提

供不一样的平台。此外，光谱图像对区分中心型
肺癌与肺不张区域具有一定价值，在肿瘤分期、
疗效评价及放射治疗方面的应用具有意义。

（四）诊断要点

光谱 CT 可在肺癌形态显示、周围关系辨别、

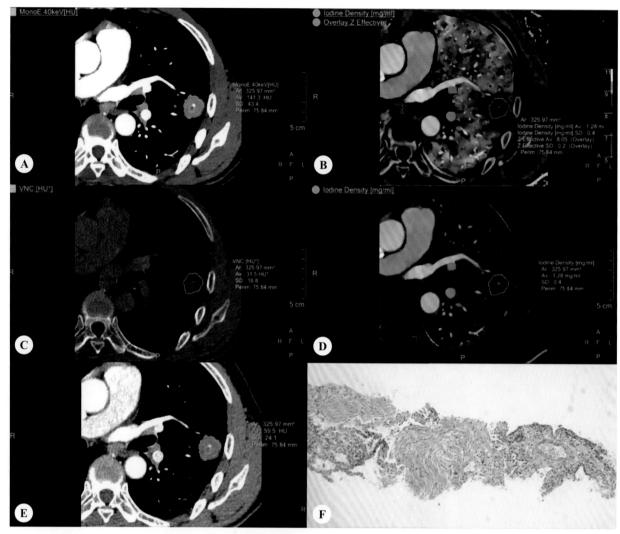

▲ 图 9-6　男性，58 岁，间断咳嗽伴痰中带血丝两周余，CT 发现左肺占位性病变

A. 单能级图像（MonoE 40keV）；B. 碘密度图（iodine density）与有效原子序数图融合图（overlay Z effective）；
C. 虚拟平扫图（VNC）；D. 碘密度图（iodine density）；E. 常规 CT 图像；F. 病理图像。常规 CT 示左肺内球形混杂密度软组织结节，动脉期 CT 值为 59.5HU。光谱 CT 示病灶动脉期虚拟平扫 CT 值为 31.5HU，40keV 图像 CT 值为 141.3HU，碘密度值为 1.28mg/ml，有效原子序数值为 8.05。病理结果为送检组织中可见肺泡间隔增宽，纤维结缔组织增生，肺泡腔内见多量纤维结缔组织，间质内慢性炎细胞浸润，周围部分肺泡塌陷。病理诊断为机化性肺炎

癌灶性质、转移淋巴结同源性等方面提供有价值的定性定量信息，甚至可用于非小细胞肺癌和小细胞肺癌及转移癌的鉴别。但肺癌影像学表现并不绝对，应通过病理穿刺活检诊断，从而指导后续抗肿瘤治疗。具体诊断要点如下。

1. 形态学及强化特征是诊断原发性支气管肺癌的关键。

2. 炎症性病变的碘摄取值一般高于肺癌。

3. 小细胞癌的碘摄取值一般低于非小细胞癌。

六、继发性肺肿瘤

（一）概述

继发性肺肿瘤（secondary lung neoplasm，SLN）又称肺转移瘤（pulmonary metastasis，PM），指原发于其他部位的恶性肿瘤经血液或淋巴液转移

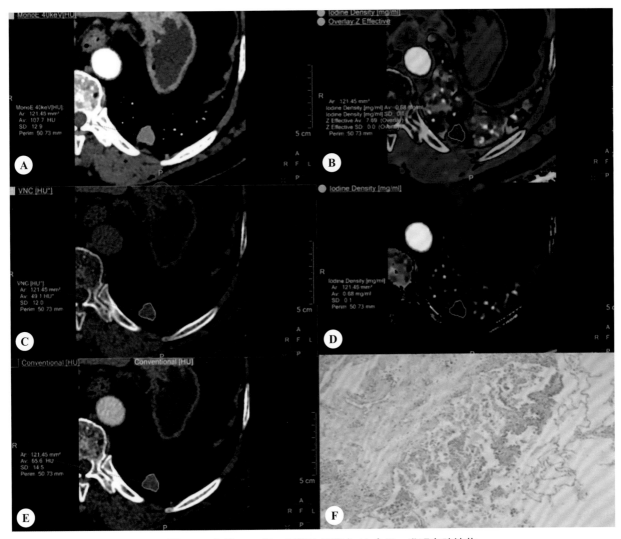

▲ 图 9-7　女性，70 岁，间断头晕恶心 20 余天，发现左肺结节

A. 单能级图像（MonoE 40keV）；B. 碘密度（iodine density）与有效原子序数融合图（overlay Z effective）；C. 虚拟平扫图（VNC）；D. 碘密度图（iodine density）；E. 常规 CT 图像；F. 病理图像。常规 CT 示病灶动脉期 CT 值为 65.5HU，静脉期 CT 值为 81.8HU。光谱 CT 示病灶动脉期虚拟平扫 CT 值为 49.1HU，40keV 图像 CT 值为 107.7HU，碘密度值为 0.68mg/ml，有效原子序数值为 7.69。病例的病理结果显示肺组织结构存在，局部肺泡上皮不典型增生伴间隔轻度增宽及纤维组织增生，呈贴壁性生长，其旁见少许破碎的重度不典型上皮细胞，局灶组织边缘见少许较破碎重度不典型上皮细胞。免疫组化结果为 TTF-1（肺泡上皮 +），NapsinA（上皮 +），CK5/6（－），p40（－），CEA（＋），p53（少许核强弱不等 +），CK7（上皮 +），Ki-67（10%）。病理诊断为原位腺癌。

到肺脏组织。在因恶性肿瘤去世的患者中，有 20%～30% 出现肺转移。肺转移发生的时间长短不一，少数肺转移瘤比原发肿瘤更早发现。原发恶性肿瘤多来自乳腺、骨骼、消化道和泌尿生殖系统。肺转移瘤多为两肺多发性病灶，大小不一，密度均匀。目前尚无有效的治疗方法，肺内单个转移病灶可考虑外科治疗。

（二）常规 CT 表现

CT 是发现小转移灶或评价纵隔转移的最有效的方法。结节多见于下叶的外 1/3，距胸膜表面 <3cm，可伴有空洞、钙化。高分辨率 CT 薄层扫描显示肺间质呈网状改变，伴细小结节，小叶间隔不规则增厚。

（三）光谱 CT 表现

光谱 CT 多参数可以用于鉴别原发癌灶及转移癌灶，同时有助于清晰显示病变细小血供和与原发灶之间的同源性，可借助碘密度图、有效原子序数图和能谱曲线实现（图 9-8 和图 9-9）。研究表明，光谱 CT 碘密度值、有效原子序数值、CT 值三者联合可以提高鉴别原发性肺癌与肺转移的诊断准确性。另外，不同类型肺转移之间的光谱参数也存在一定差异性，联合应用有助于鉴别诊断。

（四）诊断要点

转移瘤的诊断需结合恶性肿瘤病史和典型影像表现进行诊断，光谱 CT 能谱多参数及光谱曲线可以用于鉴别转移癌灶，并可以显示转移灶与原发灶之间的同源性，具体诊断要点如下。

1. 肺内转移灶与原发灶的光谱曲线有高度相似性或重叠。

2. 肺内转移灶与原发灶的摄碘值或 Zeff 值相同或相近。

七、肺肉瘤样癌

（一）概述

肺肉瘤样癌（pulmonary sarcomatoid carcinoma，PSC）是一种罕见的肺癌，定义为含有肉瘤及肉瘤样成分的非小细胞肺癌，发病率占肺部恶性病变的 0.3%～4.7%。该类患者疾病进展迅速，预后较差，目前尚无标准治疗方法。PSC 恶性程度高，具有高侵袭性、低分化、低发病率、化疗不敏感等特点，临床表现以胸痛、呼吸困难、咳嗽、咯血等为主。2015 年 WHO 关于肺部肿瘤最新分类将 PSC 分为 5 个亚型，即多形性

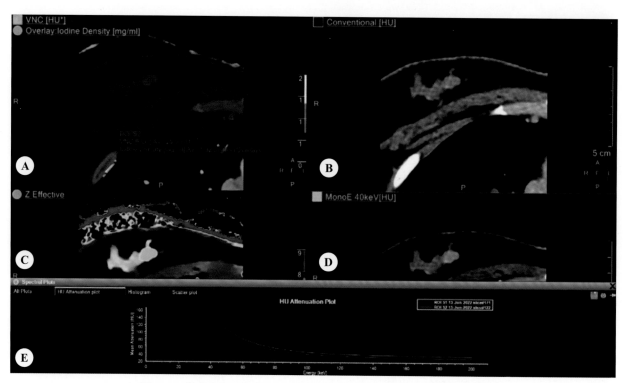

▲ 图 9-8　乳腺癌原发灶（S2），碘摄取值为 1.32mg/ml，光谱曲线为紫色

A. 虚拟平扫（VNC）与碘密度图（iodine density）融合图；B. 常规 CT 图像；C. 有效原子序数图；D. 单能级图像（MonoE 40keV）；E. 光谱曲线

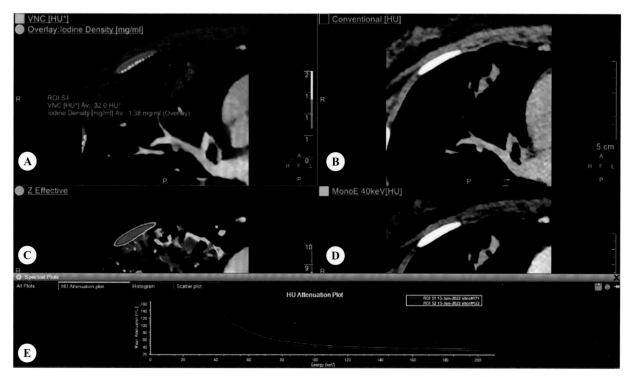

▲ 图 9-9　与图 9-8 同一患者肺内转移灶（S1），碘摄取值为 **1.38mg/ml**，光谱曲线为蓝色，两者几乎重合，证实两者为同源性病变，诊断乳腺癌肺转移

A. 虚拟平扫（VNC）与碘密度图（iodine density）融合图；B. 常规 CT 图像；C. 有效原子序数图；D. 单能级图像（MonoE 40keV）；E. 光谱曲线

癌（pleomorphic carcinoma，PC）、梭形细胞癌（spindle cell carcinoma，SCC）、巨细胞癌（giant cell carcinoma，GCC）、癌肉瘤（carcinosarcoma，CS）和肺母细胞瘤（pulmonary blastoma，PB）。因 PSC 临床表现无明显特异性，病变较大时易出现大片坏死及小空洞形成，穿刺活检可能未见癌细胞而造成误诊。

PSC 患者临床表现并无特异性，侵袭性强，预后差，部分患者出现胸闷、咳嗽等症状，侵犯胸膜、纵隔及骨转移等，可引起疼痛。除了肺母细胞多见于儿童，其余类型 PSC 主要见于老年男性患者，多数患者有多年吸烟史，提示长期吸烟可能是本病的致病因。

（二）常规 CT 表现

在 CT 影像上，双肺外周及肺门均可发病，以双肺外周多见，病变发现时常常都比较大，直径＞3cm，临床症状无或伴有常见的咳嗽、胸闷等症状，可能与病变位于外周，对临近支气管影响小，无邻近胸膜、纵隔及骨转移等出现有关。当肿瘤较大时，病变中央常出现明显坏死区域，CT 增强扫描不强化，可能与病变中央区域含有肉瘤成分有关。边缘欠规则或浅分叶状改变，可出现短毛刺征象、临近胸膜增厚、跨叶生长及中央坏死小空洞现象，增强扫描病变周围呈轻至中度强化，中央坏死区域不强化。在临床工作中遇到中央坏死区域明显或较大时，穿刺检查结果有可能出现假阴性。

（三）光谱 CT 表现

肺肉瘤样癌的强化特征与肉瘤类似，为不均匀斑片状强化，该强化特征在常规 CT 图像上很难被显示，而光谱 CT 多参数图像有助于刻画该强化特征，具体 CT 图像和病理参数表现如下

（图 9-10 和图 9-11）。

1. 光谱多参数能谱曲线对于淋巴结同源性的鉴别。

2. 40～50keV 可突出癌灶轮廓 / 结构，显示隐匿性病灶，结节体积。

3. 碘图可定性病灶，鉴别诊断。

4. 有效原子序数图可定性病灶，鉴别诊断，提高病灶对比度。

（四）诊断要点

PSC 是一类少见的含有不同成分的恶性肿瘤性病变，CT 检查与常见类型肺癌比较可能存在特征性表现。临床工作中遇到相似影像表现，即使穿刺结果为阴性也不能排除本病的可能性，宜尽早行手术治疗，具体诊断要点如下。

1. 强化特征与肉瘤类似。

2. 病变大小一般超过肺癌。

八、肺梭形细胞肉瘤

（一）概述

梭形细胞肉瘤主要以梭形细胞为主，可发生在任何器官或组织，形态学表现可以是癌也可以是瘤，可发生在上皮组织（如梭形细胞癌、梭形细胞鳞癌），也可以发生在间叶组织（如梭形细胞肉瘤，梭形细胞间质肉瘤），形态表现复杂，多类似肉瘤，或伴有形似肉瘤的间质成分，免疫表型既可表现为癌，又可表现为肉瘤，或表现为癌肉瘤结构等的一类肿瘤。儿童和 20 岁以下的青少年以肉瘤多见，成年人则肉瘤和癌都可见。

（二）常规 CT 表现

肺部的梭形细胞肉瘤非常少见，影像学主要表现为肺内肿块伴阻塞性肺炎和肺不张、胸膜增

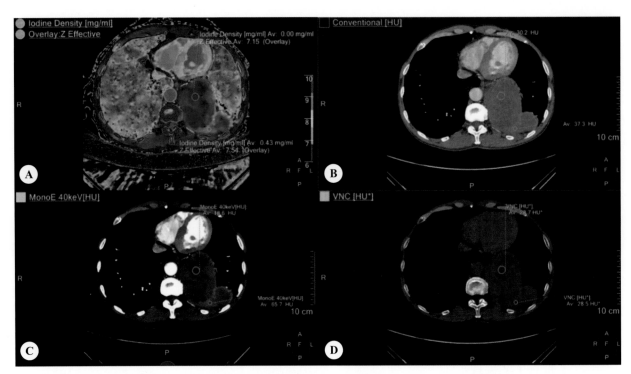

▲ 图 9-10　男性，52 岁，间断胸痛 1 周。甲胎蛋白、CEA、CA199 异常升高

A. 碘密度图（iodine density）与有效原子序数图（Z effective）融合图；B. 常规 CT 图像；C. 单能级图像（MonoE 40keV）；D. 虚拟平扫图（VNC）。光谱 CT 检查发现左下肺占位，病变乏血供，大面积缺血坏死

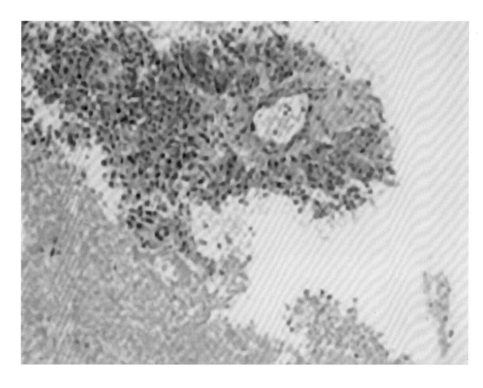

◀ 图 9-11　图 9-10 患者的病理结果

瘤组织广泛坏死，血管周围见少量异型细胞，呈小片状排列。免疫组化结果显示 CD117：(-)；CD56：(局灶+)；CgA：(-)；CK (Pan)：(+)；CK5、CK6：(-)；CK7：(个别细胞+)；Glypican-3：(+)；Hepatocyte：(局灶+)；Ki-67：(60%)；Napsin A：(-)；p40：(-)；p63：(局灶+)；Syn：(局灶+)；TTF-1：(-)；Vimentin：(+)。病理诊断为左肺肉瘤样癌

厚，或有肺门纵隔淋巴结肿大等征象。肿块多表现为较大的孤立性球形病灶，边界较清楚，常有分叶征、脐凹征、空泡征等恶性征象。病灶内多无钙化，病灶周围常无卫星病灶。此病需与肺脓肿、肺结核及肺癌鉴别。梭形细胞肉瘤与前两者鉴别较容易，但因影像学表现类似肺癌，影像学无法鉴别，需病理学明确诊断。

（三）光谱 CT 表现

肺梭形细胞肉瘤容易侵犯到肺外结构，光谱 CT 在显示肿瘤范围、边界及肿瘤活性评估方面有显著优势，具体 CT 和病理表现如下（图 9-12 和图 9-13）。

1. 光谱多参数能谱曲线对淋巴结同源性的鉴别。

2. 40～50keV 可突出癌灶轮廓 / 结构，显示隐匿性病灶，结节体积。

3. 碘密度图可定性病灶，鉴别诊断及疗效评估（图 9-12）。

4. 有效原子序数图可定性病灶，鉴别诊断，

提高病灶对比度。

（四）诊断要点

影像学表现类似肺癌，影像学无法鉴别，需病理学明确诊断。光谱 CT 能谱曲线可以显示转移灶与原发灶之间的同源性，具体诊断要点如下。

1. 该病的确诊主要依赖于病理学。

2. 光谱 CT 有助于精准的疗效评估。

九、肺多形性癌

（一）概述

肺多形性癌（pulmonary pleomorphic carcinoma，PPC）是指鳞状细胞癌、腺癌或大细胞癌中含有梭形细胞和（或）巨细胞成分（梭形细胞或巨细胞成分至少占整个肿瘤的 10%），或仅含有梭形细胞和巨细胞成分的癌，是一类分化较差的非小细胞肺癌。肺多形性癌极少见，据报道其发病率仅占原发性肺癌的 0.1%～0.4%。

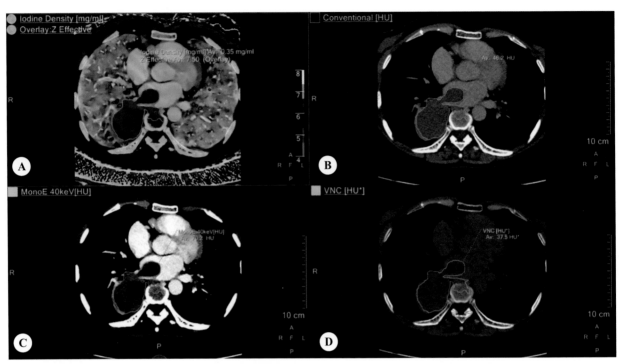

▲ 图 9-12　女性，47 岁，因"肺梭形细胞肉瘤（cT3N2M1 Ⅳ 期）第三周期姑息化疗后 3 周"入院

A. 碘密度图（iodine density）与有效原子序数图融合图（overlay Z effective）；B. 常规 CT 图像；C. 单能级图像（MonoE 40keV）；D. 虚拟平扫图（VNC）。光谱 CT 检查发现肿瘤累及左心房及椎管，肿瘤血供明显减低，碘摄取值为 0.35mg/ml，坏死不明显

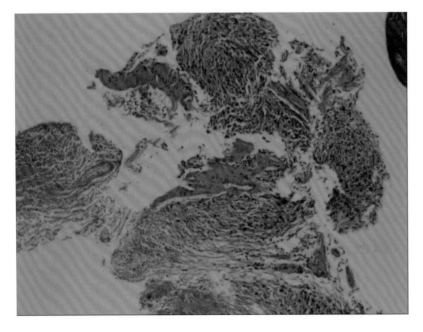

◀ 图 9-13　为图 9-12 患者的病理结果

组织表面部分被覆假复层纤毛柱状上皮，局灶被覆中度不典型鳞状上皮，部分区域可见梭形细胞，局部细胞较丰富，呈束状及弥漫排列，可见部分坏死。免疫组化结果显示 CKP（-）、EMA（-）、vimentin（3+）、S-100（-）、SMA（1+～2+）、Desmin（3+）、TTF-1（-）、CD34（-）、TLE-1（2+～3+）、bcl-2（3+）、Syn（-）、p53（少量 +）、STAT6（-）、Melan-A（-）、Ki-67（50%）、H-caldesmon（-）、myoD1（-）、myogenin（-）。病理诊断为梭形细胞肉瘤

　　1994 年 Fishback 等将含有梭形细胞和（或）巨细胞的肺癌称为肺多形性癌，第一次提出了肺多形性癌的概念。自 2004 年起 WHO 肺癌分类将一类含有肉瘤及肉瘤样成分的非小细胞肺癌称为肺肉瘤样癌（pulmonary sarcomatoid carcinoma，PSC），PSC 共有 5 个亚型，分别为多形性癌（pleomorphic carcinoma，PC）、梭形细胞癌（spindle cell carcinoma，SCC）、巨细

胞癌（giant cell carcinoma，GCC）、癌肉瘤（carcinosarcoma，CS）、肺母细胞癌（pulmonary blastoma，PB），上述5种亚型中肺多形性癌最常见。多形性癌好发于中老年患者，平均发病年龄约为60岁，男性较女性多发，男女比例约为5：1，且与吸烟密切相关，多数患者有10年以上吸烟史。

（二）常规CT表现

胸部CT具有一定的特征性，表现为中央型或周围型软组织肿块，周围型更多见，好发于肺上叶（尤其是右肺），Kim等研究中有77%（23/30）的肺多形性癌位于肺上叶，47%（14/30）位于右上叶。肿瘤体积相对其他NSCLC大，Mochizuki等统计了70例PC患者与3130例其他类型的非小细胞肺癌肿块直径中位数，分别为4.9cm和3.0cm。肿瘤边界尚清楚，有分叶征，少数病例有短毛刺，容易发生纵隔及淋巴结转

移。多项研究表明，肿瘤增强扫描可见边缘呈厚薄不均的环形强化或肿瘤内不均匀斑片状强化，延迟扫描持续强化（其中病理提示低强化区与肿瘤坏死或出血及黏液化相关，是预后不良的标志）。PET/CT显示肿瘤的SUV值明显高于一般的NSCLC。此例患者为周围型肺癌，肿块位于左肺下叶、直径约3.2cm，增强CT轻度、延迟强化，影像学表现不典型。

（三）光谱CT表现

光谱多参数对肺多形性癌的诊断及鉴别诊断有一定价值，具体CT和病理表现如下（图9-14和图9-15）。

1. 光谱曲线对淋巴结同源性的鉴别。

2. 40～50keV可突出癌灶轮廓/结构，显示隐匿性病灶，结节体积。

3. 碘密度图可定性病灶，鉴别诊断，肿瘤活性评估。

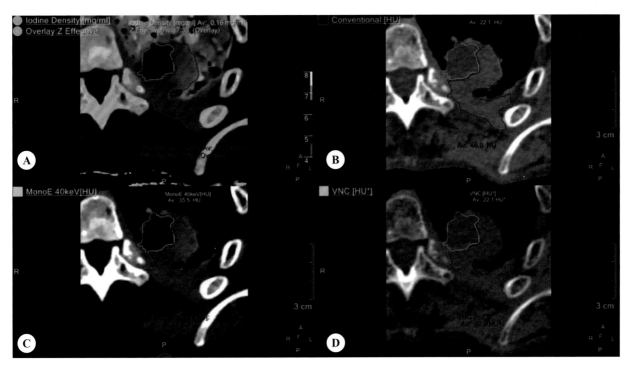

▲ 图9-14 女性，84岁，因"左肺肿瘤安罗替尼分子靶向治疗3个月余"入院

A. 碘密度图（iodine density）与有效原子序数图融合图（overlay Z effective）；B. 常规CT图像；C. 单能级图像（MonoE 40keV）；D. 虚拟平扫图（VNC）。光谱CT检查发现部分肿瘤活性显著降低（绿色ROI），提示治疗有效

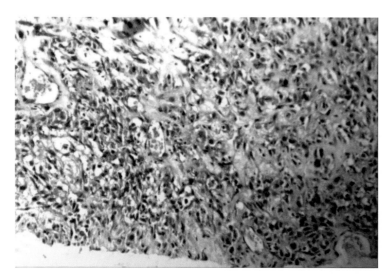

◀ 图 9-15　**图 9-14 同一患者的病理结果**
瘤细胞多角形、梭形，核大深染，呈腺样及弥漫排列，少量细胞可见细胞内黏液。免疫组化结果为 CKP（2+），Villin（-），CK7（+），TTF-1（-），CK5/6（+），p40（灶+），CD56（-），Syn（-），Ki-67（50%），p53（-）。病理诊断为左肺多形性癌

4. 有效原子序数图可定性病灶，鉴别诊断，提高病灶对比度。

（四）诊断要点

肺多形性癌是一种罕见的高度恶性肿瘤，具有侵袭性强、临床表现无特异性、术前诊断困难、预后较差等特点，其具体治疗方案目前尚无共识。理论上，光谱 CT 可用于病灶细小血供的显示和强化特点，突出病灶轮廓和显示病灶与转移淋巴结之间的同源性具体诊断要点如下。

1. 该病的确诊主要依赖于病理活检。

2. 光谱 CT 有助于精准的穿刺及肿瘤活性评估。

十、胸腺瘤

（一）概述

胸腺瘤（thymoma）起源于胸腺上皮细胞，占纵隔肿瘤的 20%～25%，占前纵隔肿瘤的 50%，是前纵隔最常见的肿瘤，好发于 30—50 岁成年人。

一般表现除为纵隔肿瘤外，还有典型的临床表现，30%～50% 的胸腺瘤患者可伴发重症肌无力，多与抗乙酰胆碱受体抗体有关。其他常见伴发疾病包括再生障碍性贫血（5%）和低 γ 球蛋白血症（5%）。

2015 年 WHO 根据胸腺瘤的上皮细胞形态及其与淋巴细胞比例，将其分为 A 型、AB 型、B1 型、B2 型、B3 型和 C 型（胸腺癌，包括胸腺神经内分泌癌），分型一定程度上体现了肿瘤的生物学行为和预后。组织病理分型和手术根治性切除是关系到患者预后的独立危险因素。非侵袭性胸腺瘤包膜光整，而侵袭性胸腺瘤包膜不光整，可侵犯邻近大血管、胸膜及心包，出现胸腔积液及心包积液等。

（二）常规 CT 表现

典型胸腺瘤在 CT 上表现为类圆形或分叶状肿块，多位于前纵隔，少数可发生于后纵隔、颈部或肺。较小病灶常位于中线一侧，较大病灶可跨越中线。病变边缘清晰、锐利，部分可出现囊变、坏死，少数可伴点状、粗糙或弧线状钙化。侵袭性胸腺瘤呈浸润生长，形态不规则，边界不清，可累及胸膜及心包，纵隔脂肪间隙消失。增强扫描呈不均匀强化。

（三）光谱 CT 表现

光谱 CT 的虚拟单能量图像可以更好地显示

富血供病变。对于胸腺瘤的光谱图像可提高病变的可视化程度，40keV 及碘密度图像可凸显胸腺瘤的强化特点，从而增加医生的诊断信心。

光谱 CT 不但全能谱的噪声低，而且其常规图像的噪声也小于普通常规 CT，此特点利于 CT 图像的纹理分析，纹理分析结合 AI 及影像学，对于鉴别胸腺瘤和胸腺增生，以及胸腺瘤分期定性具有临床意义。

（四）诊断要点

前纵隔类圆形或分叶状肿块，可囊变，增强扫描明显强化，光谱 CT 对胸腺瘤的评估优势在于单能级 40keV 和碘密度图像凸显胸腺瘤强化特征及定量测量强化程度，光谱 CT 常规图像和光谱单能级图像利于更多角度定性定量胸腺良恶性占位的鉴别。

十一、淋巴瘤

（一）概述

淋巴瘤（lymphoma）为起源于淋巴结或结外淋巴组织的恶性肿瘤，通常位于前、中纵隔。临床以霍奇金淋巴瘤多见，常见于青年，非霍奇金淋巴瘤多见于青少年，其次为老年人。早期仅触及浅表淋巴结肿大，中晚期可出现发热、消瘦及上腔静脉阻塞综合征等症状。

病理上淋巴瘤分为霍奇金淋巴瘤和非霍奇金淋巴瘤两大类。霍奇金淋巴瘤中可找到 R-S 细胞，而非霍奇金淋巴瘤中则没有。前者以侵犯淋巴结为主，结外少见，多从颈部淋巴结开始，向邻近淋巴结扩散，非霍奇金淋巴瘤常呈跳跃式，结外器官易受累，恶性程度较高，预后较差。

（二）常规 CT 表现

纵隔肿大淋巴结可以融合成块，也可以散在存在，常累及相邻多组淋巴结。最常见于纵隔和气管旁组，其次为气管与支气管组和隆突下组，后纵隔、纵隔下部、心旁组和胸骨后组较少见。常侵犯纵隔或两侧肺门淋巴结，且呈对称性，很少单独侵犯肺门淋巴结。肿块较大时可出现坏死和囊变。增强扫描一般轻度到中度强化。亦可侵犯胸膜、心包和肺组织，出现胸腔积液、心包积液和肺内的浸润灶。

（三）光谱 CT 表现

光谱 CT 动脉期低 keV 单能量图像能更好地显示强化病灶，对于淋巴瘤光谱图像可提高病变的可视化程度，40keV 及碘密度图像可凸显淋巴结轻至中度强化的特征，从而增加医生的诊断信心。

光谱碘图及光谱有效原子图可以用于量化分析，比如鉴别恶性淋巴结及良性增生或炎性结节。光谱 CT 多参数可以对不同来源（如霍奇金淋巴瘤，非霍奇金淋巴瘤，转移瘤等）的头颈部淋巴结肿大起到鉴别作用。

（四）诊断要点

常规 CT 前、中纵隔地方肿大淋巴结，部分融合成团，较少出现坏死，增强扫描呈轻度到中度强化。光谱 CT 动脉期低 keV 单能级图像可以更好地显示强化病灶；碘密度图像等定量参数可以进一步对不同性质淋巴结的定性和鉴别。

十二、胸膜间皮瘤

（一）概述

胸膜间皮瘤是一种少见的胸膜原发性肿瘤，可发生于任何年龄，常见于 40—60 岁，其来源于胸膜未成熟的间质细胞、间皮细胞、纤维细胞，可发生于脏层胸膜和壁层胸膜的任何部分，80% 发生于脏层胸膜，20% 发生于壁层胸膜。胸膜间皮瘤分为局限性纤维性肿瘤（localized fibrous tumor，LET）与弥漫性胸膜间皮瘤（diffuse mesothelioma of pleura，DMP）。

局限性胸膜间皮瘤起源于未成熟的间质细胞，其存在于胸膜间皮细胞层下的疏松结缔组织中，多为良性，有潜在恶性，30% 有恶变，伴胸腔积液者易复发。弥漫性胸膜间皮瘤来源于胸膜的间皮细胞，其确切病因尚不清楚，有学者认为本病与长期接触石棉有关，弥漫性胸膜间皮瘤均为恶性。良性胸膜间皮瘤生长缓慢，一般无明显症状。恶性胸膜间皮瘤早期缺乏特异性的临床症状，可有胸闷、气短、胸痛、消瘦和咳嗽，少数有咯血，中晚期往往有大量胸腔积液，胸腔积液黏稠，可伴有锁骨上淋巴结、腋下淋巴结转移和肺内转移。

（二）常规 CT 表现

局限性胸膜间皮瘤多见于肋胸膜，与胸膜呈钝角或锐角，肿块呈圆形或类圆形，可单发或多发，边界光滑，密度均匀，偶可见钙化及出血、坏死，增强扫描多呈均匀强化。弥漫性胸膜间皮瘤表现为胸膜弥漫结节样或不规则增厚，厚度常>1cm，多发生于胸腔下半部，可累及纵隔胸膜和叶间胸膜，且多合并胸腔积液和肋骨破坏。

（三）光谱 CT 表现

胸膜间皮瘤的光谱图像可提高病变的可视化程度，40keV 单能级图像有利于其相关的影像学显示的加强和相关病灶的可视化的提高，如胸膜的增厚、胸壁及纵隔和膈肌的浸润、叶间裂结节样改变等。因光谱 CT 具有多种可以量化的参数，如碘密度图可以定量分析胸膜间皮瘤的强化程度，所以可以进一步挖掘量化鉴别病灶与转移癌灶的区别。

胸膜间皮瘤的光谱 CT 主要参数表现如下（图 9-16）。

1. 40keV 单能级图像

表现为胸膜宽基底类圆形肿块，凸向肺内生长，包膜明显，强化程度较低，一般强化后 CT 值范围为 60～105HU，MonoE 40keV 显示胸膜间皮瘤原发灶 ROI 测量为 76.8HU，显著高于常规 CT 图像的 46.8HU。

2. 虚拟平扫

表现为等密度，与胸壁肌肉组织密度相似，一般 CT 值范围为 30～45HU，胸膜间皮瘤原发灶 ROI 测量为 35.8HU。

3. 碘密度图

表现为摄碘不均匀降低，一般摄碘值范围为 0.3～0.65mg/ml，胸膜间皮瘤原发灶 ROI 测量为 0.47mg/ml。

4. 有效原子序数图

表现为有效原子序数图异常染色，有效原子序数值较低，一般 Zeff 值范围为 5.27～5.84，胸膜间皮瘤原发灶 ROI 测量为 5.18。

5. 光谱曲线

由于摄碘，能级越低 CT 值会略升高，表现为弓背向下的曲线。胸膜间皮瘤原发灶（S1）对应的曲线为蓝色，与纵隔内淋巴结（粉色，S2）平行，另外两者的直方图和散点图也基本重合，均提示两者为同源，符合恶性胸膜间皮瘤转移，与病理结果一致。

（四）诊断要点

局限性胸膜间皮瘤呈光滑的结节，常偶然发现。弥漫性胸膜间皮瘤多为胸膜广泛的不规则结节，伴胸腔积液及肋骨骨质破坏。光谱 CT 对于胸膜间皮瘤的诊断优势在于使用 40keV 单能级图像更好地显示强化病灶，光谱曲线可以确定病变与肿大淋巴结是否同源，以明确是否有淋巴结转移，具体诊断要点如下。

1. 40keV 及碘密度图像可凸显胸膜间皮瘤的强化及定量测量强化程度。

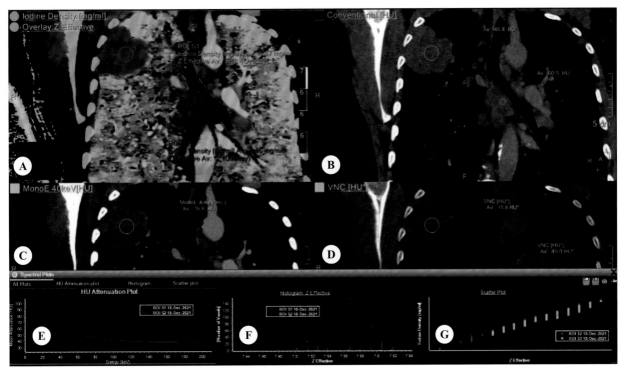

▲ 图 9-16　62 岁男性患者，咳嗽，咳痰 1 个月余

A. 碘密度图（iodine density）与有效原子序数融合图（Overlay Z Effective）；B. 常规 CT 图像[conventional（HU）]；C. 单能级图像（MonoE 40keV）；D. 虚拟平扫图（virtual noncontrast，VNC）；E. 光谱曲线（HU Attenuation Plot）；F. 光谱直方图（histogram Z effective）；G. 光谱散点图（scatter plot，SP）。CT 发现胸膜分叶状软组织肿物（S1），纵隔淋巴结肿大（S2），光谱分析 S1 病灶有效原子序数较低（5.18），符合胸膜间皮瘤表现；S1 与 S2 光谱曲线、散点图及直方图表现相同，提示为同源病变。病理诊断为胸膜恶性间皮瘤

2. 胸膜间皮瘤 Zeff 值较低。

3. 转移灶与原发灶的光谱曲线、直方图、散点图平行或重合。

十三、胸膜转移瘤

（一）概述

胸膜转移瘤指其他部分的肿瘤细胞沿血行或淋巴途径到达胸膜所致。常见原发肿瘤为肺癌、乳腺癌及胃肠道肿瘤。

临床表现包括呼吸困难、胸痛、胸闷，呈进行性加重，多伴有胸腔积液。主要病理表现为胸膜散在多发的软组织结节，伴有血性胸腔积液。

（二）常规 CT 表现

胸膜转移瘤典型的影像学表现为胸腔积液，CT 可显示胸膜多发软组织结节，胸膜不规则增厚或局限性肿物，可伴有纵隔淋巴结肿大，增强扫描结节明显强化。

（三）光谱 CT 表现

光谱 CT 单能级低 keV 图像（如 40keV）及碘密度图、有效原子序数图或它们的融合图像可以显著提高占位病灶的诊断信心和可视化，利于微小胸膜转移瘤的检出，并可以提供量化指标用于鉴别，能谱曲线有利于判断转移病灶和原发病灶是否同源。有文献报道，当加入光谱单能级及碘图等多参数后，年轻医生的诊断能力大幅度提高，接近资深医生的诊断水平。

（四）诊断要点

光谱 CT 对胸膜转移瘤的评估优势在于使用 40keV 的 MonoE 图像和碘密度图可提高病变可视化，增加微小病灶的检出。能谱曲线可以判断原发灶和胸膜转移瘤是否同源，具体诊断要点如下。

1. 常规 CT 胸膜多发软组织结节，胸膜不规则增厚并软组织肿物形成。

2. 光谱 CT 动脉期低 keV 单能量图像更好地显示较小强化病灶；碘密度图像可有利于较小病灶的检出及强化程度的定量测量，用于鉴别诊断及提高诊断效能。

3. 胸膜软组织结节与原发灶光谱曲线平行或重合。

参考文献

[1] Beatrice Daoud, Julien Cazejust, Sebastian Tavolaro, et al. Could Spectral CT Have a Potential Benefit in Coronavirus Disease (COVID-19)? [J]. American Journal of Roentgenology, 2021, 216(2):349–354.

[2] Chung M, Bernheim A, Mei X, et al. CT imaging features of 2019 novel coronavirus (2019–nCoV)[J]. Radiology , 2020, 295(1):202–207.

[3] Rubin GD, Ryerson CJ, Haramati LB, et al. The role of chest imaging in patient management during the COVID-19 pandemic: a multinational consensus statement from the Fleischner Society [J]. Radiology Published online April, 2020, 158(1):106–116.

[4] Ana Fehrmann, Jorge Garcia Borrega, Jasmin Holz, et al.. Metastatic pulmonary calcification: First report of pulmonary calcium suppression using dual-energy CT [J]. Radiol Case Rep, 2020, ;15(7):900–903.

[5] MJ Chung, KS Lee, T Franquet, et al. Metabolic lung disease: imaging and histopathologic findings [J]. Eur J Radiol, 2005, 54 (2):233–245.

[6] Lv PJ, Zhou ZG, Liu J, et a1. Can virtual monochromatic images from dual-energy CT replace low—kVp images for abdominal contrast enhanced CT in small—and medium—sized patients? [J]. Eur Radiol, 2019, 29(6):2878–2889.

[7] Qi LP, Zhang XP, Tang L, et a1. Using diffusion—weighted MR imaging for tumor detection in the collapsed lung:a preliminary study [J]. Eur Radi01. 2009, 19(2):333–341.

[8] Zhao Y, Wu Y, Zuo Z, et a1. Application of low concentration contrast medium in spectral CT imaging for CT portal venography [J]. J Xray Sci Technol, 2017, 25(1):135–143.

[9] Beer L, Oepker MT, Ba—Ssalamah A, et a1. Objective and subjective comparison of virtual monoenergetic VS. polychromatic images in patients wim pancreatic ductal denocarcinoma [J]. Eur Radiel, 2019, 29(7):3617–3625.

[10] Nagayama Y, Tanoue S, Inoue T, et a1. Dual—layer spectral CT improves image quality of multiphasic pancreas CT in patients with pancreatic ductai adenocarcinoma [J]. Eur Radiol, 2019, 30(1):394–403.

[11] Nagayama Y, Iyama A, Oda S, et a1. Dual—layer dual-energy computed tomography for the assessment of hypovascular hepatic metastases:impact of closing k-edge on image quality and lesion detectability [J]. Eur Radioi, 2019, 29(6):2837–2847.

[12] Zhao L Q, He W, Li J Y, et a1. Improving image quality in portal venography with spectral CT imaging [J]. Eur J Radiol, 2012, 81(8):1677–1681.

[13] Kaup M, Scholtz J E, Engler A, et ai. Dual-energy computed tomography virtual monoenergetic imaging of lung cancer:assessment ofoptimal els [J]. J Comput Assist Tomogr, 2016, 40(1):80–85.

[14] Mu R, Meng Z, Zhang X, et al. Parameters of Dual-Layer Spectral Detector CT could be Used to Differentiate Non-Small Cell Lung Cancer from Small Cell Lung Cancer [J]. Curr Med Imaging, 2022, 18(10):1070–1078.

[15] Ma X, Xu M, Tian XJ, et al. A Retrospectively Study: Diagnosis of Pathological Types of Malignant Lung Tumors by Dual-layer Detector Spectral Computed Tomography [J]. Technol Cancer Res Treat, 2022. 21: 15330338221074498.

[16] Deniffel D, Sauter A, Fingerle A, et al. Improved differentiation between primary lung cancer and pulmonary metastasis by combining dual-energy CT-derived biomarkers with conventional CT attenuation [J]. Eur Radiol, 2021. 31(2): 1002–1010.

[17] Gao L, Lu X, Wen Q, et al. Added value of spectral parameters for the assessment of lymph node metastasis of lung cancer with dual-layer spectral detector computed tomography [J]. Quant Imaging Med Surg, 2021. 11(6): 2622–2633.

[18] Lennartz S, Mager A, Grosse Hokamp N, et al. Texture analysis of iodine maps and conventional images for k-nearest neighbor classification of benign and metastatic lung nodules [J]. Cancer Imaging, 2021. 21(1): 17.

[19] Siegel MJ, Bhalla S, Cullinane M. Dual-Energy CT Material Decomposition in Pediatric Thoracic Oncology [J]. Radiol Imaging Cancer, 2021. 3(1): e200097.

[20] Wen L-J, Zhao Q-Y, Yin Y-H, et al. Application value of double-layer spectral detector CT in differentiating central lung cancer from atelectasis [J]. Annals of Palliative Medicine, 2021, 11(6):1990–1996.

[21] Deniffel D, Sauter A, Fingerle A, et al. Improved differentiation between primary lung cancer and pulmonary metastasis by combining dual-energy CT-derived biomarkers with conventional CT attenuation [J]. Eur Radiol. 2021, 31(2):1002–1010.

[22] Deniffel D, Sauter A, Dangelmaier J, et al. Differentiating intrapulmonary metastases from different primary tumors via quantitative dual-energy CT based iodine concentration and

conventional CT attenuation [J]. Eur J Radiol. 2019, 111:6–13.

[23] Travis WD, Brambilla E, Burke AP, et al. WHO classification of tumours of the lung, pleura, thymus and heart[M].4th ed. Lyon:IARC Press, 2015:231.

[24] Ito K, Oizumi S, Fukumoto S, et al. Clinical characteristics of pleomorphic carcinoma of the lung [J]. Lung Cancer, 2010, 68(2):204–210.

[25] Mochizuki T, Ishii G, Nagai K, et al. Pleomorphic carcinoma of the lung:clinicopathologic characteristics of 70cases [J]. Am J Surg Pathol, 2008, 32(11):1727–1735.

[26] Fishback NF, Travis WD, Moran CA, et al. Pleomorphic (spindle/giant cell) carcinoma of the lung. A clinicopathologic correlation of 78cases [J]. Cancer, 1994, 73(12):2936–2945.

[27] Beasley MB, Brambilla E, Travis WD. The 2004 World Health Organization classification of lung tumors [J]. Semin Roentgenol, 2005, 40(2):90–97.

[28] Kim TS, Han J, Lee KS, et al. CT findings of surgically resected pleomorphic carcinoma of the lung in 30patients [J]. AJR Am J Roentgenol, 2005, 185:120.

[29] Kim TH, Kim SJ, Ryu YH, et al. Pleomorphic carcinoma of lung:. comparison of CT features and pathologic findings [J]. Radiology, 2004, 232：554.

[30] Sellerer T, Noël PB, Patino M, et al Dual-energy CT: a phantom comparison of different platforms for abdominal imaging [J]. Eur Radiol, 2018, 28(7):2745–2755.

[31] Ozguner O, Dhanantwari A, Halliburton S, et al. Objective image characterization of a spectral CT scanner with dual-layer detector [J]. Phys Med Biol, 2018, 63(2):025027.

[32] Hojjati M, Van Hedent S, Rassouli N, et al.. Quality of routine diagnostic abdominal images generated from a novel detector-based spectral CT scanner: a technical report on a phantom and clinical study [J]. Abdom Radiol (NY), 2017, 42(11):2752–2759.

[33] van Ommen F, Bennink E, Vlassenbroek A, et al. Image quality of conventional images of dual-layer SPECTRAL CT: A phantom study [J]. Med Phys, 2018, 45(7):3031–3042.

[34] Rajamohan N, Goyal A, Kandasamy D, , et al. CT texture analysis in evaluation of thymic tumors and thymic hyperplasia: correlation with the international thymic malignancy interest group (ITMIG) stage and WHO grade [J]. Br J Radiol 2021; 94(1128):20210583.

[35] Tunlayadechanont P, Panyaping T, Kaewkerd B. Role of Quantitative Spectral CT Analysis for Differentiation of Orbital Lymphoma and Other Orbital Lymphoproliferative Disease [J]. Eur J Radiol, 2020, 133:109372.

[36] Wang X, Zhao Y, Wu N, et al. [Application of single-source dual-energy spectral CT in differentiating lymphoma and metastatic lymph nodes in the head and neck] [J]. Zhonghua Zhong Liu Za Zhi, 2015, 37(5):361–366.

[37] Lennartz S, Le Blanc M, Zopfs D, et al. Dual-Energy CT-derived Iodine Maps: Use in Assessing Pleural Carcinomatosis [J]. Radiology, 2019, 290(3):796–804.

[38] Bibby AC, Tsim S, Kanellakis N, et al. Malignant pleural mesothelioma: an update on investigation, diagnosis and treatment [J]. Eur Respir Rev, 2016, 25(142):472–486.

第 10 章　循环系统

一、光谱 CT 循环系统检查方法与技术

（一）冠状动脉 CTA 扫描技术

患者体位：仰卧位，头先进，双臂举过头顶（尽可能舒适），连接心电导联。

扫描方向：头至足。

扫描参数设置：①钙化积分扫描：120kVp 30mAs，前瞻性门控轴扫，层厚 2.5mm，图像卷积核算法为 CB，迭代算法 idose4 的等级选择 4，矩阵 512×512。②冠状动脉血管 CT 成像（CCTA）扫描：120kVp，自动 mAs，采用回顾性门控方式扫描，转速 0.27s，探测器准直组合为 2×64×0.625mm（上、下两层），螺距为 0.18，FOV 为 180~200mm，对比剂总量为 45~55ml，加注 30ml 生理盐水，选择降主动脉动态监测触发扫描，阈值为 100HU，延迟时间为 6s。图像矩阵均为 512×512，图像卷积核算法为 XCB，层厚层间距 0.9×0.45mm，迭代重建等级选择 3-4，同时重建 SBI 光谱数据包。③延迟扫描：7 分钟后进行回顾性门控扫描方式，120kVp，自动 mAs，转速 0.27s，探测器准直组合为 2×64×0.625mm，螺距为 0.18，图像矩阵 512×512，图像卷积核算法为 XCB，层厚层间距 0.9×0.45mm，迭代算法 idose4 的等级选择 3-4。并同时重建单能级、VNC、碘密度图、有效原子序数图等光谱参数。

（二）TAVR 检查技术

第一步大致同冠状动脉 CTA 扫描，螺距可适当增大，第二步进行主动脉非门控扫描。

（三）胸痛三联检查技术

基本同冠状动脉 CTA 扫描，需要扫描范围更大，螺距可适当增大。

（四）常用光谱参数图像

1. 虚拟单能量图像（virtual monoenergetic image，VMI 或 MonoE）

相当于单一能量射线成像，包括 40~200keV 共 161 个能级。双层探测器技术能保持全能谱低噪声及显著提高图像质量。

2. 有效原子序数图

原子序数不同于 CT 值，其特点在于为每个像素加入了物质成分的信息，光谱 CT 的有效原子序数图用色彩量化的方式呈现。

3. 碘密度图

为各体素所含碘浓度的分布图，可用于定量分析强化程度，除使用黑白图像展示外，可以使用碘融合彩色图像，以提升摄碘组织的可视化程度。

4. 虚拟平扫（virtual noncontrast，VNC）

对含碘组织进行去碘处理，使其尽可能等于不含碘时的 CT 值，生成类似于常规平扫的图像，从而代替平扫以减少患者接受的辐射剂量。

5. 光谱曲线

以单能级水平为横坐标，以 CT 值为纵坐标，

获得具有物质特异性的曲线，代表不同物质成分的 CT 值随着能级的变化特征，根据曲线形态及斜率的不同可对病灶及正常组织的成分差异进行鉴别。

二、冠状动脉粥样硬化性心脏病

（一）概述

冠状动脉粥样硬化性心脏病（coronary artery disease，CAD）指冠状动脉发生粥样硬化，使血管腔狭窄或闭塞，导致心肌缺血缺氧或坏死而引起的心脏病，简称冠心病。冠心病是中老年人的常见病、多发病，近年来发病呈年轻化趋势，已成为威胁人类健康的主要疾病之一。暂时性缺血、缺氧会引起心绞痛，而持续严重的心肌缺血可引起心肌坏死即心肌梗死。CAD 的主要病理基础是冠状动脉血流量调节障碍和心肌微循环状态失衡。心肌缺血最早可出现在冠状动脉造影和心电图异常之前，解剖学狭窄并不是引起心肌缺血的唯一原因；冠状动脉血管造影无法完全显示心肌内的微小血管，诊断心肌缺血不可仅依据冠状动脉可见的狭窄程度，还需了解心肌的供血情况。目前，冠状动脉疾病的筛查方法有 DSA 和 CTA、MRA 等，心肌灌注显像方法有 SPECT 和双能量 CT，双能量 CT 能同时完成"冠状动脉造影联合心肌灌注一站式成像"。

（二）常规 CT 表现

常规冠心病 CTA 检查包括钙化积分扫描及碘对比剂增强扫描，进行容积再现（VR）、最大密度投影（MIP）及曲面重组（CPR）后处理和钙化积分统计，观察冠状动脉管腔有无狭窄或扩张，管壁有无斑块、钙化，斑块的位置分布，冠状动脉走行是否迂曲、支架形态等。另外，也可评价心脏有无增大、室壁瘤，有无心脏瓣膜钙化、心包积液等间接征象并鉴别其他心脏疾病。

（三）光谱 CT 表现

冠状动脉 CT 成像技术随着 CT 的发展不断改进，其重点在于快速捕捉血管，血管分支清晰显示、管壁分析（斑块性质判定）、管腔狭窄程度评价（包括支架内再狭窄判断）等常规解剖学评价的进一步优化，以及辐射剂量、对比剂流速和总量的进一步降低。光谱 CT 冠状动脉"黑血图像"能够增加冠状动脉管腔与血管壁及周围组织的对比度，有助于优化血管壁的显示和提高血管壁病变的诊断准确性。光谱 CT 一次心脏扫描在获得常规冠状动脉图像的同时，还有多种能谱信息用以多参数分析及心肌灌注成像。研究表明，光谱 CT 可通过 CTO 中心位置的摄碘值来预测慢性全闭塞性冠心病的 PCI 手术成功率。

1. 光谱 CT 主要多参数图像和 DSA 表现（图 10-1 至图 10-4）

(1) 40keV 单能级图像（Mono 40keV）表现：延迟扫描梗死心肌纤维化，40keV 图像呈高密度。

(2) 虚拟平扫（VNC）表现：双能量 CT 可以利用增强数据重建出 VNC 图像，计算钙化积分。

(3) 碘密度图（iodine density）表现：急性缺血表现为局部心肌碘密度减低，而周围危险区高灌注心肌表现为碘密度增加，延迟扫描梗死心肌纤维化，碘密度图呈高密度。另外碘密度图只显示碘对比剂，其他高密度物质被抑制，可鉴别支架渗漏与高密度材料。

(4) 有效原子序数图（Z effective）表现：当冠状动脉血管只显示轻微或轻度狭窄时，光谱 CT 可以进行心肌活性评估分析，原子序数图可显示血流低灌注，提示心肌缺血改变。延迟扫描显示梗死心肌纤维化，表现为原子序数图呈高密度。通过评估斑块成分的有效原子序数，曲线分析、散点图、柱形图等多种参数能提高冠状动脉斑块分析的诊断效能。有效原子序数图及无水碘图还可用于支架再狭窄内部成分分析。

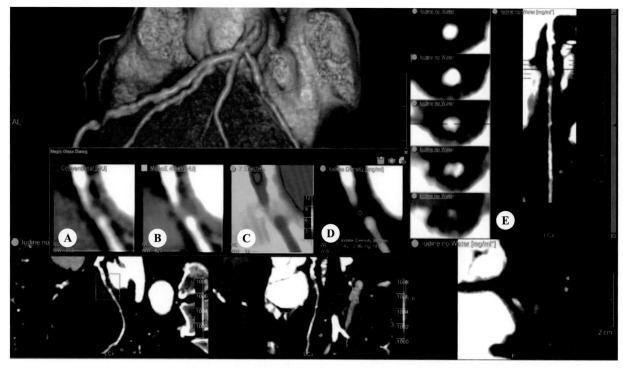

▲ 图 10-1　男性，57 岁，间断胸闷 1 年，加重 3 天，急性冠状动脉综合征

A. 常规 CT 图像［conventional（HU）］；B. 单能级图像（MonoE 40keV）；C. 有效原子序数图（Z effective）；D. 碘密度图（iodine density）；E. 无水碘图（Iodine no Water）。光谱 CT 发现 LCX 重度狭窄，病变摄碘 > 2.5mg/ml，提示病变状态较新鲜，支架容易通过

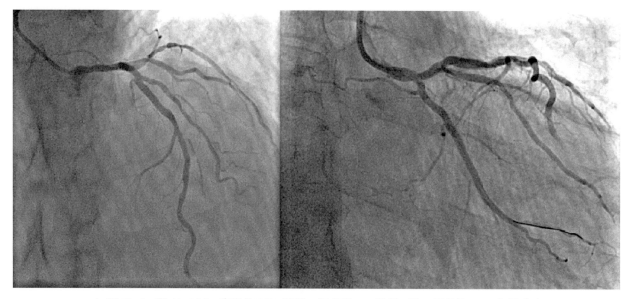

▲ 图 10-2　图 10-1 同一患者的 DSA 结果，与光谱 CT 结果一致，且最终 PCI 获得成功

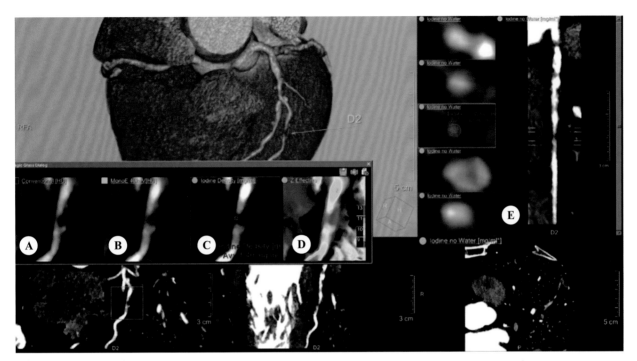

▲ 图 10–3 男性，56 岁，间断胸闷、气短 4 个月余，冠状动脉粥样硬化性心脏病

A. 常规 CT 图像 ［conventional（HU）］；B. 单能级图像（MonoE 40keV）；C. 碘密度图（iodine density）；D. 有效原子序数图（Z effective）；E. 无水碘图（Iodine no Water）。光谱 CT 显示 D2 重度狭窄，病变摄碘值为 1.40mg/ml，< 2.5mg/ml，提示病变状态较陈旧，支架不容易通过

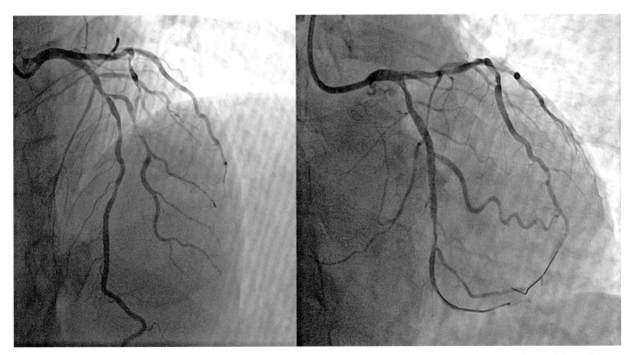

▲ 图 10–4 图 10–3 同一患者的 DSA 结果，与光谱 CT 结果一致，最终回旋支置入支架 1 枚，第二对角支未能置入支架

2. 光谱在冠状动脉扫描中的优势

(1) 优化对比剂用量：低能量 X 线可使碘的衰减增加，因此双能量 CT 低能级 MonoE 图像可以在减少对比剂注射量的情况下，获得与注射常规剂量相同的图像质量，实现低对比剂流速、低对比剂用量（"双低"）的冠状动脉 CTA 扫描。已有研究表明，使用对比剂 36ml、流速 3ml/s 的"双低"冠状动脉 CTA 扫描方案，40～50keV MonoE 图像可以获得满意的图像质量，对比剂用量降低了 28%～70%。对于肾功能不全的患者，也可以在使用低浓度对比剂的同时，最大限度减少对比剂用量。

(2) 改善血管强化不佳的图像质量：多种因素均可导致冠状动脉 CTA 强化效果差，包括对比剂用量、浓度或者流速与患者情况不匹配（如肥胖患者），血管状况不佳导致的对比剂外渗，扫描时机把握不佳，循环通路异常等。强化效果差的图像信噪比（signal noise ratio，SNR）和对比噪声比（contrast to noise ratio，CNR）下降导致难以诊断或者诊断效能差。使用光谱 CT 扫描，通过图像后处理可获得低能级 MonoE 图像，低至 40keV，可提高 CNR 和 SNR，避免了重复扫描增加的对比剂量和辐射暴露。

(3) 降低 CT 辐射剂量：降低冠状动脉 CTA 辐射剂量的技术包括前瞻性心电门控扫描、大螺距扫描、自动调整扫描参数技术、迭代重建技术等。光谱 CT 进行冠状动脉 CTA 扫描时，有效辐射剂量可低至 1.5mSv 以下。此外，双能量 CT 可以利用增强数据重建出 VNC 图像，用以替代钙化积分平扫，从而进一步降低辐射剂量。但当使用管电压 100kVp 进行低剂量扫描时，光谱 CT 只能获得常规扫描图像，应用有一定的局限性。

(4) 得出冠状动脉钙化积分：钙化积分可以定量评价冠状动脉壁的钙化程度，从而对冠心病患者发生心血管事件的危险进行分层。光谱 CT 可利用 VNC 图像来计算冠状动脉钙化积分，通过 VNC 图像得到的钙化积分与常规扫描相关性良好。

(5) 分析冠状动脉粥样硬化斑块：冠状动脉粥样硬化斑块分为钙化斑块、非钙化斑块和混合斑块。常规 CT 对钙化斑块和非钙化斑块的鉴别比较直观，但钙化斑会产生晕状伪影和线束硬化伪影，影响 CTA 对管腔狭窄程度的准确评估。双能 CT 可以减轻钙化伪影，提高钙化斑块定量的准确性。此外，通过评估斑块成分的有效原子序数，曲线分析、散点图、柱形图等多参数分析能提高冠状动脉斑块的诊断效能。

(6) 减轻支架伪影：金属支架在 CT 上会产生线束硬化伪影而影响观察。光谱 CT 在投影数据域空间重建双能量数据，可以得到 40～200keV 的 MonoE 图像，与采用图像数据域空间重建的双能量 CT 相比，可以达到最佳的减轻线束硬化伪影效果。

（四）诊断要点

光谱 CT 通过多参数组合，可降低辐射剂量、减少对比剂用量，实现冠状动脉斑块加心肌灌注成像一站式成像，可提高斑块分析的诊断效能，用于支架评价以及指导治疗。具体诊断要点如下。

1. 冠状动脉全梗阻（CTO）中心位置的摄碘值<2.5mg/ml 提示 PCI 导丝不容易通过。

2. 碘密度图或有效原子序数图可同步进行心肌首过灌注评估。

三、主动脉瓣疾病

（一）概述

主动脉瓣疾病（aortic valve disease，AVD）是最常见的心脏瓣膜病，随着我国人口老龄化，以纤维增生钙化和黏液样变为代表的退行性 AVD 发病率逐年增加。主动脉瓣疾病包括主动脉瓣狭窄（aortic stenosis，AS）和主动脉瓣反流（aortic regurgitation，AR）。其中 AS 已成为这一人群最常见的瓣膜性心脏病。

AVD 患者尚无有效的药物治疗方案，主动脉瓣置换术是唯一有效的治疗方法。外科主动脉瓣置换被认为是主动脉瓣疾病的首选治疗方法，但其创伤大、手术风险高，相当一部分患者不能接受，还有部分高危患者不符合手术条件而丧失治疗机会。经导管主动脉瓣置换术（transcatheter aortic valve replacement，TAVR）的出现极大程度地改变了主动脉瓣疾病的治疗方式，为高龄、高风险主动脉瓣疾病患者带来了福音。

TVAR 术前行 CT 血管成像可准确评估主动脉根部解剖结构及外周血管入路情况，为瓣膜类型及尺寸选择、入路方式及手术并发症的评估、预防作出前瞻性分析。

（二）常规 CT 表现

1. 主动脉瓣狭窄（AS）

(1) 主动脉瓣数目：重建收缩期（合并左心室流出道肥厚患者需增加舒张期时相分析）主动脉瓣横断面 CT 图像，三叶瓣表现为三角形，二叶瓣表现为鱼口样。

(2) 主动脉瓣形态：主动脉瓣增厚（低密度）>2mm、融合、钙化（高密度）。

① 钙化分级：1 级，无钙化；2 级，轻度钙化（小的孤立的点状钙化）；3 级，中度钙化（多个较大点状钙化）；4 级，严重钙化（所有瓣尖广泛钙化）。文献报道钙化积分>1100 Agatston 积分，提示重度 AS，诊断敏感性 93%，特异性 82%。

② 左心室向心性肥厚（舒张末期室间隔厚度>12mm）。

③ 主动脉瓣口面积<1.5cm^2（收缩中期 RR 间期 5%~35% 测量）。

④ 升主动脉扩张>35mm。

⑤ 重度 AS（晚期）：左心室扩大，左心功能不全。

2. 主动脉瓣反流（AR）

(1) 主动脉根部扩张和（或）升主动脉瘤。

(2) 舒张期主动脉瓣闭合不全。

(3) 瓣膜增厚、钙化。

(4) 晚期左室扩大。

3. TAVR 术前评估（表 10-1）

表 10-1　TAVR 术前评估的部位及内容

部　位	评估内容	
主动脉根部	瓣叶的数量	三叶 / 二叶 / 四叶
	钙化的程度及位置	
	瓣环大小	短径、长径、面积、周长
	主动脉窦宽度和高度	窦管交界宽度 升主动脉宽度 瓣环上 40mm 心脏与主动脉成角
冠状动脉	主动脉瓣环到冠状动脉开口的距离（应>1cm）	
	是否合并冠状动脉疾病	
胸、腹主动脉	血管迂曲、动脉粥样硬化、血栓、动脉瘤	
入路评估	髂-股动脉	最小直径（最小血管直径应>6mm） 钙化、迂曲情况
	锁骨下动脉	管腔直径 钙化、迂曲情况
	左室心尖	必须排除心尖血栓

（三）光谱 CT 表现

1. 高能级图像去钙化伪影

当瓣膜严重钙化时，因硬化线束伪影影响，常规 CT 很难准确评估瓣叶数目及形态。光谱 CT 高能级（130keV）图像可有效改善钙化所致的伪影，提高诊断准确性。

2. 低能级图像实现双低剂量扫描

许多接受 TAVR 的患者身体较虚弱，肾功能受损，使用对比剂会增加急性肾衰竭的风险。光谱 CT 低能级（40keV）图像可以最大化碘剂的亮度，提高软组织对比度，降低对比剂用量。多项研究证实有效利用低噪声的光谱低能级图像可以在全身各部位大幅度减少对比剂用量的 50%～60%，甚至高达 82%。在临床实践中也已证实，不仅可减少对比剂用量，还能降低注射速率，甚至达到 2ml/s（图 10-5）。

3. CT 黑血技术

光谱 CT 独有的 CT 黑血技术可有效抑制 CT 图像上主动脉腔内的碘，从而消除高浓度碘对主动脉壁造成的伪影，对于主动脉管壁病变的显示更加清晰，利于主动脉壁早期病变或局部小病变的显示。

4. 光谱虚拟平扫

光谱虚拟平扫图像可替代常规 CT 平扫，不仅可减少辐射剂量，其可靠性和低噪声还有利于观察主动脉壁内血肿。

（四）诊断要点

主动脉瓣疾病的形态学 CT 诊断不难，尤其是合并有瓣膜钙化的病变，光谱 CT 低能级图像能够大幅度降低对比剂用量及注射速率，降低患者肾毒性的风险。高能级图像去钙化伪影有助于提高瓣叶形态和数量的诊断准确性，需要重点评估的内容如下。

1. 瓣叶形态、数量。
2. 明确有无钙化及钙化程度。
3. 主动脉根部扩张情况。
4. 继发左室扩张及室壁肥厚情况。

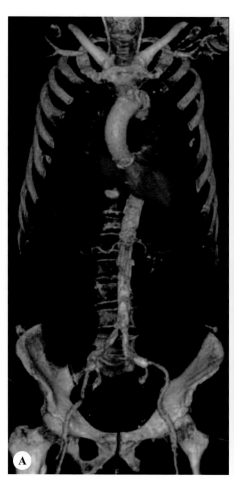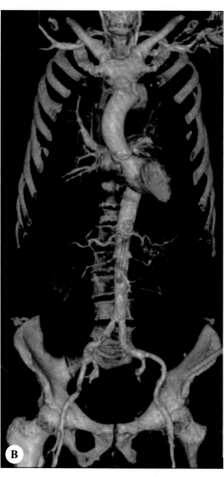

◀ **图 10-5　TAVR 术前 CT 评估**

A. 常规 CT 图像［conventional（HU）］容积再现；B. 光谱单能级图像（MonoE 40keV）容积再现。碘对比剂用量为 35ml，流速 2ml/s。双低剂量扫描，低能级 40keV 图像显著提升图像对比度

四、缺血性心脏病

（一）概述

缺血性心脏病（ischemic heart disease，IHD）包括从稳定性心绞痛到心源性猝死在内的多种临床疾病。冠状动脉粥样硬化性心脏病（coronary atherosclerotic heart disease，CHD）简称冠心病，是其主要的疾病类型。IHD 的发病率不断上升并呈现年轻化趋势，尤其是在糖尿病及肥胖人群中。在我国城市和农村，冠心病死亡率都在持续增加，严重威胁患者生命。随着临床医师对疾病认识的不断提高及介入诊疗技术的普及，时间窗内进行血运重建，显著降低了冠心病患者的死亡率。

冠状动脉 CTA（coronary computed tomographic angiography，CCTA）是无创诊断冠状动脉疾病的首选检查，其诊断冠状动脉狭窄的敏感性和阴性预测值较高，是排除冠心病的可靠方法。但冠状动脉狭窄与心肌缺血并不完全匹配，单凭管腔狭窄程度不能准确预测心肌缺血，因此对于冠状动脉狭窄病变进行功能学评价具有重要的临床意义。如果狭窄病变存在心肌缺血，患者可从血运重建中获益，若狭窄并未引起心肌缺血，血运重建不能使患者受益。只有对造成心肌缺血的冠状动脉狭窄病变进行血运重建才是有意义的。

目前评价心肌缺血的方法主要有正电子发射型计算机断层显像（positron emission computed tomography，PET）、单光子发射计算机断层成像术（single-photon emission computed tomography，SPECT）和 CMR，无论哪一种方法都不能很好地同时评价冠状动脉血管及心肌。目前心脏 CT 是唯一可同时评估冠状动脉血管及心肌血流灌注的无创性影像检查。通过 CT 图像后处理技术（如 CT 血流储备分数，CTFFR）可提升 CCTA 的诊断特异性，但有 17% 的 CCTA 图像由于钙化、支架伪影等原因无法进行准确的 CTFFR 分析。

CT 动态心肌灌注检查诊断特异性较高，但其敏感性不足，所以通过 CCTA 结合 CT 动态心肌灌注或结合其他心肌灌注检查可同时提高对冠状动脉疾病的诊断敏感性和特异性。然而，这种模式对于急诊患者存在潜在风险，所以更快捷的冠状动脉血管和心肌同步评估成为非常迫切的临床需求。基于探测器的光谱 CT 新技术的出现真正满足了这种临床需求，通过常规 CCTA 扫描可同时获得非动态心肌灌注信息，在判断冠状动脉斑块性质及狭窄程度的同时，亦可准确评估心肌是否缺血，真正实现了冠状动脉血管形态学与心肌灌注同步化的一站式评估。

（二）常规 CT 表现

1. CT 平扫

CT 平扫时心肌壁和心腔内血液密度相仿，因而难以分辨心肌壁和腔内结构，目前主要用于冠状动脉管壁钙化显示及钙化积分的测量。钙化是动脉粥样硬化进展的一种表现形式，多项研究表明，冠状动脉钙化积分是评价冠状动脉粥样硬化负荷的重要指标之一，可预测未来发生心血管疾病的风险，并且独立于其他所有心血管疾病危险因素。但钙化斑块的大小和管腔狭窄程度并不匹配，尤其是严重的弥漫性钙化斑因容积效应伪影的干扰，严重影响对管腔狭窄程度的准确判断。因此，对于冠状动脉重度钙化，钙化积分≥400 的患者不建议进一步行冠状动脉 CTA 检查。

2. CCTA

目前，CCTA 已广泛应用于冠心病患者的诊断中，具有较高的诊断准确性及阴性预测值。增强图像可以多角度、任意平面重建，观察心脏解剖结构及周围结构，多种后处理技术可显示冠状动脉的开口、走行、分布等解剖细节，发现心脏、冠状动脉血管及周围结构的变异，显示冠状动脉管壁斑块。主要用于评估斑块的特征及危险度、血管的狭窄程度，支架或搭桥术后的随访。

3. 心肌评估

有研究者应用 CCTA 图像评估心肌灌注情况，但所采集的图像并非一定达到了心肌灌注峰值，从而影响结果的准确性。目前，CCTA 图像仅能显示一些典型的心肌梗死病例，表现为与正常心肌相比的低密度区，当有附壁血栓时，表现为局部的充盈缺损，在部分陈旧性心肌梗死患者中还可见到梗死心肌脂肪替代及钙化。更重要的是静息灌注很难发现真正意义上的心肌缺血，负荷动态 CT 心肌灌注成像（CT myocardial perfusion imaging，CT-MPI）诊断心肌缺血的敏感性较高，CT-MPI 联合 CCTA 一站式评价冠状动脉狭窄和心肌灌注能更好地识别导致缺血的狭窄病变，但动态心肌灌注辐射剂量高，负荷灌注的开展受条件限制，不易常规化。除此之外，常规 CT 图像分析心肌病变的主要障碍是线束硬化伪影，表现为类似于心肌局部缺血的带状暗影，将严重影响病变心肌的判断，高估病变范围。

与心脏磁共振相仿，CT 也可进行心肌的延迟强化扫描，评估心肌活性。但传统 CT 延迟强化图像病变心肌与正常心肌对比欠佳，不利于病变的检出，在增加扫描时间和辐射剂量的同时并没有有效提高诊断效能，因此极少应用于临床工作。

（三）光谱 CT 表现

1. CT 平扫

光谱 CT 一次扫描既有常规 CT 图像又有能谱图像数据集，其常规 CT 图像就是传统意义上的普通 CT 图像，可用于计算钙化积分。光谱 CT 还可以用 CCTA 扫描中获取的虚拟平扫图像来计算钙化积分，从而减少患者的辐射剂量，其钙化积分的准确性已经被证实。

2. CCTA

光谱 CT 低能级图像如 40～50keV 图像可以大幅度显著提高对比剂的对比度，从而大幅度减少对比剂剂量，较常规 CT 其用量可以减少 50%，同时可以降低辐射剂量，在光谱 CT 平台上可以使用 100KV 光谱成像。

3. 光谱 CT 在缺血性心脏病中的诊断价值（图 10-6 至图 10-14）

光谱 CT 一次扫描可同时获得冠状动脉解剖图像及非动态心肌灌注图像，实现一站式心脏检查。与传统 CT 相比，其特有的多参数后处理图像，可增加诊断的敏感性和特异性。高 keV 的 MonoE 图像可以校正线束硬化伪影的干扰，提高诊断的特异性。低 keV 的 MonoE 图像、碘密度图和有效原子序数图可增加心肌软组织病变的对比度，从而提高检查的敏感性。

心肌灌注包括动态心肌灌注和静息心肌灌注。光谱 CT 高低能量完全同步采集，克服了时间及空间不匹配的问题，是最理想的动态器官（心脏等）能量成像技术。与此同时，光谱技术将心肌的相对强化提高了 5 倍，保证了在非最佳采集时间也能检测到心肌异常灌注。光谱 CT 的出现真正克服了图像质量和扫描流程的问题，与常规 CT 相比，诊断心肌缺血的准确性更高。光谱 CT 不仅具有 8cm 探测器宽度，一次扫描既可以提供常规 CT 图像，还具有能谱信息数据集，可以实现包括能谱信息的心脏动态心肌灌注即光谱动态心肌灌注，因此是目前比较适合于心肌灌注检查的 CT 能谱设备。光谱 CT 可通过基于碘图的时间碘密度曲线来代替既往时间密度曲线来获得完全不受硬化束伪影的灌注图像，并且在低剂量扫描模式下，光谱图像天然的反相关噪声抑制，可以保证图像质量，从而帮助临床克服了动态心肌灌注检查的限制，并可进一步提高对早期小范围心肌缺血的诊断敏感性及准确性。研究报道显示，70keV 可提高心肌灌注的准确性，并可实现更精细的分层评估。除此之外，光谱 CT 还可用于急性冠状动脉综合征，以及心电图和肌钙

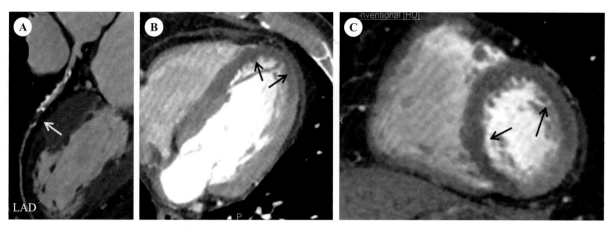

▲ 图 10-6　男性，68 岁，胸痛伴大汗、恶心 4h。糖尿病 10 年，控制不佳；高血压 4 年，未规范服药。ECG：$V_1 \sim V_2$ 导联 ST 段抬高，心肌酶升高，考虑急性前壁心肌梗死

A. 冠状动脉 CTA 曲面重建图像；B. 常规 CT 图像［conventional（ HU ）］四腔心；C. 常规 CT 图像［conventional（ HU ）］短轴位。曲面重建提示左冠状动脉前降支节段性非钙化斑块，管腔重度狭窄（白箭）；常规 CT 图像疑似 LAD 供血区心肌灌注减低（黑箭）。LAD. 左冠状动脉前降支

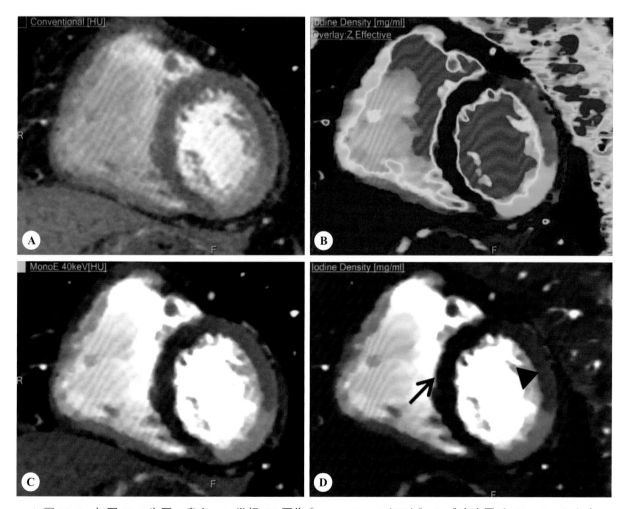

▲ 图 10-7　与图 10-6 为同一患者。A. 常规 CT 图像［conventional（HU）］；B. 碘密度图（iodine density）与有效原子序数图融合图（overlay Z effective）；C. 单能级图像（MonoE 40keV）；D. 碘密度图（iodine density）。光谱 CT 清晰显示左室前壁灌注减低（黑箭头），室间隔壁灌注缺损（黑箭）提示不同类型心肌损伤

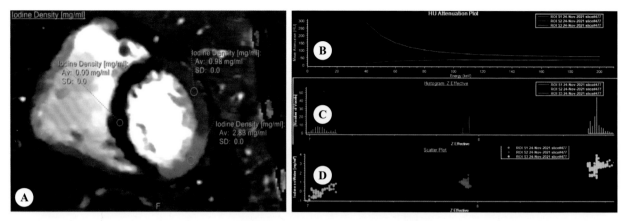

▲ 图 10-8　与图 10-6 为同一患者。A. 碘密度图（iodine density）；B. 光谱曲线（HU Attenuation Plot）；C. 光谱直方图（histogram Z effective）；D. 光谱散点图（scatter plot）。进一步行光谱分析显示室间隔壁病变（S1）与前壁病变（S2）、正常心肌（S3）成分完全不同，三者的碘摄取值分别为 0mg/ml、0.98mg/ml、2.83mg/ml。提示前壁心肌缺血，室间隔壁心肌梗死

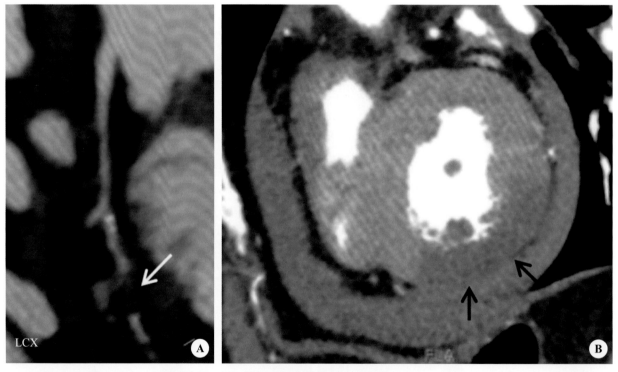

▲ 图 10-9　男，56 岁，主因"胸闷 3 天，晕厥 4h"急诊入院。心肌酶升高 CK-MB 7.92ng/ml，cTNI 37.29ng/ml，Myo 48.6ng/ml，NT-proBNP 955pg/ml。诊断急性下壁心肌梗死
A. 冠状动脉 CTA 曲面重建图像；B. 常规 CT 短轴图像［conventional（HU）］。冠状动脉 CTA 检查示：左回旋支闭塞（白箭），常规 CT 图像疑似下壁及下侧壁心肌灌注减低（黑箭）

蛋白表现正常的超急性期隐匿性心肌梗死的早期诊断中。

心肌延迟强化可反映心肌纤维化的程度和范围，根据其分布的特点可用于鉴别缺血和非缺血性疾病。研究证实，以 CMR 为金标准，光谱 CT 碘密度图诊断心肌延迟强化的敏感性和特异性均较高。近期的研究还指出，基于光谱 CT 碘密度图计算出来的细胞外容积分数（myocardial

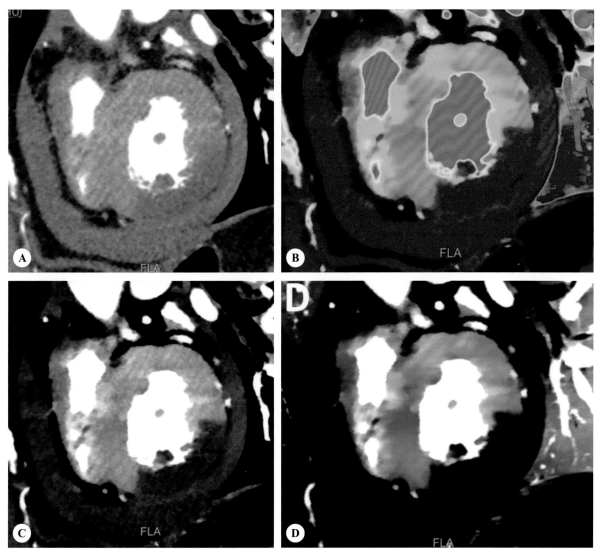

▲ 图 10-10 与图 10-9 为同一患者。A. 常规 CT 图像［conventional（HU）］；B. 单能级与有效原子序数融合图（overlay Z effective）；C. 单能级图像（MonoE 40keV）；D. 碘密度图（iodine density）。光谱 CT 清晰显示左室下壁、下侧壁诊断灌注缺损，无碘摄取，提示梗死心肌

extracellular volume，ECV）与 CMR 具有很好的相关性，可用于弥漫性间质纤维化的评估。

4. 心肌梗死光谱 CT 表现及鉴别诊断

心肌梗死为急性或持续性冠状动脉血管堵塞引起的心肌缺血坏死。光谱 CT 可在扫描 CCTA 的同时观察心肌是否有灌注缺损，也可以使用动态心肌灌注的方式评估局部心肌随时间变化的充盈情况，或者行延迟扫描观察心肌在血液循环过程中的表现。对于急性期患者更适用于一站式扫描，即 CCTA 加心肌成像。双能量心肌成像的关键在于如何避除硬化束伪影，光谱 CT 得益于其同源、同时、同向的数据源，符合最初创立 CT 双能量成像的 Alveraz 的原理。基于从原始投影数据域重建的设计出发，其一次扫描获得常规 CT 图像及能谱图像，在避除硬化束伪影上有独到之处，所以从问世就在心肌成像方面引起了业界的注意。急性心肌梗死通常在光谱 CT 的碘密度图和有效原子序数融合图上因其特有的高对比度及全能谱低噪声而容易识别，并表现为心内膜下或透壁的灌注缺损。Fahmi 等早在光谱探测器

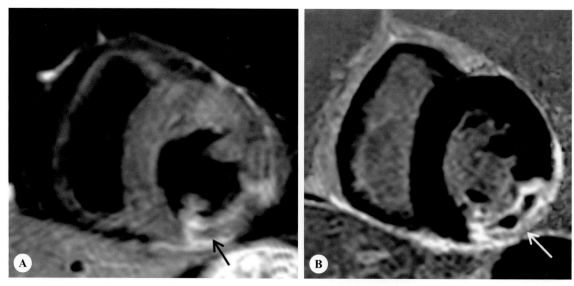

▲ 图 10–11　图 10–10 患者心脏核磁共振图像

A. T₂WI 图像；B. 钆对比剂延迟强化（LGE）图像。进一步行 CMR 验证左室下壁及下侧壁心肌水肿（黑箭）、透壁性心肌梗死（白箭），与光谱 CT 结果一致

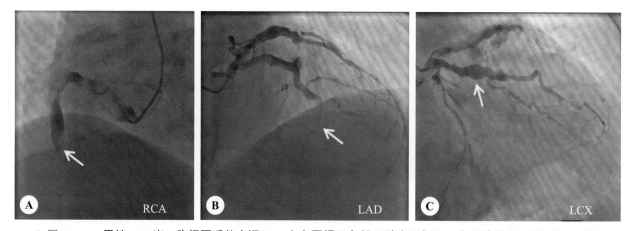

▲ 图 10–12　男性，53 岁，胸闷不适伴大汗 2h。心电图提示急性下壁心肌梗死。心肌酶升高，行冠状动脉造影检查

A. 右冠状动脉近段冠状动脉瘤，右冠状动脉中段完全闭塞（白箭）；B. 左前降支近段冠状动脉瘤，左前降支中段重度狭窄（白箭）；C. 左回旋支近段冠状动脉瘤（白箭）。RCA. 右冠状动脉；LAD. 左前降支；LCX. 左回旋支

原型机上发现光谱 CT 在模体和猪心脏上有显著的去除硬化束伪影的表现。

　　基于有效避除硬化线束伪影的优势，冠状动脉加心肌一站式评估模式也可以用于模拟负荷态的一站式检查。如图 10–6 至图 10–14 所示，患者因运动后胸骨后压榨痛伴有窒息感并行 CCTA 确诊"多支冠状动脉多发混合斑块，管腔明显狭窄"入院，入院后 1 周再行 CCTA，服用肌苷后

模拟负荷态，其 CCTA 光谱图像的有效原子序数图及碘图可见大范围灌注缺损 – 心肌缺血表现，且其心内膜下心肌不同部位碘密度明显降低。

（四）诊断要点

　　光谱 CT 一站式冠状动脉加心肌成像实现了缺血性心脏病的快速诊断和综合评估，为患者的治疗及预后提供了更多信息。

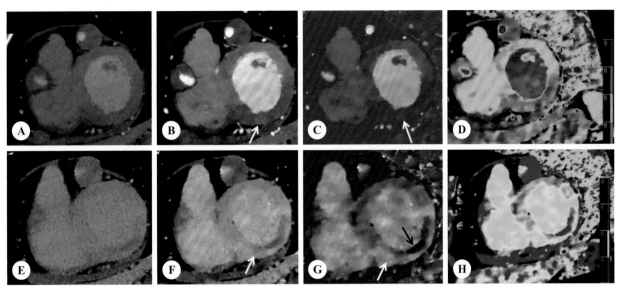

▲ 图 10-13　与图 10-12 为同一患者。A 至 D. 首过灌注图像；E 至 H. 碘延迟强化图像。A 和 E. 常规 CT 图像
［conventional（HU）］；B 和 F. 单能级图像（MonoE 40keV）；C 和 G. 碘密度图（iodine density）；D 和 H. 有效
原子序数图（Z effective）。光谱 CT 示下壁心肌首过灌注减低（B 和 C，白箭），碘延迟强化图像呈透壁性延迟强化，
提示透壁性心肌梗死（F 和 G，白箭），同时在延迟强化区域心肌内可见心内膜下弧形低密度，诊断微循环障碍
（G，黑箭）

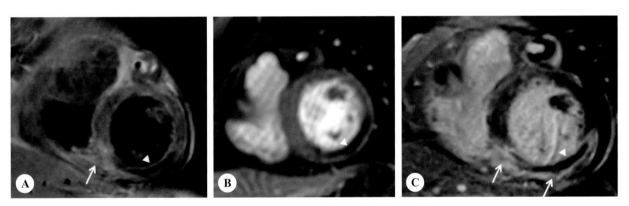

▲ 图 10-14　图 10-12 患者心脏核磁共振图像

A. T$_2$WI 图像：左室下壁心肌信号增高，提示水肿（箭）并弧形心内膜下低信号，提示心肌内出血（箭头）；
B. 首过灌注图像：下壁心内膜下弧形低信号，提示微循环障碍；C. LGE 图像：左室下壁透壁性心肌梗死（箭）
并微循环阻塞（箭头）。与光谱 CT 显示一致

1. CCTA 可表现为犯罪血管存在斑块及显著狭窄，但需要警惕冠状动脉非阻塞型心肌梗死。

2. 静息首过灌注时，犯罪血管供血区心肌出现灌注减低或灌注缺损。

3. 碘延迟强化图像可见犯罪血管供血区心内膜下 – 心外膜的缺血性延迟强化表现，部分患者还可出现微循环障碍，表现为延迟强化区心内膜下低密度。

五、心肌炎

（一）概述

心肌炎是一种常见的心脏炎症性疾病，可由感染、暴露于有毒物质和免疫系统激活等引起。主要表现为受累心肌充血、水肿、坏死和（或）相邻心肌细胞变性，任何年龄均可发病，但年轻群体发病率较高。心肌炎的临床表现多样，从亚

临床发病到急性心力衰竭，不同的临床表现伴不同的血流动力学表现。患者可表现为急性冠状动脉综合征（acute coronary syndrome，ACS）、急性或慢性心力衰竭，也可出现恶性心律失常、猝死、心源性休克等。心肌炎是年轻人心源性猝死和扩张型心肌病的主要原因。

其诊断包括临床症状、实验室检查、影像学和组织学特征等。心内膜心肌活检（Endomyocardial biopsy，EMB）被认为是诊断心肌炎的金标准，但其有创及相关并发症（如心脏穿孔、心脏压塞等）限制了其临床使用。心脏磁共振（xardiac magnetic resonance，CMR）无创、无辐射、多模态序列可一站式评估心脏形态、结构、功能及心肌组织特性，在心肌炎的诊断及鉴别诊断中发挥着重要的作用。T_2WI、早期钆增强及延迟强化序列可识别心肌水肿、充血、坏死及纤维化，实现了心肌组织学特征的可视化。T1mapping 和 T2mapping 序列不仅可以定性观察心肌损伤程度，并且可以提供定量参数，监测心肌组织学变化情况，为患者的随访及预后评估提供重要信息。

（二）常规 CT 表现

常规 CT 平扫对心肌炎的诊断所提供的信息非常有限，部分患者可提示由急性左心衰继发的肺水肿、胸腔积液及心包积液。CCTA 显示冠状动脉正常，可排除冠状动脉阻塞性疾病。多时相电影重建图像可表现为左室扩张、收缩运动减弱，但该后处理工作费时，临床工作中不常规使用。

（三）光谱 CT 表现

光谱 CT 可以使用高能级图像或结合迭代去伪影（orthopedic metal artifact reduction function，O-MAR）技术避除线束硬化伪影的干扰；光谱低 keV 的 MonoE 图像、碘密度图和有效原子序数图增加了心肌软组织的对比度，从而提高了检查的敏感性。在 CCTA 后的碘延迟强化图像中可清晰显示病变心肌延迟强化的特征，实现了冠状动脉病变及心肌病变的一站式评估。对急性冠状动脉综合征（acute coronary syndrome，ACS）的患者加扫碘延迟强化图像可提供额外的定性定量诊断信息。使用多轨制多参数读片，心肌炎患者可观察到和 CMR 一致的延迟强化征象，左室侧壁心外膜下多发斑片状延迟强化（图 10-15 和图 10-16）。除此之外，Si-Mohamed 等的研究发现心肌 CT-ECV 可很好地诊断急性心肌炎，光谱 ECV 图为 31.60% 时其诊断的敏感性为 80%，特异性为 78%。

因此，对于疑似心肌炎的患者在 CCTA 的基础上加扫碘延迟强化图像，在除外冠状动脉病变的同时增加了心肌病变的评估，为心肌炎的确诊节省了时间，结合光谱 CT-ECV 还可实现心肌损伤的定量评估，为患者的治疗和预后评估提供参考。

（四）诊断要点

对于临床表现为 ACS 但冠状动脉未见明显狭窄的患者需要考虑心肌炎的可能。基于光谱 CT 的碘延迟强化图像，可很好地评估心肌病变，提高了心肌炎的 CT 检出率，主要表现如下。

1. 冠状动脉未见显著狭窄（<50%）。

2. 光谱 CT 碘延迟强化图像：心外膜下斑片状延迟强化。

3. 光谱 ECV 升高。

六、心脏淀粉样变性

（一）概述

心脏淀粉样变性（cardiac amyloidosis，CA）是由于淀粉样蛋白在心肌细胞外间质沉积，导致心肌间质纤维化、心肌顺应性下降、心脏舒张功能受限的限制型心肌病。可累及心脏所有部位，

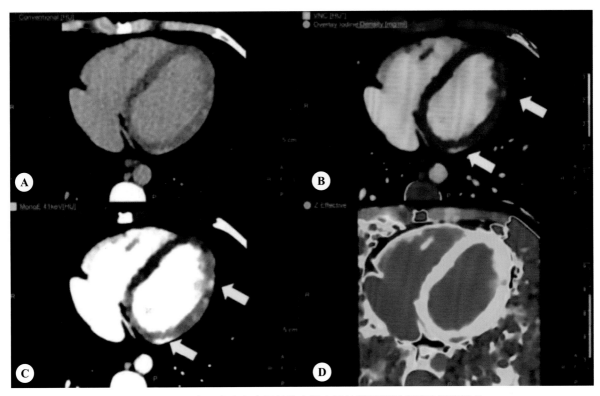

▲ 图 10-15　心肌炎患者水平轴位光谱电子计算机断层扫描碘延迟强化

A. 常规 CT 图像 [conventional（HU）]；B. 电子密度融合图（Overlay Electron Density）；C. 单能级图像（MonoE 40keV）；D. 有效原子序数图（Z effective）。左室侧壁心外膜下多发延迟强化灶（黄箭）

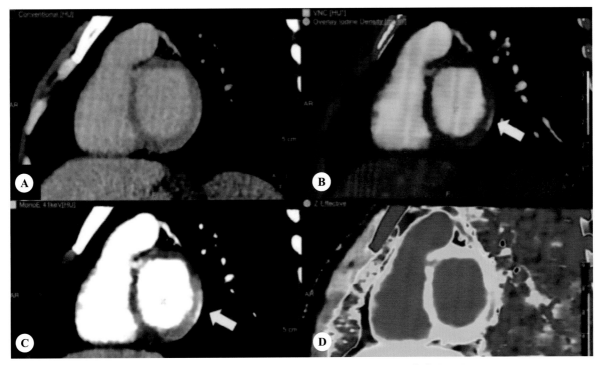

▲ 图 10-16　心肌炎患者短轴位光谱电子计算机断层扫描碘延迟强化

A. 常规 CT 图像 [conventional（HU）]；B. 电子密度融合图（Overlay Electron Density）；C. 单能级图像（MonoE 40keV）；D. 有效原子序数图（Z effective）。左室侧壁心外膜下延迟强化灶（黄箭）

包括心肌、心房、小血管、瓣膜和传导系统。累及心脏的淀粉样变类型主要有免疫球蛋白轻链（AL）型和转甲状腺素蛋白（ATTR）型。患者的预后与淀粉样变的类型，心脏及全身各部位受累的程度相关。

心脏磁共振（cardiac magnetic resonance，CMR）可清晰显示心脏淀粉样变性病理学特征，可与其他限制型心肌病相鉴别，有助于提示病因诊断。CA 典型的 CMR 表现为：①左心室壁向心性增厚，可伴有右室壁及房间隔增厚；②双心房扩大；③左心室心内膜下环形或心肌弥漫透壁性延迟强化，血池廓清快，部分患者可见心房壁延迟强化；④心包积液、胸腔积液。淀粉样蛋白浸润导致心肌细胞外容积（extracellular volume，ECV）增大，这可以通过 T1mapping 来定量测量，与其他心肌病患者相比，CA 患者 Native T1 值及 ECV 明显升高，可以通过 T1mapping 将 CA 从多种心肌病中鉴别出来。通过 CMR T1mapping 定量的心肌 ECV 追踪淀粉样蛋白负荷，对检测 CA 具有较高的诊断准确性；在识别心脏病方面，它可能比 LGE 成像更敏感。并且，心肌 ECV 也是 CA 的生物标志物，可用于系统性淀粉样变的早期检测和死亡率的预测，LU Lin 等的研究表明，ECV≥44% 是 AL 型 CA 患者死亡的独立预测因子。最近的多项研究表明，心肌应变技术可在充血性心力衰竭症状出现之前，早期识别 CA 患者的心功能异常，其左心室纵向应变受损，为 CA 的早期诊断提供了新的方法。

ATTR 型和 AL 型 CA 的治疗与预后完全不同，通过骨闪烁显像可区分两种类型的 CA，在识别 ATTR 方面具有高敏感性和特异性。

（二）常规 CT 表现

常规 CT 主要用来排除冠状动脉阻塞性疾病，还可发现室壁增厚、心房增大、心包积液、胸腔积液等表现。

（三）光谱 CT 表现

虽然 CMR 在 CA 的诊断中发挥着重要的作用，但其不能应用于心脏起搏器、除颤器或其他植入电子设备的患者中；因其检查费时，也不适用于急危重症患者。Seitaro Oda 等报道了 1 例 51 岁女性 CA 患者，光谱 CT 碘延迟强化（late iodine enhancement，LIE）表现为广泛的心内膜下延迟强化，ECV 为 62%，与 CMR 结果具有良好的一致性。与 CMR 相比，心脏 CT 尤其是光谱心脏 CT，方便、快捷，适用于急诊及器械植入后患者，还可以进行量化分析；光谱 CT 具有 8cm 探测器宽度，可一次采集具有包含传统 CT 图像的能谱数据集，提供了既往普通 CT 所不具备的包括冠状动脉和心肌的独有心脏成像能力。因此，采用光谱 CT 进行的 LIE 和 ECV 分析可作为心肌疾病无创评估的有用工具。

（四）诊断要点

基于光谱 CT 碘延迟强化图像及其计算出来的 ECV 明显提高了心脏淀粉样变性的 CT 诊断准确性。

1. 形态学表现为：室壁增厚、心房增大；常合并心包积液及胸腔积液。

2. 光谱 CT 碘延迟强化图像表现为：心内膜下或心肌弥漫性延迟强化。

3. 光谱 ECV 明显升高。

七、心包积液

（一）概述

心包积液（pericardial effusion，PE）指过量液体积聚在心包腔内，正常心包腔约含有 30～50ml 液体。心包积液可由多种病因所致，包括炎性、感染性、手术创伤后、肾脏疾病、恶性肿瘤、内分泌等。

（二）常规 CT 表现

心包积液在 CT 平扫表现为液体密度环绕心脏，正常情况心包腔内可有少量液体，对应断层成像上的心包厚度大约为 2mm，当厚度＞3～4mm 为异常。＜10mm 为少量积液，10～20mm 为中量，＞20mm 为大量积液。寻找病因比单纯诊断心包积液更重要。心包积液伴心包增厚常提示炎性心包炎。如果是包裹性则易与心包囊肿混淆。心包积液的密度可帮助鉴别病因，单纯积液 CT 上为水的密度值，而渗出性或出血性积液常比水的密度值高。当积液密度高于水时鉴别诊断应包括创伤、恶性肿瘤、脓性渗出物或甲状腺功能减退相关性积液。积液伴结节性或不规则增厚的可见于肿瘤累及心包。少量心包积液有时很难与心包轻度增厚鉴别。

（三）光谱 CT 表现

40keV 单能级图像心包腔内活动性出血时能增加对比度，更好地观察到对比剂外渗，在碘图上显示碘摄取，在钙图上显示为等密度，虚拟去钙图上为高密度；相反，心包局部钙化灶在虚拟平扫中会显示，碘图上不显示碘摄取，在钙图上显示为高密度，虚拟去钙图上显示为等密度。

碘密度图（iodine density）及有效原子序数图（Z effective）可作为重要补充参数，对肿瘤性病变的鉴别诊断也有重要作用。一般炎性病变、恶性肿瘤引起的心包积液表现为摄碘率增加；同时也可区分血性与非血性心包积液（图 10-17 和图 10-18）。研究表明，光谱 CT 可提高积液是否发生感染的诊断信心及壁强化等感染特征的可视性，且诊断准确性与常规金标准相当。

（四）诊断要点

心包积液在 CT 平扫表现为液体密度环绕心脏，对应断层成像上的心包厚度＞3～4mm 为异常。低 keV 图像能够帮助判断有无活动性出血外渗，可能

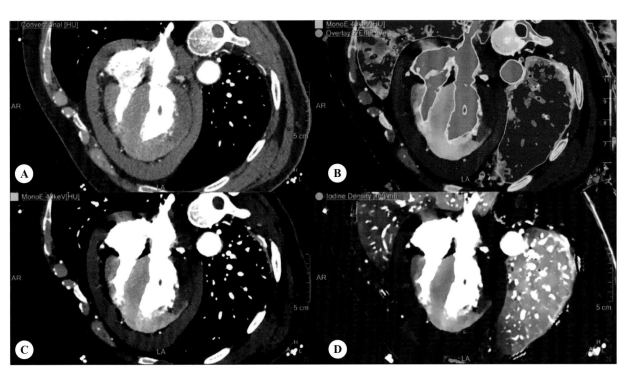

▲ 图 10-17 男性，56 岁，胸闷 3 天，晕厥 4 小时急诊入院

A. 常规 CT 图像［conventional（HU）］；B. 单能级（MonoE 40keV）与有效原子序数图融合图（overlay Z effective）；C. 单能级图像（MonoE 40keV）；D. 碘密度图（iodine density）。光谱 CT 发现心包积液碘摄取不均匀

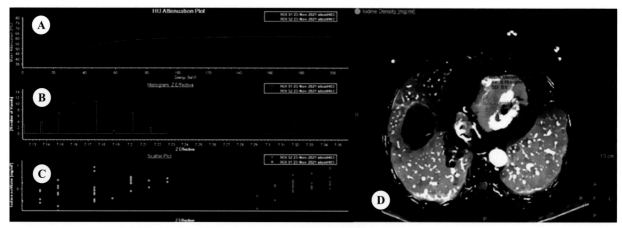

▲ 图 10-18　与图 10-17 为同一患者

A. 光谱曲线（HU Attenuation Plot）；B. 光谱直方图（histogram Z effective）；C. 光谱散点图（Scatter plot）；D. 碘密度图（iodine density）。光谱分析示心包积液（S1）与心包积液（S2）成分完全不同，显谱曲线及碘密度图提示后者为摄碘的血性积液。行心包穿刺，抽出血性液体 160ml

有助于检测心包腔内出血，炎性病变、恶性肿瘤碘密度图则会出现增强，具体诊断要点如下。

1. 血性积液可摄碘。

2. 感染性积液心包增厚伴摄碘异常增高。

八、肺动脉血栓栓塞

（一）概述

肺动脉血栓栓塞（pulmonary thromboembolism, PTE）是最常见的肺栓塞类型。肺栓塞是指栓子阻塞肺动脉系统，从而引起肺循环阻碍的临床和病理生理综合征，发生肺缺血或坏死者称为肺梗死。栓子包括内源性栓子和外源性栓子，如血栓栓子、脂肪栓子、羊水栓子、空气栓子、肿瘤栓子等。目前认为肺动脉血栓栓子主要来源于下肢深静脉血栓。肺动脉血栓栓塞在全球范围内及国内有很高发病率、病死率及复发率。急性 PTE 临床表现多种多样，但均缺乏特异性，容易被忽视或误诊，因此影像学检查，特别是 CT 的肺动脉检查因其可直观地显示肺动脉内血栓形态、部位及血管堵塞程度，对 PTE 诊断的敏感性和特异性均较高，且无创、便捷，目前已成为确诊 PTE 的首选检查方法。

（二）常规 CT 表现

肺动脉血栓栓塞 CTA 检查其直接征象为肺动脉内低密度充盈缺损或呈完全充盈缺损，远端血管不显影；间接征象包括因肺梗死而形成阻塞肺动脉所属肺野楔形、条带状密度增高影或盘状肺不张，中心肺动脉扩张及远端血管分支减少或消失，周围肺组织密度不均匀呈"马赛克"样改变。可同时显示肺及肺外的其他胸部病变，具有重要的诊断和鉴别诊断价值。

（三）光谱 CT 表现

常规 CTPA 成像受 CT 空间分辨率的影响，对于远端微小栓子的显示存在一定局限性，且仅能提供肺血管相关形态学信息，无法定量评估栓子对肺实质血流灌注的影响，而光谱 CT 较传统 CTA 更有优势。

肺动脉血栓栓塞光谱 CT 主要多参数图像表现如下（图 10-19 和图 10-20）。

1. 40keV 单能级图像（Mono 40keV）

提高对比剂 CT 值，增加软组织对比，进而更加敏感也更容易发现微小肺灌注异常，避免漏诊肺动脉亚段及以下小分支引起的肺栓塞，并且可以反推导发现相应肺动脉内栓子。

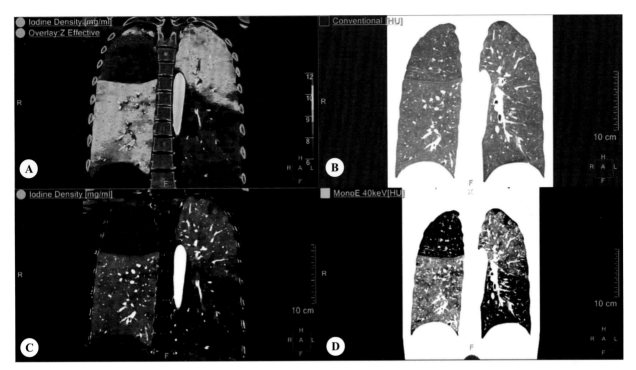

▲ 图 10-19　男性，25 岁，急性胸痛入院

A. 碘密度（iodine density）与有效原子序数融合图（overlay Z effective）;B. 冠状面重建常规 CT 图像［conventional（HU）］；C. 碘密度图（iodine density）；D. 单能级图像（MonoE 40keV）。光谱 CT 发现右上肺及左下肺中央型肺栓塞

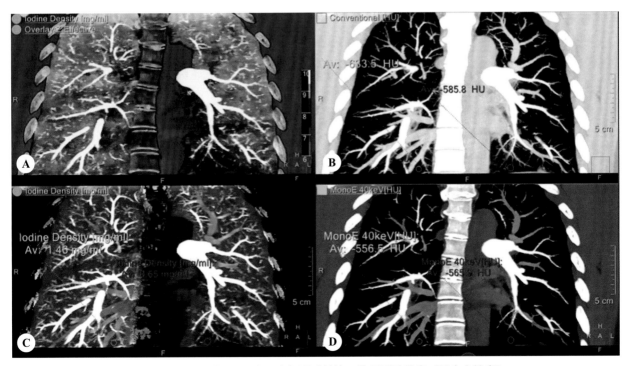

▲ 图 10-20　男性，37 岁，胸部不适就诊，外周型肺栓塞（不完全栓塞）

A. 碘密度图（iodine density）与有效原子序数图融合图（overlay Z effective）；B. 冠状面重建常规 CT 图像［conventional（HU）］；C. 碘密度图（iodine density）；D. 单能级图像（MonoE 40keV）。光谱 CT 发现左下肺动脉远端分支狭窄至末端闭塞，周围肺组织摄碘为 0.65mg/ml，显著低于对侧的 1.46mg/ml

2. 虚拟平扫（VNC）

可显示肺及肺外的其他胸部病变，具有诊断和鉴别诊断价值。

3. 碘密度图（iodine density）

表现为摄碘率降低，如图 10-20 所示，左下肺动脉远端分支狭窄至末端闭塞，周围肺组织摄碘为 0.65mg/ml，显著低于对侧的 1.46mg/ml。

4. 有效原子序数图（Z effective）

叠加碘密度图，可以呈现不同的彩色量化图，比传统常规 CT 图像对比更明显，更加敏感。

（四）诊断要点

光谱 CT 通过碘密度图和有效原子序数图，得到肺灌注信息，再通过 40keV 结合最大密度投影，可以精准确定血栓栓塞部位，提高肺栓塞的诊断效能，特别是当对比效果不佳时可以避免重复扫描，另外还可准确为肺栓塞治疗前、后的疗效评估提供客观的定量指标。一次扫描，可以对肺血管、肺实质、肺灌注情况做全面分析，具体诊断要点如下。

1. 肺动脉表现为主干或分支内充盈缺损。
2. 相应肺组织表现为灌注缺损。

九、主动脉壁间血肿

（一）概述

主动脉壁间血肿（intramural hemorrhage and hematoma，IMH）指主动脉壁内出血或主动脉壁内局限血肿形成 是一种特殊类型的主动脉夹层。1920 年 Krukenberg 首先描述 IMH 为"夹层没有内膜破口"。关于 IMH 的发生机制目前尚有争论，主流学说包括动脉壁滋养血管破裂学说、穿透性溃疡学说、微小内膜撕裂口学说等。多年来，IMH 一直被认为是主动脉壁内的滋养血管自发破裂出血形成血肿并在壁层扩张，而滋养血管破裂与动脉粥样硬化过程和高血压密切相关。但是，

近年来随着影像学技术的发展，在 70%～80% 的 IMH 病例中可以发现原发的微小内膜撕裂口，因此很多 IMH 实际上可能是由微小的内膜撕裂导致，可被认为是一种特殊类型的 AD。另外一种学说认为，动脉粥样硬化斑块持续侵蚀内膜使其破坏而形成 PAU，即由于动脉粥样斑块碎裂和穿透溃疡破溃出血侵入内弹力层，并在中膜内蔓延而形成 IMH。此外，IMH 与长期高血压、动脉粥样硬化和抽烟的相关性较高。这些危险因素可能通过引发血管生物学结构的不稳定性，从而促进 IMH 的形成。IMH 的发病率因地域不同而存在较大差异，目前在国内缺乏大规模的统计数据，而国外报道发病率占急性主动脉综合征（acute aortic syndrome，AAS）5%～30%，其发病部位有升主动脉（30%）、主动脉弓（10%）、降主动脉（60%～70%）。与国际急性主动脉夹层注册数据库（International Registry of Acute Aortic Dissection，IRAD）研究中 IMH 的发病率占 AAS 的 5.7% 相比，亚洲人群 IMH 的占比更高，约为 28.9%，与 AD 患者相比，IMH 患者的年龄普遍偏高，更多见于男性，且发生组织及终末器官灌注不足的风险也相对较低。和典型夹层一样，几乎所有患者都表现有突发的急性胸痛或背痛，部分患者表现为腹痛，个别患者无症状。其疼痛可以表现为锐性的切割样痛、撕裂样痛或钝痛，患者对疼痛的描述可能因人而异，但主动脉夹层患者疼痛的特点在于其转移或扩展性胸痛。在最初疼痛后可能会随之一个无痛阶段，持续几小时到几天，然后部分患者再次疼痛。这种无痛间隔后的复发疼痛是一个不祥之兆，通常预示即将破裂。IMH 诊断的确立主要依靠影像学检查。

（二）常规 CT 表现

直接征象主要包括主动脉壁呈新月形或环行增厚，厚度＞0.5cm，可有内膜钙化斑内移，无

内膜片或内膜裂口。新鲜的壁间血肿 CT 值在 60~70HU，当部分或者完全血栓形成时则表现为等密度或者低密度。增强 CT 可以清楚显示新月形或环行增厚的主动脉壁，延迟扫描不强化。间接征象主要包括穿透性溃疡征（由动脉粥样硬化穿透性溃疡形成龛影）；钙化内移征象；内膜渗漏，其发生机制可能是主动脉壁在分离过程中导致内膜血管的损伤，在内膜片上形成一个或多个小渗漏孔，增强时真腔内对比剂的血液通过小的渗漏孔进入血肿即假腔内，形成不规则的增强区。

（三）光谱 CT 表现

光谱 CT 扫描时间短，速度快，层厚薄，动脉内对比剂浓度高，且一口憋气可完成整个主动脉扫描，能清晰显示内膜渗漏等细微征象，可大大提高大血管病变的诊断阳性率。

（四）诊断要点

由于光谱 CT VNC 应用，可减少受检者约 26.7% 辐射剂量，并且可通过 VNC 功能了解血肿新鲜程度及判断有无强化征象来详细了解病灶情况。经计算机后处理软件处理可获得优质 VR、MPR 和 MIP 重建图像，能够非常清楚显示病变程度位置、累及长度、病变与周围结构的关系及继发病变等。MPR 能够在矢状面、冠状面及任意平面观察主动脉及其主要分支血管的二维图像，可观察病灶对主动脉重要脏器分支供血有无影响，能够清晰显示溃疡及壁内血肿的形态，大小及范围。MIP 可以得到类似血管造影的图像，可显示溃疡的位置和形态，在发现细小血管方面具有一定的优势，有利于发现滋养血管，具体诊断要点如下。

1. 光谱 CT 黑血 CT 图像能显著改善动脉壁的对比度。

2. 光谱 CT 黑血 CT 图像上壁间血肿表现为高密度。

3. 光谱 CT 黑血 CT 图像可提高血肿定量的准确性。

十、主动脉支架对比剂外漏

（一）概述

内漏是主动脉瘤腔内修复术后或主动脉夹层腔内隔绝术后，支架与隔绝腔外仍有持续的血流，是术后的一种常见并发症，发病率>20%。内漏发生后，血流动力学发生了改变，支架对血管壁的压迫可使局部发生水肿、炎性改变，管壁脆性增加，可出现动脉瘤或夹层破裂的风险，因此需要重视。通常患者无症状或有腹痛，严重内漏可出现低血压和心动过速。早期内漏可能是由于覆膜支架扩张不完全、主动脉迂曲、动脉瘤颈部角度陡峭、密封区短以及覆膜支架放置或尺寸不准确等导致，而延迟性渗漏往往是由于主动脉形态的变化导致，如动脉瘤缩小。由于支架的近端和远端贴合不紧密等原因可造成 I 型内漏，发生率约 10%，由于被支架覆盖住的动脉返流血液进入动脉瘤或假腔内（如腰动脉、肠系膜下动脉）为 II 型渗漏，是最常发生的内漏类型，发生率约 40%。由于支架破裂或变形导致对比剂从支架内流出，则为 III 型内漏，临床较少见，发生率约 4%；IV 型内漏是由于支架膜多孔所致。内漏可术中发现，也可以术后随访中发现，因此术后随访非常重要。CT 血管造影（CTA）是对主动脉支架术后随访最常用的检查方法，可充分显示支架的位置、支架与血管的关系、支架内部的情况、血栓形成、支架变形和支架内漏、移位和断裂等。由于内漏的血流速度快慢不同，表现在对比剂注射后的不同时相显示出来，某些情况下可能需要进行多期扫描。

（二）常规 CT 表现

1. I 型内漏：支架近端（I a）或远端（I b）

可见对比剂进入动脉瘤体或假腔中。

2. Ⅱ 型内漏：可见对比剂经被支架覆盖住的动脉（如腰动脉、肠系膜下动脉）反流进入动脉瘤体或假腔中，是最常发生的内漏类型。有时只能在静脉期看到，因此需要进行三期检查才能准确检测。

3. Ⅲ 型内漏：CT 可显示支架破裂或变形，并可见对比剂从支架内流出

4. Ⅳ 型内漏：对比剂渗漏入动脉瘤腔或假腔内后。

（三）光谱 CT 表现

内漏的光谱 CT 主要多参数图像表现如下（图 10-21 和图 10-22）。

1. 40keV 单能级图像

表现为支架周围高密度影与支架腔内的 CT

值相近，支架腔内 CT 值为 153HU，支架腔外高密度区 CT 值为 159HU。

2. 虚拟平扫（VNC）

对比剂内漏在 VNC 图像上为等密度。支架腔外高密度影在 VNC 图像上仍为高密度，CT 值为 227.6HU，提示此高密度不是内漏引起的。

3. 碘密度图（iodine density）

可直接测量可疑内漏区域的碘浓度，内漏则两者碘浓度相近。支架腔内碘浓度为 14.41mg/mL，而腔外高密度区域完全不含碘，证实支架腔外高密度不是由内漏引起的。

4. 有效原子序数图（Z effective）

内漏的 Zeff 值与支架腔内接近，支架腔内 Zeff 值为 9.59，支架腔外高密度区 Zeff 值为 9.66，提示为内漏。

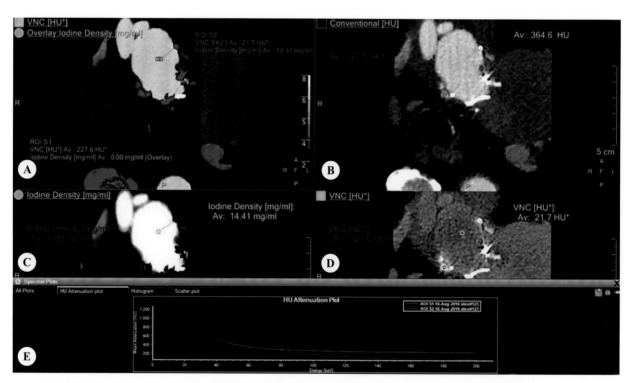

▲ 图 10-21　71 岁，男性，主动脉远端动脉瘤支架术后 10 天行光谱 CT 血管造影

A. 碘密度图（iodine density）与虚拟平扫（VNC）融合图；B. 常规 CT 图像［conventional（HU）］；C. 碘密度图（iodine density）；D. 虚拟平扫（VNC）；E. 光谱曲线。常规 CT 图像上可见支架外气体密度影及斑片状高密度（CT 值为 325.5HU），提示存在内漏。但管腔外高密度在 VNC 图像上仍为高密度，且碘密度图示该区域不含碘，证实腔外高密度不是由内漏引起的。光谱曲线分析所示 S1（腔外高密度）与 S2（腔内高密度）物质成分截然不同

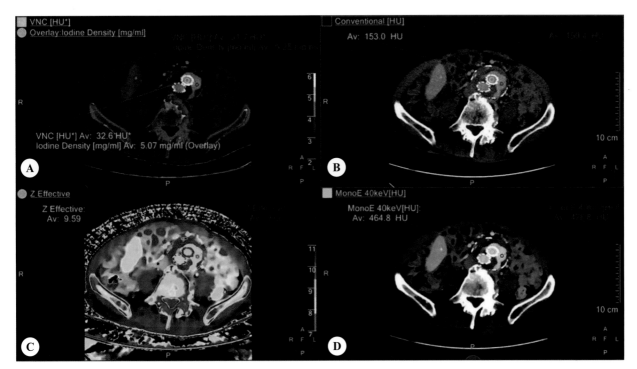

▲ 图 10-22　腹主动脉瘤支架术后内漏

A. 碘密度图（iodine density）与虚拟平扫（VNC）融合图；B. 常规 CT 图像［conventional（HU）］；C. 有效原子序数图（Z effective）；D. 单能级图像（MonoE 40keV）。在 VNC、常规 CT 和单能量级图像上其 CT 值与支架腔内接近，在有效原子序数值及碘密度值亦类似

（四）诊断要点

支架外缘见对比剂外渗，提示或明确诊断，VNC、碘密度图、单能量级图像、有效原子序数值与支架腔内接近，可提示内漏。同时，CT 可以判断渗漏范围和程度，具体诊断要点如下。

1. 支架内漏在碘密度图上显示为高密度。

2. 手术缝合线、钙化等其他高密度在碘密度图上不显示。

参考文献

[1] Joseph J, Naqvi SY, Giri J, et al. Aortic Stenosis: Pathophysiology, Diagnosis, and Therapy [J]. Am J Med, 2017, 130(3): 253–263.

[2] Otto CM, Nishimura RA, Bonow RO, et al. 2020 ACC/AHA Guideline for the Management of Patients With Valvular Heart Disease: Executive Summary: A Report of the American College of Cardiology/American Heart Association Joint Committee on Clinical Practice Guidelines [J]. Circulation, 2021, 143(5): e35–e71.

[3] Francone M, Budde R, Bremerich J, et al. CT and MR imaging prior to transcatheter aortic valve implantation: standardisation of scanning protocols, measurements and reporting-a consensus document by the European Society of Cardiovascular Radiology (ESCR)[J]. Eur Radiol., 2020, 30(5): 2627–2650.

[4] Hoey ET, Ganeshan A. Multi-detector CT angiography of the

aortic valve-Part 2: disease specific findings [J]. Quant Imaging Med Surg. 2014. 4(4): 273–281.

[5] Messika-Zeitoun D, Serfaty JM, Brochet E, et al. Multimodal assessment of the aortic annulus diameter: Implications for transcatheter aortic valve implantation [J]. J Am Coll Cardiol, 2010, 55(3): 186–194.

[6] Nagayama Y, Nakaura T, Oda S, et al. Dual-layer DECT for multiphasic hepatic CT with 50 percent iodine load: a matched-pair comparison with a 120 kVp protocol [J]. Eur Radiol, 2018, 28(4):1719–1730.

[7] van Hamersvelt R W, Eijsvoogel N G, Mihl C, et al. Contrast agent concentration optimization in CTA using low tube voltage and dual-energy CT in multiple vendors: a phantom study [J]. Int J Cardiovasc Imaging, 2018, 34(8):1265–1275.

[8] Nagayama Y, Nakaura T, Oda S, et al. Dual-layer detector CT of

chest, abdomen, and pelvis with a one-third iodine dose: image quality, radiation dose, and optimal monoenergetic settings [J]. Clin Radiol, 2018, 73(12):1021–1058.

[9] Tsang D S, Merchant T E, Merchant S E, et al. Quantifying potential reduction in contrast dose with monoenergetic images synthesized from dual-layer detector spectral CT [J]. Br J Radiol, 2017, 90(1078):20170290.

[10] Cavallo AU, Patterson AJ, Thomas R, et al. Low dose contrast CT for transcatheter aortic valve replacement assessment: Results from the prospective SPECTACULAR study (spectral CT assessment prior to TAVR)[J]. J Cardiovasc Comput Tomogr, 2020, 14(1):68–74.

[11] Si-Mohamed S, Dupuis N, Tatard-Leitman V, et al. Virtual versus true non-contrast dual-energy CT imaging for the diagnosis of aortic intramural hematoma [J]. Eur Radiol, 2019, 29(12):6762–6771.

[12] Lee JY, Oh YW, Lim DS, et al. Relationship between Coronary Iodine Concentration Determined Using Spectral CT and the Outcome of Percutaneous Coronary Intervention in Patients with Chronic Total Occlusion. Radiol Cardiothorac Imaging, 2020, 20;2(4):e190203.

[13] Danad I, Raijmakers PG, Driessen RS, et al. Comparison of Coronary CT Angiography, SPECT, PET, and Hybrid Imaging for Diagnosis of Ischemic Heart Disease Determined by Fractional Flow Reserve [J]. JAMA Cardiol. 2017. 2(10): 1100–1107.

[14] Hausleiter J, Meyer TS, Martuscelli E, et al. Image quality and radiation exposure with prospectively ECG-triggered axial scanning for coronary CT angiography: the multicenter, multivendor, randomized PROTECTION-III study [J]. JACC Cardiovasc Imaging. 2012. 5(5): 484–493.

[15] van Hamersvelt RW, Išgum I, de Jong PA, et al. Application of speCtraL computed tomogrAphy to impRove specIficity of cardiac compuTed tomographY (CLARITY study): rationale and design [J]. BMJ Open. 2019. 9(3): e025793.

[16] Driessen RS, Danad I, Stuijfzand WJ, et al. Comparison of Coronary Computed Tomography Angiography, Fractional Flow Reserve, and Perfusion Imaging for Ischemia Diagnosis [J]. J Am Coll Cardiol. 2019. 73(2): 161–173.

[17] Pelgrim GJ, Dorrius M, Xie X, et al. The dream of a one-stop-shop: Meta-analysis on myocardial perfusion CT [J]. Eur J Radiol, 2015, 84(12): 2411–2420.

[18] Montalescot G, Sechtem U, Achenbach S, et al. 2013 ESC guidelines on the management of stable coronary artery disease: the Task Force on the management of stable coronary artery disease of the European Society of Cardiology [J]. Eur Heart J., 2013, 34(38): 2949–3003.

[19] Rochitte CE, George RT, Chen MY, et al. Computed tomography angiography and perfusion to assess coronary artery stenosis causing perfusion defects by single photon emission computed tomography: the CORE320 study [J]. Eur Heart J, 2014, 35(17): 1120–1130.

[20] Sun K, Han R, Zhao R, et al. Evaluation of dual energy computed tomography iodine mapping within the myocardial blood pool for detection of acute myocardial infarction: correlation with histopathological findings in a porcine model [J]. Br J Radiol, 2018, 91(1087): 20170569.

[21] Schwitter J, Wacker CM, van Rossum AC, et al. MR-IMPACT: comparison of perfusion-cardiac magnetic resonance with single-photon emission computed tomography for the detection of coronary artery disease in a multicentre, multivendor, randomized trial [J]. Eur Heart J. 2008. 29(4): 480–9.

[22] Oda S, Nakaura T, Utsunomiya D, et al. Late iodine enhancement and myocardial extracellular volume quantification in cardiac amyloidosis by using dual-energy cardiac computed tomography performed on a dual-layer spectral detector scanner [J]. Amyloid, 2018, 25(2): 137–138.

[23] Hecht HS, Blaha MJ, Kazerooni EA, et al. CAC-DRS: Coronary Artery Calcium Data and Reporting System. An expert consensus document of the Society of Cardiovascular Computed Tomography (SCCT)[J]. J Cardiovasc Comput Tomogr, 2018, 12(3): 185–191.

[24] Scherer K, Hammel J, Sellerer T, et al. Dynamic Quantitative Iodine Myocardial Perfusion Imaging with Dual-Layer CT using a Porcine Model [J]. Sci Rep, 2019., 9(1): 16046.

[25] Huber AM, Leber V, Gramer BM, et al. Myocardium: dynamic versus single-shot CT perfusion imaging [J]. Radiology. 2013. 269(2): 378–386.

[26] Danad I, Szymonifka J, Schulman-Marcus J, et al. Static and dynamic assessment of myocardial perfusion by computed tomography [J]. Eur Heart J Cardiovasc Imaging, 2016, 17(8): 836–44.

[27] Nadjiri J, Kaissis G, Meurer F, et al. Accuracy of Calcium Scoring calculated from contrast-enhanced Coronary Computed Tomography Angiography using a dual-layer spectral CT: A comparison of Calcium Scoring from real and virtual non-contrast data [J]. PLoS One., 2018, 13(12):e0208588.

[28] Huang X, Gao S, Ma Y, et al. The optimal monoenergetic spectral image level of coronary computed tomography (CT) angiography on a dual-layer spectral detector CT with half-dose contrast media [J]. Quant Imaging Med Surg, 2020, 10(3): 592–603.

[29] Yi Y, Zhao X M, Wu R Z, et al. Low Dose and Low Contrast Medium Coronary CT Angiography Using Dual-Layer Spectral Detector CT [J]. Int Heart J, 2019, 60(3):608–617.

[30] Große Hokamp N, Maintz D, Shapira N, et al Technical background of a novel detector-based approach to dual-energy computed tomography [J]. Diagn Interv Radiol, 2020, 26(1): 68–71.

[31] Rassouli N, Etesami M, Dhanantwari A, et al. Detector-based spectral CT with a novel dual-layer technology: principles and applications [J]. Insights Imaging, 2017, 8(6): 589–598.

[32] Sellerer T, Noël PB, Patino M, et al. Dual-energy CT: a phantom comparison of different platforms for abdominal imaging [J]. Eur Radiol, 2018, 28(7): 2745–2755.

[33] Fahmi R, Eck BL, Levi J, et al. Effect of Beam Hardening on Transmural Myocardial Perfusion Quantification in Myocardial CT Imaging [J]. Proc SPIE Int Soc Opt Eng, 2016, 9788:97882I

[34] Aoyama R, Murata T, Ishikawa J, et al. Case report of non-ST-segment elevation myocardial infarction diagnosed in spectral detector-based computed tomography performed for the diagnosis of acute pulmonary embolism [J]. Eur Heart J Case Rep, 2020, 4(5): 1–7.

[35] Ohta Y, Kitao S, Yunaga H, et al. Myocardial Delayed Enhancement CT for the Evaluation of Heart Failure: Comparison to MRI [J]. Radiology, 2018, 288(3): 682–691.

[36] Oda S, Emoto T, Nakaura T, et al. Myocardial Late Iodine Enhancement and Extracellular Volume Quantification with Dual-Layer Spectral Detector Dual-Energy Cardiac CT [J]. Radiol Cardiothorac Imaging, 2019, 1(1):e180003.

[37] Caforio AL, Pankuweit S, Arbustini E, et al. Current state of knowledge on aetiology, diagnosis, management, and therapy of myocarditis: a position statement of the European Society of Cardiology Working Group on Myocardial and Pericardial Diseases [J]. Eur Heart J, 2013, 34(33): 2636–2648.

[38] Leone O, Veinot JP, Angelini A, et al. 2011 consensus statement on endomyocardial biopsy from the Association for European Cardiovascular Pathology and the Society for Cardiovascular Pathology [J]. Cardiovasc Pathol., 2012, 21(4):245–274.

[39] Biesbroek PS, Beek AM, Germans T, Niessen HW, van Rossum AC. Diagnosis of myocarditis: Current state and future perspectives. Int J Cardiol. 2015 Jul 15;191:211–9.

[40] Friedrich MG, Sechtem U, Schulz-Menger J, et al. Cardiovascular magnetic resonance in myocarditis: a JACC White Paper [J]. J Am Coll Cardiol, 2009, 53(17):1475–1487.

[41] Si-Mohamed SA, Restier LM, Branchu A, et al. Diagnostic Performance of Extracellular Volume Quantified by Dual-Layer Dual-Energy CT for Detection of Acute Myocarditis [J]. J Clin Med, 2021, 10(15):3286.

[42] Martinez-Naharro A, Hawkins PN, Fontana M. Cardiac amyloidosis [J]. Clin Med (Lond), 2018, 18(Suppl 2): s30–s35.

[43] Thongsongsang R, Songsangjinda T, Tanapibunpon P, et al. Native T1 mapping and extracellular volume fraction for differentiation of myocardial diseases from normal CMR controls in routine clinical practice [J]. BMC Cardiovasc Disord. 2021, 21(1):270.

[44] Lin L, Li X, Feng J, et al. The prognostic value of T1 mapping and late gadolinium enhancement cardiovascular magnetic resonance imaging in patients with light chain amyloidosis [J]. J Cardiovasc Magn Reson, 2018, 20(1):2.

[45] Mohammed S, Mirzoyev S, Edwards W, et al. Left ventricular amyloid deposition in patients with heart failure and preserved ejection fraction [J]. JACC Heart Fail, 2014, 2(2):113–122.

[46] Koyama J, Ray-Sequin PA, Falk RH. Longitudinal myocardial function assessed by tissue velocity, strain, and strain rate tissue Doppler echocardiography in patients with AL (primary) cardiac amyloidosis [J]. Circulation, 2003, 107(19):2446–2452.

[47] Liu D, Niemann M, Hu K, et al. Echocardiographic evaluation of systolic and diastolic function in patients with cardiac amyloidosis [J]. Am J Cardiol, 2015, 108(4):591–598.

[48] Oda S, Nakaura T, Utsunomiya D, et al. Late iodine enhancement and myocardial extracellular volume quantification in cardiac amyloidosis by using dual-energy cardiac computed tomography performed on a dual-layer spectral detector scanner [J]. Amyloid, 2018, 25(2): 137–138.

[49] Reimer RP, Gertz RJ, Pennig L, et al. Value of spectral detector computed tomography to differentiate infected from noninfected thoracoabominal fluid collections [J]. Eur J Radiol. 2021, 145:110037.

[50] Konstantinides SV, Meyer G, Becattini C, et al. 2019 ESC Guidelines for the diagnosis and management of acute pulmonary embolism developed in collaboration with the European Respiratory Society (ERS): The Task Force for the diagnosis and management of acute pulmonary embolism of the European Society of Cardiology (ESC)[J]. Eur Respir J, 2019, 54(3):1901647.

[51] NIENABER C A, SIEVERS H H. Intramural hematoma in acute aortic syndrome: more than one variant of dissection? [J]. Circulation, 2002, 106(3): 284–285.

[52] CHIN A S, WILLEMINK M J, KINO A, et al. Acute Limited Intimal Tears of the Thoracic Aorta [J]. J Am Coll Cardiol, 2018, 71(24): 2773–2785.

[53] PELZEL J M, BRAVERMAN A C, HIRSCH A T, et al. International heterogeneity in diagnostic frequency and clinical outcomes of ascending aortic intramural hematoma [J]. J Am Soc Echocardiogr, 2007, 20(11): 1260–1268.

[54] KRUSE M J, JOHNSON P T, FISHMAN E K, et al. Aortic intramural hematoma: review of high-risk imaging features [J]. J Cardiovasc Comput Tomogr, 2013, 7(4): 267–272.

[55] RIAMBAU V, BöCKLER D, BRUNKWALL J, et al. Editor's Choice – Management of Descending Thoracic Aorta Diseases: Clinical Practice Guidelines of the European Society for Vascular Surgery (ESVS)[J]. Eur J Vasc Endovasc Surg, 2017, 53(1): 4–52.

[56] ALOMARI I B, HAMIRANI Y S, MADERA G, et al. Aortic intramural hematoma and its complications [J]. Circulation, 2014, 129(6): 711–716.

[57] SANDHU H K, TANAKA A, CHARLTON-OUW K M, et al. Outcomes and management of type A intramural hematoma [J]. Ann Cardiothorac Surg, 2016, 5(4): 317–327.

[58] Ilyas S, Shaida N, Thakor AS, et al. Endovascular aneurysm repair (EVAR) follow-up imaging: the assessment and treatment of common postoperative complications [J]. Clinical Radiology, 2015, 70(2):183–196.

[59] Faries PL, Cadot H, Agarwal G, et al. Management of endoleak after endovascular aneurysm repair: cuffs, coils and conversion [J]. J Vasc Surg, 2003, 37(6):1155–1161.

[60] Bashir MR, Ferral H, Jacobs C, et al. Endoleaks after endovascular abdominal aortic aneurysm repair: management strategies according to CT findings [J]. AJR Am J Roentgenol, 2009, 192(4):W178–186.

第11章 乳腺临床应用

一、光谱CT乳腺检查方法与技术参数

（一）检查技术

患者体位：患者仰卧位，头先进，双臂举过头顶（尽可能舒适）。

扫描方向：头至足。

扫描参数设置：①管电压：120kV；剂量指数（DRI）设置为22（选择这个值是为了在图像质量和辐射剂量之间提供平衡）的自动电子管电流调制；②转速：0.33s/rot；③螺距：0.671；④探测器准直：64×0.625mm；⑤图像重建矩阵：512×512。胸部平扫后，用高压注射器经肘静脉注射80ml对比剂（270mg/ml），流速为2.5ml/s。分别在注射开始后25s和60s获得动脉和静脉图像。在检查前对患者进行屏气训练，以减少运动伪影，并保证两次扫描之间的一致性。

（二）后处理方法

所有图像重建为SBI数据集，光谱重建迭代水平设置为3，重建层厚、层间距为1mm。

1. 虚拟单能量图像（virtual monoenergetic image，VMI或MonoE）

相当于单一能量射线成像，包括40～200keV共161个能级。双层探测器技术能保持全能谱低噪声及显著提高图像质量。

2. 有效原子序数图（Z effective）

原子序数不同于CT值，其特点在于为每个像素加入了物质成分的信息，光谱CT的有效原子序数图用色彩量化的方式呈现。

3. 碘密度图

为各体素所含碘浓度的分布图，可用于定量分析强化的程度，除使用黑白图像展示外，可以使用碘融合彩色图像，以提升摄碘组织的可视化程度。

4. 虚拟平扫（virtual noncontrast，VNC）

对含碘组织进行去碘处理，使其尽可能等于不含碘时的CT值，生成类似于常规平扫的图像，从而代替平扫以减少患者接受的辐射剂量。

5. 光谱曲线

以单能级水平为横坐标，以CT值为纵坐标，获得具有物质特异性的曲线，代表不同物质成分的CT值随着能级的变化特征，根据曲线形态及斜率的不同可对病灶和正常组织的成分差异进行鉴别，并可用于病灶同源性鉴别。

二、乳腺纤维腺瘤

（一）概述

乳腺纤维腺瘤（fibroadenoma，FA）是乳腺的最常见良性肿瘤，好发于40岁以下女性，起源于乳腺末梢导管小叶单位。单发常见，多发者约占15%，病因不明，多数学者认为与内分泌紊乱及精神因素有关，主要由于雌激素、孕激素分泌失衡，致使孕激素不能制约雌激素对乳腺组织的过度刺激。绝经后女性乳腺纤维腺瘤的发生常与激素替代治疗有关。某些能引起雌激素水平升高的疾病，如甲亢、肝病、卵巢肿瘤及肾上腺疾病等都可能导致纤维腺瘤的发生和进展。乳腺纤维腺瘤癌变罕见，术后复发率为4%～12.4%，其

至转为叶状肿瘤，因此，术后的定期随访具有重要意义。

患者一般无自觉症状，常为偶然发现的乳腺肿块，少数可有轻度阵发性或偶发疼痛，月经期明显。触诊多为类圆形肿块，质地实韧，表面光滑，边界清楚，活动度好，与皮肤无粘连。少数纤维腺瘤可迅速长大或梗死（梗死发生率为0.3%～3.6%），多见于妊娠、哺乳期或肿块细针抽吸活检术后，少数与口服避孕药有关，梗死发生后表现为明显疼痛或触痛明显，肿块与周围组织粘连或乳头溢血。

纤维腺瘤由乳腺纤维组织和腺管两种成分共同构成，在组织学上，可表现为以纤维组织为主，也可表现为以腺上皮为主，多数肿瘤以纤维组织为主要改变。纤维腺瘤均有 PR 及 ER 的表达，提示其发生与雌激素与孕激素的刺激有关。

（二）常规 CT 表现

纤维腺瘤通常表现为圆形或卵圆形肿块，亦可呈分叶状，直径多为 1～3cm，边缘光滑整齐，密度近似正常腺体密度，肿块周围可见晕圈征，为肿块周围被推挤的脂肪组织，部分病灶边缘或中心钙化，呈蛋壳状、粗颗粒状及爆米花状，钙化可逐渐发展相互融合成为大块状，占据肿块的大部或全部。纤维腺瘤发生于致密型腺体内时，密度与腺体近似，平扫时易漏诊。增强 CT 检查显示，纤维腺瘤一般呈轻度至中度均匀强化，动态增强可见由中心向外周的离心性强化方式。

（三）光谱 CT 表现

碘密度图能够反映局部组织轻微的异常强化，从而有利于检出常规增强 CT 图像上强化不显著的病灶。碘密度图融合伪彩图等工具突破了既往黑白灰色阶传统图像，为乳腺纤维腺瘤的检出提供了新的可视化方法，给常规 CT 图像难以

发现或诊断困难的病变带来新的机遇。

低能级 MonoE 图像能够增加异常强化病变与背景组织的对比度，有利于小病灶的检出，此外，低能级 MonoE 图像结合碘密度图、有效原子序数图能够增加纤维腺瘤检出的敏感性，增强了我们对较小病变及致密型乳腺背景下病变的诊断信心（图 11-1 和图 11-2）。光谱多参数提供的量化工具可以定量测量，文献证实光谱碘图、光谱曲线、有效原子序数图可以用于乳腺良恶性肿瘤的鉴别诊断。

（四）诊断要点

光谱 CT 对乳腺纤维腺瘤的评估优势在于低能级的 MonoE 图像及有效原子序数图可增加肿瘤和正常腺体的对比，提高微小病变可视化，具体诊断要点如下。

1. 乳腺腺体内结节灶或不规则肿块。

2. 增强后轻度强化。

3. 碘密度图呈稍高摄取。

三、乳腺癌

（一）概述

乳腺癌（breast cancer，BC）是女性常见的恶性肿瘤之一，居女性癌症相关死因的第二位。目前，乳腺癌一级预防尚无良策，其 5 年生存率在原位癌为 100%，Ⅰ 期为 84%～100%，Ⅱ 期为 76%～87%，Ⅲ 期为 38%～77%，因此，乳腺癌的早期诊断及治疗是改善预后的重要因素，影像学检查更是在早期检出、早期诊断的重中之重。

乳腺 X 线和超声为乳腺癌的主要影像学筛查方法，乳腺 X 线检查对可疑钙化的显示非常敏感。CT 及 MRI 检查对于乳腺内病灶检出（尤其是多中心、多灶性病变）、疗效评估、置入假体和周围结构评价、胸壁侵犯及淋巴结转移的显示优于其他检查方法，对乳腺癌的早期诊断、术前

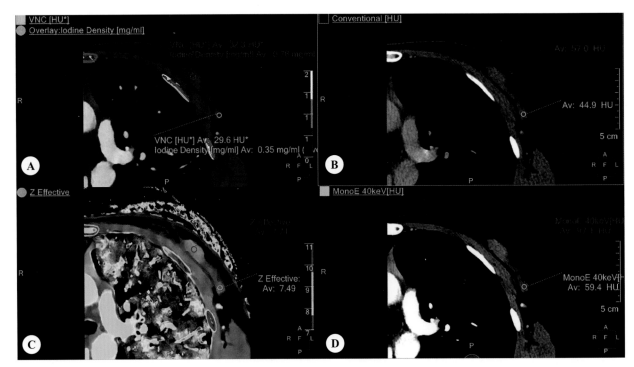

▲ 图 11-1　女，31 岁，左乳胀痛 1 个月余

A. 虚拟平扫（virtual noncontrast）与碘密度图（overlay iodine density）融合图；B. 常规 CT 图像［conventional（HU）］；C. 有效原子序数图（Z effective）；D. 单能级图像（MonoE 40keV）。CT 检查发现左乳外侧份软组织结节，边缘尚光整，常规 CT 值约 57HU，邻近腺体 CT 值 44.9HU，提示腺瘤可能，光谱分析示左乳外侧结节摄碘值（0.76mg/ml）高于邻近腺体（0.35mg/ml），符合腺瘤表现，单能级 CT 增加了异常强化腺瘤正常腺体的对比度，更好地显示强化病灶

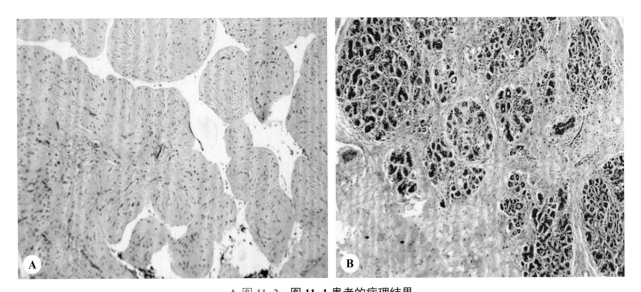

▲ 图 11-2　图 11-1 患者的病理结果

A. 左乳病损 1 点，形态学支持乳腺腺病伴纤维腺瘤；B. 左乳病损 12 点，形态学支持乳腺腺病伴纤维腺瘤

分期及临床决策的制订具有重要价值。此外，CT增强检查不仅能显示病灶的形态学特征，还可提供病变的血流灌注情况，有助于乳腺癌和其他病变的鉴别。

乳腺癌早期常无明显的临床症状，或仅表现为轻微的乳房疼痛，多为钝痛或隐痛，少数针刺样痛，常呈局限性及间歇性表现，疼痛与月经周期无关。晚期肿瘤侵犯神经时出现剧烈疼痛，可放射至同侧肩背部。

（二）常规 CT 表现

乳腺癌的直接影像学征象包括肿块、钙化、不对称及结构扭曲，间接征象包括皮肤增厚、乳头凹陷、局部血管增粗、大导管征、漏斗征。肿块是乳腺癌最常见的征象，在脂肪型腺体中显示率高，而在致密型腺体中显示率相对较低。肿块多呈分叶状或不规则形，边缘可伴毛刺或小分叶，肿块密度通常略高于良性肿瘤，其内可伴有多发细小钙化。肿块的大小对于良、恶性鉴别并无意义，但当临床检查测量的肿块大小明显大于CT 所示大小时，恶性的可能性较大。

钙化在乳腺癌的诊断中占有非常重要的地位，对于相当一部分（4%～10%）病例，钙化是诊断乳腺癌的唯一依据。乳腺癌的钙化形态多为模糊不定型、细小多形性及线样或分支状钙化，多呈集群样、线性或段样分布，钙化可以出现在肿块内，也可以单独出现。

结构扭曲是指乳腺实质与脂肪界面发生扭曲、变形、紊乱，但无明显肿块，可伴有或不伴有钙化，结构扭曲可见于乳腺癌、慢性炎症、手术后瘢痕和放疗后改变等。对于结构扭曲，如果患者没有放疗及手术史，应考虑乳腺癌的可能，需要行穿刺活检。不对称的显示需要结合水平位及斜位两种体位来判断，故 CT 检查不如常规 X线有优势。

CT 由于密度分辨率更高，因此对致密型乳

腺内的病变显示优于 X 线，但是由于部分容积效应，对可疑钙化的显示不如 X 线敏感，而对乳腺癌的其他征象，如血供增加，胸壁受侵的程度及范围，腋下淋巴结肿大及骨质破坏等征象的显示则更为可靠。动态增强 CT 扫描中，乳腺癌病灶多呈明显强化，表现为"快进快出"的向心性强化方式。

（三）光谱 CT 表现

CT 具有一定辐射，并不常规作为推荐手段用于乳腺检查，但因乳腺常常在胸部扫描范围内，而光谱 CT 对于乳腺病变凸显出了其不同于普通常规 CT 的诊断价值而被重视。

碘密度图能够反映局部组织轻微的异常强化，从而有利于常规增强 CT 图像上表现为等密度病灶的检出。碘密度融合伪彩图等工具突破了既往黑白灰色阶传统图像，为乳腺癌的检出提供了新的可视化方法，给常规 CT 图像难以诊断或诊断较为困难的病变带来新的机遇。研究显示，对于双层探测器 CT（dual layer CT，DLCT）胸部增强发现的乳腺病变，无须进一步检查就可直接定性，碘含量的绝对值超过 0.7mg/ml，与主动脉的比值超过 0.1 均提示为恶性，准确性可达到95% 左右。此外，碘密度图能够反映组织碘浓度的动态变化，为评价肿瘤治疗后疗效提供了一种新的量化指标。乳腺癌新辅助化疗后，可以通过碘密度图定量测定碘浓度来反映肿瘤组织的灌注改变，为判断疗效及制订下一步治疗方案提供更多的依据。

光谱 CT 可提供 MonoE 图像、碘密度图及有效原子序数图等多参数图像，为诊断提供更多有价值的信息。低能级 MonoE 图像能够增加异常强化病变与背景组织的对比度，有利于小病灶的检出。研究显示，CT 40keV 图像质量最优，更利于显示乳腺癌，可用于乳腺癌的早期诊断及预后评估。此外，40keV MonoE 图像能够提高乳腺

乏血供病灶的检出率及病灶的对比度。同时，低能级 MonoE 图像能够提高肿瘤周边血管显示度及肿瘤 / 血管对比度，优化肿瘤术前分期的评估。不同组织由于本身密度、增强后组织内对比剂含量的不同，其能谱曲线表现也不同，可作为诊断和鉴别诊断的基础。最佳 MonoE 图像结合碘密度图能够提高乳腺癌的检出率。因此，在光谱 CT 乳腺疾病诊断中，推荐使用低能级 MonoE 图像（40keV）及碘密度图，提高小的富血供肿瘤（浸润性导管癌、浸润性小叶癌）、小的隐匿性相对乏血供肿瘤（黏液腺癌）的检出率及定位准确性，从而提高术前评估的准确性（图 11-3 和图 11-4）。

（四）诊断要点

光谱 CT 对乳腺癌的评估优势在于使用 40keV 的 MonoE 图像及碘图可增加肿瘤和周围正常腺体的对比，提高病变可视化。光谱数据可确定肿瘤组织和肿大淋巴结是否同源，进而明确有无淋巴结转移，有利于肿瘤分期，具体诊断要点如下。

1. 乳腺腺体内结节灶或不规则肿块。
2. 增强后不均匀强化。
3. 碘密度图呈高摄取。
4. 远处转移灶或淋巴结转移灶与原发灶光谱曲线平行或重合。

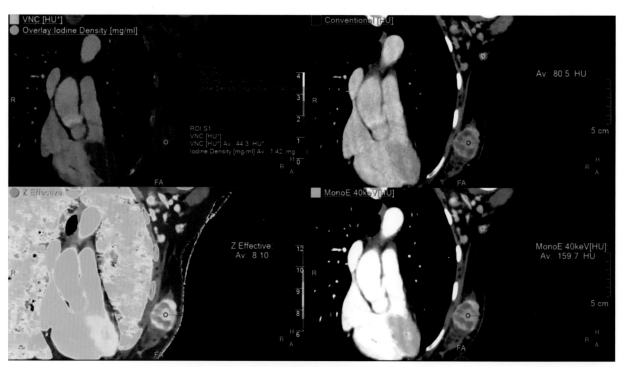

▲ 图 11-3　48 岁女性患者，发现左乳肿块 3 月余

A. 虚拟平扫（virtual noncontrast）与碘密度图融合图（overlay iodine density）；B. 常规 CT 图像 [conventional（HU）]；C. 有效原子序数融合图（Z Effective）；D. 单能级图像（MonoE 40keV）；E. 光谱曲线（HU Attenuation Plot）；F. 光谱散点图（scatter plot）。CT 检查发现左乳不均匀强化肿物（S1），边缘可见分叶，中央见多发无强化低密度区，左侧腋窝淋巴结增大（S2），增强后左乳病灶实性成分及左侧腋窝淋巴结 CT 值分别为 87.4HU 和 80.5HU，光谱 CT 分析 S1 摄碘值（1.42mg/ml）接近于 S2（1.40mg/ml），两者光谱曲线及散点图、表现相同（提示两者系同源），考虑左乳 Ca 并腋窝淋巴结转移

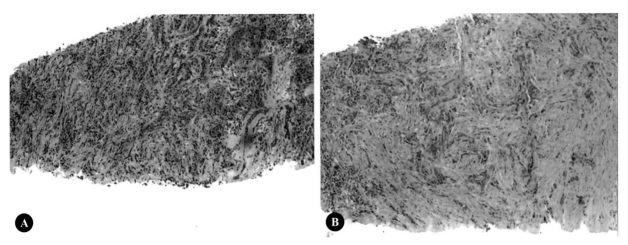

▲ 图 11-4　图 11-3 患者的病理结果

A. 左乳：形态学及免疫组化结果支持浸润性癌（非特殊类型）；B. 左腋：形态学及免疫组化结果支持转移性乳腺癌浸润性癌

参 考 文 献

[1] Inoue T, Nakaura T, Iyama A, et al. Usefulness of Virtual Monochromatic Dual-Layer Computed Tomographic Imaging for Breast Carcinoma [J]. Journal of Computer Assisted Tomography, 2020, 44(1):78–82.

[2] Jin I M, Bo H C, Baek H J, et al. Comprehensive analyses with radiological and biological markers of breast cancer on contrast-enhanced chest CT: a single center experience using dual-layer spectral detector CT [J]. European Radiology, 2020, 30(5):2782–2790.

[3] Bda B, Kbk C, Cb C, et al. Possibility to discriminate benign from malignant breast lesions detected on dual-layer spectral CT-evaluation [J]. European Journal of Radiology, 2021, 142:109832

[4] Demirler Şimşir B, Krug KB, Burke C, et al. Possibility to discriminate benign from malignant breast lesions detected on dual-layer spectral CT-evaluation [J]. Eur J Radiol., 2021, 142:109832.

第12章 消化系统

一、光谱 CT 消化系统检查方法与技术参数

对于腹腔实质性脏器（肝脏、胰腺、脾脏、肾脏及肾上腺等），光谱 CT 可提供 MonoE 图像、碘密度图及有效原子序数图等多参数图像，可为疾病的诊断提供更多有价值的信息。低能级 MonoE 图像能够增加异常强化病变与背景组织的对比度，有利于小病灶的检出。40keV MonoE 图像能够提高肝脏乏血供转移灶的检出率及病灶的对比度，也能够提高胰腺多期增强扫描图像质量，提高胰腺导管腺癌的检出。同时，低能级 MonoE 图像能够提高肿瘤周边血管显示及肿瘤 - 血管对比度，优化肿瘤术前分期的评估。不同组织由于本身密度、增强后组织内对比剂含量的不同，其能谱曲线表现也不同，可作为诊断和鉴别诊断的基础。碘密度图能够反映局部组织轻微的异常强化，从而有利于常规增强 CT 图像上等密度病灶的检出。最佳 MonoE 图像结合碘密度图能够提高胰腺胰岛细胞瘤的检出率。此外，碘密度图融合伪彩图等工具突破了既往黑白灰阶传统图像，为病变的检出提供了新的可视化方法，将会给常规 CT 图像难以诊断或诊断较为困难的病变带来新的机遇。总之，在光谱 CT 腹部实质性脏器疾病诊断中，推荐使用低能级 MonoE 图像（40keV）及碘密度图，提高小的富血供肿瘤（如肝细胞肝癌、神经内分泌肿瘤、肾脏透明细胞癌、嗜铬细胞瘤等）、小的隐匿性相对乏血供肿瘤（如胰腺导管腺癌）和小转移瘤的检出率及定位准确性，从而提高术前评估的准确性。

（一）检查技术

1. 扫描方案

腹部不同脏器光谱 CT 增强检查扫描范围、扫描时相及对比剂注射方案见表 12-1。

2. 优化对比剂剂量

和常规 CT 增强图像相比，光谱 CT 40～70keV 的 MonoE 图像能够提高血管及强化组织的对比度及图像质量，为优化 CT 增强扫描的对比剂注射方案提供了理论与技术基础。光谱 CT 40～50keV 的 MonoE 图像的噪声处于较低水平，使低能级 MonoE 图像的优势得到进一步发挥。在肝脏多期扫描及胸腹盆增强扫描中对比剂剂量可降低 50%～65%。此外，对于因为个体化差异及循环障碍等原因导致血管与组织强化不佳的情况下，光谱 CT 能够回顾性使用低能级 MonoE 图像提高血管强化 CT 值，改善图像质量，提高诊断信心，避免二次检查及不必要的辐射。

3. 扫描参数设置

(1) CT 平扫：管电压 120kVp，管电流 300mAs，准直器宽度 16×0.625mm，旋转时间 0.75s，螺距为 0.785。

(2) CT 增强：扫描参数与 CT 平扫相同，采用高压注射器经静脉团注对比剂，速率为 1.5～2.0ml/s，用量为 50～70ml。一般动脉期扫描时间为注射对比剂后 25～50s，门静脉期为 55～70s，延迟期为 120～180s。

(3) CTA：管电压 120kVp，自动管电流（150～400mAs 自动调节），准直器宽度 64×

表 12-1　腹部不同脏器光谱 CT 增强检查扫描范围、扫描时相对比剂注射方案

检查部位	扫描范围	扫描时相		
肝、胆、脾	膈顶至肝、脾下缘	动脉期：35~40s	门静脉期：65~70s	延迟期：150~180s
胰腺	膈顶至胰腺下缘	实质期：40~50s	门静脉期：65~70s	延迟期：120~150s
肾脏	T_{11} 水平至双肾下极	皮质期：25~30s	实质期：90~110s	排泄期：150~180s
全腹部	膈顶至髂前上棘	动脉期：35~40s	门静脉期：65~70s	

0.625mm，旋转时间 0.5s，螺距 0.985；对比剂剂量 0.6ml/kg，速率 3~4ml/s，采用对比剂智能追踪阈值触发技术，ROI 设在降主动脉水平，阈值 120HU，阈值触发后延迟 7s 启动扫描。

（二）后处理方法

1. 预置窗宽、窗位

软组织窗窗宽 300~500HU，窗位 30~50HU。

2. 常规三维图像重组

用薄层横断面数据进行 MPR，可获得冠状面、矢状面、斜面图像。

3. CTA 三维图像重组

腹部血管图像后处理常包括 MPR（CPR）、MIP、VR 及 SSD。

（三）光谱 CT 分析方法

1. 双轨制读片法

应用常规 CT 图像与任意光谱图像进行对比分析，或任意光谱图像之间对比分析，有利于不同解剖及病变的显示。对于消化系统疾病诊断推荐使用 40keV 与有效原子序数图的组合。

2. 多轨制读片法

使用双层探测器 CT 的光谱魔镜针对一个病变感兴趣区，同时显示五种参数图像，实现不同能谱图像同步对比显示，以利于病变分析。对于消化系统疾病诊断推荐使用常规 CT 图像、40keV、碘密度图、VNC、有效原子序数图的组合。

3. 光谱分析工具

通过光谱曲线、光谱散点图、光谱直方图可对病变的来源和性质做出判断。

二、食管癌

（一）概述

食管癌是目前威胁人类生命安全的常见恶性病，2018 年，食道癌导致全球 50 多万人死亡。该病多在 40 岁以上人群中发生，食管癌的发生与地域差异、职业差异、性别、年龄、饮食生活习惯、生活环境、种族、遗传因素等诸多因素存在关联，真菌感染、机体亚硝酸含量过高、缺乏微量元素、缺乏维生素、长期饮用烈酒、吸烟、不良饮食行为、口腔不洁等因素均会导致食管癌发病风险增加，从而威胁患者生命安全。食管癌预后不良，死亡率高，早期患者症状不显著，极易被患者忽视，延误患者的早期治疗。由于食管癌患者早期症状无明显特异性，并且部分中晚期患者也仅出现吞咽困难，因此寻求安全有效的诊断方式，不断提升食管癌的诊治效果是目前社会关注的重点问题。手术治疗是目前临床治疗食管癌的有效方式及首选方式，加强对食管癌的早期诊断，并明确患者病灶形态、位置、大小、病情等信息在食管癌疾病治疗中具有重要意义；对于局限性疾病的治疗，食管切除术联合术前放化疗已被证明能显著改善患者预后。

（二）常规 CT 表现

目前影像学检查是食管癌患者疾病诊断的主要方式，CT 检查操作较为简单，在食管癌诊断中运用较多。

CT 影像检查可以充分显示出食管情况，利用图像密度分辨率高的优势，可以通过扫描食管病变部位横断面图像，了解病灶位置、癌肿大小、组织结构与周边浸润程度，另外还可以观察转移及扩散情况，为食管癌分期提供可靠的依据，方便医师结合实际情况开展治疗工作，但此种诊断方式对早期病变的诊断意义不大。在 CT 影像检查下，中晚期食管癌患者可见食管腔内软组织呈现同心圆增厚，或呈现肿块影，并且可累及周围组织，以及出现向远处转移现象，合并食管腔狭窄。

（三）光谱 CT 表现

越来越多的证据表明，光谱 CT 衍生的虚拟单能图像（virtual monoenergetic image，VMI）和物质特异性碘图在各种恶性疾病的分期中具有附加值。在肿瘤学领域，光谱 CT 的应用很大程度上依赖于它能够突出或量化碘增强作为病变灌注的替代参数。然而，光谱 CT 在食管癌应用方面的资料非常有限。我们认为，来源于光谱探测器 CT（spectral detector computed tomography，SDCT）的低 keV 和碘融合图（iodine density overlay）可提高食管癌患者治疗前 CT 分期评估的准确性，特别是 40keV 和碘融合图可以改善食管癌原发肿瘤、肿瘤浸润、淋巴结和血管状态的评估，但在肿瘤浸润深度评估方面的诊断准确性仍然有限。

食管癌的光谱 CT 主要多参数图像表现如下（图 12-1 至图 12-3）。

1. 40keV 单能级图像

表现为局限性或弥漫性食管壁增厚，可伴溃疡及钙化形成，伴显著强化，一般强化后 CT 值范围为 137～225HU。如图 12-1 中 MonoE 40keV 所示，食管癌 ROI 测量为 225HU，相应病理结果见图 12-2；如图 12-3 中 MonoE 40keV 所示，食管癌 ROI 测量为 195HU，相应病理结果见图 12-4。

2. 虚拟平扫（VNC）

表现为等或稍高密度软组织肿块，一般 CT 值范围为 28～54HU。如图 12-1 中 VNC 所示，食管癌 ROI 测量为 39.5HU；如图 12-3 中 VNC 所示，食管癌 ROI 测量为 54HU。

3. 碘密度图（iodine density）

表现为局限性或弥漫性食管壁增厚，可伴溃疡及钙化形成，病灶显著摄碘，一般摄碘值范围为 1.16～2.25mg/ml。如图 12-1 中碘密度图所示，食管癌 ROI 测量为 2.18mg/ml（治疗前）；如图 12-3 中碘密度图所示，食管癌 ROI 测量为 1.64mg/ml（治疗后），碘密度值较治疗前减低，据此可以评估食管癌化疗疗效。

4. 有效原子序数图（Z effective）

表现为局限性或弥漫性食管黏膜增厚，可伴溃疡及钙化形成，有效原子序数值异常增高，一般 Zeff 值范围为 7.81～7.99，如图 12-1 中 overlay Z effective 所示，食管癌病灶表现为金黄色，ROI 测量为 7.99。

（四）诊断要点

CT 在食管癌的应用价值主要在于评估癌肿大小、组织结构与周边浸润程度，观察转移以及扩散情况；相较于传统 CT 成像，IQON CT 在食管癌评估的优势主要在于低 keV 和碘密度图融合图（iodine density overlay）可提高食管癌患者治疗前 CT 分期评估的准确性，特别是 40keV 和碘融合图可以改善食管癌原发肿瘤、肿瘤浸润、淋巴结和血管状态的评估，主要可以归结为下几点：

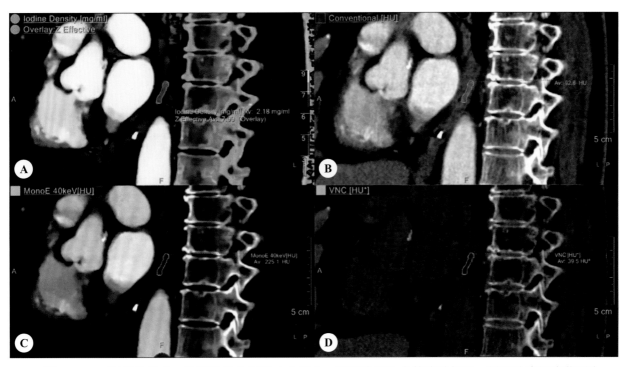

▲ 图 12-1　66 岁男性患者，进行性进食困难 1 个月余，胃镜诊断为食管癌并梗阻，循环肿瘤细胞监测为 **50.6FU/3ml**（正常范围：**0～8.70**）

A. 碘密度图（iodine density）与电子密度图融合图（Overlay Electron Density）；B. 常规 CT 图像［conventional （HU）］；C. 单能级图像（MonoE 40keV）；D. 虚拟平扫（VNC）。常规 CT 未见明显异常强化灶，光谱 CT 发现食管下段腔内隆起性异常强化软组织肿块

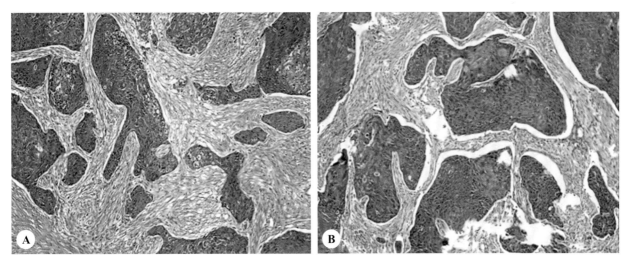

▲ 图 12-2　图 12-1 患者的病理结果（食管）显示，形态学及免疫组化结果支持中 - 低分化鳞状细胞癌，癌组织侵至深肌层。周围食管呈慢性炎改变。手术上、下切缘，胃小网膜及另送食管残端、另送网膜未见癌组织。淋巴结转移情况：食管周围淋巴结见转移癌（**2/2**），检出胃小弯侧淋巴结见转移癌（**6/6**）；另送右侧喉返神经旁淋巴结见转移癌（**0/1**）；另送隆突下淋巴结未见转移癌（**0/7**）

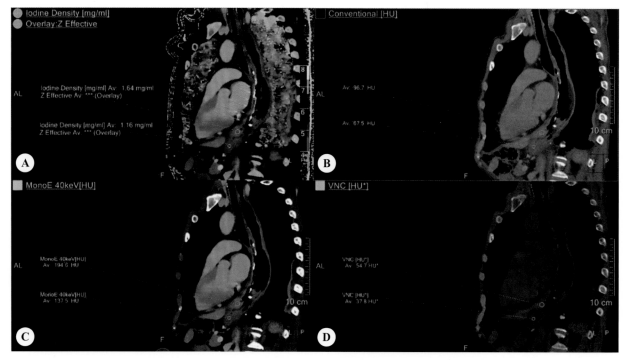

▲ 图 12-3　55 岁男性患者，因"食管恶性肿瘤第 3 次化疗"入院

A. 碘密度图（iodine density）；B. 常规 CT 图像［conventional（HU）］；C. 单能级图像（MonoE 40keV）；D. 虚拟平扫（VNC）。光谱 CT 检查发现肿瘤范围累及食管全程，下段前壁病变突破浆膜层，伴溃疡及钙化形成

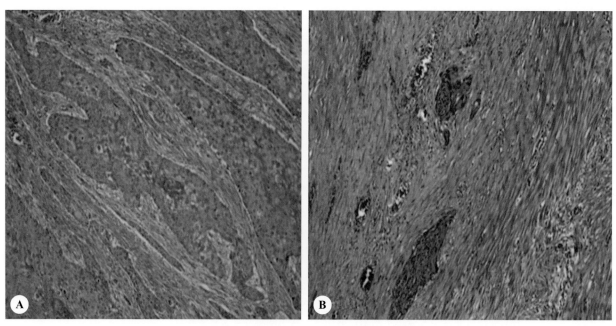

▲ 图 12-4　图 12-3 患者的病理结果（食管）

溃疡型中 – 低分化鳞状细胞癌，癌组织浸透固有肌层至周围纤维组织内，可见脉管内癌栓及神经侵犯。周围食管呈慢性炎改变。手术上、下切缘，胃小网膜及另送食管残端未见癌组织。食管周围淋巴结未见转移癌（0/3），检出胃小弯侧淋巴结未见转移癌（0/21）；另送隆突下淋巴结未见转移癌（0/9）；另送网膜淋巴结未见转移癌（0/3）；另送右侧喉返神经旁淋巴结见转移癌（0/1）。AJCC-pTNM 分期：T_3N_0Mx

1. 食管黏膜局限性或弥漫性增厚，并出现显著强化。

2. 非增强表现为等或稍高密度肿块。

3. 增强后表现为显著异常强化，碘图表现为摄碘值明显增加，与周边正常组织分界明显。

三、食管静脉曲张

（一）概述

食管静脉曲张出血是一种与死亡率相关的医疗急症，可由肝硬化和（或）门静脉高压引起。近年来，食管静脉曲张出血治疗和肝硬化门静脉高压的临床诊断和治疗均取得了一定进展。而首次出血后 6 周内死亡率达 15%～20%，其中 Child-Pugh C 型食管静脉曲张出血患者死亡率高达 30%～40%。除非采取预防措施，否则 1 年内再出血率约为 60%，病死率接近 20%。食管胃十二指肠镜（esophagogastroduodenoscopy，EGD）简称胃镜，是食管静脉曲张分级和食管静脉曲张出血诊断的金标准，是随访最重要的手段。然而，重复的侵入性胃镜检查会带来经济和心理上的负担，甚至可能导致食管静脉曲张破裂。因此，迫切需要用无创检查代替胃镜检查来评估食管静脉曲张分级和食管静脉曲张出血风险。

（二）常规 CT 表现

增强 CT 扫描轴位图像上参照 Kim 等方法将食管静脉曲张分为 4 级，包括 0 级：无食管静脉曲张；Ⅰ级（轻度）：食管内壁可见斑点状强化的病灶，病灶未向腔内突出；Ⅱ级（中度）：介于Ⅰ和Ⅲ级的病灶；Ⅲ级（重度）：食管内壁可见明显的小结节状强化病灶，病灶向腔内突出。Tseng 等研究结果显示，多层螺旋 CT 门静脉造影术（multiple slice computed tomographic portography，MSCTP）诊断食管静脉曲张的联合敏感度、特异度分别为 89.6%、72.3%，MSCTP 诊断胃底静脉曲张的联合敏感度、特异度分别为 95.5%、65.8%。MSCTP 具备快速、分辨率高、无痛等优点，拥有强大的图像后处理技术，通过采集食管胃底静脉门静脉期数据，能够为临床提供门静脉系统侧支曲张血管、胃 - 肾和脾 - 肾等较大静脉侧支循环分流情况，为防止异位栓塞等并发症的发生提供可能，可用于肝硬化门静脉高压患者影像学的全面评估；但是其辐射剂量较大，且不宜应用于肝、肾功能较差的患者。

（三）光谱 CT 表现

双能 CT 在评估门静脉高压并发症方面具有一定的附加价值。光谱 CT 是一种可通过常规扫描实现多参数成像的新技术，基于同一束 X 线，通过双层探测器采集，线性衰减系数可分解为康普顿散射部分（c）和光电效应部分（p），通过两组分解数据及整合数据可常规重建出 12 大类参数，包括 161 个单能级。注射含碘对比剂后，还可提供碘密度图，可直接分析组织器官碘摄入情况，间接反映血供状况。

食管静脉曲张的光谱 CT 主要多参数图像表现如下（图 12-5）。

1. 40keV 单能级最大密度投影（Maximal intensity projection，MIP）图像

直接征象更加直观，表现为门静脉及脾静脉增宽，直径可＞1.5cm；食管胃底多发迂曲血管团，直径可达 3～5mm；间接征象更加明显，表现为肝硬化和脾大。

2. 碘密度图（iodine density）MIP 图像

直接征象更加直观和细致，表现为门静脉及脾静脉增宽，直径可＞1.5cm；食管胃底多发迂曲血管团，直径可达 3～5mm，同时可显示＜3mm 的团簇状血管团，以及食管胃底区域的组织灌注异常增高，一般摄碘值范围为 1.83～3.65mg/ml。

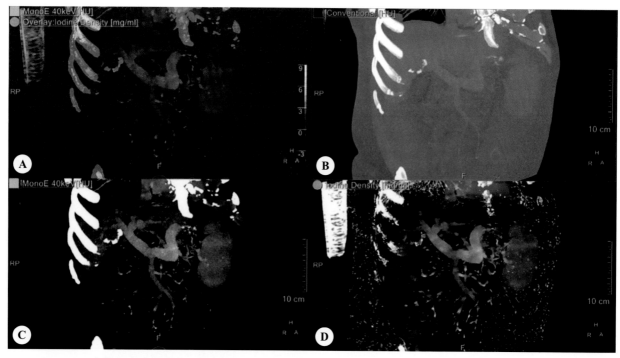

▲ 图 12-5　食管胃底静脉曲张。患者男性，52 岁，慢性病毒性肝炎 10 余年，腹胀、嗳气 1 个月余，电子胃镜示食管胃底静脉曲张，慢性浅表性胃炎

A. 单能级图像（MonoE 40keV）与碘密度融合图（overlay iodine density）；B. 常规 CT 图像［conventional（HU）］；C. 单能级图像（MonoE 40keV）；D. 碘密度图（iodine density）。A 至 D. MIP 重建图像。CT 增强扫描 MIP 图像无法清晰显示曲张的静脉，光谱 MIP 重建图像提高了显影效果，明确诊断静脉曲张

3. 40keV 与 iodine density 融合图 MIP 图像表现

直接征象更加直观，表现为门静脉及脾静脉增宽，直径可>1.5cm；食管胃底多发迂曲血管团，直径可达 3～5mm；同时还可显示<3mm 的团簇状血管团，以及食管胃底区域的组织灌注异常增高，呈现异常染色改变。

（四）诊断要点

能谱 CT 在诊断食管胃底静脉曲张血管中价值较高，可显著提高影像图像质量，对临床诊治疾病具有重要参考价值，具体如下。

1. 40keV 单能级及碘密度图有利于观察：食管胃底多发迂曲血管团。

2. 碘密度图可额外评估：食管胃底的异常高灌注区。

四、胃癌

（一）概述

胃癌为临床常见消化系统恶性肿瘤，多起源于胃黏膜上皮细胞，其发生原因与饮食、环境、生活压力、情绪状态等因素相关。相关研究在对恶性肿瘤流行病学调查中发现，虽然胃癌的发病率显著下降，它仍然是世界上第五大常见的恶性疾病，全世界癌症死亡的第三大原因，仅次于肺癌、肝癌，东亚的发病率和死亡率均处于较高水平，特别是中国和日本，严重威胁患者生命安全。目前我国胃癌发病率仍处于较高水平，胃癌的发生与患者所处的地域环境，以及饮食习惯等具有密切关系，截至目前为止，研究认为胃癌的发病系综合因素导致，包括环境和饮食因素、幽门螺杆菌感染、遗传因素、基因和各种因子突变、细胞微环境改变及癌前病变或疾病的持续存

在等；中国患者占全球发病率和相关死亡人数分别占 42.6% 和 45%。胃癌发病早期无明显临床症状，随病情发展可逐渐表现出饱腹、乏力、食欲下降等症状，淋巴结（LN）转移是胃癌的主要预后因素之一，手术治疗为胃癌主要治疗方式，术前需要依据患者病情分析评估进行手术方案的设定。

（二）常规 CT 表现

早期胃癌影像表现：局部胃壁增厚，胃周多发大小不一结节影；进展期：局部胃壁增厚，边界不规则，密度欠均匀，CT 增强后各期（动脉期、门静脉期、平衡期）病变部位呈不均匀明显强化，胃壁分层不清，病灶边缘强化明显。同时可见龛影、胃腔狭窄、胃壁僵硬、各期胃腔形态不发生改变等伴随征象，对胃癌的诊断具有一定价值。

（三）光谱 CT 表现

光谱 CT 扫描基于强大的后处理技术，如生成物质特异性和能量特异性图像，在临床实践中得到越来越多的应用，其中虚拟单能量图像可以改善胃肠道疾病造影增强的细微差异的可视化。由于碘的 k 壳层结合能为 33.2keV，因此随着单能图像能量水平的降低，碘的对比度将大大提高。最近的一项研究表明，采用先进的建模迭代重建算法，40keV 单能量图像经多平面重建可提高早期胃癌的对比度 – 噪声比（CNR），因此能够在早期对胃癌作出诊断，更早的进行临床干预，间接地降低早期胃癌的转移。

胃癌的光谱 CT 主要多参数图像和病理表现如下（图 12-6 和图 12-10）。

1. 40keV 单能级图像

表现为胃壁局限性增厚或起源于胃壁的肿块，可伴溃疡及坏死囊变形成，增强后显著异常强化，内可见供血动脉穿过，一般强化后 CT 值范围为 130～220HU。如图 12-6 中 MonoE 40keV 所示，胃癌 ROI 测量为 151HU；如图 12-7 至图 12-9 中 MonoE 40keV 所示，动脉期、门静脉期、延迟期食管癌 ROI 测量结果分别为 146.7HU、178.3HU、162HU，表现为持续异常强化。

2. 虚拟平扫（VNC）

表现为等密度，一般 CT 值范围为 25～45HU。如图 12-6 中 VNC 所示，胃癌 ROI 测量为 26.8HU；如图 12-7 中 VNC 所示，胃癌 ROI 测量为 40.3HU。

3. 碘密度图（iodine density）

表现为显著异常摄碘，一般胃腺癌摄碘值范围为 1.17～2.35mg/ml，如图 12-6 中 overlay iodine density 所示，胃癌 ROI 测量为 1.47mg/ml；如图 12-7 至图 12-9 中 iodine density 所示，动脉期、门静脉期、延迟期胃癌 ROI 测量结果分别为 1.24mg/ml、1.8mg/ml、1.44mg/ml。

4. 有效原子序数图（Z effective）

表现为有效原子序数值异常增高，一般 Zeff 值范围为 7.81～8.49，如图 12-6 中 Z effective 所示，胃癌病灶 ROI 测量为 8.29；如图 12-7 至图 12-9 中 overlay Z effective 所示，动脉期、门静脉期、延迟期胃癌 ROI 测量结果分别 8.03、8.29、8.12。

5. 光谱曲线（HU attenuation plot）

由于明显摄碘，能级越低 CT 值越高，表现为弓背向下的曲线，如图 12-7 至图 12-9 中光谱曲线所示，胃癌病灶（S1）对应的曲线为蓝色，与腹腔淋巴结（粉色，S2）平行或重合，高度提示两者同源，考虑为淋巴结转移，TNM 分期为 $T_3N_1M_X$，结果与术后病理高度一致。值得注意的是，由于动脉期血流动力学变异较大，原发灶与转移淋巴结的光谱曲线较接近，而没有像门静脉期和延迟期一样表现为平行或重合，因此建议在进行同源性分析时，宜采用门静脉期或延迟期进行。

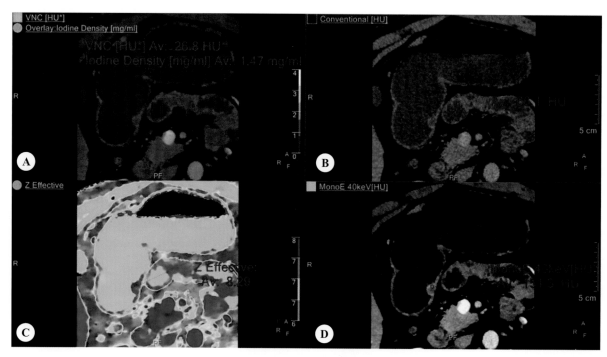

▲ 图 12-6　早期胃癌

A. 碘密度图（iodine density）与虚拟平扫（VNC）融合图；B. 常规 CT 图像［conventional（HU）］；C. 有效原子序数图（Z effective）；D. 单能级图像（MonoE 40keV）。光谱图像表现为胃壁局限性增厚伴显著异常强化，病变可视化显著提升

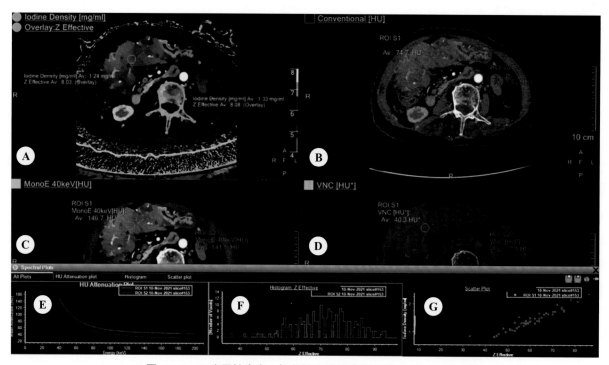

▲ 图 12-7　**58 岁男性患者，间断性上腹部腹胀不适 3 年，加重 1 周**

A. 碘密度图（iodine density）与有效原子序数图融合图（overlay Z effective）；B. 常规 CT 图像［conventional（HU）］；C. 单能级图像（MonoE 40keV）；D. 虚拟平扫（VNC）；E. 光谱曲线（HU Attenuation Plot）；F. 光谱直方图（histogram Z effective）；G. 光谱散点图（Scatter plot）。CT 发现胃窦占位，CA242 为 22.81U/ml。同时发现胃小弯侧一肿大淋巴结。光谱分析提示病灶 S1（红色实箭）与淋巴结 S2（红色虚箭）同源

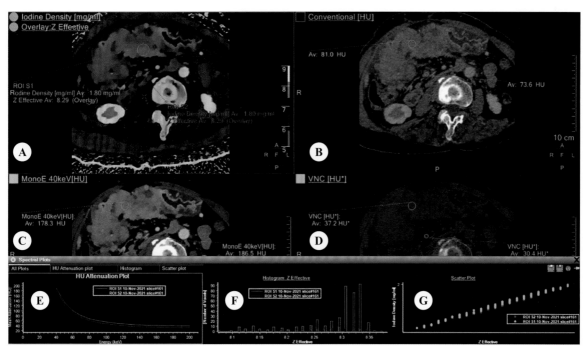

▲ 图 12-8 门静脉期

A. 碘密度图（iodine density）与有效原子序数图融合图（overlay Z effective）；B. 常规 CT 图像［conventional（HU）］；C. 单能级图像（MonoE 40keV）；D. 虚拟平扫（VNC）；E. 光谱曲线（HU Attenuation Plot）；F. 光谱直方图（histogram Z effective）；G. 光谱散点图（scatter plot）。光谱分析提示病灶 S1（红色实箭）局限于胃腔内，与淋巴结 S2（红色虚箭）组织成分高度相似

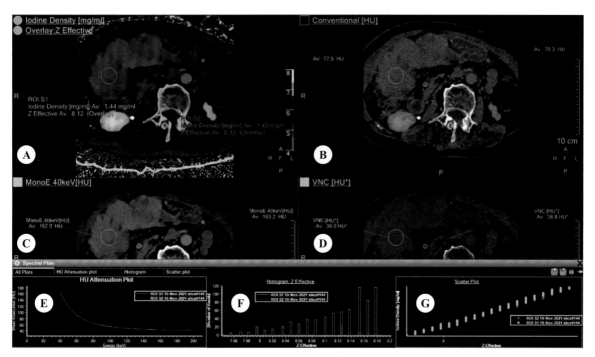

▲ 图 12-9 延迟期

A. 碘密度图（iodine density）与有效原子序数图融合图（overlay Z effective）；B. 常规 CT 图像［conventional（HU）］；C. 单能级图像（MonoE 40keV）；D. 虚拟平扫（VNC）；E. 光谱曲线（HU Attenuation Plot）；F. 光谱直方图（histogram Z effective）；G. 光谱散点图（Scatter plot）。光谱分析提示病灶 S1（红色实箭）局限于胃腔内，与淋巴结 S2（红色虚箭）成分几乎完全一致。考虑 TNM 分期为 $T_3N_1M_X$

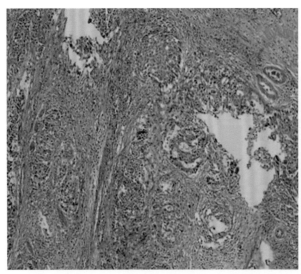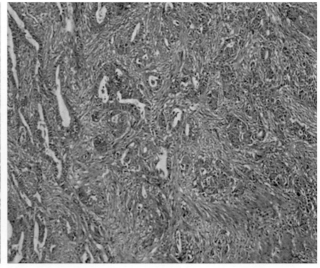

▲ 图 12-10　**胃癌患者的病理结果**

浸润溃疡型中 - 低分化腺癌，癌组织侵至浆膜下层，可见脉管内癌栓及神经侵犯。周围胃组织呈黏膜慢性炎改变。手术上切缘、下切缘，大网膜、小网膜未见癌组织。淋巴结转移情况：检出标本大弯侧淋巴结未见转移癌（0/9）；检出标本小弯侧淋巴结见转移癌（1/8）；另送肝左动脉旁淋巴结未见转移癌（0/6）。AJCC-pTNM 分期：$T_3N_{1a}Mx$。Lauren 分型：混合型。错配修复基因蛋白检测提示为 pMMR（错配修复功能完整）

（四）诊断要点

光谱 CT 对消化道肿瘤的评估优势在于使用低 keV 单能图像和碘图检测原发性或转移性高强化肿瘤，如神经内分泌肿瘤和黑色素瘤转移。光谱数据可以确定组织学起源和分级，如区分胃食管交界处的鳞状细胞和腺癌，区分高风险和低风险胃肠道间质瘤，具体诊断要点如下。

1. 病变起源于胃黏膜。

2. 表现为局限性增厚或形成肿块。

3. VNC 呈等、低密度（囊变）。

4. 碘密度图灌注异常。

5. 门静脉期或延迟期转移性淋巴结与胃癌原发灶光谱曲线平行或重合。

五、小肠癌

（一）概述

小肠癌包括一系列可以在整个小肠（small intestine，SI）中识别的恶性病变。小肠盘曲于腹腔内，上连胃幽门，下接盲肠，全长 4～6m，它包括三个不同的部分，十二指肠、空肠和回肠，一直到回盲瓣的水平。与胃肠道其他部分的病变相比，小肠肿瘤的总体发病率极低。小肠腺癌（adenocarcinoma of small bowel intestine）好发于空肠近端与回肠远端，通常癌呈结节样隆起或息肉状突入肠腔，亦可在肠壁内浸润生长成环形狭窄。

（二）常规 CT 表现

主要表现为局部肠壁的增厚或有肿块，增强扫描后有中等程度及以上的强化，多伴有病变近侧的肠管因梗阻而扩张和积液，同时肠腔外浸润和淋巴结转移。

（三）光谱 CT 表现

光谱 CT 定量参数，特别是动脉期碘密度值，对于区分小肠腺癌和原发性小肠淋巴瘤具有较高的准确性。

小肠癌的光谱 CT 主要多参数图像表现（图 12-11 至图 12-14）。

1. 40keV 单能级图像

表现为小肠壁局限性增厚或起源于小肠壁的肿块，增强后显著异常强化，一般强化后 CT 值范围为 90～210HU。如图 12-11 至图 12-13 中 MonoE 40keV（HU）所示，动脉期、门静脉期、延迟期小肠癌 ROI 测量结果分别为 94.5HU、208HU、189HU，表现为渐进性强化，与纤维组织增生有关。

2. 虚拟平扫（VNC）

表现为等密度，一般 CT 值范围为 30～50HU。如图 12-11 中 VNC 所示，小肠癌 ROI 测量为 40.1HU。

3. 碘密度图（iodine density）

表现为显著异常摄碘，一般摄碘值范围为

0.5～2.1mg/ml。如图 12-11 至图 12-13 所示，动脉期、门静脉期、延迟期小肠癌 ROI 测量结果分别为 0.63mg/ml、1.89mg/ml、1.75mg/ml。

（四）诊断要点

CT 主要表现为局部肠壁的增厚或有肿块，增强扫描后有中等程度及以上的强化，多伴有病变近侧的肠管因梗阻而扩张和积液。同时肠腔外浸润和淋巴结转移，具体诊断要点如下。

1. 病变起源于小肠黏膜。

2. 表现为局限性增厚或肿块。

3. VNC 呈等密度。

4. 碘密度图灌注异常。

5. 转移灶与小肠癌原发灶光谱曲线平行 / 重合。

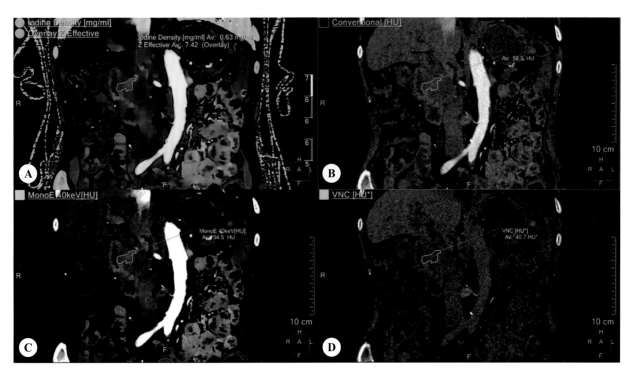

▲ 图 12-11　**80 岁男性患者，间歇性上腹痛 5 天，外院发现尿淀粉酶升高为 1751U/L，以"急性胰腺炎"收治入院** A. 碘密度图（iodine density）与有效原子序数图融合图（overlay Z effective）；B. 常规 CT 图像［conventional（HU）］；C. 单能级图像（MonoE 40keV）；D. 虚拟平扫（VNC）。常规 CT 符合胰腺炎表现，彩色光谱读片发现十二指肠异常强化软组织肿块，提示为十二指肠癌；光谱 CT 动脉期虚拟平扫 CT 值为 40.7HU，40keV 图像 CT 值为 94.5HU，碘密度值为 0.63mg/ml，有效原子序数值为 7.42

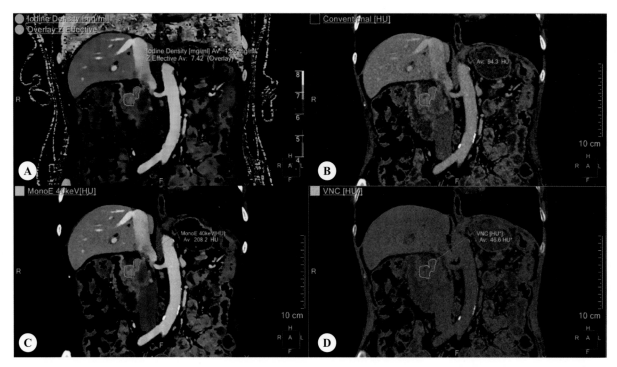

▲ 图 12–12　门静脉期虚拟平扫 CT 值为 46.6HU，40keV 图像 CT 值为 208.2HU，碘密度值为 1.89mg/ml，有效原子序数值为 7.42

A. 碘密度图（iodine density）与有效原子序数融合图（overlay Z effective）；B. 常规 CT 图像［conventional（HU）］；C. 单能级图像（MonoE 40keV）；D. 虚拟平扫（VNC）

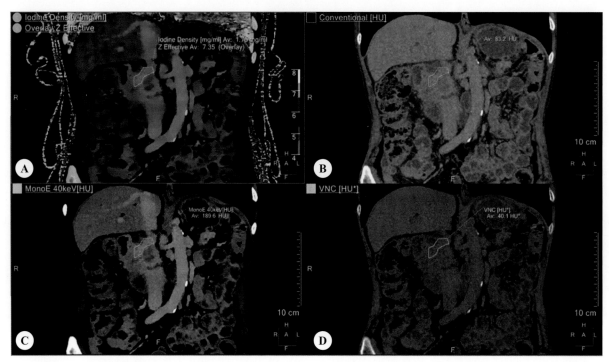

▲ 图 12–13　延迟期虚拟平扫 CT 值为 40.1HU，40keV 图像 CT 值为 189.6HU，碘密度值为 1.76mg/ml，有效原子序数值为 7.35

A. 碘密度图（iodine density）与有效原子序数图融合图（overlay Z effective）；B. 常规 CT 图像［conventional（HU）］；C. 单能级图像（MonoE 40keV）；D. 虚拟平扫（VNC）

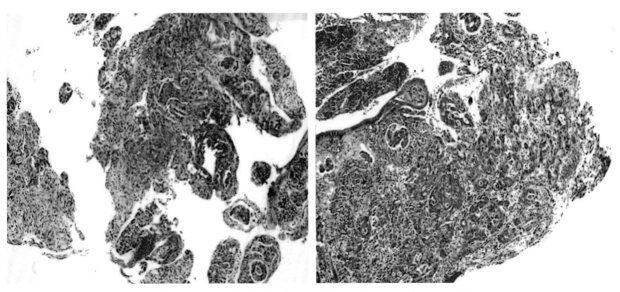

▲ 图 12-14　小肠癌患者病理结果（十二指肠球降交界处侧壁）

形态学及免疫组化结果支持中 - 低分化腺癌。纤维组织增生，其内见异型细胞呈不规则腺样或条索状排列，浸润性生长。免疫组化结果：CKL（＋），Ki-67（70%），p53（－），CEA（灶＋）

六、胃肠道间质瘤

（一）概述

胃肠道间质瘤（gastrointestinal stromal tumors，GIST）是根据肿瘤的分化特征而提出的，目前已经广泛应用于病理诊断，是胃肠道最常见的间叶源性肿瘤，可发生于食管至肛门的整个消化道，也可发生于网膜、系膜、后腹膜，但好发于胃（50%～70%）和小肠（20%～30%）。发生率男女无明显差别，好发于中老年人。胃间质瘤（gastric stromal tumor，GST）是起源于胃壁的间叶性肿瘤，占胃部肿瘤的 1%～3%。在免疫组织化学及分子生物学技术应用之前，多被诊断为平滑肌源性或神经源性肿瘤。现证实该肿瘤是一种独立的、非定向分化的间叶源性肿瘤。胃间质瘤是胃少见的肿瘤，是最常见的原发性间叶源性肿瘤，临床中偶尔碰到。多数病例 CT 表现有一定特征性，可提示诊断，但术前要明确诊断仍有一定困难，特别是良恶性的区分。GST 可发生于胃底、胃体及胃窦，肿块体积可大可小、多在黏膜下或伴有浆膜外生长，常发生囊变、坏死、出血。肿瘤位于黏膜下时，部分肿瘤可穿透黏膜形成溃疡。临床症状及表现无特异性，主要是消化道出血、贫血、呕血、上腹部隐痛及腹部包块等，部分患者无明显临床症状，体检或其他检查时无意发现。Nishld 等认为 GST 的临床表现与肿瘤大小有关，肿瘤直径＞3cm 或出现坏死溃疡时，才会出现临床症状。

（二）常规 CT 表现

胃间质瘤，瘤体较小多为良性实性肿瘤，位于胃壁内，瘤体较大者多为恶性伴部分坏死、囊变及出血，大多数位于胃体部大弯侧，其次为胃窦。肿瘤以向腔外生长为主，可向腔内或同时向腔内外生长，向腔外生长者，胃内黏膜完整，但黏膜变宽、变平；瘤体较小者形态较规则呈圆形或类圆形，瘤体较大时可呈土豆形，哑铃形，可压迫、推移邻近的肠道及其他组织，出现肠道不全梗阻征象；良性者瘤体边界较清，恶性与周围结构分界不清，呈分叶状，可侵及邻近结构如肝脏等。当有溃疡形成时，胃内对比剂进入形成腔内龛影，也可形成窦道。动态增强显示瘤体呈

中 – 重度强化，良性者强化较均匀，恶性者呈不均匀强化，其内坏死、囊变及出血不强化，强化瘤体边界较平扫清，周围淋巴结转移较少。

（三）光谱 CT 表现

腹部 CT 直接增强检查，一般不进行 CT 平扫检查，有时难以对病变作出定性诊断；光谱利用其强大的后处理分析技术，碘密度分析，可以对病变做出明确诊断。

胃肠道间质瘤的光谱 CT 主要多参数图像和病理表现如下（图 12-15 至图 12-18）。

1. 40keV 单能级图像

表现为起源于胃肠壁间的圆形、类圆形或不规则肿块，可伴囊变坏死，增强后显著异常强化，一般强化后 CT 值范围为 80～170HU。如图 12-17 和图 12-18 中 MonoE 40keV 所示，胃间质瘤 ROI 测量为 110.5HU。

2. 虚拟平扫（VNC）

表现为等密度，一般 CT 值范围为 30～50HU。如图 12-17 和图 12-18 中 VNC（HU）所示，胃间质瘤 ROI 测量为 39.7HU，囊变区 CT 值更低。

3. 碘密度图（iodine density）表现

表现为显著异常摄碘，一般摄碘值范围为 0.5～1.45mg/ml。如图 12-17 和图 12-18 中 iodine density 所示，胃间质瘤 ROI 测量为 0.83mg/ml。

4. 有效原子序数图（Z effective）

表现为有效原子序数值异常增高，一般 Zeff 值范围为 7.52～8.19。如图 12-17 和图 12-18 中 overlay Z effective 所示，间质瘤 ROI 测量为 7.78。

（四）诊断要点

光谱数据在确定组织学起源和分级方面显示出前景，可以区分高风险和低风险胃间质瘤（GIST）。使用 Zeff 值和碘密度值也可以区分转移淋巴结和良性淋巴结，其准确性与一项研究中的 MRI 相似，这项研究主要用于直肠癌，但也用于胃癌。如直肠肿瘤和 GIST 所示，利用光谱数据也可以更好地评估治疗反应，具体诊断要点如下。

1. 病变起源于胃肠道间质。
2. 生长方式为：向腔内和腔外双向生长。
3. VNC 呈等密度、低密度（囊变）。
4. 碘密度图灌注异常。

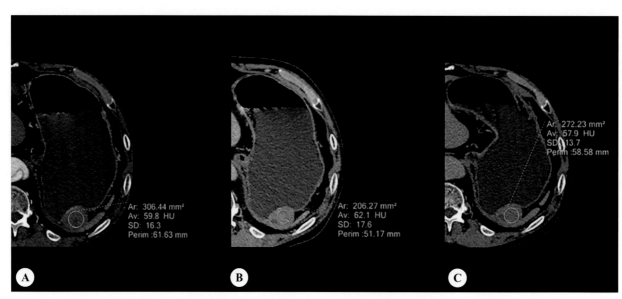

▲ 图 12-15　65 岁男性患者 CT 增强图像，胸背部持续性撕裂样疼痛 10 余天

A. CT 动脉期；B. CT 静脉期；C. CT 延迟期。CT 发现主动脉夹层及胃体大弯侧脾胃间隙占位；动脉期 CT 值为 59.8HU，门静脉期 CT 值为 62.1HU，延迟期 CT 值为 57.9HU

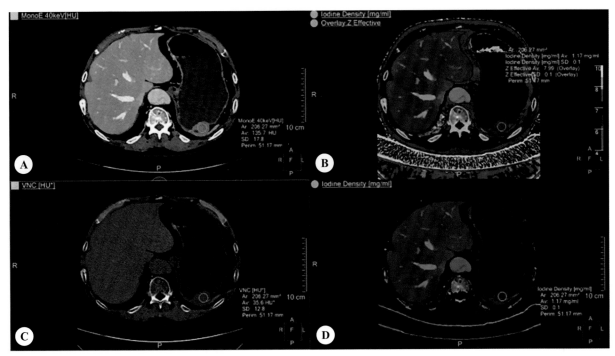

▲ 图 12-16 门静脉期光谱 CT 多参数图像

A. 单能级图像（MonoE 40keV）；B. 碘密度图（iodine density）与有效原子序数图融合图（overlay Z effective）；
C. 虚拟平扫（VNC）；D. 碘密度图（iodine density）。虚拟平扫 CT 值为 35.6HU，40keV 图像 CT 值为 135.7HU，
碘密度值为 1.17mg/ml，有效原子序数值为 7.99

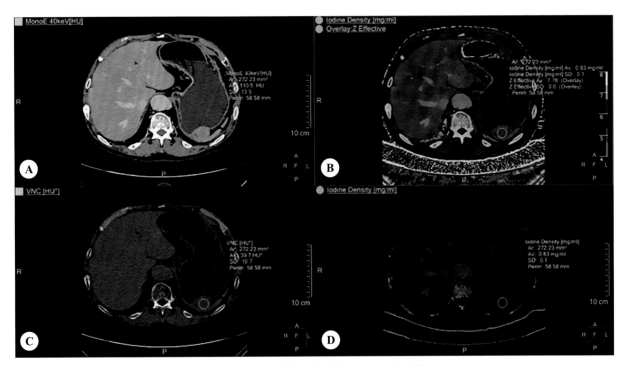

▲ 图 12-17 门静脉期光谱 CT 多参数图像

A. 单能级图像（MonoE 40keV）；B. 碘密度图（iodine density）与有效原子序数图融合图（overlay Z effective），
C. 虚拟平扫（VNC），D. 碘密度图（iodine density）。虚拟平扫 CT 值为 39.7HU，40keV 图像 CT 值为 110.5HU，
碘密度值为 0.83mg/ml，有效原子序数值为 7.78

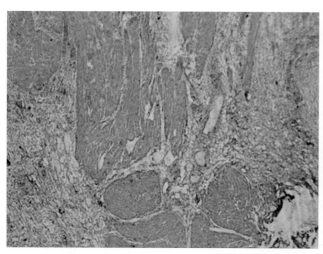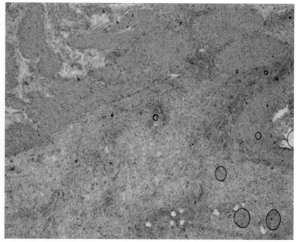

▲ 图 12-18　胃肠间质瘤患者病理结果（胃）

平滑肌束间可见大量淋巴样细胞弥漫分布，浆膜面可见炎性渗出，其中见极少许异型细胞，符合胃间质瘤表现

七、克罗恩病

（一）概述

克罗恩病（Crohn's disease，CD）是一种特发性、慢性炎症性肠病，以跨壁和节段性为特征的肠壁的炎症。尽管在高发病率地区发病率稳定，但在南欧、亚洲和发展中国家等低发病率地区，乳糜泻发病率和流行率持续上升。

由于 CD 的终身复发和缓解的特点，各种影像学检查在 CD 的诊断和评价其活动性，以及是否存在肠外并发症方面发挥着重要作用。分层评估 CD 患者的活动度对于确定治疗策略和预测预后至关重要。评价 CD 活动度有多种指标，如克罗恩病活动度指数（Crohn's disease activity index，CDAI）、克罗恩病内镜严重程度指数（Crohn's disease endoscopic index of severity，CDEIS）、磁共振活动指数评分。由于 CDAI 的复杂性和客观性的缺乏，内镜的侵入性带来的不便，磁共振肠造影的可用性降低和成本高，小肠 CT 造影（CT enterography，CTE）已成为一种公认的非侵入性成像技术，可以轻松、半定量地评估 CD 活动或术后复发。

（二）常规 CT 表现

小肠 CT 造影对小肠克罗恩病进行有效诊断，CTE 不仅能够将病变肠壁的增厚及增强之后的肠壁强化显示出来，而且能够将脓肿、瘘管有效显示出来，具体为：①肠壁增厚。克罗恩病患者因为黏膜下层增厚、淋巴管扩张以及肠壁水肿等原因，会促使其肠壁出现增厚的现象，在急性活动期主要表现为水肿，在慢性期主要表现为纤维组织增生。充分充盈扩张肠腔之后，正常肠壁厚度在 CT 横断面图像上显示为 2～3mm，如果＞3mm，则表示出现了肠壁增厚的现象。克罗恩病患者的肠壁会出现增厚 1～2cm 的现象。克罗恩病显著的 CT 特点为肠系膜侧肠壁出现增厚的现象。②多节段性病变。克罗恩病会对患者的整个消化道进行侵犯，其中发病率最高的为小肠，通常表现出节段性侵犯多处，其间隔为正常肠管。③肠壁强化增加。研究显示，病变范围可以通过炎性肠壁的异常强化有效显示出来，因为病变肠壁出现了炎性充血的现象，相对于临近的正常肠壁，强化增加。④肠管外病变表现。淋巴结肿大：在克罗恩病中，肠系膜淋巴结肿大并不少见，在淋巴结＞1cm 的情况下，要警惕淋巴瘤与肿瘤的出现。肠系膜血管改变：如果克罗恩病处于活动期，受累肠段会出现分层的现象，并且其周围血管会相应地发生改变，肠系膜血管会出现增多、扩张以及扭曲的现象，称之为"木梳征"，可以将其作为克罗恩病活动期的一大特征。

（三）光谱 CT 表现

基于光谱检测器的 DECTE 测量的碘浓度是监测 CD 疾病活动性的准确、方便和可重复的生物标志物。

克罗恩病的光谱 CT 主要多参数图像和病理表现如下（图 12-19 和图 12-21）。

1. 40keV 单能级图像

表现为肠壁节段性增厚，偶可见肿块样改变，增强后显著异常强化，一般强化后 CT 值范围为 110～190HU。如图 12-19 中 MonoE 40keV 所示，小肠克罗恩病 ROI 测量为 186.9HU；如图 12-20 中 MonoE 40keV 所示，结肠克罗恩病 ROI 测量结果为 148.4HU，均显著高于对侧正常肠壁组织。

2. 虚拟平扫（VNC）

表现为等密度，一般 CT 值范围为 30～40HU。如图 12-19 中 VNC 所示，小肠克罗恩病测量为 37.1HU；如图 12-20 中 VNC 所示，结肠克罗恩病测量为 34.3HU。

3. 碘密度图（iodine density）

表现为灌注异常增高，一般摄碘值范围为 1.15～2.25mg/ml，如图 12-19 中碘密度图所示，小肠克罗恩病 ROI 测量为 1.75mg/ml；如图 12-20 中碘密度图所示，结肠克罗恩病 ROI 测量结果分别为 1.34mg/ml。

（四）诊断要点

常规小肠 CT 造影和基于光谱检测器的小肠 CT 造影均能对克罗恩病的诊断提供有价值的信息。

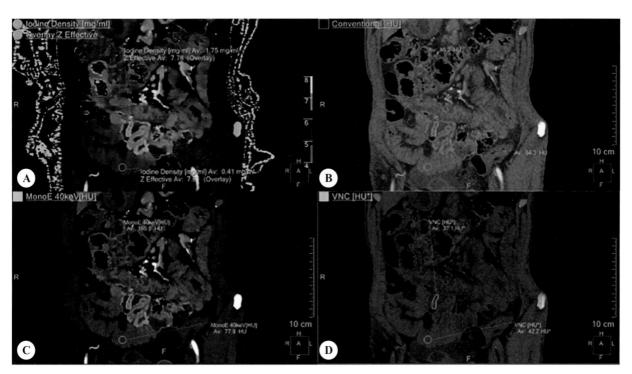

▲ 图 12-19　**42 岁男性患者，腹痛半月余，加重 1 周**

A. 碘密度图（iodine density）与有效原子序数图融合图（overlay Z effective）；B. 常规 CT 图像［conventional（HU）］；C. 单能级图像（MonoE 40keV）；D. 虚拟平扫（VNC）。急诊 CT 示，小肠及结肠多发节段性肠壁增厚，实验室检查发现巨细胞病毒阳性，诊断为炎性肠病

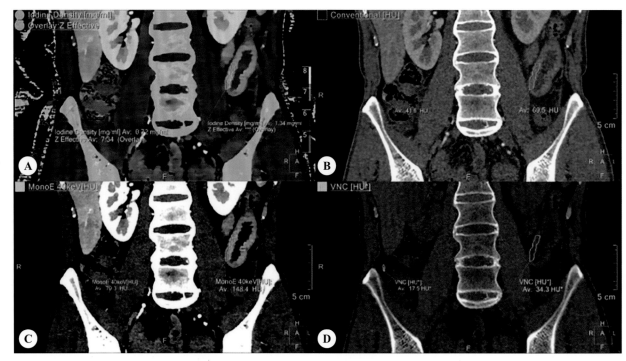

▲ 图 12-20　结肠节段性肠壁增厚

A. 碘密度图（iodine density）与有效原子序数融合图（overlay Z effective）；B. 常规 CT 图像［conventional（HU）］；
C. 单能级图像（MonoE 40keV）；D. 虚拟平扫（VNC）

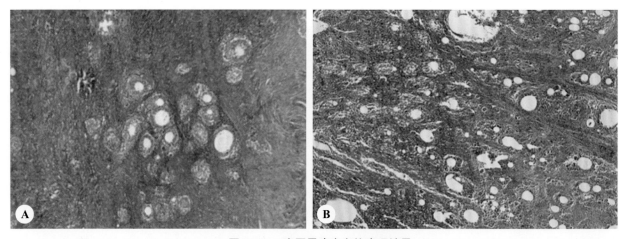

▲ 图 12-21　克罗恩病患者的病理结果

A. 小肠；B. 结肠。形态学支持溃疡伴慢性化脓性炎，脓肿形成，部分区域呈慢性肉芽肿性炎改变，局部腺上皮轻度不典型增生。结合形态学及免疫组化结果，符合炎性肠病，多考虑克罗恩病，建议结合临床及影像学检查。检出肠周淋巴结 3 枚，呈反应性增生。免疫组化结果：CD68（组织细胞 2+），CD163（组织细胞 2+），CD3（T 细胞 2+），CD20（B 细胞 2+），Ki-67（30%），p53（−），CKL（−），CD31（血管 2+）

1. 常规 CTE 对小肠克罗恩病具有一定的诊断价值。

2. 克罗恩病的病变特点为多发、节段性分布。

3. 通常情况下，克罗恩病需要结合实验室检查进行诊断。

4. 基于光谱检测器的 CTE 测量的碘浓度是监测 CD 疾病活动性的准确、方便和可重复的生物标志物。

八、结直肠癌

（一）概述

结肠直肠癌（colorectal cancer，CRC）是常见的消化道恶性肿瘤之一，其发病率在男性中居第 3 位、女性中居第 2 位，全球致死肿瘤居第 4 位，好发于 40—60 岁。诱发因素多与高脂肪、低纤维素饮食、遗传等有关。60%～70% 的结直肠癌都是从腺瘤样息肉发展而来。患有慢性肠病的人，如溃疡性结肠炎、弥漫性结肠炎、结肠狭窄、原发性硬化胆管炎等疾病的患者，结直肠癌的发生率也会增加。可发生在结肠的任何部位，依次为乙状结肠、盲肠、升结肠、降结肠。患者早期多无症状和体征，可有大便习惯的改变、腹痛，确诊时多为晚期。结肠癌的临床症状取决于病变发生的部位，右侧结肠癌以腹部包块、腹痛及贫血为多见；左侧则以便血、腹痛及便秘为主，易发生梗阻；直肠癌以便血、便秘及排便习惯改变为多见。全身症状可有进行性贫血、低热等，晚期可见进行性消瘦、恶病质、黄疸和腹水等。结直肠癌是原发于结直肠黏膜上皮的恶性肿瘤，病理大体分型分为溃疡型、肿块型和浸润型，其中以溃疡型多见，组织学分类包括腺癌、腺鳞癌和未分化癌等。结肠癌按照肿瘤发生位置，可分为左半和右半结肠癌，直肠癌按发病部位分为上段、中段和下段直肠癌。结直肠癌病灶主要表现为肠壁局限性或环形明显增厚，肿块沿肠壁浸润性生长或向腔内、外突出生长，肿块较大时常合并坏死。

临床上针对不同分期的结直肠癌患者所采取的治疗方式也存在较大差异，其中早期结直肠癌患者多采取内镜微创治疗，中晚期结直肠癌患者则多以手术为主、化学治疗为辅等综合治疗方案，且不同分期的结直肠癌患者其预后情况也存在较大差异，故为提高患者的生存率，尽早的诊断及治疗具有必要性。

目前，临床上诊断结直肠癌多依赖于结肠镜活检，该种诊断方式可以有效发现肿瘤情况，且可有效探查肿瘤组织的大小、部位、浸润范围等，然而该种诊断方式属于有创性检查，患者耐受性较差，同时会增加感染、出血等并发症的发生风险，不利于患者预后，因而制约了其在临床的应用范围。随着影像学技术的发展与成熟，X线片检查、CT 诊断也逐渐应用至结直肠癌的临床诊断中，其中 X 线虽能探查病变部位，但对结肠壁浸润程度及肿瘤组织与周边正常组织的关系的反映价值较低，致使临床对病症分期存在较大误差，进而影响了后续治疗。而 MSCT 动态增强扫描具有无创、操作便捷、高空间分辨率、扫描速率快等特点，可以有效降低运动伪影的干扰，且 MSCT 动态增强扫描后有强大的后处理技术，具有多方位、多角度成像的特点，有助于临床医疗人员判断肿瘤组织与周边正常组织的形态结构关系，有效提高临床对结直肠癌分期的准确性。

（二）常规 CT 表现

平扫 CT 表现为等密度或混杂密度软组织肿块影。增强 CT 动脉期病灶明显强化，静脉期强化程度较动脉期稍减低，合并坏死时常表现为不均匀强化。病灶邻近系膜密度可增高，内可见单发或多发淋巴结。CTVE（CT 仿真内镜）可检出结肠内＞5mm 的隆起病变，对腔内肿块或管腔狭窄的发现率极高，对显示狭窄后的情况有独到之处。

CT 检查对结直肠癌的诊断的价值主要体现在以下几点：①发现结直肠内较小而隐蔽的病灶；②评估癌肿与周围组织的关系，局部有无肿大淋巴结转移，其他脏器有无浸润或转移；③对于结直肠癌进行分期；④应用螺旋 CT 仿真结肠镜技术可观察结直肠癌完全性梗阻近端肠腔内的情况。

（三）光谱 CT 表现

CT 光谱碘密度图像相关定量参数与结肠壁增厚的特征有关。放射科医生应该认识到，在常规 CT 上偶然发现不确定肠壁增厚区域时，碘密度图像的应用可以辅助形态学评估。特别是碘浓度（IC）及标准碘浓度（NIC：门静脉期病灶碘浓度/同层面主动脉碘浓度）对区分结肠收缩或扩张不足引起的局部肠壁增厚和结肠肿瘤引起的局部肠壁增厚具有较好的诊断价值。光谱曲线及散点图、直方图可明确周围淋巴结转移情况，如有增大淋巴结，可判断其与原发结直肠癌的同源性。

结直肠癌的光谱 CT 多参数图像和病理表现如下（图 12-22 至图 12-25）。

1. 40keV 单能级图像

表现为结肠壁局限性增厚或包块，后者可伴溃疡及坏死囊变形成，增强后显著异常强化，一般强化后 CT 值范围为 80～190HU。如图 12-22 至图 12-24 中 MonoE 40keV 所示，动脉期、门静脉期、延迟期结肠癌 ROI 测量结果分别为 151HU、177HU、129HU，相应病理结果见图 12-25。

2. 虚拟平扫（VNC）

表现为等或稍高密度，一般 CT 值范围为 35～55HU。如图 12-22 至图 12-24 中 VNC 所示，结肠癌 ROI 测量为 45HU。

3. 碘密度图（iodine density）

表现为局部异常高灌注，一般摄碘值范围为 0.95～2.15mg/ml。如图 12-22 至 12-24 中所示，结肠癌动脉期、门静脉期、延迟期 ROI 测量结果分别为 1.24mg/ml、1.54mg/ml、1.06mg/ml。

4. 光谱曲线（HU attenuation plot）

由于明显摄碘，能级越低 CT 值越高，原发灶与转移灶均表现为弓背向下的曲线，如图 12-22 至图 12-24 中光谱曲线所示，结肠癌（S1）对应的曲线为蓝色，与腹腔淋巴结（粉色，S2）平行或重合，高度提示两者同源，考虑为淋巴结转移。

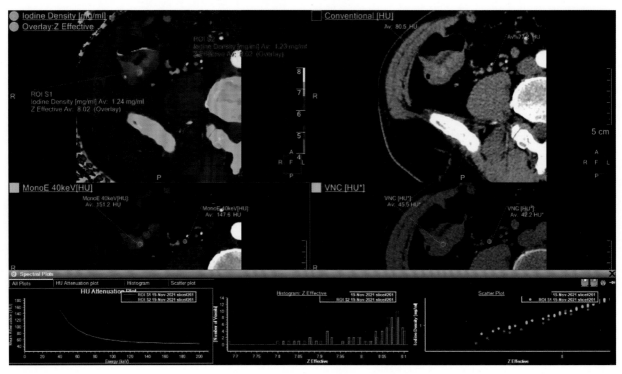

▲ 图 12-22　光谱 CT 动脉期多参数图像

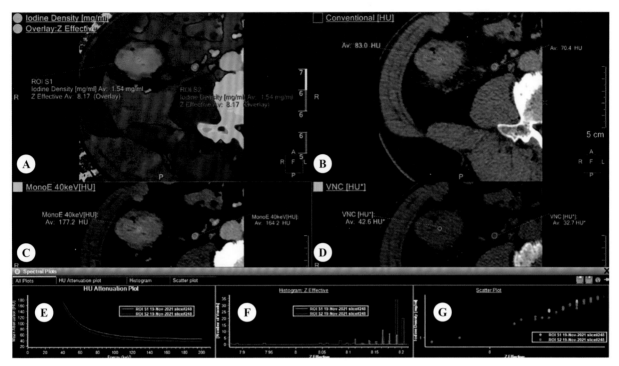

▲ 图 12-23　光谱 CT 门静脉期多参数图像

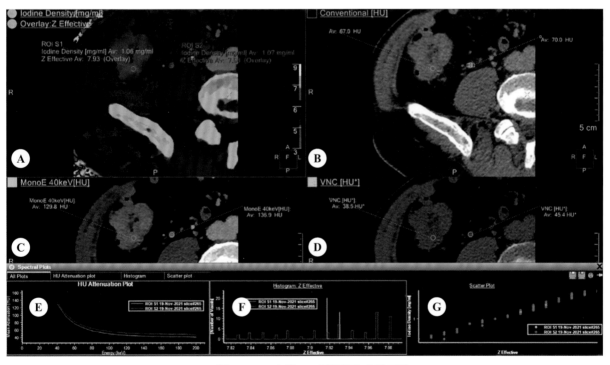

▲ 图 12-24　光谱 CT 延迟期多参数图像

65 岁，男性患者，中下腹疼痛不适伴纳差 2 个月，外院结肠镜诊断为结肠癌、结肠多发息肉、憩室，以"结肠癌"收治入院。肿瘤标志物未见明显异常。A. 碘密度图（iodine density）与有效原子序数融合图（overlay Z effective）；B. 常规 CT 图像［conventional（HU）］；C. 单能级图像（MonoE 40keV）；D. 虚拟平扫图像（virtual non-contrast）；E. 光谱曲线（HU Attenuation Plot）；F. 光谱直方图（histogram Z effective）；G. 光谱散点图（scatter plot）。光谱 CT 发现升结肠管壁增厚伴异常强化（S1），光谱 CT 碘密度图与电子密度融合图及 MonoE 40keV 图像病灶边界显示清晰，并且与周围淋巴结（S2）光谱曲线、光谱直方图及光谱散点图显示同源，诊断为淋巴结转移

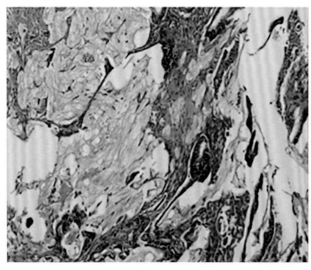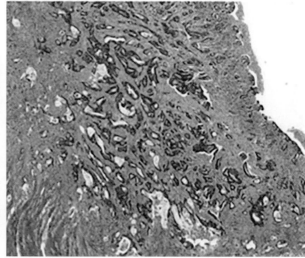

▲ 图 12-25　结直肠癌患者的病理结果（结肠）

溃疡型中－低分化腺癌，部分为黏液腺癌（约 30%），癌组织侵至浆膜下层，可见脉管内癌栓及神经侵犯。Tumour-Budding 分级（3/3）。周围肠管呈黏膜慢性炎改变。手术一侧切缘、另一侧切缘及环周切缘均未见癌组织。检出结肠周围淋巴结见转移癌（6/8），并见癌结节 1 枚。AJCC-pTNM 分期：$T_3N_{2a}M_x$。错配修复基因蛋白检测提示为 pMMR（错配修复功能完整）

（四）诊断要点

在常规 CT 上偶然发现肠壁增厚时，需要区分结肠蠕动收缩或扩张不足引起的局部肠壁增厚和结肠肿瘤引起的局部肠壁增厚，光谱 CT 碘密度图像的应用可以辅助形态学评估，光谱曲线、散点图、直方图可评估周围淋巴结转移情况，同时协助术前肿瘤分期，具体诊断要点如下。

1. 常规 CT 明确肿瘤位置、周围侵犯程度及转移情况。

2. 光谱 CT 碘密度图的 IC 和 NIC 值对区分结肠收缩或扩张不足引起的局部肠壁增厚和结肠肿瘤引起的局部肠壁增厚具有较好的诊断价值，肿瘤的 IC 及 NIC 值明显增高．

3. 光谱曲线可明确周围淋巴结转移情况，是否与原发结直肠癌同源。

九、结直肠息肉

（一）概述

结直肠息肉（colonic polyp，CP）为隆起于结肠黏膜上皮表面的局限性病变，可以是广基底、短蒂或长蒂。若结肠内有为数甚多的息肉存在，即称息肉综合征（polyposis syndrome，PS）。本病好发于直肠与乙状结肠，也可广泛分布于整个结肠，组织学上结肠息肉可以是腺瘤性、炎性、错构瘤性、增生性等。结肠息肉或结肠息肉综合征最常见的症状为便血，常为无痛性鲜红色血液覆盖于粪便表面，不与粪便混合，有时伴有腹痛与大便次数增多；当息肉继发感染时，除便血外还可有黏液、脓汁；也可因并发肠套叠而出现急腹症症状；有的息肉可自肛门脱出。

多数结肠癌是通过结肠腺瘤逐渐进展而来的，据估计有 5% 的结肠腺瘤最终可发展成癌症，因而结肠息肉切除可以有效预防结肠癌的发生。结肠息肉是指从黏膜表面突出至结肠腔的息肉病变，是大肠黏膜组织的异常增生。根据其形态（有蒂或无蒂）、组织学（炎性、增生性、腺瘤等）和行为（良性或恶性）可将其分类。结直肠息肉分为非肿瘤性和肿瘤性。最常见的肿瘤息肉是腺瘤性息肉，它们是由于增生异常而产生；其他类型的息肉包括错构瘤，炎症性和增生性息肉。对于结直肠腺瘤，中国早期（colorectal cancer，CRC）及癌前病变筛查与诊治共识和 2016 年美国《结直肠息肉切除术后随访指南》指出高危腺瘤应具备以下条件之一：数目≥3 个、腺瘤直径≥1cm、绒毛状腺瘤或高级别上皮内瘤变。低危腺瘤：1 个或者 2 个＜1cm 管状腺瘤，并且不伴有高级别瘤变。

（二）常规 CT 表现

CT 结肠仿真内镜（CT virtual endoscopy，CTVE）可以发现数毫米大小的息肉，有实用价值，已逐步作为筛选方法。CTVE 上结、直肠息肉的影像主要表现为突入肠腔的乳头状突起，有蒂或无蒂，圆形或椭圆形，密度均匀，表面光滑，无凹凸不平改变，结肠黏膜完好，无破坏，2D 图像上病变邻近的结、直肠肠壁无增厚或受侵犯。MPR 图像上其密度均匀，肠管壁无增厚。电子粪便清洁通常用于纠正肠道准备不足，方法是使用碘或钡标记粪便。电子清洗通常会导致伪影，从而降低图像质量。

（三）光谱 CT 表现

研究显示，与传统 120kV CT 图像相比，光谱 CT 虚拟 40keV 重建图像提高了息肉检测的灵敏度（灵敏度为 58.8% vs. 42.1%）。在光谱 CT 上，对于扁平、椭圆形和球形息肉，以及不同大小息肉的患者，息肉的检测灵敏度都有所提高。此外，与 120kV 图像相比，40keV 图像的阅片置信度提高了（1.77 vs. 1.54）。

结肠直息肉的光谱 CT 主要参数图像和病理表现如下（图 12-26 至图 12-29）。

1.40keV 单能级图像

表现为结直肠壁结节状凸起，增强后均匀强化，一般强化后 CT 值范围为 70～150HU。如图 12-26 至图 12-28 所示，动脉期、门静脉期、延迟期结肠息肉 ROI 测量结果分别为 77HU、140HU、100HU。

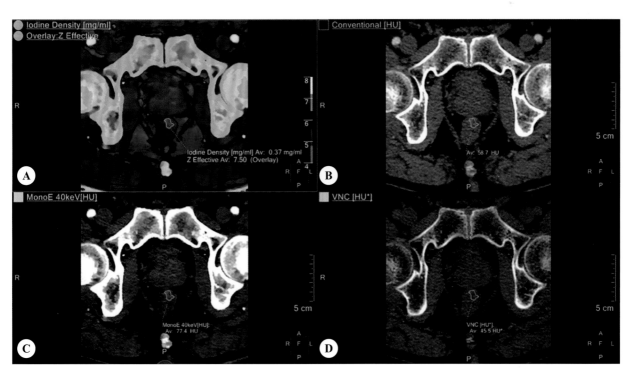

▲ 图 12-26　结肠息肉动脉期

MonoE 40keV：77HU；VNC：45.5HU；Iodine density：0.37mg/ml

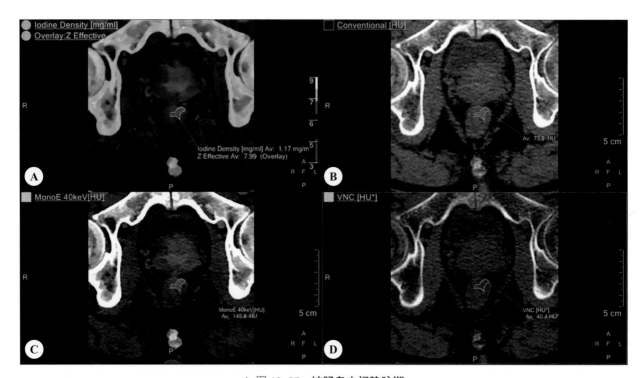

▲ 图 12-27　结肠息肉门静脉期

MonoE 40keV：140HU；VNC：40.4HU；Iodine density：1.17mg/ml

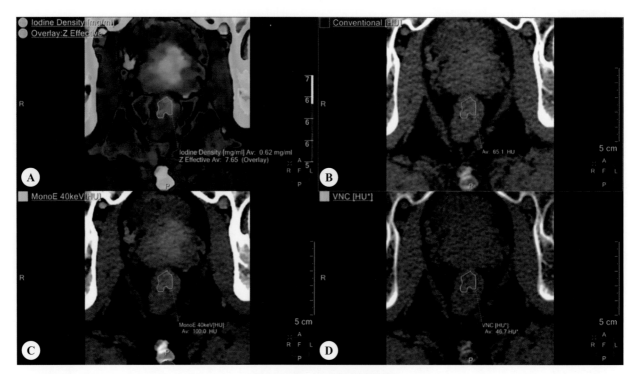

▲ 图 12-28　结肠息肉延迟期

35 岁男性，体检触及直肠占位，光谱 CT 示直肠前侧壁结节状异常强化灶，局限于直肠内，直肠浆膜完整，周围脂肪间隙清晰。MonoE 40keV：100HU；VNC：46.7HU；Iodine density：0.62mg/ml

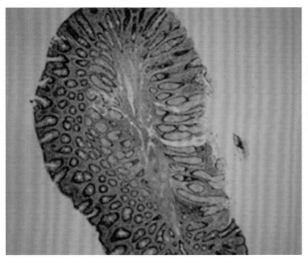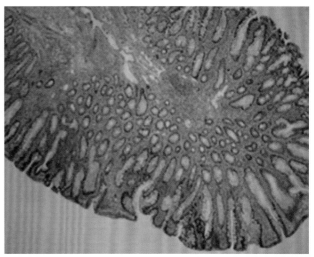

▲ 图 12-29　结直肠癌患者的病理结果（直肠）

管状腺瘤伴低级别上皮内瘤变。组织表面被覆柱状上皮，黏膜腺体增生，腺体大小不一，腺体密集，部分腺上皮复层，腺上皮轻度至中度不典型增生，呈管状排列，间质充血、水肿、慢性炎细胞浸润

2. 虚拟平扫（VNC）

表现为等或稍高密度，一般 CT 值范围为 35～55HU。如图 12-26 至图 12-28 所示，结肠息肉 ROI 测量为 40～46HU。

3. 碘密度图（iodine density）

表现为均匀稍高灌注，一般摄碘值范围为 0.3～1.2mg/ml。如图 12-26 至图 12-28 所示，结肠息肉动脉期、门静脉期、延迟期 ROI 测量结果分别为 0.37mg/ml、1.17mg/ml、0.62mg/ml。

（四）诊断要点

光谱 CT 与传统 CT 图像相比，光谱 CT 重建图像提高了息肉检测的灵敏度，同时在一定程度上提高了诊断效能。

1. CT 结肠仿真内镜可以发现数毫米大小的息肉，有实用价值，已逐步作为筛选方法。

2. CT 结肠造影术使用低剂量 CT 来评估结肠是否有息肉。光谱数据可以更好地进行电子清洗和粪便标记，提高图像质量。深度学习现在被用来改进净化算法，并且已经证明在使用光谱数据时效果更好。

3. 结直肠息肉的血供一般低于结直肠癌，可

通过碘密度值进行鉴别。

十、壶腹癌

（一）概述

壶腹癌（ampullary carcinoma，AC）指发生于 Vater 壶腹的上皮细胞恶性肿瘤。壶腹癌主要生长在十二指肠内壁、十二指肠乳头、胆总管开口、胰管开口、胆总管下段。壶腹部癌的生长空间比较小，肿瘤长大后可能很快会形成梗阻性黄疸，肿块压迫胆管，胆汁无法排出，患者皮肤、眼睛会逐渐发黄，因此黄疸是壶腹部癌比较早期的症状。

壶腹部癌主要见于 40—70 岁的患者，以男性为主，壶腹部癌的早期症状是胆道梗阻和胆道感染，包括黄疸、发热，同时可能还有肝区疼痛、胆囊增大等相关症状。胆囊增大主要是由于胆汁无法排出，在胆囊内积聚造成胆囊肿大。壶腹部癌要比较早期发现才有可能根治，手术切除创伤也比较大，如果到晚期手术切除意义不大，此时患者通常要进行引流，将胆汁引流出来，使黄疸减轻，进而减轻患者疼痛并延长生存时间。

（二）常规 CT 表现

壶腹癌的早期临床表现是上腹部隐痛、闷胀、纳差、食欲减低、乏力等，这些症状常常出现在黄疸之前，黄疸大多是进行性的，如果肿瘤发生坏死组织脱落也可以是间歇性的。CT 直接表现是胆胰管与十二指肠连接区肿块形成，于十二指肠降段内侧壁突出，呈现圆形、分叶状或者是菜花状的软组织密度影，增强后明显强化，CT 间接表现是胆总管扩张、胆囊增大、肝内胆管扩张、胰管扩张等。

如果肿瘤位于胆胰共同管内就会出现双管征，胆总管和胰管的靠近和融合是壶腹癌的典型征象。

（三）光谱 CT 表现

壶腹癌的光谱 CT 主要参数表现如下（图 12-30）。

1. 40keV 单能级图像

表现为起源于十二指肠降段内侧壁的类圆形或菜花状肿块，增强后显著异常强化，一般强化后 CT 值范围为 120～210HU。

2. 碘密度图（iodine density）

表现为异常高灌注，一般摄碘值范围为 1.17～2.15mg/ml。

3. 有效原子序数图（Z effective）

有效原子序数值异常增高，表现为异常染色。

（四）诊断要点

光谱 CT 具备一次扫描多参数诊断的特点，尤其 40keV 低噪声图像和有效原子序数彩色图像对壶腹隐匿性病变的检出、精准肿瘤定性分期、肿瘤同源性判定、指导治疗和疗效评估具备无可比拟的优势。光谱 CT 可以提高对壶腹癌微小病灶的显示能力，特别是在上腹部病变的定性分

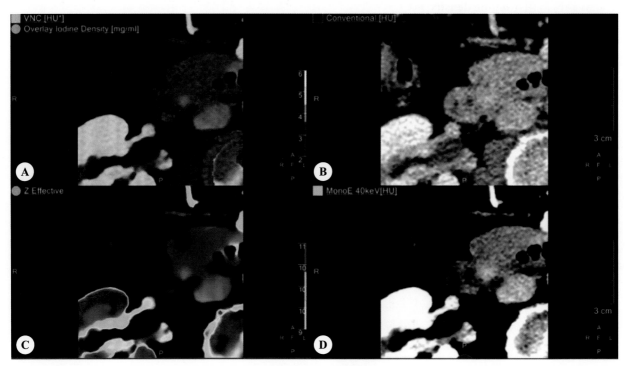

▲ 图 12-30　壶腹癌

A. 碘密度图（iodine density）与电子密度图融合图（overlay electron density）；B. 常规 CT 图像［conventional（HU）］；C. 有效原子序数图（Z effective）；D. 单能级图像（MonoE 40keV）。常规 CT 显示胰、胆管扩张，壶腹部未见明显异常增强，光谱图像发现异常高灌注病变

析、筛选和识别上有技术性优势，具体诊断要点如下。

1. 明确病变位置在壶腹部。

2. 平扫或 VNC 为等密度。

3. 血供丰富。

十一、阑尾炎

（一）概述

阑尾管腔梗阻是急性阑尾炎最常见的病因，由于阑尾管腔细，开口狭小，系膜短使阑尾蜷缩都是造成阑尾管腔易于阻塞的原因。

临床症状主要为转移性右下腹痛，始于上腹或脐周，数小时后转移并局限于右下腹。胃肠道症状常见恶心、呕吐，早期呕吐常为反射性，呕吐物为胃内容物，晚期的呕吐则与腹膜炎有关。约 1/3 的患者有便秘或腹泻的症状，可能是肠蠕动增强的结果。右下腹压痛是最常见、最主要的体征，压痛点常位于麦氏点，可随阑尾位置的变异而变化。腹膜刺激征即反跳痛，肌紧张，肠鸣音减弱或消失。右下腹包块，如右下腹饱满，触及一压痛性包块，边界不清，固定，考虑阑尾周围脓肿。

（二）常规 CT 表现

正常的阑尾直径为 0.4～0.6cm，在 CT 影像上大多数不显影，目前诊断急性阑尾炎主要是以 CT 为诊断标准。当阑尾发生感染后阑尾管腔直径增粗，在 CT 下可发现阑尾直径增粗可达 2cm，CT 还会发现阑尾肿胀、阑尾壁水肿、阑尾周围组织脂肪间隙模糊、阑尾周围有炎性渗出。如果渗出脓液较多时还可以发现盆腔积液，当阑尾形成周围脓肿时 CT 表现为混杂密度影，中间可会有阑尾脓肿，还可以见液性的脓液，阑尾周围脓肿穿刺引流常常也是借助 CT 引导。

（三）光谱 CT 表现

阑尾炎的光谱 CT 主要参数图像和病理表现如下（图 12-31 和图 12-32）。

1. 40keV 单能级图像

表现为阑尾明显增粗，可有粪石形成，增强后显著异常强化，一般强化后 CT 值范围为 120～210HU。

2. 有效原子序数图（Z effective）

有效原子序数值异常增高，表现为异常染色。

（四）诊断要点

传统 CT 显示的图像是黑白的，仅能提供阑尾的解剖结构信息，诊断参数较为单一，但其中活性、代谢情况无法获取。光谱 CT，则通过不同能量级别的图像彩色显示，并且与大数据应用智能结合，能发现阑尾隐匿病灶，快速准确分析病灶的结构、大小、血供和代谢等，帮助临床医生对疾病做出更加精准、"超前"的影像学评估，具体诊断要点如下。

1. 典型临床症状与体征。

2. 有效原子序数图等光谱图像能更清晰地显示增粗的阑尾。

十二、肠道转移

（一）概述

转移性小肠肿瘤是指由原发灶的癌肿经血道或淋巴道转移至小肠，并引起小肠病变的临床症状和体征，如肠梗阻、肠套叠、出血和穿孔等，其不同于癌肿的直接侵犯或腹腔广泛转移。转移性小肠肿瘤比较罕见，临床多以急腹症就诊，极易引起误诊和漏诊。

转移性小肠肿瘤的早期临床症状比较隐匿，难以发现，常在出现了并发症如消化道出血、肠

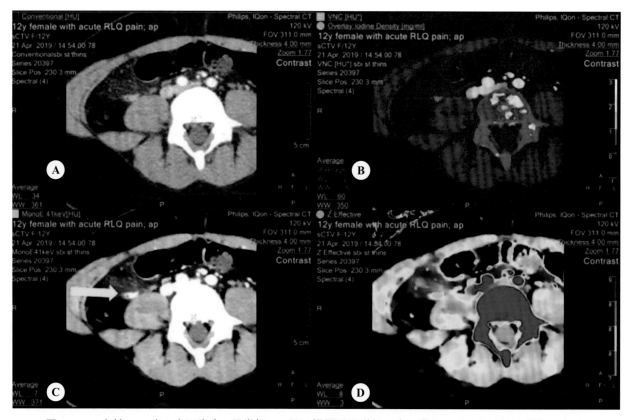

▲ 图 12-31　女性，35 岁，右下腹痛 1 天常规 CT 显示阑尾明显增粗，内见粪石，周围脂肪间隙模糊，光谱 CT 显示阑尾壁明显强化

A. 常规 CT 图像［conventional（HU）］；B. 虚拟平扫（VNC）与碘密度融合图（overlay iodine density）；C. 单能级图像（MonoE 41keV）；D. 有效原子序数图（Z effective）

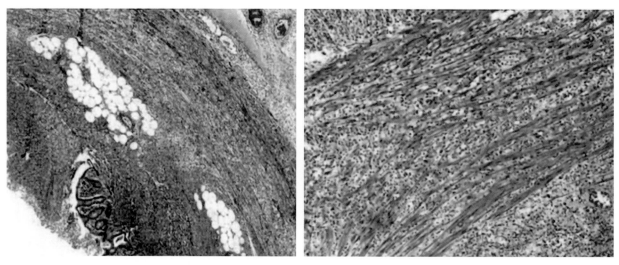

▲ 图 12-32　蜂窝织炎性阑尾炎患者的病理结果

镜下可见炎性病变呈扇形由表浅层向深层扩延，直达肌层及浆膜层。阑尾壁各层皆为大量中性粒细胞弥漫浸润，并有炎性水肿及纤维素渗出

梗阻、肠套叠手术后才得以发现。目前文献报道的转移性小肠肿瘤的原发癌以肺癌、胃癌和恶性黑色素瘤为多，个别病例为乳腺癌、胰腺癌、子宫颈癌、肝癌。转移灶多见于回肠，尤其是末端回肠，其次为空肠，十二指肠较少见。可单发（如腺癌）也可多发（如恶性黑色素瘤），而鳞癌两者均可见到。转移灶大小为 0.5~12cm，平均 3~5cm，肿物侵及肠壁表面、中央坏死致急、慢性穿孔；或因狭窄、套叠、扭转、粘连、浸润等而致梗阻，区域淋巴结 40% 受累。患者年龄以 50—70 岁多见，男性多于女性，患者常以腹痛、腹胀、恶心、呕吐等急腹症的症状就诊，少数出现腹部肿块、肠穿孔或便血。

小肠血供丰富，原发肿瘤可经血道、淋巴道或直接蔓延转移至小肠，肿瘤一旦发生小肠转移则预后差，患者多于术后 6 个月至 1 年死亡。

（二）常规 CT 表现

黑色素瘤小肠或肠系膜侵犯的不同表现可能与血源性、种植性转移的部位、发展方向及其生长速度有关，有四种 CT 表现：①腔内肿块，栓子沉着于黏膜下层，则生长产生腔内肿物；②溃疡性病变，肿物生长超过血液供应则产生溃疡和空洞；③弥漫性浸润（肠壁增厚）；④肠壁外种植，如栓子沉着于肠系膜近端则形成系膜肿瘤，沉着到肠壁肌层或浆膜层则可造成种植肿瘤压迫邻近肠祥改变。其中最常见的表现是肠壁外种植，CT 表现为肠壁或腹腔内单发、多发境界清楚的类圆形肿块，较大肿块内可伴出血和（或）坏死囊变，实性部分和囊壁中度或中度以上强化。

（三）光谱 CT 表现

光谱 CT 对肠道肿瘤的评估也在研究中。其明显的优势在于使用低 keV 单能图像和碘图检测原发性或转移性高增强肿瘤，如神经内分泌肿瘤

和黑色素瘤转移。

黑色素瘤肠道转移的光谱 CT 主要参数表现如下（图 12-33）。

1. 40keV 单能级图像

表现为肠道内侧壁多发类圆形结节状异常强化灶，强化程度显著高于常规 CT 图像。

2. 碘密度图（iodine density）

表现为多发类圆形结节状异常高灌注病灶，病灶之间可相互融合。

3. 光谱曲线（HU attenuation plot）

由于明显摄碘，能级越低 CT 值越高，表现为弓背向下的曲线，肠道转移灶与原发灶的光谱曲线一般表现为较接近甚至平行或重合。

（四）诊断要点

光谱 CT 的低能级图像及光谱曲线能够很好地表征肠道转移瘤与原发灶的一致性，肠道转移瘤的诊断要点如下。

1. 小肠肠壁增厚或多发明显强化腔内肿物。
2. 肠道转移瘤也可表现为溃疡。
3. 多个病灶可相互融合。
4. 与原发灶的光谱曲线平行或重合。

十三、小肠缺血

（一）概述

缺血性肠病（ischemic bowel disease，IBD）又称缺血性肠炎（ischemic enteritis，IE）或肠系膜缺血（mesenteric ischemia，MI），由于缺血引起小肠坏死时称为梗死。

病因主要包括：①血栓形成、栓子、外来压迫或创伤引起的动脉阻塞。②低血流状态，包括心排血量下降，系膜动脉窃血，系膜动静脉分流，系膜动脉血管收缩。③肠系膜静脉血栓形成。

因缺血发生的病因、范围、性质和缓急不同，临床表现不同，症状主要为腹痛、呕吐、腹

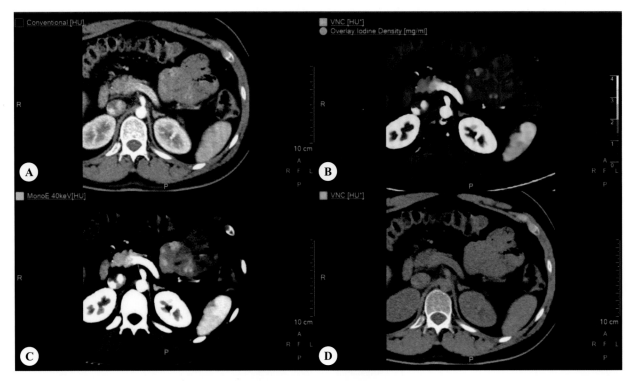

▲ 图 12-33　男性，55 岁，间断上腹部不适 1 个月余

A. 常规 CT 图像 [conventional（HU）]；B. 虚拟平扫与碘密度图融合图（overlay iodine density）；C. 单能级图像（MonoE 40keV）；D. 虚拟平扫图像（virtual non-contrast，VNC）。常规 CT 发现左上腹局部肠管增厚并软组织肿块影，呈不均匀强化，40keV 单能级图像表现为左上腹肠管多发结节状异常强化灶，强化程度显著高于常规 CT 图像，碘密度图表现为多发异常高灌注病灶，较常规增强及平扫 CT 显示更为清晰，病灶展示出更高的摄碘率，诊断为恶性黑色素瘤小肠转移

泻、便血，而体征轻微，两者不平行。也可出现急性肠梗阻，肠梗死时，外周白细胞计数升高、发热，可见腹膜炎的表现。

（二）常规 CT 表现

1. 肠壁增厚，强化减弱。肠壁水肿、出血和（或）继发感染，增强后强化减弱呈低密度，肠壁呈环形的靶征、双晕征或呈纵行的轨道样改变。

2. 肠壁变薄，无强化。广泛肠腔扩张、积气、积液，部分肠壁变薄如纸、无强化。

3. 肠系膜动脉或静脉内充盈缺损或闭塞，CT 血管重建图像显示更加清楚直观，肠系膜小血管在淤血时呈梳样或栅栏样排列，在缺血时变细、稀疏、强化减弱。

4. 肠壁积气、门静脉积气为肠梗死的特异征象。

5. 其他征象，如肠系膜浑浊、腹腔积液等。

（三）光谱 CT 表现

在急性肠系膜闭塞和继发于肠梗阻的缺血中，光谱 CT 也可以更好地评估急性缺血。尽管一项研究显示只能提高诊断信心，诊断性能没有显著改善，其他研究显示，使用碘图和低 keV 图像检测异常强化的肠段的性能有所改善。

小肠缺血的光谱 CT 主要参数表现如下（图 12-34）。

1. 40keV 单能级图像

表现为小肠肠壁强化程度显著减低，一般 CT 值＜120HU。

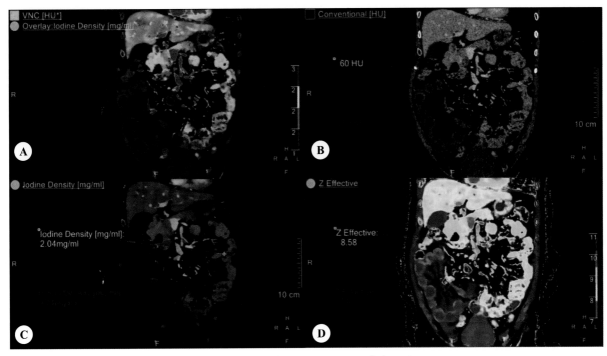

▲ 图 12-34　患者男性，46 岁，腹痛 2 天

A. 虚拟平扫图像（virtual non-contrast，VNC）与碘密度融合图（overlay iodine density）；B. 常规 CT 图像 [conventional（HU）]；C. 碘密度图（iodine density）；D. 有效原子序数图（Z effective）。右腹部病变（红色 ROI）与健侧（黄色 ROI）的常规 CT 值分别为 65HU 和 60HU，无显著差异，碘密度值分别为 0.74mg/ml 和 2.04mg/ml，有效原子序数值分别为 7.85 和 8.58，患侧明显低于健侧，融合图显示病变肠管灌注明显减低

2. 碘密度图（iodine density）

表现为小肠肠壁灌注异常减低，一般摄碘值＜1.0mg/ml。

3. 有效原子序数图（Z effective）

表现为有效原子序数图异常染色，有效原子序数值异常减低。

（四）诊断要点

光谱 CT 能够更好地识别与明确缺血肠段，提升诊断信心，诊断要点如下。

1. 小肠壁增厚，强化减弱。

2. 摄碘值及有效原子序数均低于正常小肠壁。

十四、胆石性肠梗阻

（一）概述

胆石性肠梗阻作为一种特殊类型机械性肠梗阻，临床较少见，约占机械性肠梗阻的 1%～4%。但该疾病起病隐匿，初期常呈间歇性发作，增加了诊断难度，又因胆石性肠梗阻患者多为合并症较多的老年人，病死率较高。术前明确诊断对指导临床治疗，对改善患者预后有重要意义。CT 检查速度快，分辨率高，并且随着 CT 技术发展，薄层容积扫描及多种图像后处理技术显著提升了 CT 诊断性能，在肠梗阻疾病诊断中应用广泛。

（二）常规 CT 表现

CT 扫描速度快，无须肠道准备，可以根据典型的 Rigler 三联征表现对胆石性肠梗阻作出准确诊断，包括①肠袢的积气、积液扩张；②下腹部异位钙化的胆石；③胆囊或胆道内少量气体。异位结石是胆石性肠梗阻定性诊断的重要依据，胆结石在胆囊内表现为等密度，进入肠腔后周边为肠液或气体，组织对比变化显著，CT 检查密度分辨率较高，对异位结石显示良好。同时，其可直接显示部分含有钙化及胆固醇成分的异位结石。此外，肠腔扩张、积液、气液平及肠壁增厚等机械性肠梗阻表现也易于被 CT 发现。胆囊及胆管积气可从胆肠瘘或 Oddi 括约肌进入胆道，CT 可显示极小的气泡影，也可间接表明瘘口存在。

CT 可快速良好显示肠腔异位结石、机械性肠梗阻及胆道积气情况，可作为肠梗阻的首选检查方法。

（三）光谱 CT 表现

CT 可快速良好显示肠腔异位结石、机械性肠梗阻及胆道积气情况，可作为肠梗阻的首选检查方法。

胆石性肠梗阻的光谱 CT 主要多参数图像表现如下（图 12-35）。

1. 40keV 单能级图像

表现为小肠内椭圆形低密度病变、边缘光滑、无强化，一般 CT 值范围为 -50～20HU。

2. 碘密度图（iodine density）

表现为无灌注。

3. 有效原子序数图（Z effective）

表现为有效原子序数图圆形异常染色，有效原子序数值异常减低，胆固醇结石一般 Zeff 值<6。

（四）诊断要点

胆固醇结石一般有效原子序数图（Z effective）<6，故光谱 CT 可有效显示胆固醇结石，从而有助于诊断胆石性肠梗阻。

1. 小肠内椭圆形病变。
2. 无灌注。
3. Zeff 值<6 提示为胆固醇结石。

十五、肠道 AVM

（一）概述

动静脉畸形（arterio venous malformation，

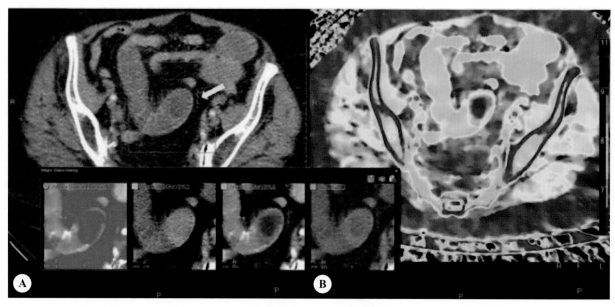

▲ 图 12-35　胆石性肠梗阻

A. 常规 CT 图像［conventional（HU）］；B. 有效原子序数图（Z effective）。光谱 CT 有效原子序数图（Zeff 值<6）显示为胆固醇结石引起的肠梗阻

AVM）虽然有几种不同的综合征，但其均有黏膜或黏膜下小血管异常，直径为1～30mm。消化道AVM原因不明。在许多患者中，常伴有以下情况，包括严重的瓣膜性心脏病、慢性肾功能衰竭、消化道放疗、慢性肝病、胶原性血管疾病和遗传性出血性毛细血管扩张症Rendu-Osler-Weber（ROW）综合征。

AVM一旦发生消化道出血，在患者的病程中就会经常出现消化道的反复出血，慢性贫血或严重的急性消化道出血。AVM的常见部位是胃、十二指肠、近端小肠或右半结肠，放射性毛细血管扩张症的出血部位取决于既往照射过的区域位置。常见的上消化道动静脉畸形包括①伴有胃、十二指肠或近端小肠的毛细血管扩张症的ROW综合征；②无其他ROW综合征表现的上消化道血管瘤；③西瓜胃，是胃窦部条纹的血管病变，这些上消化道病灶常表现为呕血或黑便。下消化道的AVM包括①血管发育异常，常影响右半结肠；②放射性毛细血管扩张症，常位于直肠乙状结肠区域，因为放疗常用于盆腔恶性肿瘤的治疗；③结肠ROW毛细血管扩张症，为出血的少见原因。

AVM出血最常用的诊断方法包括上消化道内镜、结肠镜、小肠镜、术中内镜或内脏造影（随出血部位而定）。

（二）常规 CT 表现

CT诊断AVM，可清晰显示出血部位与范围，辅助分析出血量及病灶钙化情况，早期发现血栓形成的梗死现象。当AVM未出血时，CT平扫显示多形态不规则，并且呈多样性，以条带状、蜂窝状、块状等为主，边缘清楚，多为高密度或混杂密度；出血时，血肿块将病灶掩盖，呈现出不规则团状或者斑片状，以高密度为主，血肿吸收、囊变和液化患者，以等密度或者低密度为主要表现。

（三）光谱 CT 表现

肠道AVM的光谱CT主要光谱参数表现如下（图12-36）。

1.40keV 单能级图像

表现为肠道内粗大的异常血管，增强后动脉及静脉的强化程度均显著高于常规CT图像。

2.碘密度图（iodine density）

表现为肠道内粗大的异常血管、血管团伴灌注异常增高。

3.有效原子序数图（Z effective）

表现与碘密度图类似，但以彩色形式呈现。

（四）诊断要点

肠道AVM在碘密度图中表现为肠道内粗大的异常血管、血管团伴灌注异常增高，有助于诊断肠道AVM。

1.肠道内异常粗大血管、血管团。

2.血管团周围组织灌注异常增高。

十六、脂肪肝

（一）概述

正常肝脏脂肪含量<5%，>5%则可导致脂肪肝（fatty liver，FL）。常见病因有肥胖、糖尿病、肝硬化、酗酒、库欣综合征、妊娠、肝炎、激素治疗、化疗和营养不良等，从而诱发甘油三酯和脂肪酸等脂类物质在肝内聚集、浸润，使之发生变性。

脂肪肝临床表现各有不同，在原发病基础上多出现肝大、高脂血症。

根据脂肪浸润程度和范围，脂肪肝分为弥漫性脂肪肝和局灶性脂肪肝。后者多位于肝裂周围及肝边缘部分。大体病理可见肝大，颜色变黄，肝脂肪含量增高。当脂肪含量占肝总量的5%～10%属于轻度脂肪肝，10%～25%属于中度

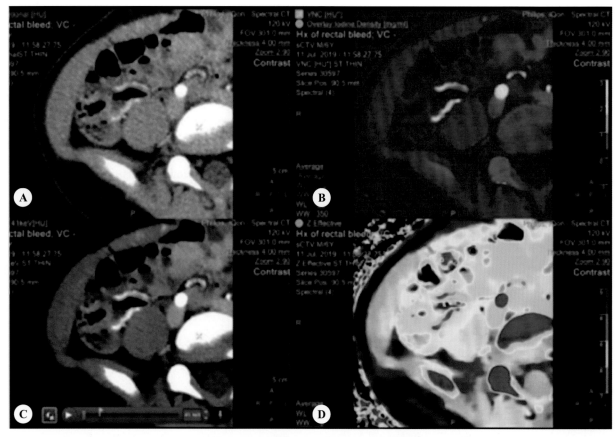

▲ 图 12-36　肠道 AVM 光谱 CT 多参数图像

A. 常规 CT 图像［conventional（HU）］；B. 虚拟平扫（VNC）与碘密度融合图（overlay iodine density）；C. 单能
级图像（MonoE 40keV）；D. 有效原子序数图（Z effective）

脂肪肝，＞25% 为重度脂肪肝。镜下肝细胞内出现脂肪空泡，也可见肝细胞坏死、多核细胞浸润和胆汁潴留。

（二）常规 CT 表现

常规 CT 检查在脂肪肝的形态学及半定量诊断方面有一定价值，平扫显示肝脏密度减低，弥漫性脂肪浸润表现为全肝密度降低。局灶性浸润则出现肝叶、肝段或亚段的肝局部密度减低。CT 值测量低于正常，严重者出现负的 CT 值。正常人 CT 检查结果显示肝脏密度总是高于同层面脾脏密度，如果肝 / 脾 CT 值之比＜0.85，则可诊断脂肪肝，肝 / 脾值也作为治疗后的参考指标。当肝脏的密度显著减低时，衬托之下的肝内血管呈相对高密度而显示清楚，但走向、排列、大小、

分支正常，没有受压移位或被侵犯征象。对于增强扫描，强化的肝内血管在脂肪浸润的肝实质内显示特别清晰。在弥漫性密度降低的脂肪肝内，可有正常的肝组织存在，称为肝岛，通常见于胆囊周围、肝裂附近或左叶内侧段的肝被膜下。CT 平扫表现为圆形、条形或不规则形相对高密度区，境界清楚。在增强扫描中，肝岛表现与脂肪浸润区同步均匀强化。

（三）光谱 CT 表现

肝脂肪变性也可以通过物质分解来诊断，并且脂肪可以通过这种方法精确量化。光谱 CT 用于临床患者肝脏和肌肉脂肪定量结果与 MR 技术高度一致，双层探测器光谱 CT 常规扫描即可回顾性地提供光谱信息，从而用于检测肝脏脂肪变

性。另外，光谱 CT 还可通过 VNC 技术抑制肝脏内的碘物质沉积，从而提高长期服用胺碘酮等含碘药物患者的脂肪肝检出率。胺碘酮类药物是一种抗心律失常药物，可有效治疗各种形式的快速心律失常。然而，口服治疗的吸收率和生物利用度变异很大。口服治疗的起效时间为 2～21 天，长期治疗后血浆半衰期约为 100 天。由于亲脂性，胺碘酮类药物容易在肝细胞中蓄积。由于胺碘酮和磷脂可形成不可消化的复合物，导致肝脏中胺碘酮的浓度可能比血清中的浓度高出 500 倍，停药后肝细胞才会缓慢释放。早期研究发现，这种情况可导致脂肪肝、肝炎、肝硬化。其中脂肪肝的存在很容易在服药期间被掩盖，通过光谱探测器 CT 的物质分解算法可以识别和去除胺碘酮类药物造成的衰减，从而还原肝脏真实的衰减值，以揭示病变的存在。Matsuda 等的研究表明，胺碘酮治疗后，25 名患者的平均肝脏衰减增加了 9.7HU。这与我们的调查结果一致，肝脏衰减增加 5.0HU，LAI 增加 7.1HU。我们的结果和早期的研究表明，肝实质衰减的增加是由于胺碘酮类药物在肝脏中累积所致，类似于碘化对比剂增加衰减的方式。双能量 CT 可以识别含碘物质，并可以进一步去除体素的碘分量，以创建 VNC 图像。这种方法对于碘化对比剂和胺碘酮类药物均有效。服用胺碘酮类药物的患者肝脏 CT 值和肝脏衰减指数会偏高，导致肝脏低密度病变被掩盖，而 VNC 重建有助于更准确地测定肝脏衰减值，从而更早地检测肝脏脂肪变性作为肝损伤的标志，并验证胺碘酮类药物在肝脏中的沉积。

脂肪肝的光谱 CT 主要参数表现如下。

1. 40keV 单能级图像

表现为片状、斑片状低密度，无明显强化，无明显边界，一般强化后 CT 值范围为 –40HU～55HU。如图 12–37D 所示，肝内脂肪浸润区 ROI 测量为 –35.5HU，显著低于常规图像的 2.2HU。

2. 虚拟平扫（VNC）

表现为低密度，低于脾脏，一般 CT 值范围为 3～39HU，如图 12–37A，肝内脂肪浸润区 ROI 测量为 3.3HU，显著低于脾脏的 45HU，肝脏衰减指数（liver attenuation index，LAI）（计算为肝脏和脾脏之间的衰减差值）高达 41.7HU。

3. 碘密度图（iodine density）

表现为灌注异常减低或无灌注，一般摄碘值范围为 0～0.45mg/ml，如图 12–37A 所示，肝内脂肪浸润区 ROI 测量为 0.00mg/ml。

4. 有效原子序数图（Z effective）

表现为有效原子序数图异常染色，有效原子序数值异常减低，一般 Zeff 值范围为 5.87～7.04，如图 12–37C 所示，肝内脂肪浸润区表现为黄色，ROI 测量为 6.75，与皮下脂肪测量结果 6.37 非常接近。

5. 光谱曲线（HU attenuation plot）

由于能级越低 CT 值越低，表现为弓背向上的曲线，如图 12–37E 所示，肝内脂肪浸润区 ROI 测量（S1）对应的曲线为蓝色，与皮下脂肪测量对应的曲线（紫色，S2）平行，提示两者为相同物质成分，两者均与脾脏 ROI 测量（黄色，S3）截然不同。

（四）诊断要点

肝脏弥漫性脂肪浸润表现为全肝密度降低。局灶性浸润则出现肝叶、肝段或亚段的肝局部密度减低；光谱 CT 常规扫描可回顾性地提供光谱信息，用于检测肝脏脂肪变性；光谱 CT 还可通过 VNC 技术抑制肝脏内的碘物质沉积，从而提高长期服用胺碘酮等含碘药物患者的脂肪肝检出率，具体诊断要点如下。

1. 肝 / 脾 CT 值之比＜0.85。

2. 肝内有碘沉积时，需进行 VNC 重建读片。

3. 光谱曲线典型表现为弓背向上。

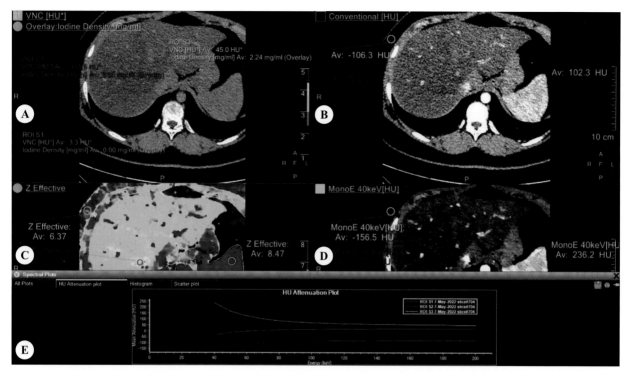

▲ 图 12-37　女性，19 岁，急性胸痛行 CTA 检查，意外发现脂肪肝

A. 虚拟平扫（VNC）与碘密度融合图（overlay iodine density）；B. 常规 CT 图像［conventional（HU）］；C. 有效原子序数图（Z effective）；D. 单能级图像（MonoE 40keV）；E. 光谱曲线（HU Attenuation Plot）。常规 CT 表示为肝实质密度弥漫减低，低于同层面脾脏实质密度；Z Effective 所示肝内脂肪浸润区表现为黄色，ROI 测量为 6.75，接近皮下脂肪测量结果 6.37；MonoE 40keV（HU）所示，肝内脂肪浸润区 ROI 测量为 -35.5HU，显著低于常规图像的 2.2HU；光谱曲线所示，肝内脂肪浸润区 ROI 测量（S1）对应的曲线为蓝色，与皮下脂肪测量对应的曲线（紫色，S2）平行，提示两者为相同物质成分，两者均与脾脏 ROI 测量（黄色，S3）截然不同

十七、肝脏铁过载

（一）概述

肝脏铁过载又称血色病、血色素沉着病、血红蛋白沉着症等，为过多的铁质在体内贮存和沉积的一组疾病。临床上分为原发性和继发性，原发性为常染色体隐性遗传性疾病，导致肠道铁的吸收过多而引起体内铁过载；继发性则由于其他疾病引起铁的利用障碍，或者由于长期反复输血而导致体内铁质沉着。体内过量的铁过载，主要沉积在肝、脾、胰、肾、肾上腺、甲状腺、皮肤等处，70% 以上的铁沉积于肝脏。因此，肝脏铁沉积一旦被证实，血色病诊断则可成立。

肝硬化、皮肤青铜样色素沉着和糖尿病为本病三大临床特征，肝脏铁过载时肝组织含铁浓度大大超过 250μg/g。对于晚期肝硬化患者，5.8%～42.9% 可继发肝癌。

（二）常规 CT 表现

常规 CT 肝脏扫描颇具特征性表现，平扫可见全肝密度增高，CT 值在 86～132HU，甚至更高。CT 值的高低大致反映肝内铁浓度含量。原发性和继发性铁过载 CT 表现有所区别：前者表现为肝脏密度增高，并可有胰腺、肾上腺密度增高；后者同时表现为肝和脾的密度增高，胰腺密度不增高。肝硬化及门静脉高压或并发肝癌的其他 CT 表现也是本病的重要征象。

（三）光谱 CT 表现

光谱 CT 研究表明，骨髓增生异常综合征与再生障碍性贫血患者的肝脏，在 50keV 与 120keV 的 CT 值差与磁共振 R2 之间有很强的线性相关性，提示对肝脏铁超负荷评估或与 MRI 价值相同。

肝脏铁过载的光谱 CT 主要参数表现如下。

1. 50keV 单能级图像表现为肝脏 CT 值显著增高，一般＞70HU。

2. 120keV 单能级图像表现为肝脏 CT 值显著减低，相同 ROI 测量一般＜70HU。

（四）诊断要点

1. 常规 CT 肝脏 CT 值增高不明显。

2. 50keV 与 120keV 图像 CT 值的联合测定具有诊断价值。

十八、肝脓肿

（一）概述

肝脓肿是肝组织的局限性化脓性炎症，根据致病微生物的不同分为细菌性肝脓肿、阿米巴性肝脓肿、真菌性肝脓肿、结核性肝脓肿等，以细菌性肝脓肿多见。患者可出现肝和全身的炎症反应，CT 和 MRI 是诊断肝脓肿的常用检查手段。

细菌性肝脓肿，即全身或肝邻近器官化脓感染的细菌及其脓毒栓子，通过门静脉、肝动脉、胆道或直接蔓延等途径到达肝脏，引起局限性化脓性炎症，形成化脓性肝脓肿，临床出现肝大、肝区疼痛、触痛以及发热、白细胞升高等急性感染表现。常见的细菌有大肠杆菌、金黄色葡萄球菌，少见的有肠炎杆菌、变形杆菌、绿脓杆菌，肝右叶脓肿多于左叶。起初以多发小的脓肿开始，最后融合形成大脓肿。急性期局部肝组织充血、水肿、大量白细胞浸润，进一步白细胞崩解，组织液化坏死，形成脓腔。周围肉芽组织增生形成脓肿壁，脓肿壁具有吸收脓液和限制炎症

扩散的作用。脓肿壁周围肝组织可有水肿，如炎症反应停止，脓肿吸收而痊愈。若病变持续发展，则脓肿不断扩大，甚至穿破、侵犯周围组织器官引起继发性脓肿，如继发膈下脓肿、脓胸、肺脓肿等。脓肿常为单发，也可为多发，同时脓肿多为单房，多房较少见，为脓肿内纤维肉芽组织分隔而成。

（二）常规 CT 表现

平扫显示肝实质内圆形或类圆形低密度病灶，中央为脓腔，密度均匀或不均匀，CT 值高于水而低于肝。20% 的脓肿内出现小气泡，有时可见液平面。环绕脓腔可见密度低于肝而高于脓腔的环状影为脓肿壁。急性期脓肿壁外周可出现环状水肿带，边缘模糊。在增强 CT 中，动脉期脓肿壁呈环形强化，脓肿所在肝叶或肝段的肝实质由于充血出现短暂的明显强化，而脓肿壁周围的水肿带则无强化。在门静脉期和延迟期，脓肿壁进一步持续强化，周围水肿带也逐渐强化，而动脉期所示的叶、段性强化则逐渐消退。脓腔在各期均无强化。在动脉期，环形强化的脓肿壁和周围无强化的低密度水肿带构成了"环征"。90% 的脓肿出现环征。一般多见双环征（水肿带 + 脓肿壁），周围没有水肿带则呈单环。如果脓肿壁的内层有坏死组织构成而无强化，外层由纤维肉芽组织构成呈明显强化，则可见脓腔外周的低密度环和周围低密度的水肿带之间有一层强化的脓肿壁外层环，即"三环征"。环征和脓肿内的小气泡为肝脓肿的特征性表现。有时在脓肿早期液化未形成，脓肿可呈软组织肿块，与肿瘤不易鉴别。

（三）光谱 CT 表现

光谱 CT 低 keV 图像可通过增加肝脏背景的 CT 值，来提升肝脏乏血供病变的对比度及可视化，其中 40keV 可提升 2 倍以上的对比度，基

于光谱参数进行转移瘤与脓肿之间的鉴别，光谱 CT 对于肝脏炎症性病变的特征性延迟强化的显示非常突出。

肝脓肿的光谱 CT 主要参数图像和病理表现如下（图 12-38 至图 12-41）。

1. 40keV 单能级图像

表现为"环征""双环征""三环征"更加明显，各期扫描均较常规 CT 图像强化部分与非强化部分的对比度显著提升。

2. 虚拟平扫（VNC）

囊壁及水肿区均表现为等密度，囊内表现为不均匀低密度。

3. 碘密度图（iodine density）

表现为环形异常高灌注，呈阶梯状分布，"环征""双环征""三环征"更加突出。

（四）诊断要点

肝脓肿表现为肝实质内圆形或类圆形低密度病灶，中央为脓腔，密度均匀或不均匀。光谱 CT 低 keV 图像可通过增加肝脏背景的 CT 值，

以提升肝脏乏血供病变的对比度及可视化，基于光谱参数进行转移瘤与脓肿之间的鉴别，光谱 CT 能突出显示肝脏炎症性病变的特征性延迟强化，具体诊断要点如下。

1. 典型征象为"环征""双环征""三环征"。
2. 结合症状及实验室检查更容易确诊。

十九、肝包虫

（一）概述

肝棘球蚴病是棘球绦虫的幼虫寄生于肝脏而发生的寄生虫病。棘球绦虫卵经消化道感染至人体后，在十二指肠内孵化为六钩蚴。六钩蚴脱壳而出后，借助小钩吸附于小肠黏膜，并可进入肠壁内的毛细血管，经肠系膜静脉进入门静脉系统，随门静脉循环到达肝脏寄生。该病主要流行于牧区，我国以新疆、青海、宁夏、甘肃、内蒙古和西藏等地多见。近年来随着旅游业的发展、人口流动和饲养家犬的增多，城市人口的患病数量有逐渐增多的趋势。棘球蚴病分为细粒棘

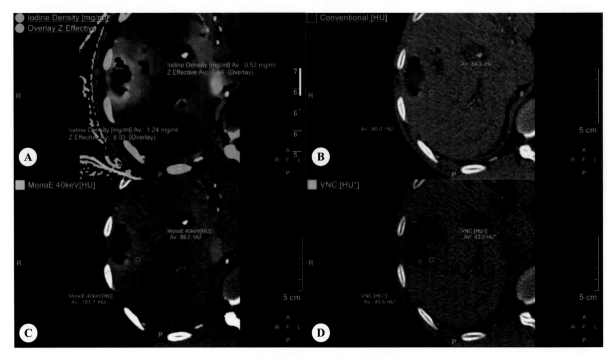

▲ 图 12-38　肝脓肿动脉期多参数图像

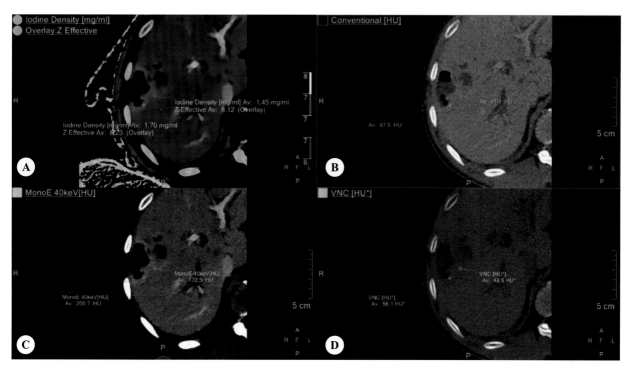

▲ 图 12-39 肝脓肿门静脉期多参数图像

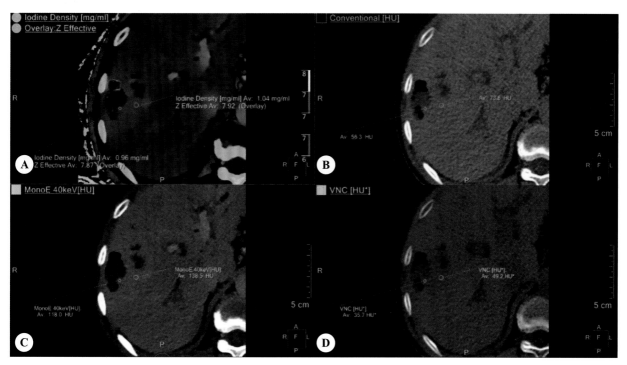

▲ 图 12-40 肝脓肿延迟期多参数图像

患者女，73 岁，因"胆管癌术后化疗后复发，第 10 周期免疫治疗后 1 个月余"入院。A. 碘密度图（iodine density）与有效原子序数图（Z effective）融合图；B. 常规 CT 图像［conventional（HU）］；C. 单能级图像（MonoE 40keV）；D. VNC。肝实质内多发斑片状低密度灶，周围肝实质高灌注，部分病灶内积液、积气，考虑脓肿形成，患者发热、寒战伴肝区疼痛不适，结合病史诊断为肝转移癌伴多发肝脓肿；40keV 单能级图像可见典型"环征"，虚拟平扫（VNC）见囊壁及水肿区均表现为等密度，囊内表现为不均匀低密度。碘密度图（iodine density）表现为环形异常高灌注，呈阶梯状分布；行超声引导下肝脓肿穿刺引流及血培养，发现为铅黄肠球菌、大肠埃希菌感染。光谱图像对脓肿壁的异常强化显示效果显著优于常规图像

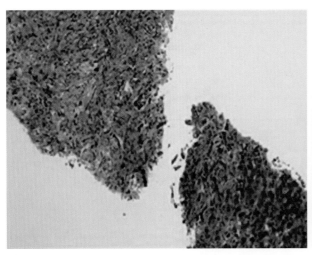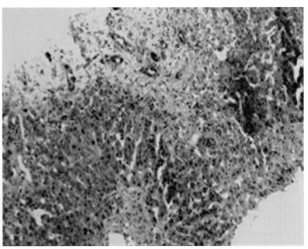

▲ 图 12-41　病理诊断（肝脏）
形态学支持慢性炎症，未见异性成分

球蚴病和泡状棘球蚴病，前者多见，两者之比为 100∶（1～3）。

临床病程呈慢性经过，早期多数无症状，随着病灶的增大，可出现腹胀、肝区疼痛、恶心呕吐等不适，细粒棘球蚴进入胆道及泡状棘球蚴侵犯胆管可引起梗阻性黄疸。实验室检查血嗜酸性粒细胞可增多、囊液抗原皮内试验（casoni 试验）可为阳性、酶联免疫吸附试验检测血清 IgA、IgE、IgG 认为是较敏感的指标。

细粒棘球蚴为圆形或近圆形的囊状体，直径可不足一厘米至数十厘米，由外囊及内囊构成。外囊棘球蚴囊在生长过程中，宿主周围的炎症反应形成较厚的纤维性包膜，常发生钙化。棘球蚴囊本身即为内囊，由囊壁和内容物组成。内囊壁分两层，外层为角皮层，起到保护内层及吸收营养的作用；内层为生发层，可向囊内长出许多原头节和生发囊，生发囊进一步发育可形成与母囊结构相同的子囊。囊内充满棘球蚴液，呈无色透明或浅黄色，从囊壁脱落的原头节、生发囊及小的子囊悬浮于囊液中统称为囊沙。

泡状棘球蚴在肝脏呈实性肿块，由无数小囊泡聚集而成。小囊泡的角皮层发育不完整，生发层以外殖芽生方式向周围浸润，病灶与正常肝组织界限不清。病灶实质内因小囊泡囊液的外漏继发炎症反应、纤维化和钙盐的沉积，病灶中心因营养障碍引起组织变性或液化坏死形成含胶冻状液体的空腔。位于肝门部或者累及肝门的较大病灶可推压、包绕和侵蚀胆管和血管，从而引起相应的胆系和血管并发症。当病灶侵犯血管后可继发远隔部位脏器的血行播散灶。

（二）常规 CT 表现

细粒棘球蚴多为大小不一，单发或多发，圆形或类圆形，呈水样密度的囊性病灶，境界清楚、边缘光整，囊壁较薄，合并感染时则囊壁明显增厚。母囊内出现子囊是该病的特征性表现，使病灶呈现出轮辐状、蜂窝状等多房状的外观；内外囊剥离表现为"飘带征""水蛇征""双环征"，亦具有特征性；囊壁钙化常见，呈弧形甚至壳状，囊内母囊碎片、头节及子囊钙化呈条片状。增强后病灶无明显强化。

肝泡状棘球蚴表现为密度不均匀的实性肿块，呈低或混杂密度，形态不规则，边缘模糊不清；病灶内部见小囊泡和广泛的颗粒状或不定型钙化构成地图征样外观；较大的病灶中央常发生液化坏死，呈现熔岩洞样表现。增强后周围肝脏实质明显强化而病灶强化不显著，故境界显示更清楚。

（三）光谱 CT 表现

光谱 CT 可提高囊液是否发生感染的诊断信心以及壁强化等感染特征的可视性，且诊断准确性与常规金标准相当。

肝棘球蚴病的光谱 CT 主要参数具体表现如下（图 12-42 至图 12-45）。

1. 40keV 单能级图像

表现为平扫及增强各期图像囊液与囊壁及子囊壁的对比度明显提升，"飘带征""水蛇征""双环征"更加明显。

2. 电子密度图（electron density）

非增强时可凸显囊壁及子囊壁。

3. 碘密度图（iodine density）

表现为囊壁及子囊壁有不同程度灌注，囊液无灌注，增强后各期囊液测量值均为 0.00mg/ml，

因此"飘带征""水蛇征""双环征"更加突出。

（四）诊断要点

肝细粒棘球蚴多为大小不一、单发或多发，为圆形或类圆形，呈水样密度的囊性病灶，境界清楚、边缘光整，囊壁较薄，合并感染时则囊壁明显增厚。泡状棘球蚴表现为密度不均匀的实性肿块，呈低或混杂密度，形态不规则，边缘模糊不清。光谱 CT40keV 单能级图像在平扫及增强各期对囊液与囊壁和子囊壁的对比度明显提升。电子密度图（electron density）在非增强时可凸显囊壁及子囊壁。碘密度图（iodine density）可显示囊壁及子囊壁灌注程度的不同，囊液无灌注，具体诊断要点如下。

1. 肝脏蜂窝状或多房状囊性灶。

2. 囊壁及子囊壁摄碘，囊液不摄碘。

3. 多伴有钙化。

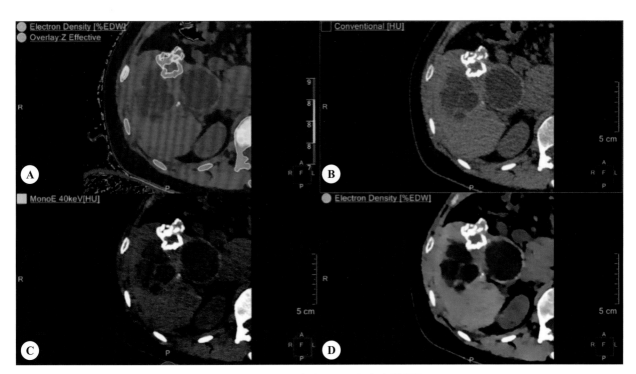

▲ 图 12-42　肝包虫 CT 平扫多参数图像

患者女性 41 岁，肝内多发大小不等囊性占位，部分内见分隔，肝 S4 包膜下病灶形态不规则并环形钙化；电子密度图（electron density）非增强时可凸显囊壁及子囊壁。A. 电子密度（Electron Density）与有效原子序数融合图（Z effective）；B. 常规 CT 图像 [conventional（HU）]；C. 单能级图像（MonoE 40keV）；D. 电子密度（Electron Density）

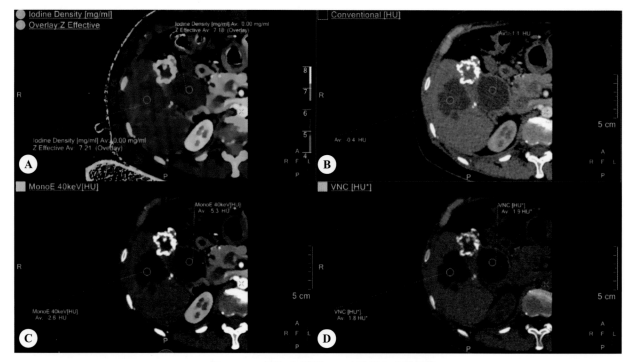

▲ 图 12-43　肝包虫增强 CT 动脉期多参数图像

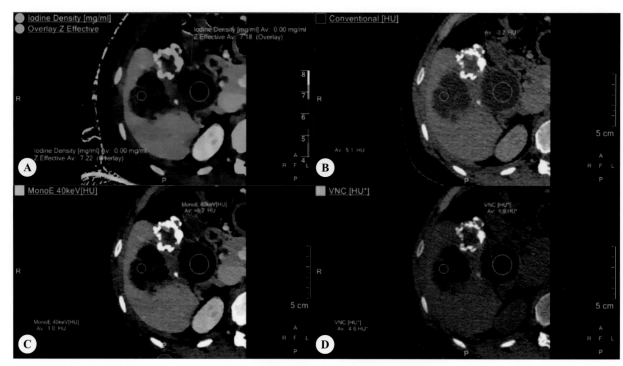

▲ 图 12-44　肝包虫增强 CT 门静脉期多参数图像

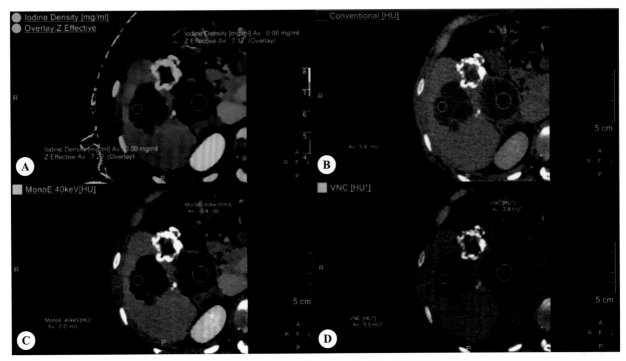

▲ 图 12-45　肝包虫增强 CT 延迟期多参数图像

A. 碘密度图（iodine density）与有效原子序数图（Z effective）融合图；B. 常规 CT 图像［conventional（HU）］；
C. 单能级图像（MonoE 40keV）；D. VNC。40keV 单能级图像在平扫和增强各期图像中，囊液与囊壁及子囊壁的
对比度明显提升；碘密度图（iodine density）表现为囊壁及子囊壁有不同程度灌注，囊液无灌注

二十、肝海绵状血管瘤

（一）概述

肝海绵状血管瘤为常见的肝良性肿瘤，大约
占肝良性肿瘤的 84%；好发于女性，发病率为男
性的 4.5～5 倍，多见于 30—60 岁人群。

临床上可无任何症状，偶尔在体检中发现。
巨大肿瘤可出现上腹部胀痛不适。肿瘤破裂可引
起出血。

肿瘤 90% 为单发，10% 多发。肿瘤直径为
2～20cm，>5cm 者称巨大海绵状血管瘤。肿瘤
内有扩张的异常血窦组成，内衬单层的血管内皮
细胞。血窦间有纤维组织不完全间隔，形成海绵
状结构。偶尔肿瘤内有血栓形成和发生钙化。

（二）常规 CT 表现

平扫检查表现为肝实质内境界清楚的圆形

或类圆形低密度肿块，CT 值约 30HU 左右。对
比增强扫描是 CT 检查海绵状血管瘤的关键。在
快速注射对比剂后 20～30s 扫描获得的动脉期，
可见肿瘤边缘出现散在斑块、结节状明显强化，
接近同层面强化的大血管密度。注射对比剂后
50～60s 扫描获得的门静脉期，散在的强化灶互
相融合，同时向肿瘤中央扩散；数分钟后延迟扫
描，整个肿瘤均匀强化，且强化程度逐渐下降，
但高于或等于周围正常肝实质的强化密度。整个
对比增强过程表现"早出晚归"的特征。部分海
绵状血管瘤，延时扫描时肿瘤中心可有无强化的
不规则低密度区，代表纤维化或血栓化部分，然
而肿瘤周围部分强化仍显示"早出晚归"特征。

（三）光谱 CT 表现

光谱 CT 的价值主要是提高小血管瘤的可视
化、检出率。肝海绵状血管瘤的光谱 CT 主要参

数具体表现如下（图 12-46 至图 12-48）。

1. 40keV 单能级图像

表现为"早出晚归"的特征更加明显，动脉期强化 CT 值可达 407HU，门静脉期及延迟期持续强化，CT 值仍然显著高于肝脏背景。

2. 虚拟平扫（VNC）

表现为等密度。

3. 碘密度图（iodine density）

表现为异常高亮灌注及向心性充填，动脉期可＞4.0mg/ml。

（四）诊断要点

肝脏海绵状血管瘤表现为肝实质内境界清楚的圆形或类圆形低密度肿块，光谱 CT 可提高小血管瘤的可视化及检出率，40keV 单能级图像能更明显的显示"早出晚归"的征象，具体诊断要点如下。

1. 典型征象为"早出晚归"。
2. 平扫或 VNC 等密度。
3. 充填式异常高亮强化。

二十一、原发性肝癌

（一）概述

肝细胞癌（hepatocellular carcinoma，HCC）通常亦称为原发性肝癌或肝癌，好发于 30—60 岁人群，男性多见。发病与乙型或丙型肝炎及肝硬化密切相关。50%～90% 的肝细胞癌合并肝硬化，30%～50% 肝硬化并发肝细胞癌。

临床症状多出现在中晚期，表现为肝区疼痛，消瘦乏力，腹部包块。60%～90% 的肝细胞癌的血中肿瘤标志物 AFP 呈阳性，晚期出现黄疸。病理学上分三型：①巨块型，直径≥5cm，最多见，占 31%～78%；②结节型，每个癌结节

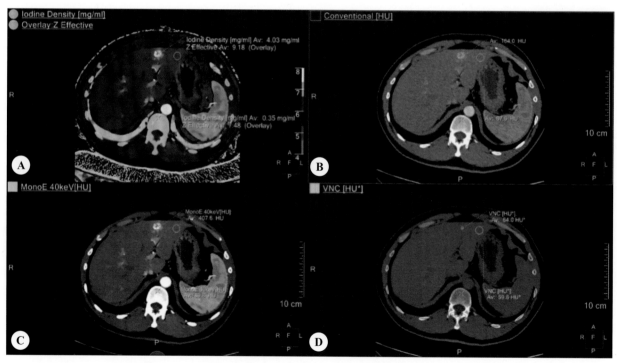

▲ 图 12-46　体检发现肝占位，增强 CT 明确诊断为肝血管瘤，常规图像门静脉期和延迟期病灶显示不清，切换到光谱图像后，病灶清晰可见

A. 碘密度图（iodine density）与有效原子序数图（Z effective）融合图；B. 常规 CT 图像［conventional（HU）］；C. 单能级图像（MonoE 40keV）；D. VNC

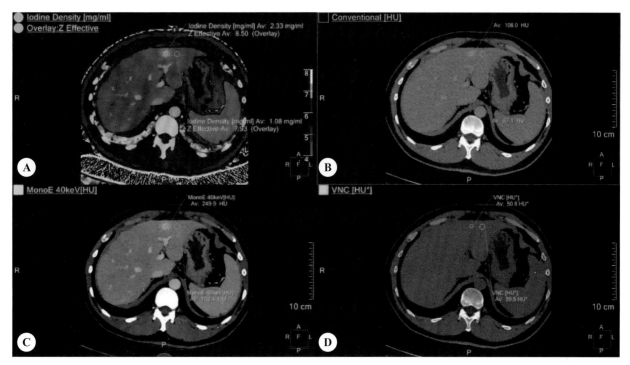

▲ 图 12-47　肝血管瘤门静脉期图像

A. 碘密度图（iodine density）与有效原子序数图（Z effective）融合图；B. 常规 CT 图像 [conventional（HU）]；
C. 单能级图像（MonoE 40keV）；D. VNC

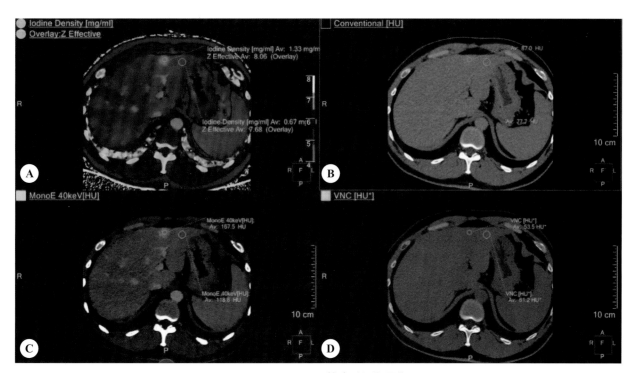

▲ 图 12-48　肝血管瘤延迟期图像

A. 碘密度图（iodine density）与有效原子序数图（Z effective）融合图；B. 常规 CT 图像 [conventional（HU）]；
C. 单能级图像（MonoE 40keV）；D. VNC。CT 增强可见肝 S4 异常强化结节，40keV 单能级图像动脉期强化 CT
值可达 407HU，门静脉期及延迟期持续强化并向内填充，CT 值仍然显著高于肝脏背景。碘密度（iodine density）
图像表现为异常高亮灌注及向心性充填，动脉期可＞ 4.0mg/ml

直径＜5cm，占 19%～49%；③弥漫型，弥漫小结节分布全肝，占 1.5%～10%。其中，直径≤3cm 的单发结节，或 2 个结节直径之和≤3cm 的肝细胞癌为小肝癌。原发性肝癌主要由肝动脉供血，且 90% 的病例都为血供丰富的肿瘤。肿瘤一般呈膨胀性生长，压迫周围肝实质，导致纤维组织增生包绕肿瘤，形成假包膜。肝细胞癌容易侵犯门静脉和肝静脉而引起血管内癌栓或肝内外血行转移；侵犯胆道引起阻塞性黄疸；淋巴转移可引起肝门及腹主动脉或腔静脉旁等处淋巴结增大；晚期可发生肺、骨骼、肾上腺和肾等远处转移。

（二）常规 CT 表现

肝癌 CT 分型与病理分型相同，巨块型和结节型平扫表现为单发或多发、圆形、类圆形或不规则形肿块，呈膨胀性生长，边缘有假包膜者则肿块边缘清楚，这是肝细胞癌 CT 诊断重要征象。弥漫型者结节分布广泛，境界不清；小肝癌表现为肝实质内＜3cm 的类圆形肿块。肿块多数为低密度，少数表现为等密度或高密度，巨块型肝癌可发生中央坏死而出现更低密度区，若合并出血或发生钙化，肿块内表现高密度灶；有时肿块周围出现小的结节灶，称为子灶。为了与其他占位性病变鉴别，肝细胞癌在 CT 检查时，常规行螺旋 CT 多期对比增强扫描；在动脉期，主要为门静脉供血的肝实质还未出现明显强化，而主要由肝动脉供血的肝癌，则出现明显的斑片状、结节状早期强化；在门静脉期，门静脉和肝实质明显强化，而肿瘤没有门静脉供血则强化程度迅速下降；平衡期，肝实质继续保持较高程度强化，肿瘤强化程度则继续下降而呈相对低密度表现，全部增强过程表现"快进快出"现象。如在动态 CT 系列图像上分别测定 CT 值并绘制时间 - 密度曲线，可见肝癌强化的时间 - 密度曲线呈速升速降型曲线。肿瘤的包膜一般呈延迟强化表现。

其他 CT 表现，如门静脉、肝静脉及下腔静脉侵犯或癌栓形成，表现为门静脉、肝静脉或下腔静脉扩张，增强后出现充盈缺损及肝周围杂乱侧支循环；胆道系统侵犯，引起胆道扩张；肝门部或腹主动脉旁、腔静脉旁淋巴结增大提示淋巴结转移；同时出现肺、肾上腺、骨骼等器官的转移也是肝癌的重要征象，并提示肿瘤已属晚期。

（三）光谱 CT 表现

光谱 CT 在肝脏中最常见的应用是使用动脉期的低 keV 单能量图像，该检查能更好地显示富血供病变。对于肝细胞肝癌（HCC）光谱图像可提高病变的可视化程度，40keV 及碘密度图像可凸显肝癌"快进快出"的特征，从而增加医生的诊断信心。对于小肝癌与富血供的肝硬化结节，也可通过动脉期病灶碘密度与肝脏背景的碘密度比值进行鉴别，鉴别阈值为 1.99。另外，低 keV 图像可显示更小的肝脏富血供病变，其中一些可能具有不确定的意义，因此为了防止过度诊断，需要同时评估常规 CT 图像。双层探测器光谱 CT 可同时提供真正的常规 CT 图像，而且对于早期肝脏病变的检出能力显著高于其他双能 CT。

原发性肝癌的光谱 CT 主要参数和病理表现如下（图 12-49 至图 12-52）。

1. 40keV 单能级图像

显示肝癌病灶更突出、对比度更高，在增强扫描效果较差的情况下，可通过 40keV 图像进行优化，以帮助诊断，避免重复检查，同时对于小肝癌也可通过 40keV 提高检出率。该参数的特点为富血供病变更突出、对比度极高，可提高检出率和敏感性。

2. 碘密度图（iodine density）

与 40keV 效果类似，可进行碘定量，帮助肝癌的诊断及鉴别诊断，提高诊断特异性。该参数的特点是富血供病变更突出、只显示强化部分，可提高检出率，帮助鉴别诊断。

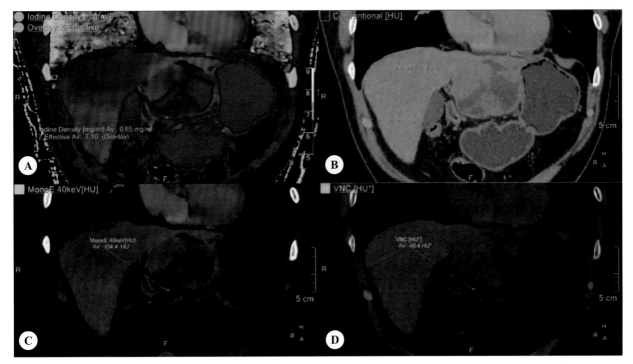

▲ 图 12-49　肝癌患者 1，男性，66 岁，体检发现肝占位，增强扫描效果欠佳

A. 碘密度图（iodine density）与有效原子序数图（Z effective）融合图；B. 常规 CT 图像［conventional（HU）］；
C. 单能级图像（MonoE 40keV）；D. VNC。40keV 单能级图像对病灶的形态及密度特征显示良好，碘密度图（iodine density）可进行碘定量，明确肝癌的诊断及鉴别诊断

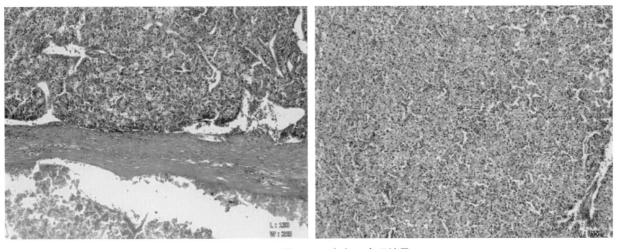

▲ 图 12-50　图 12-49 患者 1 病理结果

形态学及免疫组化结果支持肝细胞肝癌，Edmondson-Steiner 分级：Ⅱ级，MVI 分级：（M1，一个 MVI- 包膜内 / 包膜旁）。周围肝组织呈慢性炎改变

（四）诊断要点

原发性肝癌巨块型和结节型表现为单发或多发、圆形、类圆形或不规则形肿块，呈膨胀性生长，边缘有假包膜者则肿块边缘清楚；弥漫型者

结节分布广泛；光谱 CT 动脉期的低 keV 单能量图像能更好地显示富血供病变，40keV 及碘密度图像可凸显肝癌"快进快出"的特征，具体诊断要点如下。

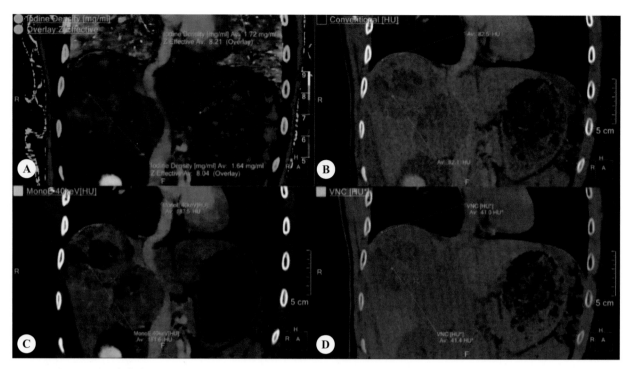

▲ 图 12-51　肝癌患者 2，男性，18 岁，体检发现肝占位。病理确诊为肝癌，光谱 CT 40keV 及碘密度图像可凸显肝癌灶包膜及实性成分的强化特征

A. 碘密度图（iodine density）与有效原子序数图（Z effective）融合图；B. 常规 CT 图像［conventional（HU）］；
C. 单能级图像（MonoE 40keV）；D. VNC

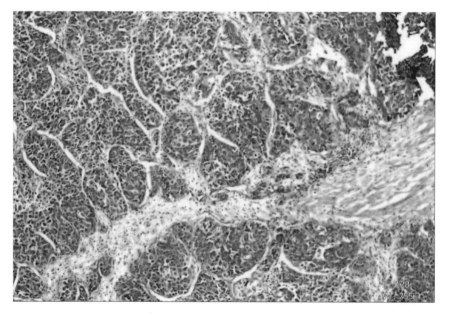

◀ 图 12-52　图 12-51 患者 2 病理结果

中至低分化肝细胞肝癌，巨块型、混合型（粗梁型 + 团片型），MVI 分级（M2）。免疫组化结果为癌细胞 CD34（肝窦血管化），GPC-3（2+），Hepatocyte（+），CK8/18（2+），CK19（灶性 +），Ki-67（10%），p53（2+），CD56（-），Syn（-），CD31（血管 2+），D2-40（淋巴管内未见癌栓）

1. 常规 CT 动态增强扫描的"快进快出"的强化方式。

2. 光谱 CT 动脉期低 keV 单能量图像更好地显示强化病灶；40keV 及碘密度图像可凸显肝癌"快进快出"的特征。

3. 动脉期病灶碘密度与肝脏背景的碘密度比值，阈值为 1.99，可鉴别小肝癌与富血供的肝硬化结节。

二十二、肝转移瘤

（一）概述

肝转移瘤亦是肝脏较常见的恶性肿瘤之一，肿瘤转移至肝脏常有四条途径：①邻近器官肿瘤的直接侵犯；②经肝门部淋巴性转移；③经门静脉转移，常为消化道恶性肿瘤的转移途径；④经肝动脉转移，肺癌比较常见。

肝转移瘤的临床症状包括原发性肿瘤的症状和肝恶性肿瘤的表现，多数在原恶性肿瘤的基础上，出现肝大、肝区疼痛、消瘦、黄疸、腹水等，AFP 呈阴性。

病理见肝内多发结节，易坏死、囊变、出血和钙化。肿瘤直径从数毫米到十厘米以上。来自肾癌、恶性间质瘤、绒毛膜上皮癌、胰岛细胞癌、甲状腺癌的转移瘤血供丰富；而来自胃癌、胰腺癌、食管癌、肺癌等的转移瘤血供较少。结肠黏液癌、胃癌、卵巢囊腺癌、肾癌、乳腺癌、黑色素瘤的转移瘤有钙化倾向；恶性间质瘤、黑色素瘤、结肠癌和类癌的转移常有囊变。

（二）常规 CT 表现

平扫可见肝实质内多发、大小不等、圆形或类圆形的低密度肿块，少数也可单发；肿块密度均匀，发生钙化或出血则可见肿瘤内有高密度灶；肿瘤液化坏死、囊变则肿瘤中央呈水样低密度。增强扫描动脉期出现不规则边缘强化，门静脉期可出现整个瘤灶均匀或不均匀强化，平衡期强化程度减低。少数肿瘤中央可无强化，呈低密度区，边缘强化呈高密度，外周有一稍低于肝实质密度的水肿带，即"牛眼征"。有时肿瘤很小也可发生囊变，表现为边缘增强、壁厚薄不均的囊状病灶。

（三）光谱 CT 表现

光谱 CT 低 keV 图像可通过增加肝脏背景的 CT 值，来提升肝脏乏血供病变的对比度及可视

化，其中 40keV 可提升 2 倍以上的对比度，对于直径<10mm 的肝脏小转移灶，光谱 CT 40keV 可以提高 23% 的检出率。另外还可基于光谱参数进行转移瘤与脓肿之间的鉴别，以及原发灶与转移灶的同源性分析。

肝转移的光谱 CT 主要参数和病理表现如下（图 12-53 和图 12-54）。

1. 40keV 单能级图像

表现为病灶更突出、对比度更高，在增强扫描效果较差的情况下，肝脏背景强化增高，乏血供病变更明显、对比度高，典型征象"牛眼征"更加突出，在提高检出率和敏感性的同时，可提高诊断准确性。

2. 碘密度图（iodine density）

可判断病变是否有强化，以实现更精准的疗效评估。

3. 光谱曲线

可进行同源性分析，原发灶与转移灶的活性区域曲线平行或重合。

（四）诊断要点

肝转移瘤表现为肝实质内多发、大小不等、圆形或类圆形的低密度肿块，少数也可单发；光谱 CT40keV 单能级图像可通过增加肝脏背景的 CT 值，来提升肝脏乏血供病变的对比度及可视化。另外，还可基于光谱参数进行转移瘤与脓肿之间的鉴别，以及原发灶与转移灶的同源性分析，具体诊断要点如下。

1. 肝脏多发乏血供病变。

2. "牛眼征"。

3. 同源性分析。

二十三、肝上皮样血管内皮瘤

（一）概述

肝上皮样血管内皮瘤（hepatic epithelioid vascular

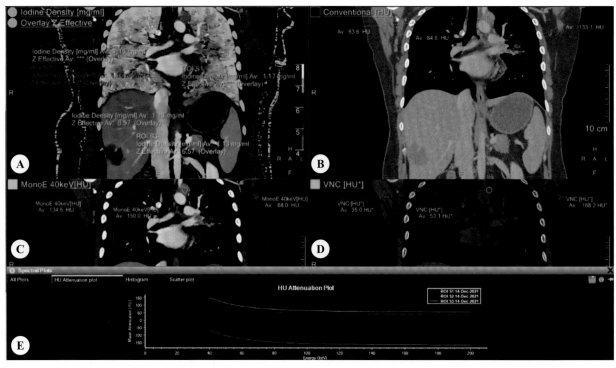

▲ 图 12-53　**40 岁女性患者，体检发现肝占位**
A. 碘密度图（iodine density）与有效原子序数图（Z effective）融合图；B. 常规 CT 图像［conventional（HU）］；
C. 单能级图像（MonoE 40keV）；D. 虚拟平扫（VNC）；E. 光谱曲线（HU Attenuation Plot）。光谱 CT 检查发现
右肺门占位（S1），纵隔肿大淋巴结（S2）及肝内病变（S3），三者光谱曲线斜率相同，诊断为肺癌肝转移

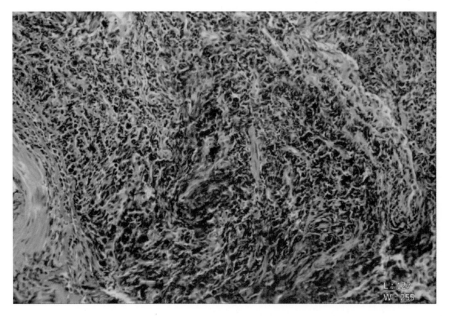

◀ 图 12-54　**病理结果**
（肝转移）纤维结缔组织内可见
异型细胞，呈小巢状、条索状或
弥漫片状排列，浸润性生长。部
分细胞有挤压损伤。免疫组化补
充 结 果：CD45（灶 +），TTF-1
（1+），NapsinA（-），CK7（-），
CD56（灶 +），Syn（2+），CgA
（-），Ki-67（80%），p40（-）。
形态学及免疫组化支持小细胞癌

endothelioma，HEVE）是一种少见的介于血管瘤
和血管肉瘤之间的具有潜在恶性的低度恶性间质
肿瘤，具有上皮样细胞和血管内皮细胞组织学特
征，主要发生在浅表和深部软组织，也可见于实
质性脏器如肺、骨、脑、小肠、脾脏等，发生肝
脏比较少见。

好发于 30—40 岁人群，男女患者比列（1.6～2.0）∶1。病因学及病原学不明，可能与口服避孕药、孕激素水平、氯乙烯污染、病毒性肝炎等因素有关，也有报道并发于胃癌、肝癌等病变。

（二）常规 CT 表现

肝上皮样血管内皮瘤的影像表现国外文献报道较多，主要表现为肝内多发结节，结节多位于肝周或包膜下，可以融合形成较大结节，邻近包膜可形成"包膜回缩征"。CT 平扫时表现为均一性的低密度病灶，边界清楚；增强后肿瘤周边轻度强化，可有靶征、晕圈或棒棒糖征形成。在肿瘤中心可强化或不强化，取决于病灶内成分及中心的纤维化程度。

（三）光谱 CT 表现

通过光谱 CT 多参数分析，特别是碘密度图评估肝脏肿瘤的治疗反应或疗效评估是国内外普遍认可的光谱 CT 特色应用的典型代表。

肝上皮样血管内皮瘤的光谱 CT 主要参数表现如下（图 12-55 至图 12-57）。

1. 40keV 单能级图像

表现为渐进性强化更加明显。

2. 碘密度图（iodine density）

表现为从动脉期到延迟期，病灶活性部分灌注值逐渐增高，而非活性部分无变化，这种表现对疗效评估非常有帮助。

（四）诊断要点

肝 EVE 主要表现为肝内多发结节，结节多位于肝周或包膜下，可以融合形成较大结节，邻近包膜可形成"包膜回缩征"。光谱 CT 40keV 单能级图像能突出显示"渐进性强化"特征，另外可进行更精准的疗效评估，具体诊断要点如下。

1. "包膜回缩征"。

2. 病灶强化方式为渐进性强化（纤维化所致）。

3. 可通过碘密度值进行疗效评估。

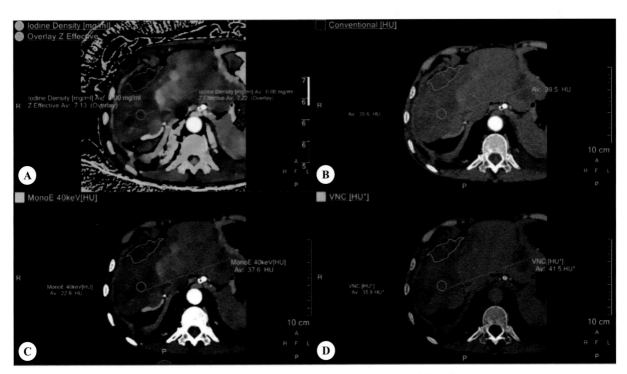

▲ 图 12-55　肝上皮样血管内皮瘤（治疗后）动脉期图像

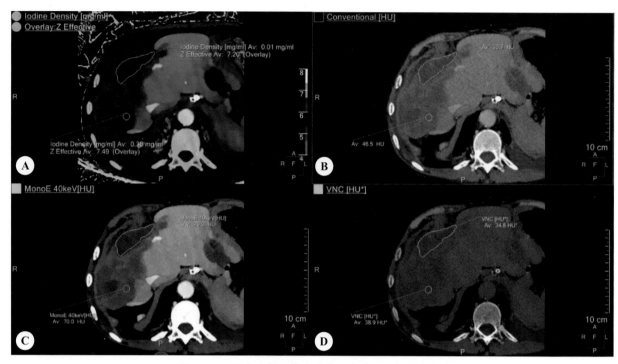

▲ 图 12-56　肝上皮样血管内皮瘤（治疗后）门静脉期图像

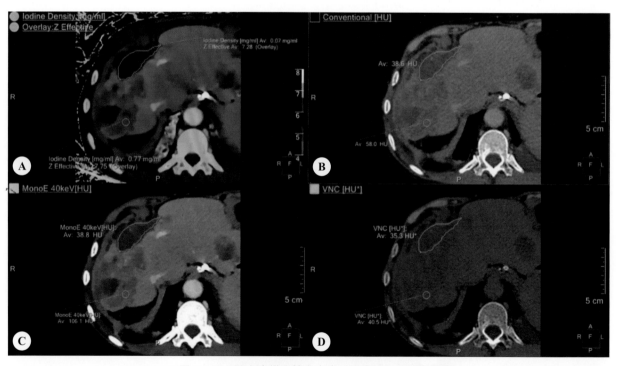

▲ 图 12-57　肝上皮样血管内皮瘤（治疗后）延迟期图像

女性，53 岁，肝占位穿刺活检，病理结果为上皮样血管内皮瘤，行 "CT 引导下肝病损微波消融术" 介入治疗后。A. 碘密度图（iodine density）与有效原子序数图（Z effective）融合图；B. 常规 CT 图像［conventional（HU）］；C. 单能级图像（MonoE 40keV）；D. 虚拟平扫（VNC）。光谱 CT 复查动脉期图像：碘密度图（iodine density）显示活性部分灌注值逐渐增高，而非活性部分无变化，显示肿瘤活性显著降低，且部分肿瘤灭活

二十四、肝结核

（一）概述

腹部结核约占肺外结核的 3.5%，以淋巴结受累最为多见，而实质脏器受累仅占 15%～20%，其中泌尿系统最为常见，肝脏次之。肝结核曾被称为结核性肝炎、结核性炎性假瘤、结核性胆管炎、肝浆膜结核等。

肝脏再生修复能力强，有丰富的单核吞噬系统，胆汁也有抑制结核菌生长的作用，因此，并非侵入肝脏的结核杆菌都能形成病灶。在机体免疫功能低下、大量结核菌侵入肝脏、肝脏本身存在某些病变（如脂肪肝、肝纤维化或药损）时才较容易发生肝结核。

结核分枝杆菌可由肺结核灶通过肝动脉血行播散到肝内，或由消化道其他部位的结核病灶经门静脉进入肝脏。此外，结核杆菌也可经淋巴管、胆管通过邻近脏器的结核病灶感染肝脏。

（二）常规 CT 表现

1. 浆膜型

是结核性腹膜炎的一部分，肝包膜被结核分枝杆菌侵犯，呈广泛肥厚性改变，或在肝包膜上出现粟粒样病灶。影像表现为肝包膜不同程度增厚，肝包膜区单发或多发结节，可呈梭形或多结节融合状，两端向包膜下延伸。CT 平扫呈低密度，少数可见病灶边缘或中心点状或斑片状钙化；增强扫描呈环形强化或蜂窝状强化，强化环厚薄不均，可伴有局部包膜下积液。

2. 实质型

(1) 粟粒型：又称小结节型，直径为 0.5～1.0cm，临床最常见，约占 80%，是全身血行播散型结核病的一部分。CT 表现为全肝弥漫分布的结节灶，常伴不同程度肝肿大；平扫呈低密度，增强扫描动脉期可出现一过性强化，病灶本身可无强化或轻度边缘强化

(2) 肝结核瘤，又称大结节型，约占 20%，直径为 1～3cm。边缘多模糊不清，可呈圆形、卵圆形或花瓣形（常为多个粟粒样结节聚集呈簇状排列）。CT 平扫呈低密度，增强强化方式不一，表现为动脉期或门静脉期病灶边缘一过性晕状、薄环状强化。

3. 胆管型

又称结核性胆管炎，多见于儿童，胆管受累可局限或弥漫，表现为胆管壁增厚，僵硬，管腔狭窄、闭塞。CT 发现沿胆管分布的弥漫性粟粒状钙化是特异性征象。

4. 结核性肝脓肿

主要见于免疫力低下者，由广泛的干酪样变和坏死形成所致，脓肿为多房囊性，急性期囊壁较薄，为新生肉芽组织，增强后病灶周边强化及内分隔样强化，慢性期病灶的囊壁较厚，为新生的纤维组织。

（三）光谱 CT 表现

光谱 CT 低 keV 图像可通过增加肝脏背景的 CT 值，以提升肝脏乏血供病变的对比度及可视化，其中 40keV 可提升 2 倍以上的对比度，光谱 CT 对于肝脏炎症性病变，包括肝结核的特征性延迟强化的显示非常突出。

肝结核光谱 CT 的主要光参数表现如下（图 12-58）。

1. 40keV 单能级图像

表现为延迟期肝结核灶显著异常强化，CT 值可达 152HU，显著高于肝脏背景的 131HU。

2. 碘密度图（iodine density）

表现为延迟期肝结核灶灌注异常增高，显著高于正常肝脏背景，摄碘值分别为 1.3mg/ml 和 0.83mg/ml。

3. 电子密度图（electron density）

表现为肝结核灶电子密度异常减低。

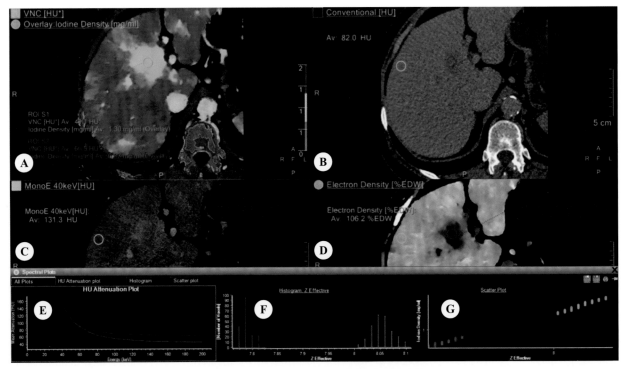

▲ 图 12-58　女性，66 岁，体检发现肝占位

A. VNC 与碘密度融合图（overlay iodine density）；B：常规 CT 图像［conventional（HU）］；C. 单能级图像（MonoE 40keV）；D. 电子密度（Electron Density）；E. 光谱曲线（HU Attenuation Plot）；F. 光谱直方图（histogram Z effective）；G. 光谱散点图（scatter plot）。肝 S4 段病灶普通 CT 影像特征不明显；光谱 CT 检查 40keV 单能级图像显示病灶密度显著高于肝脏背景；碘密度图（iodine density）可见延迟期肝结核灶灌注异常增高；电子密度图（electron density）显示肝结核灶电子密度较肝实质背景明显减低，病理证实为肝结核

（四）诊断要点

光谱 CT 低 keV 图像可通过增加肝脏背景的 CT 值，来提升肝脏乏血供病变的对比度及可视化，能突出显示肝结核的特征性延迟强化，具体诊断要点如下。

1. 肝结核灶典型特征为延迟强化。

2. 电子密度异常减低。

二十五、肝脏挫裂伤

（一）概述

肝脏挫裂伤（liver trauma，LT）是仅次于脾脏损伤的第二常见腹部外伤，约占各种腹部损伤的 15%~20%。然而，肝损伤是腹部外伤患者死亡的主要原因。钝性肝外伤可引起①肝破裂，损伤累及实质和包膜；②包膜下血肿，实质裂伤但包膜完整；③中央型破裂，依损伤程度，分为挫伤和撕裂伤，可兼有或无实质内血肿；严重者发生肝断裂。早期发现肝挫裂伤，评估其严重程度，对于创伤患者的分类管理至关重要。CT 对诊断肝损伤有较高敏感性、特异性，为 96%~100%，是诊断腹部闭合性损伤患者的首选检查。临床上常有右侧胸、腹外伤史，右上腹疼痛，有时向右肩放射，严重时可出现失血性休克。

（二）常规 CT 表现

1. 肝挫伤：表现为肝内界限模糊、形态不规则的斑片状低密度灶，损伤广泛时呈弥漫性低密度改变，类似脂肪肝。

2. 包膜下血肿：多表现为肝外缘等密度或低密度区，相应部位的肝实质受压变平。

3. 肝实质血肿：肝内圆形或不规则高密度或低密度区，周围多可见环形低密度影。

4. 肝破裂：单发撕裂或多发撕裂，表现为肝内线状、带状、星状或分枝状低密度区，边界清晰。可同时合并肝内血肿或肝包膜下血肿。

延迟期 CT 有助于区分活动性出血患者和血管损伤患者，活动性对比剂外渗是活动性出血的征象。

（三）光谱 CT 表现

肝挫裂伤的光谱 CT 主要多参数图像表现如下（图 12-59）。

1. 40keV 单能级图像

表现为撕裂伤处强化程度与正常肝脏相比显著降低。

2. 虚拟平扫（VNC）

表现为撕裂伤处稍高密度。

3. 碘密度图（iodine density）

表现为撕裂伤处显著低灌注。

（四）诊断要点

CT 可显示肝损伤的程度和范围，显示肝内的低密度撕裂或挫伤，显示肝内血肿及包膜下血肿，显示腹腔积血等，结合外伤史及临床表现可明确诊断，具体诊断要点如下。

1. 撕裂伤处平扫或 VNC 呈稍高密度

2. 增强后强化显著降低或无强化

二十六、胆石症

（一）概述

胆系结石（胆囊结石和胆管结石）及其相关疾病，如急性胆囊炎和胆管炎是世界范围内

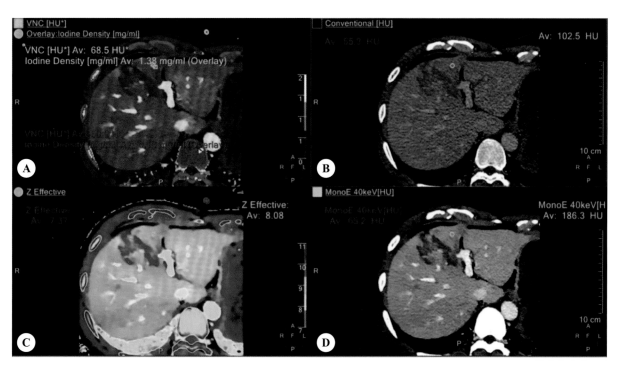

▲ 图 12-59　**患者男性，12 岁，外伤后腹部剧痛**

A. VNC 与碘密度图（iodine density）融合图；B. 常规 CT 图像［conventional（HU）］；C. 有效原子序数图（Z effective）；D. 单能级图像（MonoE 40keV）。CT 表现为肝脏裂隙状低密度影，结合光谱多参数功能图像考虑肝脏挫裂伤

常见的健康问题。大约 10% 的成年人患有胆系结石，其患病率随着年龄的增长而增加。此外，5% 的胆囊炎患者合并胆总管结石，老年患者发生率达 10%。由于全世界老年人口的增加，患有胆系结石的患者未来的患病率预计会增加。因此，对胆系结石做出及时准确的诊断变得越来越重要。研究报道，常规 CT 对胆管结石的检出率为 77%～85%。尽管常规 CT 可用于检测钙化性胆系结石，但在 120kVp 图像中与周围胆汁具有相似 CT 表现的非钙化性结石（如纯胆固醇结石）无法使用常规 CT 进行区分。与常规 CT 相比，双层光谱探测器 CT-IQON 可以提高胆系结石的诊断能力。该 CT 使用一个 X 线源和一个双层探测器可以同时收集 40～200keV 的光谱数据。40～200keV 的虚拟单能图像（VMI）或材料分解图像可以根据需要轻松、快速重建。因此，利用这种技术，光谱 CT 可以区分非钙化结石和周围胆汁。

（二）常规 CT 表现

1. 胆囊结石 CT

胆固醇结石表现为低密度或等密度充盈缺损，CT 值＜40HU，呈单发或多发，类圆形或多角形；变换体位后，结石位置有变动，少数可与胆囊壁粘连而不能移动。胆色素结石表现为高密度结石，CT 值＞50HU，呈单发或多发，形态、大小各异，泥沙样结石常沉积在胆囊下部，呈高密度，与上部胆汁形成液平面。混合性结石表现为结石边缘呈环状高密度，中心为低密度的充盈缺损。

2. 胆总管结石 CT

①胆总管内有圆形或环形致密影，其上方胆管扩张。②结石部位的表现为中心呈致密影，周围被低密度胆汁环绕，形成"靶征"；结石嵌顿于胆总管下端而紧靠一侧壁，形成"半月征"。③胆总管扩张突然中断，未见结石，也无肿块，

应考虑有等密度结石可能。

3. 肝内胆管结石 CT

结石可局限于肝左叶、肝右叶或肝左右均有，单发或多发，大小不等、形态各异。以管状、不规则状为常见，可在胆管内形成铸型结石，以高密度结石常见，并可见远侧胆管扩张。

胆道结石通常会引起急性胆囊炎或胆管炎。急性胆囊炎多由于结石嵌顿于胆囊颈部、胆囊管、细菌感染、胰液反流所致。病理类型包括：①急性单纯性胆囊炎：胆囊黏膜充血水肿，炎性细胞浸润；②急性化脓性胆囊炎：炎症波及胆囊壁全层，胆囊壁水肿增厚，浆膜面纤维素渗出，胆囊内充满脓液；③急性坏疽性胆囊炎：胆囊壁缺血坏死、出血、黏膜片状脱落，形成溃疡甚至穿孔；④气肿性胆囊炎：产气荚膜杆菌感染所致，胆囊壁内及其周围可见积气。

4. 胆囊炎 CT

①胆囊壁增厚：是诊断胆囊炎的重要依据，呈弥漫性、向心性增厚，厚度＞3mm，胆囊轮廓模糊不清，增强扫描胆囊壁明显强化，持续时间较长；②胆囊密度增高：胆汁密度增高可接近肝脏实质密度，见于胆囊急性炎症、坏疽、合并胰腺炎者；③多并发胆囊结石：结石嵌顿胆囊管或胆囊颈部可引起胆囊积水；④胆囊周围积液：分布于胆囊的一侧；⑤并发坏疽穿孔：胆囊周围脂肪间隙消失，胆囊窝内形成有液平的脓肿，肝胆界面不清，有时可见积气，与周围结构（十二指肠球部、胃窦、结肠肝曲等）粘连。

（三）光谱 CT 表现

传统 CT 对于识别胆色素成分为主的结石有较大的优势，但由于胆固醇与胆汁在 120kVp 附近对 X 线的衰减类似，使传统 CT 难以区分阴性胆结石与胆汁，通常只能依据胆道扩张及胆囊增大等间接征象推断，但这并不是一个可靠征象，约 50% 的胆结石患者没有胆道扩张，从而发生漏

诊。光谱 CT 可生成单能量图像、能谱曲线、有效原子序数图、虚拟平扫图像及基物质图像，其可用于区别在常规 CT 图像中具有相似密度的组织，为疾病的定位、定性诊断提供更多有价值的信息（图 12-60 和图 12-61）。

光谱 CT 可合成不同能量的单能量图像，由于同一物质在不同能级下的衰减系数不同，单能量图像使各组织间对比度最大化，由于阴性胆结石与胆汁的能量依赖衰减曲线明显不同，阴性胆结石的 CT 值在较低能级水平下大部分为负值，并随着能量的增加而增加，而胆汁的 CT 值在低能级水平下大部分为正值，随着能量增加而缓慢降低。在能量谱的两端，阴性胆结石与胆汁之间的 CT 值在统计学上均有显著差异，从而更容易识别阴性胆结石与胆汁。有效原子序数图是依据物质的有效原子序数进行颜色编码的图像。有效

原子序数描述了每个像素中物质的组成，较 CT 值辨别力更高，可用来进行物质检测、鉴别及分离。如图 12-62 所示，常规 120kVp 图像中未明确显示胆结石，而有效原子序数图中明确显示胆囊体与胆囊颈部结石，阴性胆结石有效原子序数明显低于邻近胆汁。

任何一种物质的 X 线吸收系数都可以由 2 种基本物质的吸收系数确定，因此一种物质的衰减可以转换为产生相同衰减的 2 种物质的密度，从而实现物质成分和物质的分离。常用的基物质对有脂肪、水以及钙，采用脂肪和水作为基物质对可对阴性胆结石进行定性及定量分析。在脂基物质图中，由于阴性胆结石与胆汁中脂肪的含量有明显差别，阴性胆结石脂肪含量较高而呈现出高密度，胆汁中脂肪成分较少而呈现出低密度，两者差异明显且容易识别。双能量虚拟平扫

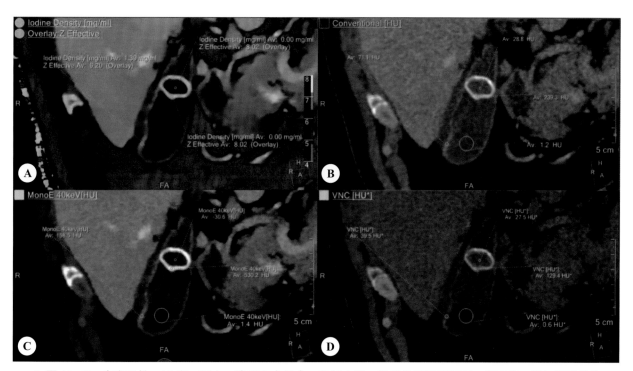

▲ 图 12-60　患者男性，39 岁，乏力、腹胀 3 个月余，加重 3 天。检查发现胆囊结石、胆囊炎，并与肝脏发生粘连，胆囊壁强化不均匀，摄碘值 1.38mg/ml，胆囊与肝脏发生粘连，结石边缘和结石中心 Zeff 值均为 8.02，胆汁在常规 CT、VNC、MonoE 40keV 为 1.2HU、0.6HU、1.4HU 与水的 CT 值接近。光谱图像对胆囊壁异常强化及粘连的显示显著优于常规图像

A. 碘密度图（iodine density）与有效原子序数图融合图（overlay Z effective）；B. 常规 CT 图像 ［conventional（HU）］；C. 单能级图像（MonoE 40keV）；D. 虚拟平扫（VNC）

利用高、低能 2 种数据识别量化 CT 图像中碘物质后，去除增强扫描图像中的碘成分，实现物质分离，以创建虚拟平扫图像，即没有对比剂的增强图像。虚拟平扫图像避免了重复扫描，减少了辐射剂量。通过比较胆固醇结石（阴性胆结石）与非胆固醇结石在虚拟平扫图像与常规平扫

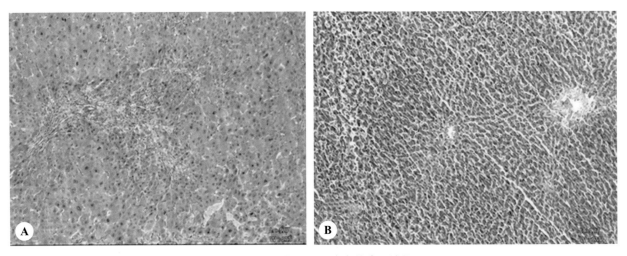

▲ 图 12-61　图 12-60 患者的病理结果

（肝）结节性肝硬化伴部分肝细胞异型增生，轻度脂肪变性。（胆囊）慢性腺性胆囊炎。镜检显示黏膜破坏，为肉芽组织或瘢痕组织所替代。囊壁有淋巴细胞浸润、纤维化

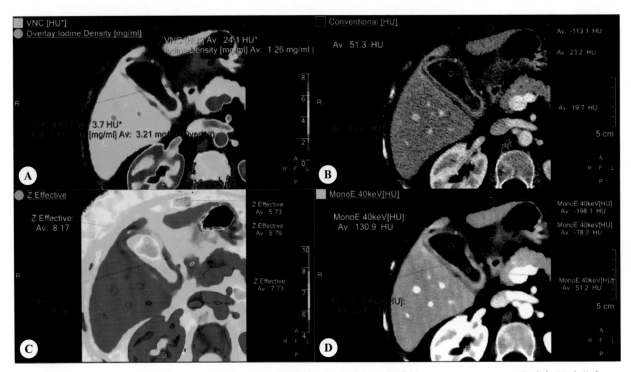

▲ 图 12-62　胆囊胆固醇结石，伴急性胆囊炎，胆囊壁强化不均匀，摄碘值 1.26～3.21mg/ml，胆囊与肝脏发生粘连，结石 Zeff 值为 5.79，与脂肪组织的 5.73 非常接近。常规 CT 图像中未明确显示胆结石，而有效原子序数图中明确显示胆囊体部结石，阴性胆结石有效原子序数明显低于邻近胆汁

A. 虚拟平扫（VNC）与碘密度图融合图（overlay iodine density）；B. 常规 CT 图像［conventional（HU）］；C. 有效原子序数图（Z effective）；D. 单能级图像（MonoE 40keV）

图像中的胆结石大小、CNR、可视度分级及有效辐射剂量等，认为虚拟平扫图像对阴性胆结石有较好的检出率，对于钙化结石及小结石的敏感度较低，虚拟平扫图像可以提高对阴性胆结石的检出率。

光谱曲线斜率及有效原子序数是表征胆系石成分的重要参数。DECT 成像可以显示不同病变和人体组织随 X 线能量水平变化而变化的 X 线衰减系数，从而产生反映不同病变和人体组织特征的能谱曲线。阴性胆结石与胆汁的光谱曲线显著不同，胆汁的斜率均为负值，而阴性胆结石的斜率均为正值，在人体正常组织中，只有脂肪的光谱曲线上每个点的斜率都为正值，据此推测该研究所纳入的阴性胆结石为胆固醇结石。在有效原子序数图中，胆囊阴性胆结石与周围胆汁的颜色差异明显，并且胆囊阴性胆结石的有效原子序数范围与脂肪的有效原子序数范围相近，可以据此推断其为胆固醇结石。

（四）诊断要点

与常规 CT 相比，光谱 CT 在阴性胆系结石的检出方面具有显著优势。双层探测器光谱 CT 具有同源、同时、同向、同步的优点，不需要依据临床需要在扫描前选择是否进行双能量模式扫描，通过双层探测器的组合数据同时获取常规 CT 图像和光谱图像，这些图像可直接用于临床诊断，40～200keV 的虚拟单能图像（VMI）或材料分解图像可以根据需要轻松、快速重建。在有效原子序数图中，胆囊阴性胆结石与周围胆汁的颜色差异明显，并且胆囊阴性胆结石的有效原子序数范围与脂肪的有效原子序数范围相近，可以据此推断其为胆固醇结石。

相较于双源双能 CT 优化了工作流程，且所获取的全系光谱图像可直接调用供回顾性分析使用。故可对偶然发现的病变进行评估，并且没有器官和扫描视野的限制。此外，光谱 CT 进一步

提高了时间分辨力，保留了数据的完整性，提高了能谱数据的准确性，诊断要点如下。

1. 胆囊或胆道系统内圆形、类圆形病变。
2. 密度均匀、边缘光滑。
3. 有效原子序数图可显示阴性结石，胆固醇结石 Zeff 值与脂肪组织接近。

二十七、胆囊癌

（一）概述

胆囊癌是起源于胆囊黏膜的恶性上皮肿瘤，占消化道恶性肿瘤的第五位，居胆道肿瘤首位，并呈上升趋势。50 岁以上的发病率为 5%～9%，50 岁以下发病率为 0.3%～0.9%，男女比例为 1∶3。胆囊底部及颈部为好发部位，组织类型 90% 为腺癌，10% 为鳞癌及未分化癌。腺癌可分为浸润型、黏液型和乳头型，其中浸润型最常见，早期常表现为胆囊壁局限性不规则增厚，晚期可使胆囊完全闭塞。乳头型肿瘤向腔内生长，形成菜花样肿物。黏液型少见，呈广泛浸润性生长。胆囊癌易扩散，常侵犯邻近组织，主要是肝左内叶及右前叶，其次是胃、十二指肠，可压迫和侵蚀这些器官，形成瘘管。胆囊癌常合并胆囊炎或胆石症。

（二）常规 CT 表现

胆囊癌常规 CT 表现分为三型，即胆囊壁增厚型、腔内型、肿块型。胆囊壁增厚型表现为胆囊壁局限性或弥漫性不规则增厚，少数均匀增厚，内壁僵硬不光滑，增强扫描后胆囊壁不均匀强化，胆囊腔缩小、变形。腔内型表现为乳头状，多发或单发突向腔内的肿块，以广基底与胆囊壁相连，基底部胆囊壁增厚，增强扫描肿块明显强化。肿块型最常见，为胆囊癌的晚期，可为前两型发展而来，表现为胆囊窝内软组织肿块，胆囊腔变窄消失，肝组织常有受侵，胆道梗阻。

（三）光谱 CT 表现

临床中容易对肿块型胆囊癌作出诊断，非肿块型胆囊癌需要与胆囊息肉进行鉴别（图 12-63）。

胆囊癌光谱 CT 主要参数表现如下。

1. 40keV 单能级图像

表现为胆囊壁局限性增厚或起源于胆囊壁的肿块，增强后显著异常强化，一般强化后 CT 值范围为 130～190HU。

2. 虚拟平扫（VNC）

表现为等密度，一般 CT 值范围为 30～48HU。

3. 碘密度图（iodine density）

表现为显著异常摄碘，一般摄碘值范围为 1.18～2.25mg/ml。

4. 有效原子序数图（Z effective）

表现为有效原子序数值异常增高，一般 Zeff 值范围为 7.88～8.82。

5. 光谱曲线（HU attenuation plot）

由于明显摄碘，能级越低 CT 值越高，肿块表现为弓背向下的曲线，发生远处转移时，转移灶与胆囊病变的光谱曲线表现为平行或重合。

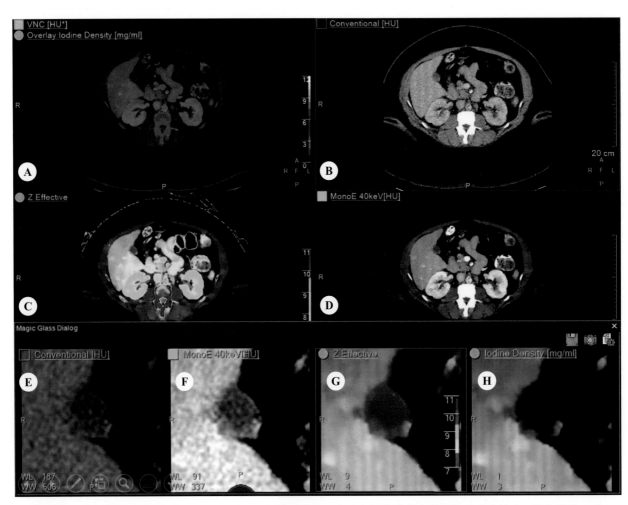

▲ 图 12-63　患者 17 岁，BMI=68，体检发现胆囊壁病变，表现为胆囊壁高密度病变，病变较小，均匀强化，病理诊断胆囊息肉

A. 虚拟平扫（VNC）与碘密度图融合图（overlay iodine density）；B. 常规 CT 图像［conventional（HU）］；C. 有效原子序数图（Z effective）；D. 单能级图像（MonoE 40keV）；E. 常规 CT 图像局部放大；F. 40keV 图像局部放大；G. 有效原子序数图局部放大，H. 碘密度图局部放大。常规 CT 图像表现为局部胆囊壁稍增厚未见明显占位效应，而光谱图像可见局限性结节灶，有明显占位效应，诊断更明确。

（四）诊断要点

光谱 CT 相较于双源双能 CT 优化了工作流程，并且所获取的胆囊癌全系光谱图像可直接调用供回顾性分析使用。故可对偶然发现的胆囊病变进行评估，并且没有器官和扫描视野的限制。光谱 CT 进一步提高了时间分辨率，保留了数据的完整性，提高了能谱数据的准确性，具体要点如下。

1. 肿块型胆囊癌的诊断不难，侵犯周围组织时需要排除其他来源。

2. 非肿块型胆囊癌需要与胆囊息肉进行鉴别。

二十八、胆管癌

（一）概述

胆管癌为左、右肝管及其以下的肝外胆管癌，不包括肝内周围型胆管细胞癌；按其发生部位分为上段胆管癌，包括左、右肝管、汇合部、肝总管的肿瘤，肿瘤位于肝门，因此也称肝门部胆管癌，占胆管癌的 50%；中段胆管癌，指肝总管和胆囊管汇合部以下至胆总管中段的肿瘤；下段胆管癌，为胆总管下段、胰腺段和十二指肠壁内段的肿瘤。发病年龄多在 50—70 岁，男女发病比例为（2~2.5）∶1。早期症状为右上腹部隐痛或胀痛，继而出现进行性黄疸；晚期出现脂肪泻、陶土样粪便等胆道梗阻表现，体查可发现上腹部包块，胆囊肿大。

胆管癌 80% 为腺癌，少数为鳞癌。肿瘤的生长方式分为结节型、浸润型和乳头型，其中浸润型最常见。结节型和乳头型肿瘤在胆管内生长，形成肿块；浸润型则引起胆管局限性狭窄。肿瘤进展则发生胆道梗阻，可合并胆管炎、胆源性肝硬化、肝脓肿、门静脉高压和门静脉周围纤维化。患者常因并发症而死亡。

（二）常规 CT 表现

上段胆管癌 70% 的病例可发现肝门软组织肿块，肝内胆管扩张，扩张的左、右肝管多不发生汇合。中段和下段胆管癌表现肝内和近段胆管扩张，扩张的胆总管突然变小或中断，该处即为肿瘤所在部位，并可见局部胆管壁增厚形成的软组织肿块，对比增强检查肿瘤明显强化。肝门部等处淋巴结肿大提示淋巴结转移。

（三）光谱 CT 表现

胆管癌较易通过临床诊断，光谱 CT 主要参数表现如下（图 12-64）。

1. 40keV 单能级图像

表现为胆管壁增厚或胆管壁的软组织肿块，增强后明显强化，一般强化后 CT 值范围为 60~100HU。

2. 虚拟平扫（VNC）

表现为等密度，一般 CT 值范围为 30~48HU。

3. 碘密度图（iodine density）

表现为显著异常摄碘，一般摄碘值范围为 1.18~2.25mg/ml。

4. 有效原子序数图（Z effective）

表现为有效原子序数值异常增高，一般 Zeff 值范围为 7.88~8.82。

（四）诊断要点

CT 光谱成像技术主要利用物质在不同能量 X 线下产生的不同吸收，在对人体各个系统的检测成像中显示出极大的技术性优势，属于一种全新视野的检测方法，且光谱 CT 的辐射剂量相对普通 CT 较少。光谱 CT 除了能够获得普通的 CT 扫描图像，还可以对疾病的功能、形态、发生、发展及预后评估，提供更加有利的数据信息。光谱 CT 可以提高对微小病灶的显示能力，特别是在上腹部病变的定性分析、筛选和识别上有技术

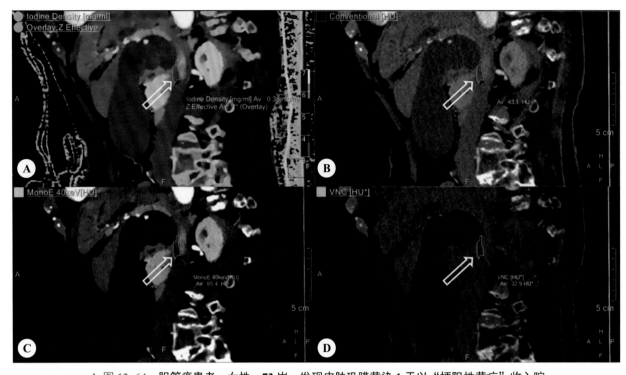

▲ 图 12-64　胆管癌患者，女性，73 岁，发现皮肤巩膜黄染 1 天以"梗阻性黄疸"收入院

A. 碘密度图（iodine density）与有效原子序数融合图（overlay Z effective）;B. 常规 CT 图像［conventional（HU）］;
C. 单能级图像（MonoE 40keV）；D. 虚拟平扫（VNC）。光谱多参数发现胆总管软组织占位性病变（箭），管腔闭塞，病变呈渐进性持续强化，相同位置，常规 CT 图像病变显示不清

性优势，胆管癌诊断要点如下。

1. 碘密度图能够定量分析异常增厚并强化的胆管壁与正常胆管壁的摄碘值。

2. 有效原子序数图等光谱图像能够更清晰地显示病变胆管。

二十九、胰腺炎

（一）概述

急性胰腺炎为常见急腹症之一，是由于各种原因导致胰液从胰管壁及胰腺泡壁渗出，产生对胰腺本身组织和周围组织进行自身消化的化学性炎症。病理基础为胰酶对胰腺的自我消化和对其周围组织的消化过程。各种原因激活胰腺内的胰蛋白酶原，对胰腺自身消化，出现组织坏死溶解。其中弹力硬蛋白酶被胰蛋白酶激活后溶解胰腺及周围的弹力组织。磷脂酸酶 A 被胰蛋白酶激活作用于细胞膜和线粒体膜，破坏胰腺细胞膜，导致细胞坏死。早期间质充血水肿，导致胰腺轻度肿胀。随病情进展，出现胰腺局灶性或弥漫性出血、坏死。胰腺内、肠系膜、网膜及后腹膜脂肪不同程度坏死及液体积聚。随炎症被控制，胰腺内、外积液可被纤维包裹形成假性囊肿，多在 4～6 周形成。胰腺内假性囊肿多在体、尾部；胰腺外假性囊肿多分布在胰周、小网膜囊、左肾前间隙的后腹膜区域。严重的坏死性胰腺炎可并发蜂窝织炎和胰腺脓肿。

主要病因有胆源性病变、酗酒和暴饮暴食、感染，十二指肠梗阻及药物性和代谢性等其他病因。腹痛为最早出现的症状，急性水肿型胰腺炎主要症状为突发上腹痛，疼痛可向背部、肋部放射，还有恶心、呕吐、发热，少部分有黄疸，极少数可不出现腹痛。急性出血坏死型胰腺炎的症状除上述外，因胰腺有出血、坏死和自溶，患者可出现休克、高烧、黄疸、腹胀以至肠麻痹、腹膜刺激征及皮下出现淤血斑等，该型并发症多、死亡率高。

血淀粉酶升高，胰腺炎（轻型）发作后6～12h即开始升高，24h达到高峰，48～72h逐渐下降。血清淀粉酶升高往往是非特异性的，临床常见的另一些急腹症，淀粉酶亦可升高，如胆囊炎、胆石症、胆道梗阻、肠梗阻、溃疡病穿孔、肠系膜血栓形成以及使用吗啡后。因此，对淀粉酶的升高必须结合临床进行判断，决不可因单纯淀粉酶升高而诊断为胰腺炎。

慢性胰腺炎是指由各种不同因素造成的胰腺局部或弥漫性炎症。这种炎症呈进行性发展，胰腺的组织结构受到破坏，常有不同程度的腺泡萎缩或胰管变形，有部分或广泛的纤维化、钙化及假性囊肿形成，胰腺内外分泌功能呈进行性减退。分型分为慢性钙化性胰腺炎和慢性梗阻性胰腺炎。由酒精所致且合并明显胰腺钙化者归类为慢性钙化性胰腺炎；无酗酒史或合并胆石症者归类为慢性梗阻性胰腺炎。国外多为酒精性慢性钙化性胰腺炎，疼痛为主要症状，胰腺形态学异常包括胰腺萎缩、实质钙化及胰管结石等特征性改变。国内慢性胰腺炎多数为胆道系统结石所致，部分为急性胰腺炎发展而来。临床表现多不典型，少有胰腺广泛钙化、胰管结石等特征性表现，黄疸为主要症状，或仅表现为上腹部不适或血淀粉酶轻度升高，疼痛及内外分泌功能不全少见。慢性胰腺炎可累及整个胰腺，也可局限在胰头。累及整个胰腺的慢性胰腺炎影像学上表现为胰腺萎缩，胰腺实质内可见斑点状钙化，在CT上呈现明显高密度而易诊断，但在MR上钙化显示不如CT敏感，在T_1WI和T_2WI上均呈现低信号。多数情况下慢性胰腺炎者合并有胰管的不同程度扩张，表现为跳跃状或串珠状而非全程进行性扩张，这种影像表现特点有利于与胰头恶性肿瘤所致的导管扩张相鉴别。

（二）常规 CT 表现

轻型急性胰腺炎的 CT 主要表现为胰腺局部或弥漫性增大，边缘局部欠清楚，平扫时胰腺密度均匀或不均匀。胰腺周围脂肪间隙模糊，胰腺周围少量积液，肾前筋膜增厚。

急性坏死性胰腺炎 CT 表现为：①胰腺体积改变：弥漫性或局限于体尾部的体积增大；②胰腺密度改变：胰腺实质内密度明显不均匀减低，可见灶性或大片状更低密度区，CT 值<30HU，边界清楚或欠清楚；③胰周积液：急性积液通常发生于急性胰腺炎早期，发生率为30%～50%，胰腺内和胰腺周围出现不同程度的液体聚积，表现为水样低密度，可累及小网膜囊、左侧肾区和左侧结肠旁沟、右侧肾区和右侧结肠旁沟、肠系膜血管根部，甚至经膈肌脚之间进入纵隔和胸腔；④假性囊肿：胰液为非上皮性囊壁包裹，可发生于急性胰腺炎、胰腺外伤或慢性胰腺炎。假性囊肿为急性积液的后期表现，常出现在发病后的4周或4周后，CT 表现为胰腺内外水样低密度影，呈类圆形，囊壁厚薄不一但较均匀；⑤蜂窝织炎：通常累及胰腺、胰腺周围脂肪及其相邻脏器，其 CT 密度较单纯液体高，而且密度不均匀。当急性胰腺炎继发感染时，CT 扫描可出现特征性表现，即胰腺和胰腺周围出现肠腔外坏死灶内有气泡征，气泡的形状小而不规则。这些小气泡的出现强烈提示胰腺或胰腺周围脂肪组织内的蜂窝织炎或脓肿；⑥胰腺脓肿形成：是指发生于胰腺内和胰腺周围腹腔内的包裹性积脓，多数是由局灶性坏死液化并继发感染而形成，脓肿壁在增强扫描后可出现环形强化，对诊断有帮助，当脓腔内出现小气泡时则更进一步提示为脓肿；⑦其他相邻器官及并发症表现包括肝脏密度异常（肝脏灌注异常）：由于急性胰腺炎引起的肝脏内血流重新分配，应注意与肝内其他原发性病变相鉴别；脾脏密度减低：可见于脾脏梗死、包膜下积液、脾脏脓肿形

成等并发症；肾前筋膜增厚；胃后壁增厚及边缘模糊、毛糙；胰腺周围血管的假性动脉瘤形成和静脉内血栓形成等并发症；肠麻痹；胸腔积液。

慢性胰腺炎 CT 表现为胰腺体积可正常、缩小（可局灶性，亦可整个胰腺）、增大。胰管可扩张、不规则、粗细不均，呈串珠状；胰管结石和胰腺实质钙化；部分病例可见假性囊肿形成，在 CT 上表现为水样低密度，囊壁光滑完整，无分隔。慢性钙化和慢性梗阻均可导致胰头炎性包块，称为肿块型胰腺炎，前者可合并有胰腺钙化或胰管结石，其疼痛程度高于其他形式的慢性胰腺炎患者，对内外分泌功能影响较小，是慢性胰腺炎的早期病变形式。胰头肿块型胰腺炎在临床和影像表现上很难与胰头癌相鉴别。

（三）光谱 CT 表现

1. 急性胰腺炎

有研究指出基于光谱 CT 的碘密度值显示炎症胰腺实质低于正常胰腺实质，碘浓度≤2.1mg/ml 可优化急性胰腺炎的诊断，有助于早期诊断胰腺炎。同时，光谱 CT 的低单能图像能提供更好的组织评估和炎症胰腺实质的分界（图 12-65），并提供对实质坏死程度的改进表征，低能图像能够发现更多的小、低衰减炎症病灶，实现更准确的胰腺炎严重程度的评级（图 12-65 至图 12-71）。

2. 肿块性胰腺炎与胰腺癌的鉴别诊断

光谱 CT 增强在动脉期、门静脉期单能量下测量的胰腺癌平均 CT 值均显著小于肿块型胰腺炎，即胰腺癌的血流灌注明显低于肿块型胰腺炎，利用肿块型胰腺炎与胰腺癌的碘浓度差异可进行鉴别诊断。另外，肿块型胰腺炎的能谱曲线高于胰腺癌。胰腺癌一般是乏血供肿瘤，主要由肿瘤细胞和纤维组织构成，并常见坏死，增强扫描后一般不强化或者轻度强化；而肿块性胰腺炎主要由肉芽组织和纤维结缔组织构成，局部呈充血、水肿状态，导致血流量相对增加，增强扫描

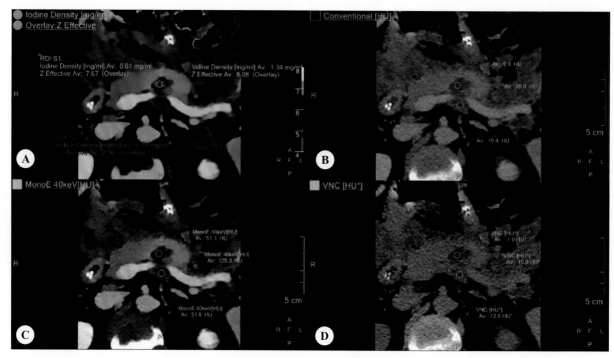

▲ 图 12-65　患者男性，39 岁，间断上腹痛 1 个月，尿淀粉酶为 413U/L，诊断为急性坏死性胰腺炎

A. 碘密度图（iodine density）与有效原子序数图融合图（overlay Z effective）；B. 常规 CT 图像［conventional（HU）］；C. 单能级图像（MonoE 40keV）；D. 虚拟平扫（virtual non-contrast，VNC）。光谱 CT 检查发现胰腺体部不同程度坏死，三处坏死组织的摄碘值分别为 0.46mg/ml、0.61mg/ml、1.34mg/ml。可以定量评估胰腺炎程度

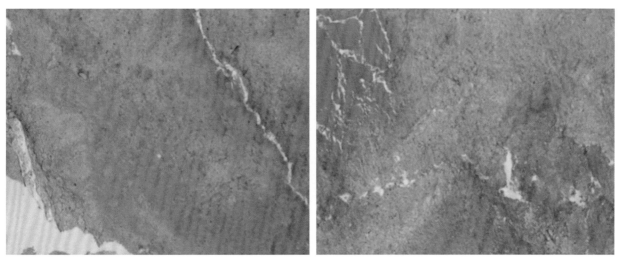

▲ 图 12-66　图 12-65 患者的病理结果（腹膜后坏死组织）

符合急性出血坏死性胰腺炎。坏死组织及少量炎性渗出物，局灶钙盐沉积

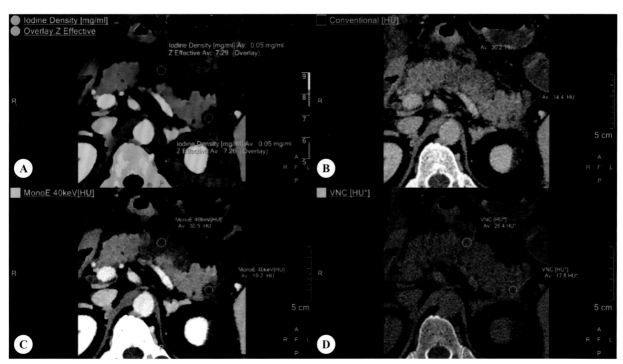

▲ 图 12-67　男性，43 岁，腹痛 2 天，加重 1 天，尿淀粉酶为 2277U/L，诊断为急性坏疽性胰腺炎

A. 碘密度图（iodine density）与有效原子序数图融合图（overlay Z effective）；B. 常规 CT 图像［conventional（HU）］；C. 单能级图像（MonoE 40keV）；D. 虚拟平扫（virtual non-contrast，VNC）。光谱 CT 检查发现胰腺体尾部部分组织发生完全坏死，摄碘值几乎为 0，清晰显示病灶坏死范围并明确胰腺炎严重程度

后动脉期轻度强化，并且随着时间的延长呈延迟强化的特点。肿块性胰腺炎和胰腺癌病灶内不同的物质成分和两者血流灌注的差异，均可能导致两者在不同单能量下平均 CT 值、能谱曲线及碘浓度存在差异，因此可以利用这种差异鉴别肿块型胰腺炎和胰腺癌。

3. 胰腺假性囊肿的光谱 CT 特征

胰腺假性囊肿增强后能谱曲线整体略有上

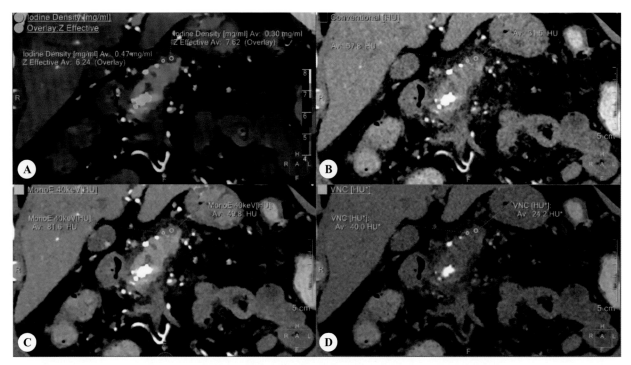

▲ 图 12-68　女性，42 岁，间断上腹疼痛 2 周，诊断为慢性坏死性胰腺炎

A. 碘密度图（iodine density）与有效原子序数图融合图（overlay Z effective）；B. 常规 CT 图像［conventional（HU）］；C. 单能级图像（MonoE 40keV）；D. 虚拟平扫图像（virtual non-contrast，VNC）。光谱 CT 检查发现胰腺体部不同程度坏死，碘密度值显示炎症胰腺实质低于正常胰腺实质，两处坏死组织的摄碘值分别为 0.30mg/ml、47mg/ml，帮助诊断坏死程度

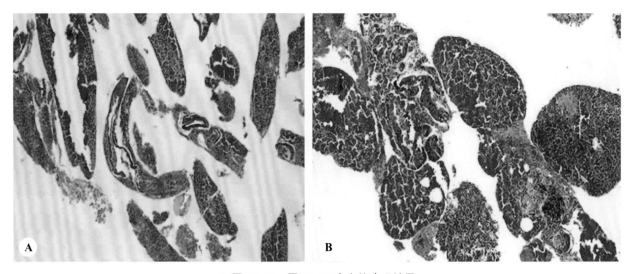

▲ 图 12-69　图 12-68 患者的病理结果

（胰腺）出血坏死及炎性渗出物，另见少量破碎的腺上皮，部分腺上皮轻度不典型增生，免疫组化结果：CKL（腺上皮 +），Ki-67（15%），p53（-），CEA（腔缘 +），诊断为慢性出血坏死性胰腺炎

升，但斜率没有明显改变，定量分析参数有效原子序数、基物质对碘（水）浓度增强前后没有明显变化，可以加强对胰腺假性囊肿的诊断（图 12-70 和图 12-71）。

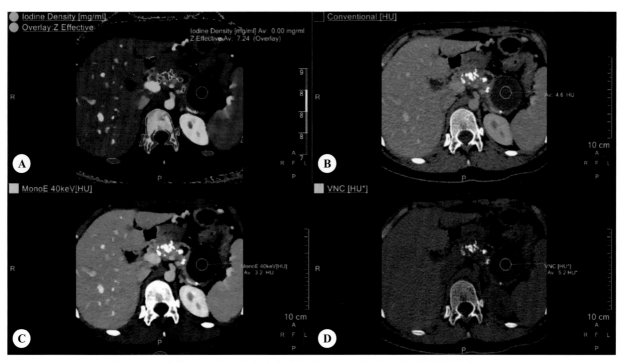

▲ 图 12-70　女性，18 岁，中上腹疼痛不适 20 天，加重 2 天，尿淀粉酶为 754U/L

A. 碘密度图（iodine density）与有效原子序数图融合图（overlay Z effective）；B. 常规 CT 图像［conventional（HU）］；C. 单能级图像（MonoE 40keV）；D. 虚拟平扫（virtual non-contrast，VNC）。光谱 CT 发现胰管多发结石，胰尾部囊性灶，囊液完全不摄碘，有效原子序数值为 7.24（与水的标定值相同），明确假性囊肿的诊断

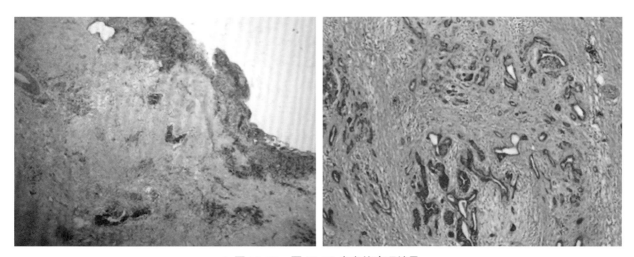

▲ 图 12-71　图 12-70 患者的病理结果

（胰腺）形态学及免疫组化结果支持慢性炎伴假性囊肿形成，腺泡及导管上皮不典型增生。胰腺腺泡破坏，残留腺泡及导管上皮不典型增生，间质纤维结缔组织增生，慢性炎细胞浸润，局部囊肿形成，囊壁内衬单层扁平上皮，囊壁内大量淋巴细胞、浆细胞浸润。免疫组化结果：CK19（囊壁被覆上皮 +，小导管 +），AACT（残存胰腺腺泡弱 +），AAT（残存胰腺腺泡 +），Ki-67（10%），p53（-），CEA（部分导管腔缘 +）

（四）诊断要点

光谱 CT 的碘密度值可以区分炎症胰腺实质与正常胰腺实质，有助于早期诊断胰腺炎。同时，光谱 CT 的低单能图像能提供更好的组织评估和炎症胰腺实质的分界，发现更多的小、低衰减炎症病灶，实现更准确的胰腺炎严重程度的评级。同时有助于肿块性胰腺炎与胰腺癌的鉴别诊断以及胰腺假性囊肿的诊断，诊断要点如下。

1. 胰腺肿胀、密度减低，胰腺周围多发渗出、积液。

2. 慢性期可形成钙化及假性囊肿。

3. 光谱 CT 碘密度值显示炎症组织低于正常胰腺组织，碘浓度 ≤ 2.1mg/ml，可优化急性胰腺炎的诊断。

4. 低能图像能够发现更多的小、低衰减炎症病灶。

5. 肿块性胰腺炎与胰腺癌在不同单能量下对平均 CT 值、能谱曲线，以及碘浓度存在差异。

6. 胰腺假性囊肿的有效原子序数、基物质对碘（水）浓度增强前后没有明显变化。

三十、胰腺癌

（一）概述

胰腺癌是发达国家癌症死亡的主要原因之一，是全世界较为致命的恶性肿瘤之一。根据美国癌症协会最新的数据，胰腺癌导致的死亡数排名第 4 位。在英国，胰腺癌导致的死亡在男性和女性中分别占癌症相关死亡人数的 5.6% 和 5.3%，均位于第 5 位。而在中国，虽然胰腺癌导致的相关死亡并没有排进前 5 位，但其导致的死亡在癌症相关死亡中占比在过去 10 年中增加了 9%，并且随着中国居民生活方式和饮食习惯的改变及人口老龄化的加速，这一比例急剧增加。

胰腺癌的已知危险因素包括吸烟、高体重指数和缺乏体育锻炼、糖尿病和慢性胰腺炎。此外，还有许多与胰腺癌相关的遗传性癌症综合征，包括家族性非典型多发性痣黑色素瘤综合征（FAMMM）、Peutz-Jeghers 综合征、遗传性胰腺炎、遗传性非息肉病结直肠癌（林奇综合征）和家族性胰腺癌。

胰腺导管腺癌是胰腺癌最常见的病理类型，约占胰腺癌的 90% 左右，其恶性程度高、预后差，患者 5 年生存率 <5%。其临床表现包括体重减轻、黄疸、疼痛、消化不良和恶心。然而，许多患者早期常常没有症状，发病相对隐匿，发现时多已处于晚期，存在血管侵犯或远处转移，仅有 10%～20% 的胰腺导管腺癌（pancreatic ductal adenocarcinoma，PDAC）患者可进行手术治疗。

胰腺癌多数发生在胰头，占 70%～80%，体、尾部占 20%～30%，累及全胰腺者少数。肿瘤多向胰腺表面隆起，形成硬实结节或粗大结节、灰白色，界限往往不清，大小不等，体积小的腺癌可埋于胰实质内，但其周围的胰腺组织往往陷于硬化，有时胰腺可变形。胰腺癌有时与慢性胰腺炎很难鉴别，以至将慢性胰腺炎误为胰腺癌而行根治术。胰头癌常侵及十二指肠壁，与壶腹部的正常关系模糊不清，但十二指肠黏膜一般尚正常。癌肿的切面呈灰白色、质硬，少数呈胶冻状、乳头状或囊状，较软，若有出血坏死则亦可变软。目前，没有可靠的胰腺癌诊断生物标志物。临床已经评估了许多潜在的肿瘤标志物，但最广泛研究用于诊断胰腺癌的是糖类抗原 19-9（carbohydrate antigen199，CA19-9）。然而，CA 19-9 在许多胰腺和肝胆疾病，以及其他恶性肿瘤中也表达。在胆道感染、炎症或梗阻的情况下可能存在假阳性。由于这些原因，它作为一种筛查工具表现不佳，阳性预测值较低。然而，CA 19-9 确实具有作为预后标志物和监测切除后复发的作用。它在有症状的患者中表现更好，在

这种情况下诊断胰腺癌的敏感性和特异性分别为
79%～81% 和 82%～90%。

多排探测器计算机断层扫描（multi detector
computed tomography，MDCT）是诊断胰腺癌的
最广泛使用和最有效的工具。MDCT 采用可重复
的多平面成像，在肿瘤和背景胰腺实质之间提供
良好的空间分辨率和衰减，具有广泛的解剖覆盖
范围，从而允许在各个层面对局部和远处病灶进
行全面检查。

（二）常规 CT 表现

胰腺癌 CT 检查的目的在于发现病变及手术
前可切除性评估。CT 诊断胰腺癌的基础是依靠
胰腺形态的异常和病灶密度的改变，而后者更为
重要，尤其是小胰腺癌的诊断，密度改变是早期
诊断的主要依据。MDCT 一次屏气就可以对胰
腺进行一次完整的扫描，既避免了呼吸或运动伪
影对病变造成的影响又保持了层面的连续性，为
分辨胰腺的细微结构及小病灶提供了高质量的图
像，同时利用后处理技术还可以观察多平面重建
及血管的三维成像。更为重要的是可行动脉期、
胰腺期及门静脉期多期扫描，清楚地显示肿瘤、
胰腺组织和胰周血管的增强前后的变化和特征，
这样就为胰腺癌的发现和术前可切除性评估提供
了依据。

胰腺癌通常表现为胰腺实质性肿瘤，伴或不
伴胰腺轮廓改变（圆形/分叶、边界不光整，与
正常胰腺分界不清），平扫呈等/略低密度，肿瘤
大时部分液化坏死，具有硬化纤维化特性，少血
供肿瘤，增强早期不强化或强化不明显，呈相对
低密度，延迟有缓慢的强化。

胰腺癌的特殊生物学行为及生长方式决定了
它的 CT 表现，由于胰腺癌的组织学特点是乏血
供性，所以在大部分发现肿块的胰腺癌增强扫描
时，表现为无明显强化及明显低于正常胰腺组织
的肿瘤。然而，并不是所有的胰腺癌都表现为肿

块型。一些小胰腺癌有时平扫并不能明显显示出
来，可以通过一些间接征象结合 MDCT 增强扫
描及薄层重建发现早期胰腺癌。这些间接征象包
括：①胰腺管扩张：出现胰管扩张时要高度怀疑
胰管内肿瘤的产生，以 MDCT 薄层增强扫描进
一步确诊；②双管征：大部分胰头癌早期压迫胆
总管而引起梗阻性黄疸，但在胰腺轮廓上未见明
显增大，而在 MDCT 扫描时可发现"双管征"，
即胰管和胆总管同时扩张，因此在发现"双管
征"时需要进行 MDCT 薄层增强扫描，可以早
期发现小胰头癌；③胰腺体积的轻度改变及胰周
情况：由于大部分胰腺癌发生于胰头，所以胰头
部或钩突部的轻微突起、不规则、分叶结构的不
清晰，以及胰腺与邻近血管间隙的改变，分界模
糊、胰周脂肪间隙的模糊等，如图 12-72 所示，
都提示胰腺癌的可能，而进行 MDCT 增强扫描
及薄层重建可以早期发现小胰腺癌的存在；④继
发性囊肿：又称潴留性囊肿，是由于早期癌细胞
破坏胰管，致使胰管阻塞而引起的胰液外溢造成
的，大多位于肿瘤远端的胰腺组织内。它在 CT
表现上与胰腺假性囊肿极其相似，所以要引起高
度重视。

（三）光谱 CT 表现

胰腺癌的光谱 CT 和病理表现具体如下
（图 12-73 和图 12-74）。

1. 提高诊断准确性

光谱 CT 能够生成的 40～200keV 共 161 个
单能量图像，其中 40keV 为最佳 keV 的单能量图
像，可获得最佳对比噪声比，即在这个能量水平
病灶与实质脏器之间的衰减差异达到最大，噪声
值降到最低，更有利于病灶的显示。

由于胰腺是富血供器官，低千伏 CT 扫描碘
的信号强度是高千伏条件下的 2 倍，在单能量图
像上，富血供和乏血供病变与正常胰腺的对比更
加明显，能够提高胰腺实质与肿瘤的 CT 差值及

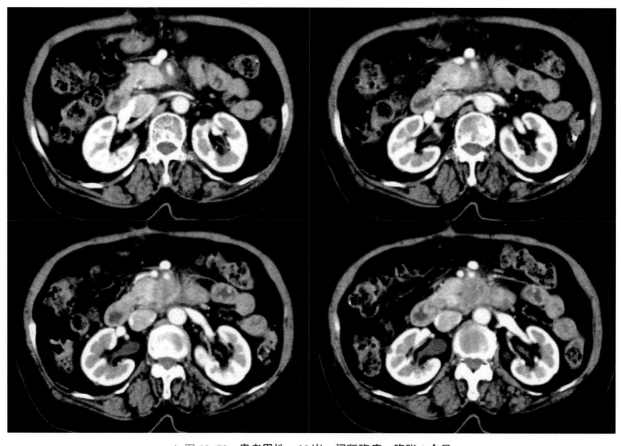

▲ 图 12-72　患者男性，66 岁，间断腹痛、腹胀 1 个月

CT 增强动脉期，可见胰头部乏血供肿物，增强肿物密度低于邻近胰腺实质，呈不均匀强化，病理证实为胰头癌

胰周血管强化效果，能够明显的提高病变的检出率。碘图图像噪声低且图像对比度高，是能够提供胰腺实质—肿瘤对比噪声比最大的序列。另外，碘图能够消除胰腺实质与病灶间平扫 CT 值的差异，仅仅提供强化差异，胰腺癌灶在碘图上的 CT 值仅为 20HU，肿瘤实质对比度高，病灶边缘清晰，有利于发现小胰腺癌病灶或与胰腺实质强化差异较小的癌灶。

2. 优化胰腺周围血管成像质量

胰腺癌不同程度地累及胰腺周围血管，临床需了解肿瘤与邻近血管的关系和腹膜后淋巴结转移情况，以判断胰腺癌的可切除性。光谱 CT 单能量图像对比度高，有利于血管的显示。

同时，勾画胰腺癌与邻近脏器、胰腺癌与邻近血管的 ROI，分析光谱曲线斜率差异可以判断

脏器及血管是否受累。

3. 鉴别诊断

肿块型胰腺炎与胰腺癌的能谱曲线、碘浓度存在差异，且 40～70keV 时差异更明显，动脉期和门静脉期胰腺癌碘浓度低于肿块型胰腺炎，因此光谱曲线及碘浓度有助于鉴别胰腺癌和肿块型胰腺炎。

（四）诊断要点

光谱 CT 生成的单能量图像，可获得最佳对比噪声比，碘图能够消除胰腺实质与病灶间平扫 CT 值的差异，从而更有利于胰腺癌病灶的显示，对小病灶的检出亦有优势。同时，能谱曲线、碘浓度可以提供关于病灶的更多信息，有助于胰腺癌的鉴别诊断，具体诊断要点如下。

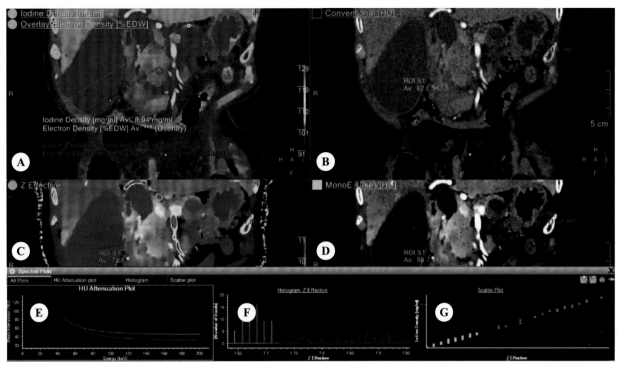

▲ 图 12-73　**女性 77 岁，间断上腹疼痛不适 1 个月**

A. 碘密度图（iodine density）与电子密度图融合图（Overlay Electron Density）；B. 常规 CT 图像［conventional（HU）］；C. 有效原子序数图（Z effective）；D. 单能级图像（MonoE 40keV）；E. 光谱曲线（HU Attenuation Plot）；F. 光谱直方图（histogram Z effective）；G. 光谱散点图（Scatter plot）。CT 检查发现胰头部肿大（S1），与远端正常胰腺（S2）的常规 CT 值分别 62HU 和 51HU，肿块型胰腺炎待排，光谱分析示 S1 摄碘值（0.84mg/ml）低于 S2，且两者光谱曲线及散点图、直方图表现不同（排除肿块型胰腺炎），提示 S1 为乏血供肿瘤，诊断为胰腺癌。同时比较普通增强 CT，单能量 CT 能够更加清晰地显示病灶范围与周围血管受侵情况，提供更加精准的诊断与评估

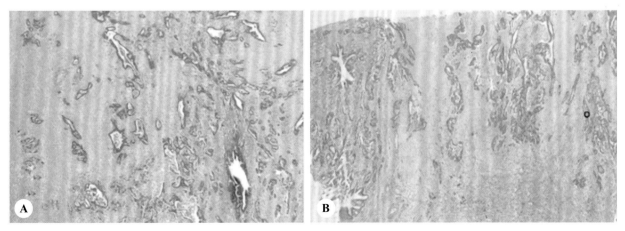

▲ 图 12-74　**图 12-73 患者的病理结果**

（胰腺）中至低分化腺癌，侵及周围脂肪组织，可见神经侵犯。胆管切缘、胃切缘、胰腺切缘、十二指肠切缘、胃、大小网膜均未见癌组织。腺上皮异型增生，呈不规则腺管状、条索状排列，浸润性生长，侵及周围脂肪组织。免疫组化为组织块 A2（胰腺肿物）：CK7（2+），CK20（-），Villin（2+），CEA（2+），Ki-67（40%），p53（+），CKL（腺上皮细胞 2+），CD56（-），Syn（灶性 +），CD31（血管内未见癌栓），D2-40（淋巴管内未见癌栓）。组织块 R1（肝活检）：CK7（胆管 +），GPC-3（-），Ki-67（< 5%），CD38（灶性 +）。普鲁士蓝（-），masson（纤维组织 2+），网染（网状纤维 +）

1. 胰腺癌相对正常胰腺组织为乏血供，在单能量图像上，富血供和乏血供病变与正常胰腺的对比更加明显，能够明显地提高胰腺癌的检出率。

2. 肿块型胰腺炎与胰腺癌的能谱曲线、碘浓度存在差异。

3. 清晰显示周围血管。

4. 光谱曲线斜率差异可以判断脏器及血管是否受累。

三十一、胰腺转移瘤

（一）概述

胰腺转移瘤的发生率很低，常见原发肿瘤包括肺癌、乳癌、肾癌、恶性黑色素瘤、胃肠道来源的恶性肿瘤和前列腺癌。骨肉瘤等骨恶性肿瘤较少转移至胰腺，转移途径可为淋巴转移、血行转移、直接侵犯和种植播散。胰腺转移瘤不像胰腺癌那样多发生在胰头，它可发生于胰腺任何部位，且差别不大。

临床表现无特异性，与原发性胰腺肿瘤表现相似，包括腹痛、背痛、体重下降、恶心、黑便、黄疸等。大多患者无明确症状，仅定期随访时发现。累及胰管上皮时可出现类似胰腺癌的表现，或急性胰腺炎（临床较少见）。

（二）常规 CT 表现

胰腺转移瘤多表现为边界不清晰的低密度肿块，对于单发的转移瘤，平扫很难与胰腺原发肿瘤相鉴别，增强有助于观察病变特征，尤其增强动脉晚期能提供胰腺实质和病变最大的信息。强化特点包括：①强化程度不一，可明显强化，轻度或中度强化，主要与原发肿瘤类型及血供有关；②强化一般不均匀，以环形强化多见，可类似肝脏转移瘤的"牛眼征"；少数呈不规则强化，极少数可呈较均匀一致强化；③增强后边界清

楚，胰周血管受累较少见。

（三）光谱 CT 表现

胰腺转移瘤的光谱 CT 主要参数表现如下（图 12-75）。

1. 40keV 单能级图像

表现为胰腺内单发或多发结节状或斑片状异常强化灶，边缘不光整，一般强化后 CT 值范围为 112～225HU。

2. 碘密度图（iodine density）

表现为灌注异常增高，显著高于正常胰腺组织，一般摄碘值范围为 1.05～1.55mg/ml。

3. 有效原子序数图（Z effective）

表现为有效原子序数图异常染色，有效原子序数值异常增高，显著高于正常胰腺组织。

（四）诊断要点

光谱 CT 低能级图像能够提高胰腺病灶的可视性，包括各类转移瘤，准确勾画病灶边界，有助于小病灶的检出，碘密度图及有效原子序数图显示胰腺转移瘤病灶与正常胰腺的组织特征不同，具体如下。

1. 与胰腺癌不同，一般为富血供，较少侵犯周围血管。

2. 可多发，无双管征表现，边界常较清晰。

3. 碘密度图及有效原子序数图显示灌注及有效原子序数值异常增高。

三十二、副脾

（一）概述

副脾是指存在于正常的脾脏以外，与脾脏结构相似、功能相同的一种先天性异位脾组织。可能是由于背侧胃系膜内胚胎脾芽的某部分融合失败所致，多呈球形或椭圆形，可与正常的脾脏完全分离，或有结缔组织相连，具有单独的动静

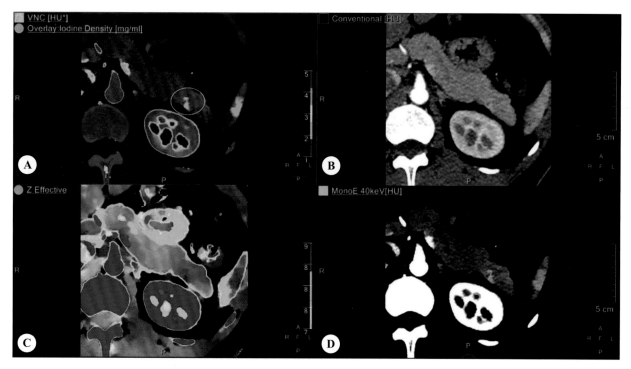

▲ 图 12-75　男性，49 岁，间断上腹部不适 2 个月

A. 虚拟平扫图像（virtual non-contrast，VNC）与碘密度融合图（overlay iodine density）；B. 常规 CT 图像 ［conventional（HU）］；C. 有效原子序数图（Z effective）；D. 单能级图像（MonoE 40keV）。CT 检查胰腺多发异常强化病变，常规 CT 显示病变欠佳，光谱 CT 碘密度与虚拟平扫融合图显示病变灌注升高，有效原子序数图病变处值异常升高，低能级图像清楚显示病变位置与强化，从而明确诊断与病变的位置、形态

脉。临床以单个多见，也可以多达数个。副脾大多数位于脾蒂或胰尾部，少数位于脾胃、脾结肠韧带内，也可见于大网膜、输尿管、卵巢及盆腔内，甚至胰腺、腹膜后、阴囊等部位都可出现。

副脾一般无临床表现，大多在体检或其他病变检查时偶然发现。当出现以下情况时会表现相应的临床症状，即当副脾较大时出现压迫症状及牵拉胃肠道症状，副脾脾蒂扭转、坏死、梗死或外伤出血，可出现相应的临床症状。

（二）常规 CT 表现

副脾的 CT 特征与主脾相似，主要表现为平扫呈大小不等的软组织结节，类圆形、边缘光滑锐利，直径为几毫米至十余厘米，CT 值平均＞

40HU，增强后显著均匀强化，增强后 CT 值较强化前提高约 50HU 单位，其增强前后 CT 值及增强的方式与主脾相似。

（三）光谱 CT 表现

光谱 CT 可提供更多的参数及图像信息，包括同源性分析，以明确诊断。

副脾的光谱 CT 主要参数表现具体如下。

1. 40keV 单能级图像

表现与脾脏 CT 值相接近。

2. 碘密度图（iodine density）

表现与脾脏灌注水平一致。

3. 光谱曲线

表现与脾脏的光谱曲线完全平行或几乎重合。

（四）诊断要点

光谱 CT 能够提供副脾的更多诊断信息，明确副脾的诊断，诊断要点如下。

1. 单能级图像表现与脾脏 CT 值相接近。

2. 增强可见动脉期斑马纹样强化，与脾脏强化相似。

3. 碘密度图提供灌注信息。

4. 光谱 CT 光谱曲线斜率、散点图、直方图与脾脏完全相同。

参考文献

[1] Bray F, Ferlay J, Soerjomataram I, et al. Global cancer statistics 2018: GLOBOCAN estimates of incidence and mortality worldwide for 36 cancers in 185 countries [J]. CA Cancer J Clin, 2018, 68(6):394-424.

[2] Short MW, Burgers KG, Fry VT. Esophageal Cancer [J]. Am Fam Physician, 2017, 95(1):22-28.

[3] Shapiro J, van Lanschot JJB, Hulshof MCCM, et al. Neoadjuvant chemoradiotherapy plus surgery versus surgery alone for oesophageal or junctional cancer (CROSS): long-term results of a randomised controlled trial [J]. Lancet Oncol, 2015, 16(9):1090-1098.

[4] Bartella I, Brinkmann S, Fuchs H, et al. Two-stage hybrid Ivor-Lewis esophagectomy as surgical strategy to reduce postoperative morbidity for high-risk patients [J]. Surg Endosc, 2021, 35(3):1182-1189.

[5] Zopfs D, Laukamp KR, Pinto Dos Santos D, et al. Low-keV virtual monoenergetic imaging reconstructions of excretory phase spectral dual-energy CT in patients with urothelial carcinoma: A feasibility study [J]. Eur J Radiol, 2019, 116:135-143.

[6] Albrecht MH, Vogl TJ, Martin SS, et al. Review of Clinical Applications for Virtual Monoenergetic Dual-Energy CT [J]. Radiology, 2019, 293(2):260-271.

[7] D'Angelo T, Cicero G, Mazziotti S, et al. Dual energy computed tomography virtual monoenergetic imaging: technique and clinical applications [J]. Br J Radiol, 2019, (1098):20180546.

[8] Große Hokamp N, Höink AJ, Doerner J, et al. Assessment of arterially hyper-enhancing liver lesions using virtual monoenergetic images from spectral detector CT: phantom and patient experience [J]. Abdom Radiol (NY). 2018, 43(8):2066-2074.

[9] Uhrig M, Simons D, Bonekamp D, et al. Improved detection of melanoma metastases by iodine maps from dual energy CT [J]. Eur J Radiol, 2017, 90:27-33.

[10] Mileto A, Marin D, Alfaro-Cordoba M, et al. Iodine quantification to distinguish clear cell from papillary renal cell carcinoma at dual-energy multidetector CT: a multireader diagnostic performance study [J]. Radiology, 2014, 273(3):813-820.

[11] Skornitzke S, Fritz F, Mayer P, et al. Dual-energy CT iodine maps as an alternative quantitative imaging biomarker to abdominal CT perfusion: determination of appropriate trigger delays for acquisition using bolus tracking [J]. Br J Radiol. 2018, 91(1085):20170351.

[12] Ge X, Yu J, Wang Z, et al. Comparative study of dual energy CT iodine imaging and standardized concentrations before and after chemoradiotherapy for esophageal cancer [J]. BMC Cancer. 2018, 18(1):1120.

[13] Kim YD. Management of acute variceal bleeding [J]. Clin Endosc. 2014, 47(4):308-314.

[14] de Franchis R, Baveno V Faculty. Revising consensus in portal hypertension: report of the Baveno V consensus workshop on methodology of diagnosis and therapy in portal hypertension [J]. J Hepatol, 2010, 53(4):762-768.

[15] Garcia-Tsao G, Sanyal AJ, Grace ND, et al. Prevention and management of gastroesophageal varices and variceal hemorrhage in cirrhosis [J]. Hepatology, 2007, 46(3):922-938.

[16] Kim Y J, Raman S S, Yu N C, et al. Esophageal varices in cirrhotic patients: evaluation with liver CT. [J]. AJR Am J Roentgenol, 2007, 188(1):139-144.

[17] Tseng YJ, Zeng XQ, Chen J, et al. Computed tomography in evaluating gastroesophageal varices in patients with portal hypertension: A meta-analysis [J]. Dig Liver Dis, 2016, 48(7):695-702.

[18] Forghani R. An update on advanced dual-energy CT for head and neck cancer imaging [J]. Expert Rev Anticancer Ther, 2019, 19(7):633-644.

[19] McCollough CH, Boedeker K, Cody D, et al. Principles and applications of multienergy CT: Report of AAPM Task Group 291 [J]. Med Phys, 2020, 47(7):e881-e912.

[20] Zhao LQ, He W, Li JY, et al. Improving image quality in portal venography with spectral CT imaging [J]. Eur J Radiol, 2012, 81(8):1677-1681.

[21] Bray F, Ferlay J, Soerjomataram I, et al. Global cancer statistics 2018: GLOBOCAN estimates of incidence and mortality worldwide for 36 cancers in 185 countries [J]. CA Cancer J Clin, 2018, 68(6):394-424.

[22] Rahman R, Asombang AW, Ibdah JA. Characteristics of gastric cancer in Asia [J]. World J Gastroenterol, 2014, 20(16):4483-4490.

[23] Ferlay J, Soerjomataram I, Dikshit R, et al. Cancer incidence and mortality worldwide: sources, methods and major patterns in GLOBOCAN 2012 [J]. Int J Cancer, 2015, 136(5):E359-E386.

[24] Wang Z, Xing J, Cai J, et al. Short-term surgical outcomes of laparoscopy-assisted versus open D2 distal gastrectomy for locally advanced gastric cancer in North China: a multicenter randomized controlled trial [J]. Surg Endosc, 2019, 33(1):33-45.

[25] Shi C, Zhang H, Yan J, et al. Decreased stage migration rate of

early gastric cancer with a new reconstruction algorithm using dual-energy CT images: a preliminary study [J]. Eur Radiol, 2017, 27(2):671–680.

[26] Rassouli N, Chalian H, Rajiah P, et al. Assessment of 70-keV virtual monoenergetic spectral images in abdominal CT imaging: a comparison study to conventional polychromatic 120-kVp images [J]. Abdom Radiol, 2017, 42(10):2579–2586

[27] Weiss NS, Yang CP. Incidence of histologic types of cancer of the small intestine [J]. J Natl Cancer Inst, 1987, 78(4):653–656.

[28] Theodosopoulos T, Dellaportas D, Psychogiou V, et al. Synchronous gastric adenocarcinoma and gastrointestinal stromal tumor (GIST) of the stomach: a case report [J]. World J Surg Oncol. 2011, 9:60.

[29] Miettinen M, Lasota J. Gastrointestinal stromal tumors: pathology and prognosis at different sites [J]. Semin Diagn Pathol, 2006, 23(2):70–83.

[30] Ponti G, Luppi G, Martorana D, et al. Gastrointestinal stromal tumor and other primary metachronous or synchronous neoplasms as a suspicion criterion for syndromic setting [J]. Oncol Rep., 2010, 23(2):437–444.

[31] Ferreira SS, Werutsky G, Toneto MG, et al. Synchronous gastrointestinal stromal tumors (GIST) and other primary cancers: case series of a single institution experience [J]. Int J Surg, 2010;8(4):314–317.

[32] Chetta N, Picciariello A, Nagliati C, et al. Surgical treatment of gastric GIST with acute bleeding using laparoscopic sleeve gastrectomy: A report of two cases [J]. Clin Case Rep, 2019, 7(4):776–781.

[33] Chetta N, Martines G, Picciariello A, et al. Successful Laparoscopic Sleeve Gastrectomy in Emergency for a Gastric Gastrointestinal Stomal Tumor (GIST) with Acute Bleeding: A Case Report [J]. Am J Case Rep, 2018, 19:849–853.

[34] Hirota S, Isozaki K, Moriyama Y, et al. Gain-of-function mutation of c-kit in human gastrointestinal srtomal tumors [J]. Science, 1998, 279(15350):577–580.

[35] Loftus EV Jr. Clinical epidemiology of inflammatory bowel disease: incidence, prevalence, and environmental influences [J]. Gastroenterology, 2004, 126(6):1504–1517.

[36] Fishman EK, Wolf EJ, Jones B, et al. CT evaluation of Crohn's disease: effect on patient management [J]. AJR Am J Roentgenol, 1987, 148(3):537–540.

[37] Goldberg HI, Gore RM, Margulis AR, et al. Computed tomography in the evaluation of Crohn disease [J]. AJR Am J Roentgenol. 1983, 140(2):277–282.

[38] Gore RM, Balthazar EJ, Ghahremani GG, et al. CT features of ulcerative colitis and Crohn's disease [J]. AJR Am J Roentgenol, 1996, 167(1):3–15.

[39] Wills JS, Lobis IF, Denstman FJ. Crohn disease: state of the art [J]. Radiology, 1997, 202(3):597–610.

[40] Orel SG, Rubesin SE, Jones B, et al. Computed tomography vs barium studies in the acutely symptomatic patient with Crohn disease [J]. J Comput Assist Tomogr, 1987, 11(6):1009–1016.

[41] Rimola J, Rodriguez S, García-Bosch O, et al. Magnetic resonance for assessment of disease activity and severity in ileocolonic Crohn's disease [J]. Gut, 2009, 58(8):1113–1120.

[42] Ordás I, Rimola J, Rodríguez S, et al. Accuracy of magnetic resonance enterography in assessing response to therapy and mucosal healing in patients with Crohn's disease [J]. Gastroenterology, 2014, 146(2):374–82.e1

[43] van Hees PA, van Elteren PH, van Lier HJ, et al. An index of inflammatory activity in patients with Crohn's disease [J]. Gut.1980.47(3):282–288.

[44] Lee SS, Kim AY, Yang SK, et al. Crohn disease of the small bowel: comparison of CT enterography, MR enterography, and small-bowel follow-through as diagnostic techniques [J]. Radiology, 2009, 251(3):751–761.

[45] Hara AK, Leighton JA, Heigh RI, et al. Crohn disease of the small bowel: preliminary comparison among CT enterography, capsule endoscopy, small-bowel follow-through, and ileoscopy [J]. Radiology 2006, 238(1):128–34.

[46] Wold PB, Fletcher JG, Johnson CD, et al. Assessment of small bowel Crohn disease: noninvasive peroral CT enterography compared with other imaging methods andendoscopy--feasibility study [J]. Radiology 2003, 229(1):275–281.

[47] Choi IY, Park SH, Park SH, et al. CT enterography for surveillance of anastomotic recurrence within 12 months of bowel resection in patients with Crohn's disease: an observational study using an 8-year registry [J]. Korean J Radiol, 2017, 18(6):906–914.

[48] Siegel RL, Miller KD, Jemal A. Cancer statistics, 2020 [J]. CA Cancer J Clin, 2020, 70(1):7–30.

[49] Argilés G, Tabernero J, Labianca R, et al. Localisedcolon cancer: ESMO Clinical Practice Guidelines for dia-gnosis, treatment and follow-up [J]. Ann Oncol, 2020, 31(10):1291–1305.

[50] Wang G, Fang Y, Wang Z, et al. Quantitative Assessment of Radiologically Indeterminate Local Colonic Wall Thickening on Iodine density Images Using Dual-Layer Spectral Detector CT [J]. Acad Radiol, 2021, 28(10):1368–1374.

[51] Bray F, Ferlay J, Soerjomataram I, et al. Global cancer statistics 2018: GLOBOCAN estimates of incidence and mortality worldwide for 36 cancers in 185 countries [J]. CA: A Cancer Journal for Clinicians, 2018, 68(6):394–424.

[52] Senore C, Lorenzetti R, Bellisario C, et al. Colonoscopy surveillance: guidelines for polyps and IBD [J]. Minerva gastroenterologica e dietologica, 2016, 62(2): 207–222.

[53] Obmann MM, An C, Schaefer A, et al. Improved Sensitivity and Reader Confidence in CT Colonography Using Dual-Layer Spectral CT: A Phantom Study [J]. Radiology, 2020, 297(1):99–107.

[54] Addiss DG, Shaffer N, Fowler BS, et al. The epidemiology of appendicitis and appendectomy in the United States [J]. Am J Epidemiol, 1990, 132(5):910–925.

[55] Pickhardt PJ, Lawrence EM, Pooler BD, et al. Diagnostic performance of multidetector computed tomography for suspected acute appendicitis [J]. Ann Intern Med, 2011, 154(12):789–796, W-291.

[56] Manatakis DK, Aheimastos V, Antonopoulou MI, et al. Unfinished business: a systematic review of stump appendicitis [J]. World J Surg, 2019, 43(11):2756–2761.

[57] Johnston J, Myers DT, Williams TR. Stump appendicitis: surgical background, CT appearance, and imaging mimics [J]. Emerg Radiol, 2015, 22(1):13–18.

[58] Watkins BP, Kothari SN, Landercasper J. Stump appendicitis: case report and review [J]. Surg Laparosc Endosc Percutan Tech, 2004, 14(3):167–171.

[59] Bosman FT, Carneiro F, Hruban RH, et al. WHO classification of tumours of thedigestive system [M]. Lyon: IARC Press, 2010.

[60] Edge SB, Compton CC. The American Joint Committee on Cancer: the 7th edition of the AJCC cancer staging manual and the future of TNM [J]. Ann Surg Oncol, 2010, 17(6):1471–1474.

[61] Frierson HF Jr. The gross anatomy and histology of the gallbladder, extrahepatic bile ducts, Vaterian system, and minor papilla [J]. Am J Surg Pathol, 1989, 13(2):146–162.

[62] Pomianowska E, Grzyb K, Westgaard A, et al. Reclassification of tumour origin in resected periampullary adenocarcinomas reveals underestimation of distal bile duct cancer [J]. Eur J Surg Oncol, 2012, 38(11):1043–1050.

[63] Adam S Z, Rabinowich A, Kessner R, et al. Spectral CT of the abdomen: Where are we now? [J]. Insights into Imaging, 2021, 12(1):138.

[64] Basra SS, Grewal DS, Singh AK. Gallstone ileus:A diagnostic and therapeutic challenge [J]. Med J Armed Forces India.2018, 74(4):371–373.

[65] Liang X, Li W, Zhao B, et al. Comparative analysis of MDCT and MR in diagnosing chronic gallstone perforation and ileus [J]. Eur J Radiol. 2015, 84(10):1835–1842.

[66] Punjabi GV. Multi-energy spectral CT: adding value in emergency body imaging [J]. Emerg Radiol, 2018, 25(2):197–204.

[67] Saito H, Noda K, Ogasawara K, et al. Usefulness and limitations of dual-layer spectral detector computed tomography for diagnosing biliary stones not detected by conventional computed tomography: a report of three cases [J]. Clin J Gastroenterol, 2018, 11(2):172–177.

[68] Soesbe TC, Lewis MA, Xi Y, et al. A Technique to Identify Isoattenuating Gallstones with Dual-Layer Spectral CT: An ex Vivo Phantom Study. Radiology, 2019, 292(2):400–406.

[69] Andersen MB, Ebbesen D, Thygesen J, et al. Impact of spectral body imaging in patients suspected for occult cancer: a prospective study of 503 patients [J]. Eur Radiol, 2020, 30(10):5539–5550.

[70] Saito H, Iwagoi Y, Noda K, et al. Dual-layer spectral detector computed tomography versus magnetic resonance cholangiopancreatography for biliary stones [J]. Eur J Gastroenterol Hepatol. 2021, 33(1):32–39.

[71] Demirler Simsir B, Danse E, Coche E. Benefit of dual-layer spectral CT in emergency imaging of different organ systems [J]. Clin Radiol, 2020, 75(12):886–902.

[72] Huda F, LeBedis CA, Qureshi MM, et al. Acute cholecystitis: diagnostic value of dual-energy CT-derived iodine map and low-keV virtual monoenergetic images [J]. Abdom Radiol (NY), 2021, 46(11):5125–5133.

[73] Okumura K, Gogna S, Gachabayov M, et al . Gallbladder cancer: Historical treatment and new management options [J]. World J Gastrointest Oncol, 2021, 13(10):1317–1335.

[74] Zhang L, Hou C, Chen M, et al. Tumour radiological appearance evaluated by enhanced CT correlates with tumour progression and survival in curable gallbladder cancer [J]. Eur J Surg Oncol, 2020, 46(11):2099–2105.

[75] Yang Q, Cai Q, Wen H, et al. The CT and MRI Features of Primary Intrahepatic Lymphoepithelioma-Like Cholangiocarcinoma [J]. AJR Am J Roentgenol, 2021, 216(2):393–402.

[76] Zhou Q, Dong G, Zhu Q, et al. Modification and comparison of CT criteria in the preoperative assessment of hepatic arterial invasion by hilar cholangiocarcinoma [J]. Abdom Radiol (NY).

2021, 46(5):1922–1930.

[77] Vincent A, Herman J, Schulick R, et al. Pancreatic cancer [J]. Lancet, 2011, 378(9791):607–620.

[78] Chang JC, Kundranda M. Novel Diagnostic and Predictive Biomarkers in Pancreatic Adenocarcinoma [J]. Int J MolSci, 2017, 20;18(3):667.

[79] Miao Q, Li X, Ren K, et al. Improving Image Quality of Pancreatic Cancer and Surrounding Vessels with Spectral CT Imaging. [J]. Current Medical Imaging Reviews, 2015.

[80] Chari S T . Chronic pancreatitis: classification, relationship to acute pancreatitis, and early diagnosis. [J]. Journal of Gastroenterology, 2007, 42(s17):58–59.

[81] Czakó. Diagnosis of early-stage chronic pancreatitis by secretin-enhanced magnetic resonance cholangiopancreatography [J]. Journal of Gastroenterology, 2007, 42(s17):113–117.

[82] Martin S S, Trapp F, Wichmann J L, et al. Dual-energy CT in early acute pancreatitis: improved detection using iodine quantification [J]. European Radiology, 2018, 29(5):2226–2232.

[83] Dar G, Goldberg S N, Hiller N, et al. CT severity indices derived from low monoenergetic images at dual-energy CT may improve prediction of outcome in acute pancreatitis [J]. European Radiology, 2021, 31(7):4710–4719

[84] Yin Q, Zou X, Zai X, et al. Pancreatic ductal adenocarcinoma and chronic mass-forming pancreatitis: Differentiation with dual-energy MDCT in spectral imaging mode [J]. European Journal of Radiology, 2015, 84(12):2470–2476.

[85] El Kayal N, Lennartz S, Ekdawi S, et al. Value of spectral detector computed tomography for assessment of pancreatic lesions [J]. Eur J Radiol, 2019, 118:215–222.

[86] Siegel RL, Miller KD, Goding Sauer A, et al. Colorectal cancer statistics, 2020 [J]. CA: A Cancer Journal for Clinicians. 2020;70(3):145–164.

[87] Chari S T . Chronic pancreatitis: classification, relationship to acute pancreatitis, and early diagnosis [J]. Journal of Gastroenterology, 2007, 42(s17):58–59.

[88] Czakó. Diagnosis of early-stage chronic pancreatitis by secretin-enhanced magnetic resonance cholangiopancreatography [J]. Journal of Gastroenterology, 2007, 42(s17):113–117.

[89] Martin S S, Trapp F, Wichmann J L, et al. Dual-energy CT in early acute pancreatitis: improved detection using iodine quantification [J]. European Radiology, 2018, 29(5):2226–2232.

[90] Dar G, Goldberg S N, Hiller N, et al. CT severity indices derived from low monoenergetic images at dual-energy CT may improve prediction of outcome in acute pancreatitis [J]. European Radiology, 2021, 31(7):4710–4719.

[91] Yin Q, Zou X, Zai X, et al. Pancreatic ductal adenocarcinoma and chronic mass-forming pancreatitis: Differentiation with dual-energy MDCT in spectral imaging mode [J]. European Journal of Radiology, 2015, 84(12):2470–2476.

[92] Chari S T . Chronic pancreatitis: classification, relationship to acute pancreatitis, and early diagnosis. [J]. Journal of Gastroenterology, 2007, 42(s17):58–59.

[93] Czakó. Diagnosis of early-stage chronic pancreatitis by secretin-enhanced magnetic resonance cholangiopancreatography [J]. Journal of Gastroenterology, 2007, 42(s17):113–117.

[94] Martin S S, Trapp F, Wichmann J L, et al. Dual-energy CT in early acute pancreatitis: improved detection using iodine quantification [J]. European Radiology, 2018, 29(5):2226–

2232.

[95] Dar G, Goldberg S N, Hiller N, et al. CT severity indices derived from low monoenergetic images at dual-energy CT may improve prediction of outcome in acute pancreatitis [J]. European Radiology, 2021, 31(7):4710–4719.

[96] Yin Q, Zou X, Zai X, et al. Pancreatic ductal adenocarcinoma and chronic mass-forming pancreatitis: Differentiation with dual-energy MDCT in spectral imaging mode [J]. European Journal of Radiology, 2015, 84(12):2470–2476.

第13章　泌尿系统及腹膜后间隙

一、光谱 CT 泌尿系统检查方法与技术参数

（一）盆腔平扫技术

患者体位：患者仰卧位，头先进，双臂上举抱头，身体置于床面正中，检查前留尿。

扫描方向：头至足。

扫描范围：髂前上棘至耻骨联合下缘。

扫描参数设置：120kVp，自动 mAs，采用容积扫描，转速 0.5s，探测器准直组合为 2×64×0.625mm（上、下两层），螺距为 1，图像矩阵均为 512×512，图像卷积核算法为 Standard（B），重建层厚 10mm 及 1mm 备用，迭代算法 idose4 的等级选择 3-4，同时重建 SBI 光谱数据包。

（二）盆腔增强技术

检查前空腹至少 4h，对比剂用量 60～70ml，推荐对比剂浓度 320mg/ml。高压注射器团注给药，速率 2～3.5ml/s，采用两期扫描方式，动脉期选择腹主动脉动态监测触发扫描，阈值为 100HU，延迟时间为 6s，静脉期于对比剂注射开始 55～60s 开始扫描。

（三）光谱 CT 分析方法

1. 双轨制读片法

应用常规 CT 图像与任意光谱图像进行对比分析，或任意光谱图像之间对比分析，有利于不同解剖及病变的显示。

2. 多轨制读片法

使用双层探测器 CT 的光谱魔镜（spectral magic glass）针对一个病变感兴趣区，同时显示五种参数图像，实现不同能谱图像同步对比显示，以利于病变分析。对于肾脏肿瘤最实用的成像技术有虚拟平扫、虚拟单能级及碘密度等。

3. 光谱分析工具

通过光谱曲线、光谱散点图、光谱直方图可对病变的来源和性质作出判断。尤其通过光谱曲线，如果弓背向上，可以明确为脂肪成分，有助于血管平滑肌脂肪瘤的诊断。

二、肾脏外伤

（一）概述

肾外伤是肾区受到直接或间接暴力所致，肾损伤是腹部脏器损伤中的常见类型，约占腹部脏器损伤的 10%。按肾脏损伤程度不同，肾损伤一般分四种类型：①轻度肾损伤：肾挫伤及皮髓质撕裂通常很小，肾被膜和肾盂肾盏完整。与集合系统不相通，占全部肾外伤的 75%～85%，常造成肾内血肿或肾包膜下血肿；②中度肾损伤：肾实质撕裂，与集合系统相通，有尿外渗；③严重肾损伤，包括肾碎裂或肾实质广泛撕裂伤；④肾蒂损伤：包括肾盂输尿管连接部实质撕裂和肾盂撕裂。按影像学表现不同，则包括肾被膜下血肿、肾周血肿、肾实质内血肿及肾撕裂伤等。临床肾外伤主要表现为伤侧腰部疼痛、腹痛、腹胀、腹壁强直、血尿，严重者可出现休克。

（二）常规 CT 表现

1. 包膜下血肿

新鲜出血表现为新月形高密度影，邻近肾实质边缘常受压和变形，数日或 1 周后密度逐渐降低。增强扫描病变区无强化。

2. 肾周血肿

早期呈弧形或新月形高密度影，位于肾周围并限于肾筋膜囊内。与肾包膜下血肿不同点在于肾周血肿范围较广，而且不造成肾表面变形，可使肾脏发生移位。数日后血肿密度可降低。

3. 肾实质内血肿

肾实质内血肿表现随出血量的多少、时间不同其大小形态密度也不同，肾实质内可呈高密度、混杂密度或低密度灶。增强检查显示病变多无强化，有时在增强早期见对比剂外溢，提示有活动性出血。

4. 肾撕裂伤

表现肾实质不连续或肾表面中断，其内因有血液和（或）尿液外溢而呈不规则带状或片状高密度、混杂密度、等密度，增强检查撕裂的肾组织发生强化，但如肾组织完全离断则无强化；常伴肾周血肿。

（三）光谱 CT 表现

光谱 CT 在肾脏中最常见的应用是使用动脉期的低 keV 单能量图像更好地显示肾周血肿。对于肾周血肿光谱图像可提高病变的可视化程度，40keV 及碘密度图像可凸显肾周血肿的特征，碘密度图像显示肾周血肿呈低密度，内不摄碘。

肾脏外伤主要光谱 CT 参数表现如下（图 13-1）。

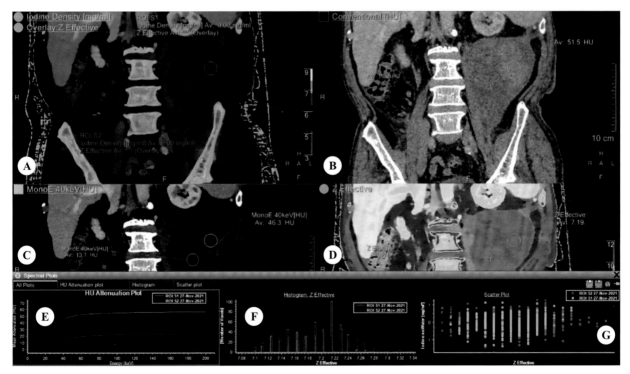

▲ 图 13-1　**40 岁女性患者，间断胸闷、气短、咳嗽 3 年余，加重伴腹胀 1 周**

光谱 CT 发现左侧肾周血肿并包裹，血凝块（S1）与周围血肿（S2）的 CT 值虽然完全不同，但有效原子序数值完全相同，提示两者为密度不等的相同物质，两者均不摄碘，诊断为非活动性出血

1. 40keV 单能级图像

与常规图像类似，信噪比及对比度更高。

2. 碘密度图（iodine density）

可鉴别活动性出血与血肿，前者摄碘，后者不摄碘。

3. 有效原子序数图（Z effective）

可帮助鉴别密度不等的相同物质，如血肿内的血凝块易误诊为肿瘤性病变，而有效原子序数值测定结果与低密度血肿完全相同，可帮助排除肿瘤以提高诊断准确性。

（四）诊断要点

光谱CT单能级图像比常规图像信噪比及对比度更高，光谱CT在肾脏中最常见的应用是使用动脉期的低 keV 单能量图像更好地显示病变，碘密度图可鉴别活动性出血与血肿，前者摄碘，后者不摄碘；有效原子序数图可帮助鉴别密度不等的相同物质。

1. 肾周血肿CT表现为肾周弧形或新月状高密度影，位于肾周围并限于肾筋膜囊内，增强扫描病变区无强化。

2. 40keV 及碘密度图像可凸显肾周血肿的特征，碘密度图像显示肾周血肿呈低密度，内不摄碘。

三、肾脏血管平滑肌脂肪瘤

（一）概述

肾脏良性肿瘤在肾脏实质性肿瘤中占的比例很小，约为10%，包括血管平滑肌脂肪瘤、纤维瘤、嗜酸细胞腺瘤、脂肪瘤、腺瘤、血管瘤、球旁细胞瘤、中胚叶肾瘤、囊性肾瘤、平滑肌瘤和髓质间质细胞瘤等，其中大部分为血管平滑肌脂肪瘤（AML）。

肾脏良性肿瘤一般直径多<2cm，发展缓慢、早期多不引起明显的临床症状，所以很少能在早期发现。后期因瘤体增大可引起一些相关临床症状，如腰痛、腰部肿块或血尿等症状，患者因此就诊检查而被发现。肾脏良性肿瘤多数为单发，少数可多发，甚至双侧发病。

AML是肾最常见的良性肿瘤，占肾肿瘤的3.9%～9%，多位于皮质区，女性发病率高于男性，可单发、可多发（单侧多灶或双侧多发）。合并于结节性硬化的AML常多发，约83%为双侧性；而40%～80%的结节性硬化有肾AML。在病理上，肿瘤由不同比例的成熟脂肪组织、平滑肌和管壁肥厚的血管所构成。临床上表现为非特征性，与肿瘤大小、部位、是否生长及出血有关，包括腹痛或腰痛、血尿、出血、高血压、贫血。肿瘤>40mm者易出血，可达50%～60%。

2004年版WHO分类：①经典型AML，良性间叶性肿瘤，由脂肪组织、梭形和上皮样平滑肌细胞和厚壁血管构成。②上皮样AML（epithelioidangiomyolipoma，EAML），经典AML结构基础上以上皮样细胞增生为主，呈浸润性破坏生长，具有恶性潜能的间叶性肿瘤。

AML临床分型：① AML 伴结节硬化，常见于青少年（常染色体显性遗传病）。多为双侧、较大、多发，临床可有癫痫、智力低下、面部红斑。40%～80%结节硬化患者伴有AML。② AML 不伴结节硬化，多发生中年女性，多为单侧。也可多发，在我国此型多见。

（二）常规CT表现

1. 典型 AML

表现单侧、双侧肾脏增大或局部突出，其内见圆形、类圆形或分叶状不均匀肿块影，可见斑片状或多房状低密度脂肪影，CT值为-110～-20HU，境界一般较清楚。特征性脂肪密度一般可明确诊断。增强扫描由脂肪组织构成的病灶无明显强化，但脂肪间隔可有强化。肌肉、血管构成的病灶可有不同程度的强化，强化的程度要低于正常肾实质，CT 值升高 20~30HU，与正常肾脏分界清楚。

2. 不典型 AML

当肿瘤内脂肪组织极少时，CT 平扫表现为等、稍高或稍低密度的软组织肿块。增强扫描皮质期肿瘤强化低于肾皮质高于肾髓质，形成小网格状，无结节强化，实质期仍为较高密度，病理上为多条血管影。当肿瘤合并出血、破裂时，呈大片状不均匀高密度影。

（三）光谱 CT 表现

光谱 CT 可进行物质成分分析，对于少量的脂肪组织的识别更加敏感。

AML 的光谱 CT 主要参数和病理表现如下（图 13-2 和图 13-3）。

1. 40keV 单能级图像

表现与常规 CT 图像类似，对比度更高。

2. 虚拟平扫（VNC）

表现与常规 CT 平扫类似，可帮助判定强化程度。

3. 碘密度图（iodine density）

表现与动态 CTP 相似，可进行肿瘤灌注评估。

4. 有效原子序数图（Z effective）

表现与动态 CTP 相似，可进行肿瘤灌注评估，且直接以彩色图像呈现。

（四）诊断要点

光谱 CT 对 AML 诊断的优势在于通过光谱曲线，如果弓背向上，可以明确为脂肪成分，有助于 AML 的诊断，同时 AML 具有以下特点。

1. 多中心特点。

2. 向外生长特点。

3. 易出血特点。

4. CT 诊断关键是薄层连续扫描多点位测量

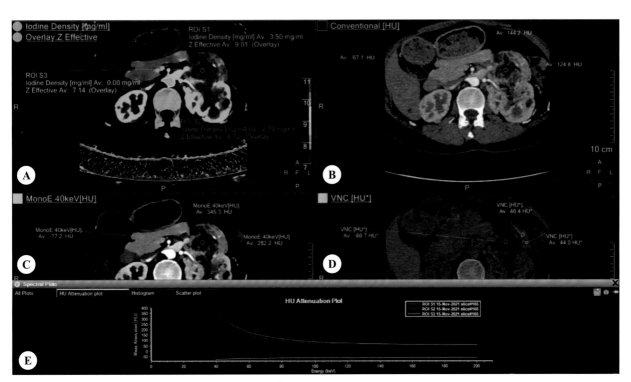

▲ 图 13-2　39 岁女性患者，间断左侧腰背部不适 2 年余

光谱 CT 检查发现右肾占位，S1（绿色）、S2（蓝色）、S3（黑色）三者光谱曲线斜率均不同，且 S3 为弓背向上，明确为脂肪成分，诊断为血管平滑肌脂肪瘤

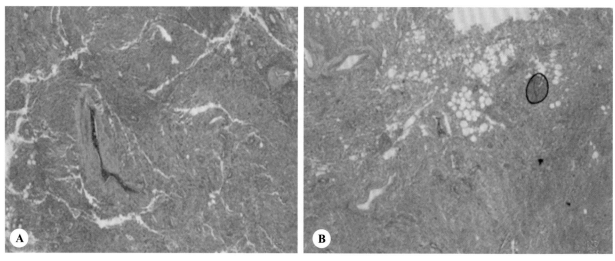

▲ 图 13-3　图 13-2 患者病理结果

（左肾）形态学及免疫组化结果支持为肾血管平滑肌脂肪瘤（潜在恶性），肾周脂肪、输尿管断端及血管断端未见瘤组织。免疫组化结果：CKP（－），CD10（－），GATA-3（－），S-100（脂肪细胞＋），MDM2（－），CDK4（－），HMB45（部分＋），SMA（部分＋），Desmin（－），Ki-67（5%），p53（散在＋），CD34（血管＋），CD31（血管＋），pax-8（－），Melan-A（部分＋）

脂肪成分。

四、肾细胞癌

（一）概述

肾脏肿瘤较为常见，以恶性肿瘤居多，常见类型依次为肾细胞癌、肾盂癌和肾母细胞瘤，少见者为淋巴瘤或脂肪瘤。

肾细胞癌（renal cell carcinoma，RCC）占肾脏恶性肿瘤的 80%～90%，占成年人恶性肿瘤的 2%～3%，发病年龄多在 50—70 岁，男女患者比例约为 2：1。肾细胞癌起源于肾脏的肾小管或集合管的上皮细胞，其中绝大多数为透明细胞癌，少见亚型有乳头状癌、嫌色细胞癌、多房性囊性肾细胞癌、集合管癌（Bellini 管来源）和肾髓质癌。

肾细胞癌待出现典型临床表现时多已是晚期。近年来，随着健康体检的普及和医学影像学的进步，越来越多的无症状肾癌被早期发现。肾细胞癌的影像学诊断方法主要为超声、CT 和MRI 扫描。超声扫描主要用于检出病变、提示下

腔静脉瘤栓，CT 和 MRI 扫描能进一步确定肾脏肿瘤的形态、结构、血流动力学表现、引流淋巴结的肿大等诊断信息。

（二）常规 CT 表现

1. 肾透明细胞癌占 60%～85%。多为单侧单病灶，2%～5% 为双侧或单侧多中心病灶。

CT 表现多为富血供，生长迅速时容易出现出血、坏死、囊变，CT 表现为不均质的肿瘤。平扫 CT 呈稍低或等密度，伴出血时可夹杂稍高密度。CT 多期增强扫描时，明显强化及"快进快退"是其典型的影像学表现；皮髓质期呈明显的不均匀强化，强化程度高于或接近于正常的肾脏实质。肾实质期肿瘤内的对比剂迅速排出，强化程度明显低于正常肾实质。血管瘤栓：容易侵犯肾静脉、下腔静脉形成瘤栓，CT 扫描表现为静脉管腔中断或腔内充盈缺损，且增强扫描动脉期即可见明显强化。

2. 乳头状肾细胞癌占 10%～15%。临床表现在发病年龄、性别、男女发病率比例、症状和体征方面与肾透明细胞癌相似。常见于长期血液透

析和获得性肾囊性疾病的患者，部分患者有遗传性。病变累及双侧肾脏和多灶性者相对多见，组织病理学分为Ⅰ型和Ⅱ型，预后明显好于透明细胞癌，5年生存率达82%～90%，其中Ⅰ型预后好于Ⅱ型。

影像学表现为肿瘤位于肾皮质，呈膨胀性和乳头状生长，肿瘤内乳头状结构丰富，血管较少，部分肿瘤可见坏死、出血、囊性变。典型的乳头状肾细胞癌多为均质肿瘤。大的肿瘤由于出血、坏死及钙化而表现为不均质，钙化和出血均较透明细胞癌常见。肿瘤为少血供，CT增强扫描，除了坏死、囊变和出血外，肿瘤实质成分趋向于均匀强化，强化程度明显不如透明细胞癌，呈轻、中等强化。囊性乳头状肾细胞癌表现为肿瘤边缘结节状软组织影，同时增强扫描时有强化。极少数病例其内可见脂肪成分。

3.肾嫌色细胞癌为第三常见的病理亚型，约占5%，无明显临床症状及体征，预后略好于乳头状肾细胞癌。

影像学表现为肿瘤体积较大，平均直径为6～8cm，通常为均质的肿瘤，生长缓慢，极少伴发出血、坏死、囊性变，CT呈等密度或略高密度。肿瘤为少血供，CT增强扫描多数呈均匀强化，且强化程度一般不高于正常肾组织。部分病例肿瘤中心出现"轮辐征"和"星形痕"，该征象有特异性，但与肾脏嗜酸性腺瘤有重叠。

4.多房囊性肾细胞癌完全由大小不等的囊腔构成，囊腔内壁有小灶状透明细胞，囊液可为浆液性或伴有出血。本病有低分期、低分级、预后良好和可手术治愈的特点，2004年WHO肾肿瘤分类中将其单列为一个亚型。无论肿瘤直径及分期如何，均可被根治性切除治愈，首选保留肾单位的病灶切除术式，术后5年生存率为100%。

典型影像学表现为多房囊性，肿瘤可以很大，可见不均匀的分隔增厚、毛糙或壁在结节，约20%可见囊壁或分隔钙化。增强扫描囊壁及肿瘤内分隔有强化。

5.肾集合管癌和肾髓质癌有很多共同特点，均是罕见肾高度恶性肿瘤，男性多见，临床表现均以腹部疼痛、季肋部肿块和血尿为主，发生于肾脏中央，为少血供肿瘤。Bellini集合管癌是指来源于Bellini集合管的恶性上皮性肿瘤，就诊时部分患者已经伴有淋巴结转移、远处转移、肾静脉或下腔静脉瘤栓出现。肾髓质癌几乎均伴有镰状细胞性血液病，部分患者以转移癌为第一表现就诊，对各种非手术治疗均不敏感。

两者影像学表现相仿，均为浸润性生长的少血供肿瘤，肿瘤位于肾脏髓质，CT表现为不均质的肿瘤。较大时需与肾盂癌和其他肾癌亚型相鉴别，肾髓质癌常伴有肾盏扩张。

（三）光谱CT表现

应用常规CT图像与任意光谱图像进行对比分析，或任意光谱图像之间对比分析，有利于不同解剖及病变的显示。使用双层探测器CT的光谱魔镜针对一个病变感兴趣区，同时显示五种参数图像，实现不同能谱图像同步对比显示，以利于病变分析。肾脏肿瘤成像技术有虚拟平扫、虚拟单能级及碘密度等。光谱CT-60keV是增强扫描肾皮质期的最佳单能级，50keV可降低60%对比剂用量，可以准确获得血管和肾血池的碘定量。光谱CT可以通过VNC重建、碘图和光谱衰减曲线在单期扫描中区分非增强和增强病变，与增强程度较低的乳头状肾细胞癌相比，透明细胞肾细胞癌（RCC）等增强程度较高的病变更容易诊断。碘密度值在区分肾细胞癌的组织学亚型方面显示出良好的前景，并已显示出能够准确区分透明细胞肾细胞癌和乳头状肾细胞癌，使用0.9mg/ml的阈值，总体准确率为95.3%，同时在确定肿瘤分级方面也显示出良好的前景。最新研究表明，高摄碘值和高 Z effective 值是转移性肾细胞癌更好的治疗反应和生存率的重要预测因子。

肾癌的光谱 CT 主要参数和病理表现如下（图 13-4 和图 13-5）。

1. 40keV 单能级图像

透明细胞癌表现为显著异常强化，可伴坏死

囊变，强化后 CT 值可＞385HU。

2. 碘密度图（iodine density）

表现为不均匀异常灌注，呈明显异质性改变，碘摄取值为 0.41～4.05mg/ml。

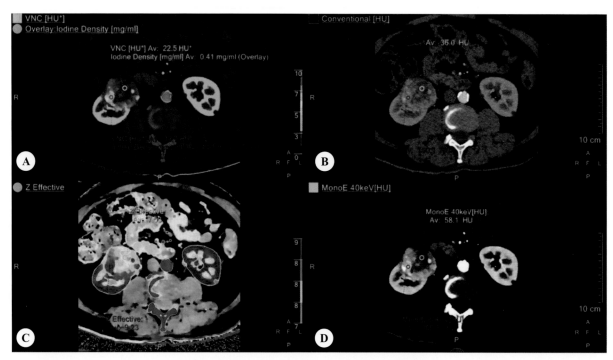

▲ 图 13-4　男性，56 岁，双下肢凹陷性水肿 6 年，加重伴乏力 3 个月，咳嗽咳痰 6 天。光谱 CT 发现右肾占位，病变呈显著异质性改变，碘摄取值为 0.41～4.05mg/ml，诊断为肾透明细胞癌

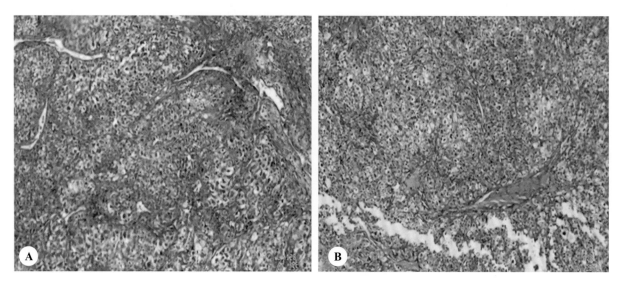

▲ 图 13-5　图 13-4 患者的病理结果

（右肾）形态学及免疫组化结果支持透明细胞癌（Fuhrman 分级：Ⅱ～Ⅲ级）。瘤细胞体积较大，呈立方形，细胞质透亮，呈实性巢索状、乳头状排列，间质毛细血管丰富。免疫组化结果：癌细胞 TFE-3（-），vimentin（-），CD10（2+），pax-8（2+），EMA（2+），ckl（局灶 +），CKH（-），Ki-67（10%），CD31（间质富于血窦），D2-40（未见淋巴管侵犯）。AJCC-pTNM 分期：T2aNxMx

（四）诊断要点

通过光谱 CT VNC 重建、碘图和光谱曲线在单期扫描中区分非增强和增强病变，与增强程度较低的乳头状肾细胞癌相比，透明细胞肾细胞癌等增强程度较高的病变更容易诊断。

1. CT 多期增强扫描时，明显强化及"快进快退"是其典型的影像学表现。

2. 60keV 是增强扫描肾皮质期的最佳单能级。

3. 测量血管和肾血池的碘定量，有助于区分肾细胞癌的组织学亚型。

五、肾盂癌

（一）概述

肾盂癌是起源于尿路上皮的恶性肿瘤，大多数为乳头状移行细胞癌，其发病率占肾肿瘤的 7%～10%。肾盂癌起病隐匿，大部分患者以间断性无痛性肉眼血尿为首诊原因。

肾盂癌可起自单个肾盏，也可弥漫侵犯肾盏和肾盂，多见于中老年人，男女比为 3∶1。肿瘤大多分级较高，易发生局部浸润及远处转移。

（二）常规 CT 表现

肾盂输尿管上皮癌 CT 表现分为 3 型：Ⅰ型肾盂内肿块型最多见，大部分呈乳头状或菜花状生长，增强后轻度强化；Ⅱ型肿块浸润肾实质型，广泛浸润肾实质，肾盂癌强化较弱，肾盂癌肿块以肾门肾盂为中心向周围生长，肾轮廓规则增大，形态保持正常；Ⅲ型肾盂壁增厚型，肾盂壁不规则增厚或呈扁平肿块状致肾盂积水。Ⅲ型肾盂输尿管上皮癌在临床工作中也易于诊断。有研究表明，相对于 CT 平扫，多层螺旋 CT 多期增强扫描对于显示肾盂壁的隐约增厚、肿瘤异质性、瘤肾交界、受累肾段功能下降、累及血管及

肾集合系统具有显著作用，且实质期是显示肿瘤范围和边界的最佳时期，还可显示范围较小的坏死区，有助于显示瘤肾之间较宽的交界面。

（三）光谱 CT 表现

用常规 CT 图像与任意光谱图像进行对比分析，或任意光谱图像之间对比分析，有利于不同解剖及病变的显示。使用双层探测器 CT 的光谱魔镜针对一个病变感兴趣区，同时显示五种参数图像，实现不同能谱图像同步对比显示，以利于病变分析。通过光谱曲线、光谱散点图、光谱直方图可对病变的来源和性质做出判断。光谱 CT 可以通过 VNC 重建、碘图和光谱衰减曲线在单期扫描中区分非增强和增强病变，肾盂癌强化程度较低，光谱图像可提高病变的可视化程度，40keV 及碘密度图像可凸显病变。

肾盂癌的光谱 CT 主要参数和病理表现如下（图 13-6 至图 13-8）。

1. 40keV 单能级图像

表现与常规 CT 图像类似，但对比度更高。

2. 虚拟平扫（VNC）

表现与常规 CT 平扫类似。

3. 碘密度图（iodine density）

表现与常规动态 CTP 类似，可评估肿瘤灌注情况。

4. 光谱曲线（HU attenuation plot）

对同时发现的其他病变可进行同源性分析，在常规 CT 值相同的情况下，胆囊阴性结石（S1），与胆汁（S2）完全不同，为弓背向上的曲线，提升为胆固醇成分，可帮助鉴别诊断。

（四）诊断要点

光谱 CT 可以通过 VNC 重建、碘图和光谱衰减曲线在单期扫描中区分非增强和增强病变，肾盂癌强化程度较低，光谱图像可提高病变的可视化程度，40keV 及碘密度图像可凸显病变。

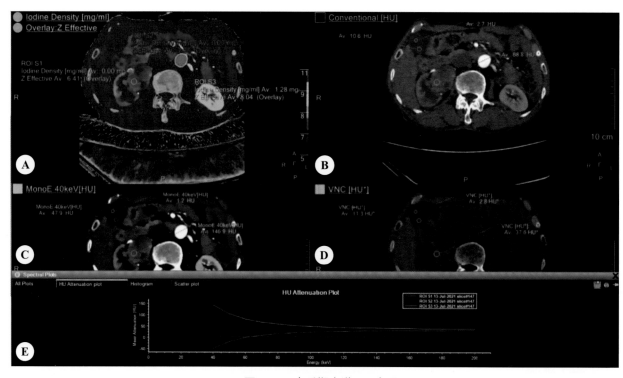

▲ 图 13-6　皮质期光谱 CT 表现

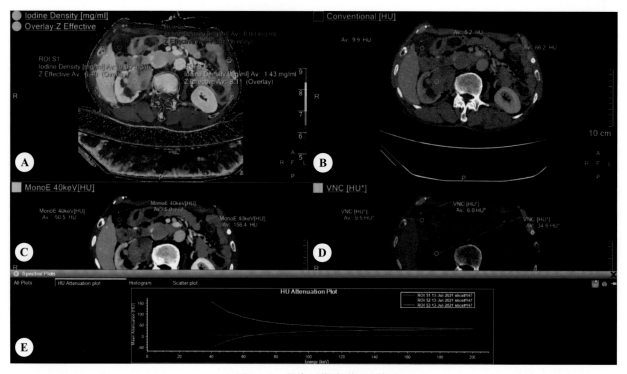

▲ 图 13-7　肾实质期光谱 CT 表现

76 岁男性患者，间断血尿 4 个月余。A. 碘密度图（iodine density）与有效原子序数图融合图（overlay Z effective）；B. 常规 CT 图像［conventional（HU）］；C. 单能级图像（MonoE 40keV）；D. 虚拟平扫（VNC）；E. 光谱曲线（Spectral HU attenuation plot）。光谱 CT 检查发现右肾盂占位（S3）及胆囊阴性结石（S1），两者光谱曲线斜率与胆汁（S2）均不同。S2（紫色）表现为平直，S1（蓝色）表现为弓背向上，S3（黄色）表现为弓背向下

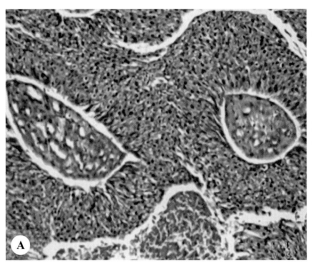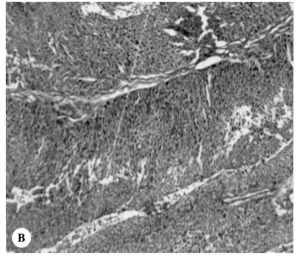

▲ 图 13-8　**图 13-7 患者的病理表现**

（肾盂）形态学及免疫组化支持浸润性尿路上皮癌，癌组织突破肌层至周围肾皮质。输尿管未见癌组织。输尿管切缘切净。肾周脂肪未见癌组织。AJCC-pTNM：$T_{1b}NxMx$

肾盂癌影像学表现有以下几点。

1. 肾脏轮廓改变不明显。

2. 肾实质局部或全肾强化减低（肾功能降低）。

3. 皮髓质及瘤肾分界不清。

4. 少有囊变或坏死。

5. 乏血供，轻中度强化但始终低于周围正常肾实质，皮质期轻中度强化，其余各期强化无明显变化。

6. 可伴有肾周脂肪间隙模糊。

六、出血性肾囊肿

（一）概述

肾囊肿是肾脏内出现大小不等的与外界不相通的囊性肿块，又称肾囊性疾病，约占肾脏肿块的 60%，是成年人肾脏最常见的一种结构异常，大多属于良性病变，单侧多见，也可以为双侧，呈一个或多个，直径一般在 2cm 左右，也可达 10cm。随年龄增长，发病率增高，50 岁以上发病的患者占 50%，无论出血性肾囊肿还是非出血性肾囊肿，大多数无临床症状。根据囊肿的大

小和位置可分为单纯性肾囊肿、多囊肾、获得性肾囊肿和发育不良性多囊肾病，临床上的肾囊肿一般指单纯性肾囊肿。出血性肾囊肿常见于常染色体显性多囊性肾病或获得性肾囊肿的患者。由于肾囊肿壁薄和内部成分，在超声上很难轻易评估。出血性肾囊肿误诊率高，术前常诊断为肾肿瘤；仅 50% 的患者符合典型的肾囊肿超声表现（强回声）。CT 可以通过强化表现，来评估或排除肾囊肿。

（二）常规 CT 表现

CT 平扫对于评估病变密度很关键，平扫时均呈圆形或椭圆形，大小不等，表现为高密度，肾囊肿出血多为自发性，由于出血量和出血时间长短的不同，平扫显示囊肿密度较肾实质略高或相近似，CT 值多在 40～100HU。大多在 60～70HU，密度均匀或不均匀，时有分层现象，增强后病灶无强化。为提高对出血性肾囊肿的 CT 诊断准确率，在鉴别诊断时应注意以下几点：①高密度出血灶未破裂时，轮廓、密度等颇具出血性肾囊肿的 CT 诊断，但仍需与肾肿瘤出血鉴别；②高密度病灶破裂后可形成肾包膜下血

肿和（或）肾周血肿，此时需与其他原因所致肾破裂血肿鉴别；③与蛋白含量高的肾囊肿鉴别困难，抽取囊液分析有助于鉴别诊断。

（三）光谱 CT 表现

光谱 CT 可通过多参数成像分析病灶内分成，虚拟平扫（VNC）图像囊肿出血部分呈高密度，可避免不必要的 CT 平扫，同时降低患者辐射剂量，低 keV 单能量图像更好地显示肾皮层强化，与病灶内出血高密度对比明显，提高可视化程度，通过碘含量测定，出血性囊肿碘含量＜0.2mg/ml，肿瘤性病变碘含量值增高。

出血性肾囊肿的光谱 CT 主要参数表现如下（图 13-9 和图 13-10）。

1. 虚拟平扫（VNC）

表现为高密度，显著高于非出血的囊肿。

2. 碘密度图（iodine density）

表现无灌注，可与肿瘤性病变相鉴别。

3. 有效原子序数图（Z effective）

表现为水样物质，Zeff 值与囊肿基本一致。

（四）诊断要点

肾囊肿发病率高，囊内出血或含蛋白浓度较高时，在超声及 CT 上很难轻易评估。出血性肾囊肿误诊率高，术前常诊断为肾肿瘤；光谱 CT 多参数成像可明确病变是否强化及病灶内成分、有效原子序数与水是否同源，可降低术前误诊，避免不必要的手术，具体诊断要点如下。

1. CT 平扫表现为高密度的类圆形肿物，呈圆形，边缘光滑，密度均匀。

2. CT 增强病灶不强化。

3. 光谱 CT 虚拟平扫（VNC）囊肿呈高密度，

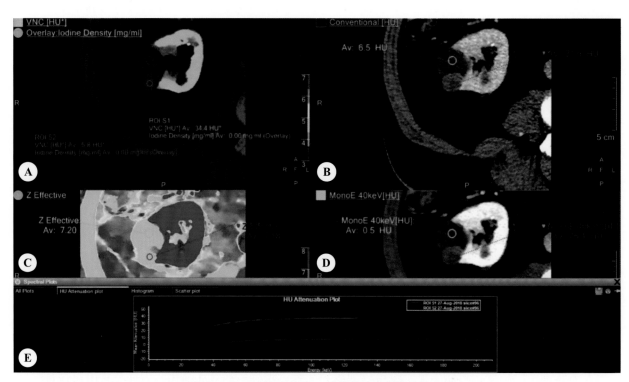

▲ 图 13-9　36 岁男性患者，体检发现右肾囊实性占位

A. 虚拟平扫（virtual non-contrast）与碘密度图融合图（overlay iodine density）；B. 常规 CT 图像［conventional（HU）］；C. 有效原子序数图（Z effective）；D. 单能级图像（MonoE 40keV）；E. 光谱曲线（HU Attenuation Plot）。光谱 CT 增强发现右肾囊实性占位，虚拟平扫囊性病灶实性部分平扫呈稍高密度，与增强 CT 值变化不大，表明病灶无强化，有效原子序数图及 40keV 图像病灶高密度与低密度部分有效原子序数相同，光谱曲线表示同源，诊断出血性肾囊肿

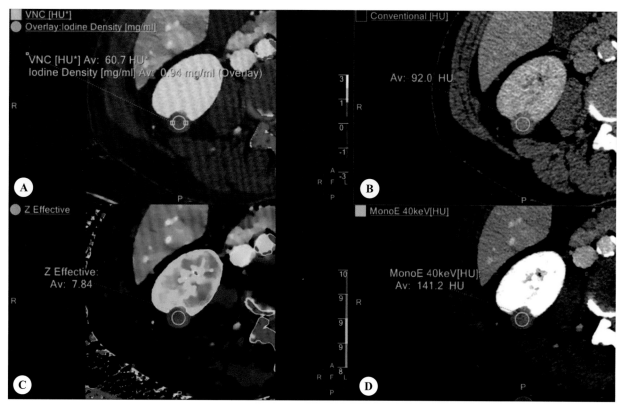

▲ 图 13-10　女性，45 岁，体检发现右肾占位，初诊为出血性肾囊肿

A. 虚拟平扫（virtual non-contrast）与碘密度图融合图（overlay iodine density）；B. 常规 CT 图像［conventional
（HU）］；C. 有效原子序数图（Z effective）；D. 单能级图像（MonoE 40keV）。常规 CT 增强发现右肾稍高密度占位，
CT 值约 92HU，VNC 图像病灶 CT 值约 60.7HU，表明病灶强化，有效原子序数图示有效原子序数值约 7.84，与
水样物质不同。患者术后病理诊断：右肾乳头状癌

可降低患者辐射剂量。

4. 碘密度图及无水碘图通过碘含量测定，出血性囊肿碘含量<0.2mg/ml，可鉴别诊断；

5. 有效原子序数图（Z effective）表现为水样物质，Zeff 值与囊肿基本一致。

七、输尿管癌

（一）概述

输尿管肿瘤临床较为少见，占全部泌尿系统肿瘤的 1%～2%，其中 80% 左右为恶性肿瘤。输尿管恶性肿瘤多来自输尿管上皮组织，包括移行细胞癌、鳞状细胞癌和腺癌，其中以移行细胞癌最为常见。移行细胞癌具有不同的生长方式，其中 80% 左右肿瘤呈乳头状生长，突入腔内，即乳头状癌，约 1% 为多发性肿瘤，余肿瘤呈浸润性生长，造成输尿管壁增厚，为非乳头状癌。鳞状细胞癌和腺癌较少见，尤为后者，肿瘤常为浸润性生长，累及输尿管壁各层。输尿管癌晚期可侵犯周围组织，转移至周围淋巴结，也可通过血行或淋巴发生远隔性转移。

输尿管癌多见于男性，平均发病年龄为 60 岁，常见症状是血尿和腹部或腰部疼痛。由于肿瘤多引起输尿管梗阻，故腹部常可触及肾积水所致的肿块。

静脉肾盂造影可以显示充盈缺损和输尿管梗阻情况，但与血块、阴性结石很难鉴别。CT 可以清楚显示病灶，根据有无强化，有助于鉴别。CT 的主要价值是术前分期，对早期癌浸润壁的深度的准确性不够，但对周围脂肪和器官的侵犯的显示较好。MRI 的软组织分辨力高，对肿瘤周围脂肪侵犯的价值不亚于 CT。

（二）常规 CT 表现

平扫显示病变上方的输尿管、肾盂、肾盏常有不同程度扩张、积水。于输尿管梗阻端可见类似肌肉密度的软组织肿块，较小者呈圆形，边缘光滑或有棘状突起，较大者形态常不规则，并可累及周围组织致其密度发生改变。增强检查，肿块呈轻中度强化，并显示病变区输尿管狭窄或闭塞、管壁不规则增厚或腔内充盈缺损。CT 检查还可清楚显示肿瘤有无邻近组织结构的侵犯及淋巴结转移。

直接征象：①软组织结节或肿块，密度不均匀，外形不规则，如发现肿块的中心偏离输尿管行经的位置，则肿瘤已侵犯至输尿管管壁以外或累及周围结构；局部类圆形、边界清楚的软组织密度结节或肿块，小的肿块密度均匀，增强后明

显强化。②输尿管管壁局限性增厚，病变边缘与正常输尿管交界部呈偏心或环状不规则改变，管腔变窄，增强扫描环形强化。

间接征象：输尿管末端病变最常见、最明显的影像学间接征象是伴有不同程度同侧输尿管及肾盂积水，但该征象不具备特异性。输尿管与膀胱交界处角度的变化是腔外性及管壁浸润性病变的特征性间接征象之一。

（三）光谱 CT 表现

输尿管的早期肿瘤往往表现为梗阻及肾积水非常明显，但病灶范围显示不清，光谱 CT 多参数可以更好地进行早期肿瘤的检出、定性、治疗方案制订等。

输尿管癌的光谱 CT 主要参数表现如下（图 13-11 和图 13-12）。

1. 40keV 单能级图像表现

表现为输尿管局限性狭窄，狭窄处输尿管壁

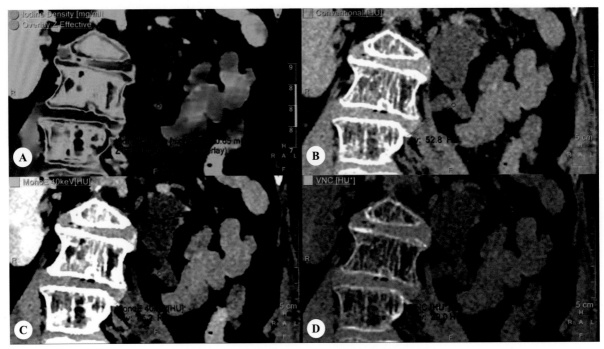

▲ 图 13-11　女性，71 岁，左侧腰背部胀痛 1 年

A. 碘密度图（iodine density）与有效原子序数图融合图（overlay Z effective）；B. 常规 CT 图像［conventional（HU）］；C. 单能级图像（MonoE 40keV）；D. 虚拟平扫（VNC）。光谱 CT 检查发现左侧输尿管上段结节性异常强化，局部管腔接近闭塞，病变以上输尿管扩张积水，诊断为输尿管癌

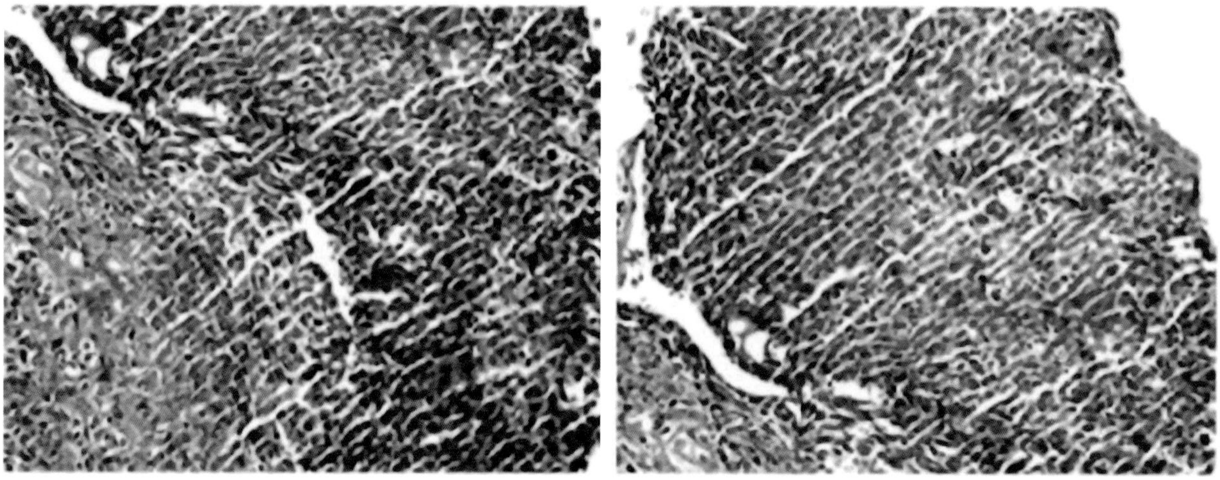

▲ 图 13–12　**图 13–11 患者病理结果**

（输尿管肿物）病理诊断为恶性肿瘤，结合形态学及免疫组化结果，考虑尿路上皮癌，因癌组织数量较少，具体分型待完整送检。镜下所见：送检极少许组织较破碎，可见较多出血及少许坏死组织，边缘见少许上皮细胞重度异型增生，细胞体积增大，核大，可见核仁。免疫组化结果为 CK7（2+）；CK20（−）；GATA3（+）；Ki-67（70%）；p53（2+）；p63（2+）

局限性异常强化，CT 值可达 85HU，显著高于常规 CT 图像的 58HU。

2. 虚拟平扫（VNC）

表现为等密度。

3. 碘密度图（iodine density）

表现为局灶性灌注异常增高，显著高于正常输尿管壁，一般摄碘值范围为 0.5～0.75mg/ml。

（四）诊断要点

输尿管癌以移行细胞癌最为常见，常表现为血尿及肾积水，影像学检查 CTU 可明确病变位置，病变较小时强化特征不明显，光谱 CT 对小病灶的检出及碘密度图对明确病灶是否强化有重要意义，可降低漏诊、提高诊断信心，诊断要点如下。

1. 输尿管软组织结节或肿块，密度不均匀，外形不规则，增强后明显强化。

2. 输尿管管壁局限性增厚，环形强化，伴有不同程度同侧输尿管及肾盂积水。

3. 光谱 CT 低能级图像病灶明显，可提高小病灶检出率。

4. 碘密度图明确肿瘤是否强化，与输尿管阴性结石相鉴别。

八、膀胱癌

（一）概述

膀胱肿瘤约 95% 为上皮性肿瘤，其中大多数为恶性，即膀胱癌。膀胱癌多为移行细胞癌，少数为鳞状细胞癌和腺癌。移行细胞癌常呈乳头状生长，故称乳头状癌，自膀胱壁突向腔内，并常侵犯肌层；部分移行细胞癌及鳞状细胞癌和腺癌呈浸润性生长，造成膀胱壁局限性增厚。膀胱癌易发生在三角区和两侧壁，表面常凹凸不平，可有溃疡，少数肿瘤尚有钙化。肿瘤晚期形成较大肿块，内有坏死，侵犯膀胱壁全层，进而累及膀胱周围组织和结构，常发生局部淋巴结和（或）远隔性转移。

膀胱癌的主要症状是无痛性肉眼血尿，常并有尿频、尿急和尿痛等膀胱刺激症状。如血块阻塞膀胱出口，则出现排尿困难。

膀胱癌分级：0 级，原位癌或限于黏膜（隔膜）的非侵袭性损害；Ⅰ级，肿瘤扩散至黏膜外，但未扩散到肌层；Ⅱ级，肿瘤侵犯肌层；Ⅲ级，肿瘤穿过肌层侵入膀胱周围组织；Ⅳ级，肿瘤已扩散至局部淋巴结或向远处转移。

（二）常规 CT 表现

CT 平扫在低密度膀胱周围脂肪和腔内尿液的对比下，膀胱癌可清楚显示，多表现为自膀胱壁突入腔内的软组织密度肿块常位于膀胱侧壁和三角区。肿块大小不等，呈菜花、结节、分叶或不规则状，与壁相连的基底部多较宽，少数者较窄。密度常均一，少数肿块表面可有点状或不规则钙化。部分膀胱癌无明确肿块，仅表现膀胱壁局部不规则增厚，表面常凹凸不平。

增强扫描动脉期肿瘤多为均一强化，偶见其内有坏死性无强化低密度灶；延时期扫描膀胱腔内充盈对比剂，肿瘤显示更为清楚。当膀胱发生壁外侵犯时，表现病变处膀胱壁外缘不清，周围脂肪密度增高，出现索条状软组织密度影乃至肿块影。肿瘤还可进一步侵犯周围脏器，精囊受累时精囊角消失，受累精囊增大；侵犯前列腺时使之增大、变形；当肿块部分或全部包绕子宫或直肠时，提示这些器官已受累。CT 检查还可发现盆腔和腹主动脉周围淋巴结增大，提示已发生淋巴结转移。

CT 检查主要用于膀胱癌的诊断和分期，了解肿瘤的浸润深度，以及膀胱及腹膜后淋巴结、肝脏及肾上腺有无转移。

（三）光谱 CT 表现

在尿路上皮癌的评估中，利用光谱 CT 获得的 40keV 的虚拟单能量排泄期图像可以保持常规静脉期图像的主观和客观图像质量。膀胱的早期肿瘤往往表现为梗阻及肾积水非常明显，但病灶范围显示不清，光谱 CT 多参数可以更好地进行早期肿瘤的检出、定性、治疗方案制订。低 keV

单能图像也可用于减少 CT 尿路造影术中使用的对比剂，使用 50% 的对比剂剂量进行尿路造影相位评估和术前血管评估，可实现充分的增强。

膀胱癌的光谱 CT 主要参数和病理表现如下（图 13-13 至图 13-15）。

1. 40keV 单能级图像

表现与常规 CT 图像类似，对比度更高。

2. 虚拟平扫（VNC）

表现为软组织密度，一般 CT 值范围为 30～50HU。

3. 碘密度图（iodine density）

表现为不均匀灌注异常增高，一般摄碘值范围为 2～5mg/ml。

（四）诊断要点

光谱 CT 获得的 40keV 的虚拟单能量排泄期图像可以保持常规静脉期图像的主观和客观图像质量，对比度增高。

1. CT 平扫在低密度膀胱周围脂肪和腔内尿液的对比下，表现为膀胱腔内软组织密度肿物影。

2. 碘密度图表现为膀胱内不均匀灌注异常增高肿物，可与非肿瘤性病变鉴别并可明确诊断。

九、肾上腺嗜铬细胞瘤

（一）概述

肾上腺嗜铬细胞瘤多起源于肾上腺髓质内成熟的神经嵴细胞（嗜铬细胞），亦可起源于沿交感神经节、副交感神经节链任何部位的嗜铬组织或嗜铬体，因细胞能被铬盐染色而得名。嗜铬细胞瘤 90% 来源于肾上腺髓质，肾上腺外嗜铬细胞瘤，又称副神经节瘤，占 10%，常发生于腹主动脉旁、后纵隔、颈总动脉旁或膀胱壁。嗜铬细胞瘤也称为 10% 肿瘤，即 10% 肿瘤位于肾上腺外，10% 为双侧、多发肿瘤，10% 为恶性肿瘤和 10%

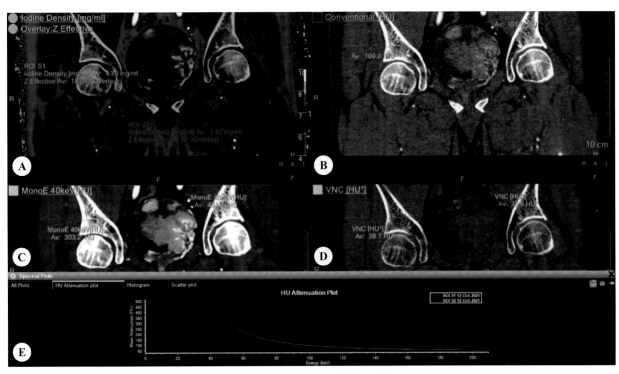

▲ 图 13-13　皮质期光谱 CT 表现

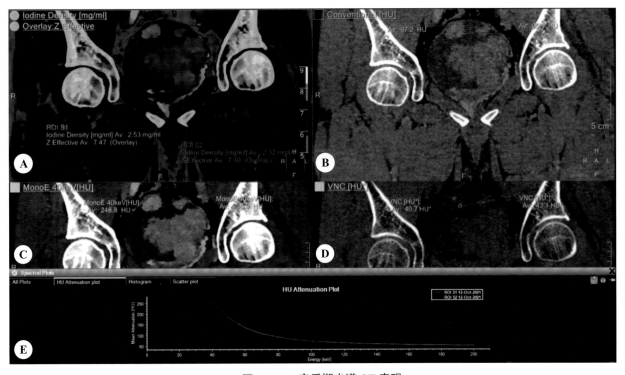

▲ 图 13-14　实质期光谱 CT 表现

6 岁男性患者，膀胱癌（低级别非浸润性尿路上皮癌）术后 4 年余复查。A. 碘密度图（iodine density）与有效原子序数图融合图（overlay Z effective）；B. 常规 CT 图像［conventional（HU）］；C. 单能级图像（MonoE 40keV）；D. 虚拟平扫（VNC），E. 光谱曲线（Spectral HU attenuation plot）。光谱 CT 检查发现多个复发灶，病变呈异质性改变，病灶高活性区（S1）与低活性区（S2）的动脉期血供有显著差异，而静脉期表现为同源，考虑为异质性显著的高级别尿路上皮癌

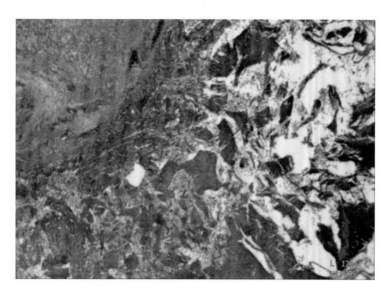

◀ 图 13-15　图 13-14 患者病理结果

（膀胱）形态学及免疫组化支持浸润性尿路上皮癌（高级别），癌组织侵至肌层。双侧输精管切缘、输尿管切缘、尿道下切缘未见癌组织。双侧精囊腺、双侧输精管、前列腺未见癌组织。左侧盆腔淋巴结未见转移癌（0/13），右侧盆腔淋巴结未见转移癌（0/16），AJCC-pTNM 分期：$T_{2b}N_0M_x$。免疫组化为 CK7（2+），CK20（局灶+），P63（+），GATA-3（+），Ki-67（局灶 40%），p53（10%），CD31（未找到血管内癌栓），D2-40（未找到淋巴管内癌栓），Desmin（局灶+）

为家族性。诊断主要依据临床体征及实验室检查，但对于无功能嗜铬细胞瘤的诊断，影像学检查仍起到重要作用。嗜铬细胞瘤是肾上腺髓质最常见的良性肿瘤，通常发现时体积较大。形态规则且边界清晰的类圆形或卵圆形肿物，亦可呈分叶状，可见点状钙化，肿瘤内部易发生囊变、坏死，可能与肿瘤局部血供不足或血管变性有关。

（二）常规 CT 表现

肾上腺嗜铬细胞瘤的 CT 表现具有一定的特征性，大多数嗜铬细胞瘤在 CT 上表现为一侧肾上腺较大圆形、类圆形，边界清楚的软组织肿块，少数为双侧性。瘤体常较大，平均直径约为 5cm，部分可＞10cm，极个别可达 20cm 左右。由于嗜铬细胞瘤血供丰富，增强扫描常呈不均匀显著强化，实性部分动脉期明显强化，静脉期持续强化，持续较长时间，边缘为著，延迟期略有下降。坏死囊变者，增强后类似厚壁伴近中心区不规则低密度的囊样改变，中心低密度坏死囊变区始终未见强化，此征象为嗜铬细胞瘤较为特征性的 CT 征象，与肿瘤实性部分血供丰富与否有明显的正相关性。少数肿瘤密度均一，类似肾脏密度，易误诊为肾上腺腺瘤，以小嗜铬细胞瘤多见。

（三）光谱 CT 表现

光谱 CT 动脉期低 keV 单能量图像更好地显示富血供病变，对肾上腺嗜铬细胞瘤可提高病变的可视化程度，CT 增强具有特征性，表现为迅速显著强化，与嗜铬细胞瘤内含丰富的毛细血管网及血窦有关，40keV 及碘密度图可凸显病变明显高强化特点。对肾上腺偶发瘤鉴别可通过碘含量高低进行鉴别，嗜铬细胞瘤碘含量明显增高，另外低 keV 图像可显示更小的病变。

肾上腺嗜铬细胞瘤的光谱 CT 主要参数表现：

1. 40keV 单能级图像：与常规 CT 图像类似，提高肿瘤的可视化程度；

2. 虚拟平扫（VNC）：与常规 CT 平扫类似，可降低患者辐射剂量；

3. 碘密度图（iodine density）：凸显该肿瘤明显高强化特点。

（四）诊断要点

光谱 CT 利用低 keV 单能量图像（40keV）及碘密度图可凸显病变明显高强化特点，尤其对小病变显示，嗜铬细胞瘤碘含量明显增高，结合患者临床病史，增加医生的诊断信心。具体诊断要点如下。

1. 持续性或阵发性高血压，可高达 200mmHg。

2. 常规 CT 增强扫描常呈不均匀显著强化。

3. 光谱 CT 增强低 keV 单能量图像更好地显示富血供病变，对肾上腺嗜铬细胞瘤可提高病变的可视化程度。

4. 光谱 CT 碘密度图可凸显病变明显高强化特点，从而增加医生的诊断信心。

十、肾上腺腺瘤

（一）概述

肾上腺腺瘤是肾上腺最常见的肿瘤，常在腹部影像学检查中偶然发现。因此，肾上腺腺瘤需要与肾上腺转移瘤或其他肾上腺恶性肿瘤相鉴别，特别是在有恶性肿瘤病史的情况下。Cushing 腺瘤多为皮质醇增多症改变，Conn 腺瘤主要表现为高血压、低血钾。肾上腺腺瘤几乎见于所有年龄组，但随着年龄的增长而增加。

（二）常规 CT 表现

病灶多单发，偶为多发，呈圆形或椭圆形，边缘光滑。大约 70% 的腺瘤因细胞内含丰富的脂质，呈现平扫均匀较低密度（CT 值 ≤ 10HU）。而大多数乏脂腺瘤（>10HU）可以根据多期增强 CT 计算的高廓清率诊断为腺瘤，增强后可见不同程度强化，在门静脉期达到最大强化程度，在延迟期快速减退。延迟期病灶对比剂廓清速度高于其他肾上腺肿瘤性病变。

（三）光谱 CT 表现

腹部 CT 直接增强检查，有时难以对肾上腺病变作出定性诊断，如无法鉴别肾上腺腺瘤和转移瘤。光谱 CT 利用其强大的后处理分析技术，虚拟平扫图像（VNC）和碘图，腺瘤的碘密度与 VNC 比值显著高于转移瘤，且当该比值>6.7 诊断为腺瘤的敏感性和特异性均可达到 95%，可鉴

别肾上腺腺瘤和转移瘤，但单独使用碘密度值测量，其鉴别能力也是有限的。

（四）诊断要点

结合虚拟平扫图像（VNC）和碘图，可潜在帮助肾上腺病灶的定性诊断。具体诊断要点如下：

1. 平扫或 VNC 表现为低密度，CT 值一般 < 20HU。

2. 增强后显著均匀强化。

3. Iodine/VNC 比值一般>6.7。

十一、肾上腺转移瘤

（一）概述

肾上腺是转移瘤的好发部位之一，且多发生于肾上腺髓质，占全身恶性肿瘤转移好发部位的第 4 位，仅次于肝脏、肺及骨骼。肾上腺转移瘤最常见的原发肿瘤有肺癌、乳腺癌、甲状腺癌、结肠癌及黑色素瘤等。肾上腺转移瘤尚未压迫或侵及周围结构时多无临床症状，仅在查体时偶然发现。少数患者当双侧肾上腺被严重破坏时，可导致继发性肾上腺皮质功能减退表现，如全身乏力、精神萎靡、食欲不振、血压降低、高血钾和低血钠等，另外可出现原发恶性肿瘤相应的临床表现。

（二）常规 CT 表现

肾上腺转移瘤可为单侧性或双侧性，双侧略多见，病灶一般较小，以直径为 1~3cm 多见，呈圆形或椭圆形。病灶轮廓清晰，密度均匀，当瘤体较大时，可有出血、坏死和囊变，一般无钙化。增强扫描病灶可中度强化，边缘环形增强。有时可见腹膜后淋巴结转移征象。从 CT 形态上，肾上腺转移瘤与原发肾上腺腺瘤或腺癌无法鉴别，在未发现原发灶的病例，肾上腺若有双侧性

肿瘤，应先考虑为转移瘤。在已知原发癌的病例中，若发现肾上腺肿块，无论单侧或双侧，都应考虑为转移瘤可能；当发现肿瘤内有钙化时，应考虑为原发肿瘤可能性大。

（三）光谱 CT 表现

单参数分析方法：利用虚拟平扫图像进行腺瘤与转移瘤的鉴别。在 96% 的病例中，肾上腺腺瘤在 VNC 图像中表现出 CT 值<20HU，转移瘤 VNC 图像中表现出 CT 值>20HU。肾上腺腺瘤和转移瘤之间的 VNC HU 值没有重叠，VNC 图像可以 20HU 阈值鉴别肾上腺腺瘤和转移瘤。

光谱 VNC 图像可以代替常规平扫（TNC），尽管 VNC 和 TNC 之间 HU 测量存在的最小差异导致使用相同阈值时敏感性和特异性的改变，诊断腺瘤的最佳 VNC 阈值尚未确定。然而，当使用相同的阈值时，没有发现假阳性病例。这意味着该阈值可用于诊断腺瘤。与 TNC 图像相比，VNC 上肾上腺病变的衰减存在差异，在门静脉期早期进行扫描时，与门静脉期晚期相比，报告的差异更多。因此，使用常规腹部扫描来诊断 VNC 上的腺瘤，达到一个被广泛接受的阈值可能是困难的，因为在不同的机构中，常规腹部扫描的扫描时间可能略有不同。采用了同一次增强扫描获得的碘密度值与 VNC 的比值进行更准确的鉴别，腺瘤的特点为血供丰富但平扫 CT 值低，而转移瘤的特点则相反，通过反映强化部分的碘密度值与反映非强化部分的 VNC 值相比，将两者的差异性进一步放大，鉴别诊断的准确性可达到 95%。除此之外，光谱衍生数据的优越性在于可使用不同 keV 下的衰减曲线，使用脂肪 – 水和脂肪 – 碘对物质进行分解，以及有效原子序数等其他参数。

光谱 CT 主要参数表现如下（图 13–16 至图 13–18）。

1. 40keV 单能级图像

富血供病变更突出、对比度极高，可提高检出率和敏感性。

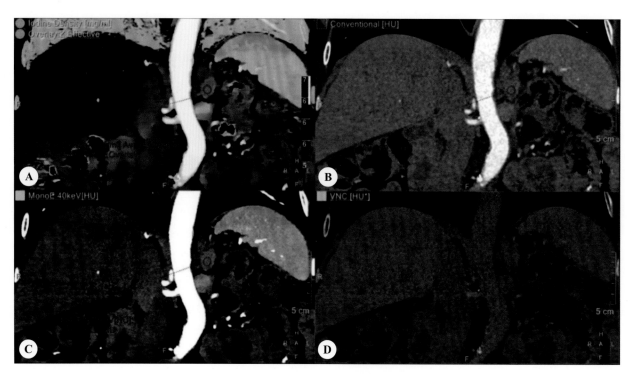

▲ 图 13–16　肾上腺 CT 增强动脉期

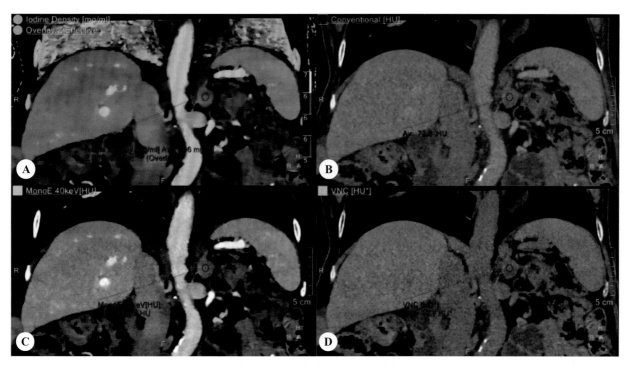

▲ 图 13-17 肾上腺 CT 增强门静脉期

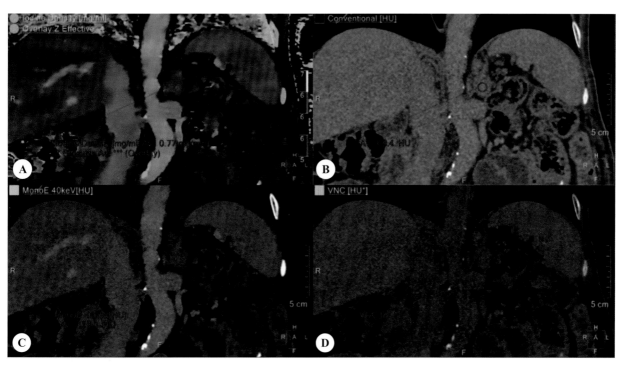

▲ 图 13-18 肾上腺 CT 增强延迟期

男性，66 岁，肝癌治疗后复查，光谱 CT 发现左侧肾上腺区占位，虚拟平扫 CT 值较高，富血供，诊断为转移瘤（1 年前 CT 肾上腺未见异常）。A. 碘密度图（iodine density）与有效原子序数图融合图（overlay Z effective）；B. 常规 CT 图像 [conventional（HU）]；C. 单能级图像（MonoE 40keV）；D. 虚拟平扫（VNC）

2. 虚拟平扫（VNC）

表现为等高密度，一般转移瘤 VNC＞20HU，高于肾上腺腺瘤。

3. 碘密度图（iodine density）

表现为灌注异常增高，但一般摄碘值低于肾上腺腺瘤。

4. iodine density/VNC 比值

若腺瘤分子大、分母小，则比值较高；若转移瘤分子小而分母大，则比值较低，该参数鉴别腺瘤与转移瘤的准确性非常高。

5. 有效原子序数图（Z effective）

不同物质成分显示为不同颜色，可提高检出率，帮助鉴别诊断。

（四）诊断要点

肾上腺是转移瘤的好发部位之一，从 CT 形态上，肾上腺转移瘤与原发肾上腺腺瘤或腺癌有时无法鉴别，光谱 CT 依据肿瘤病理特征不同，多参数成像可予以鉴别，尤其 VNC 图像及 iodine density 图像在鉴别方面有重大意义，具体诊断要点如下。

1. 原发肿瘤病史，可单侧或双侧发病，有时可见腹膜后淋巴结转移征象。

2. 转移瘤 VNC 图像中 CT 值＞20HU。

3. 转移瘤光谱曲线斜率与原发灶相同或相近。

4. 转移瘤 iodine density/VNC 比值低于腺瘤。

十二、肾上腺区副脾

（一）概述

副脾为一种先天性异位脾组织，指在胚胎发育期，脾芽组织在从中腹部向左上腹弧形迁移的过程中融合失败所致，正常人副脾发生率为 10%～20%。副脾可发生于腹部的任何部位，包括脾门部、胰尾部、肾蒂上方、胃壁、肠壁、大

网膜内，病灶大小通常≤2cm。肾上腺区副脾是一种非肿瘤性病变，是一种脾脏发育异常，副脾紧贴肾上腺生长，与正常肾上腺组织无明显界限，发病率极低，易误诊为肾上腺肿瘤。无神经内分泌功能异常，无特异性临床表现，多体检发现或因伴发疾病检查发现，为肾上腺意外瘤的一种，对怀疑或明确诊断为肾上腺副脾者可随访观察，不必采用手术治疗。因此术前正确的影像诊断对临床治疗有重要意义，但对于不能除外恶性者，直径＞4cm 或随访过程中明显增大的病灶，建议手术切除。

（二）常规 CT 表现

病灶通常体积较小，一般直径为 1.0～3.0cm，病灶呈类圆形或椭圆形，边界清晰，均为单发，目前尚无多发的相关报道。密度和强化程度：肾上腺区副脾 CT 平扫密度均匀，增强动脉期呈明显不均匀或斑马纹样强化，这可能与动脉期血流经过肾上腺区副脾内红髓区和白髓区的速度和量不同有关，静脉期强化程度趋于均匀，与同层面的脾脏相仿。总之，病灶平扫与脾脏密度相仿，增强动脉期呈斑马纹样强化及其强化特点与脾脏相近对提示本病诊断有重要价值。

因肾上腺区副脾较为罕见，在 CT 表现上与正常肾上腺并无明显分界，常表现为肾上腺内侧肢及膝部肿块影或结节灶，术前极易误诊，因其强化较明显。主要与以下几种富血供肾上腺肿瘤鉴别：①乏脂性肾上腺腺瘤，因病灶内无脂肪密度，平扫可表现为软组织肿块影，但密度明显低于脾脏，且 CT 值较少＞40HU，强化特征大多为"快进快出"，少数为"缓进快出"，且强化程度明显低于脾脏。②肾上腺嗜铬细胞瘤，分为非功能性和功能性，功能性嗜铬细胞瘤因患者血中儿茶酚胺分泌增多，患者可有高血压、心悸等临床表现。CT 平扫密度不均，容易出现坏死、出血

和囊变，动脉期肿瘤实性部分明显强化，静脉期呈持续强化；而肾上腺区副脾无坏死、囊变及出血表现。③肾上腺血管瘤，CT 平扫肿块多为实性或囊实性，钙化及囊变常见，增强扫描动脉期肿块边缘或中心结节样强化，门静脉期强化范围扩大，强化幅度增加，而肾上腺副脾无囊变，增强扫描呈斑马纹样强化。④肾上腺 Castleman 病，平扫为软组织肿块，密度较均匀，边缘光滑，偶见钙化斑，病灶常明显强化，若单发，且位于左侧者，与肾上腺区副脾鉴别较难。需要注意界定的是，如果在诊断中观察到病灶与肾上腺有明确分界或肾上腺形态完全正常，影像特征与副脾相符合，则更容易诊断为副脾。

（三）光谱 CT 表现

肾上腺区软组织密度结节，与肾上腺分界不清，有时与肾上腺肿瘤难以鉴别，光谱 CT 增强可通过有效原子序数图，MonoE 低 keV、虚拟平扫后处理图像与正常脾脏做对比，其光谱曲线斜率、散点图、直方图与肾上腺不同而与脾脏完全相同，可鉴别肾上腺占位与副脾（图 13-19）。

（四）诊断要点

肾上腺区副脾是一种非肿瘤性病变，为脾脏发育异常，副脾紧贴肾上腺生长，与正常肾上腺组织无明显界限，发病率极低，易误诊为肾上腺肿瘤，光谱 CT 多参数成像可与正常脾脏做对比明确诊断，避免误诊和不必要的手术。

1. 肾上腺区密度均匀软组织密度结节，大小为 1～3cm。

2. 平扫与正常脾脏密度相近。

3. 增强可见动脉期斑马纹样强化，与脾脏强

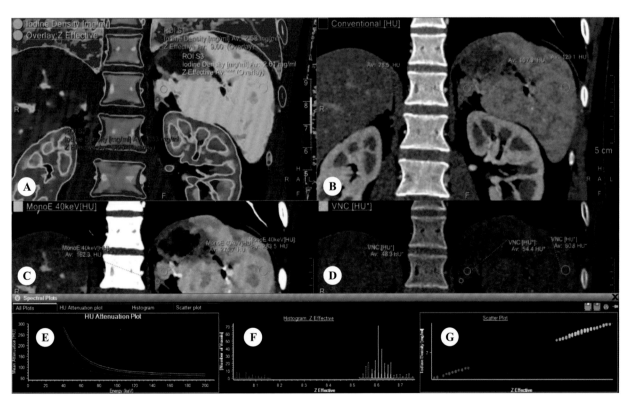

▲ 图 13-19　男性，23 岁，间断左下腹痛 3 天，加重伴腹泻 1 天

A. 碘密度图（iodine density）与有效原子序数图融合图（overlay Z effective）；B. 常规 CT 图像［conventional（HU）］；C. 单能级图像（MonoE 40keV）；D. 虚拟平扫（virtual non-contrast，VNC）；E. 光谱曲线（HU Attenuation Plot）；F. 光谱直方图（histogram Z effective）；G. 光谱散点图（scatter plot）。CT 平扫发现左侧肾上腺区占位（S1），光谱曲线斜率及散点图和直方图与脾脏（S3）完全相同，诊断为副脾

化相似，延迟呈等强化。

4. 光谱 CT 光谱曲线斜率、散点图、直方图与肾上腺不同而与脾脏相同。

十三、腹膜后淋巴瘤

（一）概述

淋巴瘤是一种起源于淋巴细胞或淋巴母细胞的恶性肿瘤，可仅限于淋巴系统或发生于结外器官，主要包括霍奇金淋巴瘤和非霍奇金淋巴瘤。淋巴瘤可发生于全身各个部位和器官。腹膜后淋巴瘤常见，一般为全身病变的一部分，主要为非霍奇金淋巴瘤。

（二）常规 CT 表现

淋巴瘤的影像表现主要取决于其发生的部位及病理类型，CT 在淋巴瘤分期中发挥着重要作用，主要表现为软组织密度肿块，可包绕周围血管及其他组织结构，呈血管包埋征，常伴周围增大淋巴结。钙化、出血、坏死少见，增强常为轻度均匀强化。鉴别诊断主要包括结核、转移性肿瘤、巨淋巴结增生症及腹膜后纤维化等，与等密度脂肪肉瘤、平滑肌肉瘤、纤维瘤、副神经节瘤易混淆，具体诊断需要经过病理活检。

（三）光谱 CT 表现

光谱 CT 基于物质识别与分离技术，可更好地识别淋巴瘤的强化特征及物质成分，以帮助鉴别诊断，主要多参数图像表现如下（图 13-20 至图 13-22）。

1. 40keV 单能级图像（Mono 40keV）

淋巴瘤常呈轻度强化，淋巴瘤动脉期边缘部分为 218.5HU，门静脉期为 243.1HU，延迟期为 203.2HU。

2. 虚拟平扫（VNC）

表现为均匀软组织密度肿块，病灶 CT 值为 34～40HU。

3. 碘密度图（iodine density）

淋巴瘤的碘浓度、碘能谱曲线衰减斜率要高于淋巴结反应性增生。病灶边缘强化较明显，

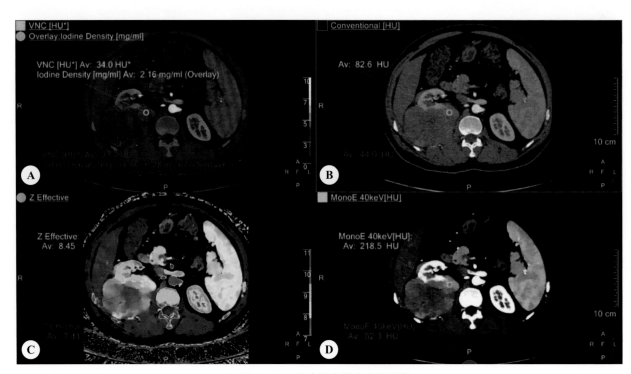

▲ 图 13-20　动脉期光谱多参数图像

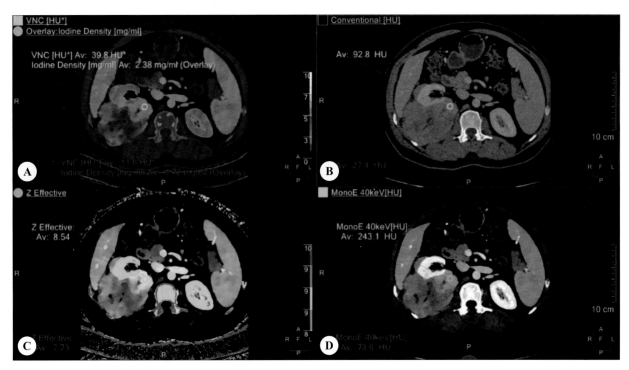

▲ 图 13-21 门静脉期光谱多参数图像

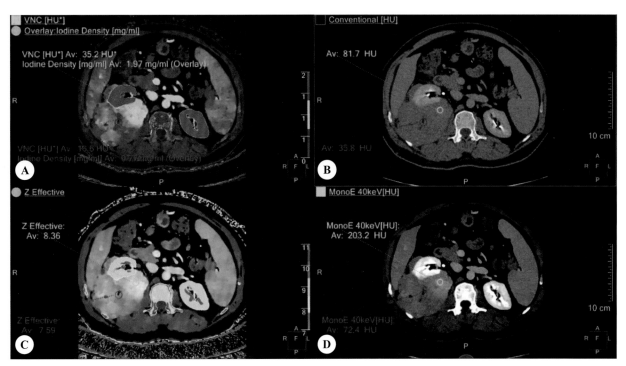

▲ 图 13-22 延迟期光谱多参数图像

男性，48 岁，发现腹膜后肿物 1 周。A. 虚拟平扫（VNC）与碘密度图融合图（overlay iodine density）；B. 常规
CT 图像［conventional（HU）］；C. 有效原子序数图（Z effective）；D. 单能级图像（MonoE 40keV）。实验室检查
未见明显异常，行超声引导下腹膜后肿物穿刺活检，诊断考虑淋巴浆细胞淋巴瘤

部分动脉期碘浓度为 2.16mg/ml，门静脉期为 2.38mg/ml，延迟期为 1.97mg/ml。

4. 有效原子序数图（Z effective）

表现为有效原子序数值异常增高，病灶有效原子序数三期分别为 8.45、8.54、8.36。

（四）诊断要点

应用光谱 CT 定量参数，如碘含量及低能量

下的 CT 值、碘能谱曲线衰减斜率等，可提高对淋巴瘤与腹膜后其他疾病导致的淋巴结增大鉴别诊断准确性。

1. 均匀软组织密度肿块。

2. 淋巴瘤的碘浓度、碘能谱曲线衰减斜率要高于淋巴结反应性增生。

参考文献

[1] Mileto A, Sofue K, Marin D. Imaging the renal lesion with dual-energy multidetector CT and multi-energy applications in clinical practice: what can it truly do for you? [J]. European Radiology, 2016, 26(10):3677–3690.

[2] A H S, A K N, B K O, et al. Reduced iodinated contrast media for abdominal imaging by dual-layer spectral detector computed tomography for patients with kidney disease [J]. Radiology Case Reports, 2018, 13(2):437–443.

[3] Thiravit S, Brunnquell C, Cai L M, et al. Use of dual-energy CT for renal mass assessment [J]. European Radiology, 2021, 31(6):3721–3733.

[4] Soesbe T C, Lakshmi A, Lewis M A, et al. Pseudoenhancement effects on iodine quantification from dual-energy spectral CT systems: A multi-vendor phantom study regarding renal lesion characterization [J]. European Journal of Radiology, 2018, 105:125–133.

[5] Zopfs D, Laukamp KR, Pinto Dos Santos D, et al. Low-keV virtual monoenergetic imaging reconstructions of excretory phase spectral dual-energy CT in patients with urothelial carcinoma: A feasibility study [J]. Eur J Radiol, 2019, 116:135–143.

[6] Demirler Simsir B, Danse E, Coche E. Benefit of dual-layer spectral CT in emergency imaging of different organ systems [J]. Clin Radiol, 2020, 75(12):886–902.

[7] Simsir B D, Danse E, Coche E. Benefit of dual-layer spectral CT in emergency imaging of different organ systems – ScienceDirect [J]. Clinical Radiology, 2020, 75(12):886–902.

[8] Romer T, Wiesner W. The accessory spleen: prevalence and imaging findings in 1, 735 consecutive patients examined by multidetector computed tomography [J]. JBR-BTR, 2012, 95(2):61–65.

[9] Stiris MG. Accessory spleen versus left adrenal tumor: computed tomographic and abdominal angiographic evaluation [J]. J Comput Assist Tomogr, 1980, 4(4):543–544.

[10] Tsuchiya N, Suto K, Shimla N, et al. An accessory spleen mimicking a mnfimtional a nonfunctional adrenal tumor : a potential pitfall in the diagnosis of a left adrenal tumor [J]. Urol lnt, 2000, 65(4):226–228.

[11] Chen CH, Wu HC, Chang CH. An arccessory spleen mimics a left adrenal carcinoma [J]. MedGenMed, 2005, 7(2):9.

[12] Laukamp KR, Kessner R, Halliburton S, et al. Virtual Noncontrast Images From Portal Venous Phase Spectral-Detector CT Acquisitions for Adrenal Lesion Characterization [J]. J Comput Assist Tomogr, 2021, 45(1):24–28.

[13] Mayo-Smith WW, Song JH, Boland GL, et al. Management of incidental adrenal masses: a white paper of the ACR Incidental Findings Committee [J]. J Am Coll Radiol, 2017, 14(8):1038–1044.

[14] Schieda N, Siegelman ES. Update on CT and MRI of adrenal nodules [J]. AJR Am J Roentgenol, 2017, 208(6):1206–1217.

[15] Nagayama Y, Inoue T, Oda S, et al. Adrenal Adenomas versus Metastases: Diagnostic Performance of Dual-Energy Spectral CT Virtual Noncontrast Imaging and Iodine Maps [J]. Radiology, 2020, 296(2):324–332.

[16] Laukamp KR, Kessner R, Halliburton S, et al. Virtual Noncontrast Images From Portal Venous Phase Spectral-Detector CT Acquisitions for Adrenal Lesion Characterization [J]. J Comput Assist Tomogr, 2021, 45(1):24–28.

[17] Nagayama Y, Inoue T, Oda S, et al. Adrenal Adenomas versus Metastases: Diagnostic Performance of Dual-Energy Spectral CT Virtual Noncontrast Imaging and Iodine Maps [J]. Radiology, 2020, 296(2):192227.

[18] Cao J, Lennartz S, Parakh A, et al. Dual-layer dual-energy CT for characterization of adrenal nodules: can virtual unenhanced images replace true unenhanced acquisitions? [J]Abdom Radiol (NY), 2021, 46(9):4345–4352.

[19] Yang CB, Yu N, Jian YJ, et al. Spectral CT Imaging in the Differential Diagnosis of Small Bowel Adenocarcinoma From Primary Small Intestinal Lymphoma [J]. Acad Radiol, 2019, 26(7):878–884.

[20] Luo S, Sha Y, Wu J, et. Differentiation of malignant from benign orbital tumours using dual-energy CT [J]. Clin Radiol, 2022, 77(4):307–313.

第14章 女性生殖系统

一、光谱CT女性生殖系统检查方法与技术参数

平扫技术

患者体位：患者仰卧位，头先进，双臂上举抱头，身体置于床面正中。

扫描方向：头至足。

检查前准备：①检查前应尽可能食用少渣饮食，特别不能服用含金属的药品，或进行消化道钡对比影；②检查当日以空腹为宜；③CT增强受检者应严格掌握适应证，做好碘过敏反应的预防及救治工作；④扫描前口服500ml水，使胃及十二指肠壶腹部充盈，形成良好对比，临检查前再口服500～800ml，使胃充盈，以使扫描图像能更好地将胃、近端小肠与其他相邻脏器区分，检查全腹部患者需留尿；⑤做好受检者非检查部位和陪护人员的辐射防护。

扫描范围：上腹部：肝顶至肾下极，全腹部：肝顶至耻骨联合下缘，需根据受检者体型大小设定，包括整个腹部（包括腹壁脂肪）。

扫描参数设置：120kVp，自动mAs，采用容积扫描，转速0.5s，探测器准直组合为2×64×0.625mm（上、下两层），螺距为1，图像矩阵均为512×512，图像卷积核算法为Standard（B），重建层厚10mm及1mm备用，迭代算法idose4的等级选择3-4，同时重建SBI光谱数据包。

1. 增强扫描技术

对比剂用量60～70ml/kg，推荐对比剂浓度320mg/ml。高压注射器团注给药，速率2～3.5ml/s，

采用两期扫描方式，动脉期选择腹主动脉动态监测触发扫描，阈值为100HU，延迟时间为10s，延迟期延迟时间为70s。

2. 分析方法

(1) 双轨制读片法：应用常规CT图像与任意光谱图像进行对比分析，或任意光谱图像之间对比分析，有利于不同解剖及病变的显示。对于子宫内膜异位症和巧克力囊肿推荐使用40keV与有效原子序数图的组合。

(2) 多轨制读片法：使用双层探测器CT的光谱魔镜针对一个病变感兴趣区，同时显示五种参数图像，实现不同能谱图像同步对比显示，以利于病变分析。对于子宫内膜异位症和巧克力囊肿推荐使用常规CT图像、40keV、碘密度图、VNC、有效原子序数图的组合。

3. 光谱分析工具

通过光谱曲线、光谱散点图、光谱直方图可对病变的来源和性质做出判断。

二、子宫内膜异位症

（一）概述

子宫内膜异位症（endometriosis，EM）是指有活性的内膜细胞种植在子宫内膜以外的部位，而形成的一种雌激素依赖性常见妇科良性疾病。EM生育年龄女性的发病率为10%～15%，患者出现慢性盆腔疼痛与不孕的概率分别为70%与48%。虽然EM的病因及发病机制至今仍然不清楚，但近年来随着人们生活方式的改变、医学的发展、技术的进步，以及环境等因素的影响，

EM 的发病模式已经发生了变化。EM 发病的复杂性与病灶的多发性导致患者临床表现呈现多样复杂性。虽然 EM 的临床表现与病灶部位、类型及月经相关，但由于 EM 的发病模式已经发生改变，患者可以出现非典型的临床表现，且有 20% 的患者无任何症状表现，因此，在临床上单纯以临床表现是很难作出诊断的。其中，卵巢巧克力囊肿是存在分泌作用的子宫内膜异位于卵巢形成的，异位内膜同样具备周期性分泌作用，因此是一种存在于血液的肿瘤，在经过不断积累、破裂之后形成具备一定独特特征的肿瘤。

在对子宫内膜异位症进行 CT 诊断的时候，需要与子宫肌瘤、卵巢单纯性囊肿、卵巢输卵管脓肿、囊腺瘤，以及囊腺癌有效鉴别，依据子宫内膜异位症不同部位的不同表现予以诊断。因此需要对子宫内膜组织内部周期性生长功能进行分析，所以，因不同部位引发内膜异位症属于周期性的，往往会加重经期症状。

（二）常规 CT 表现

应用 CT 诊断时，可观察到存在与子宫紧密相连的囊性肿块（多囊或单囊），以此为子宫内膜异位症的诊断提供一定的证据。但此病发病隐匿，病变早期囊肿壁薄且密度不高，病变晚期不断加重的纤维化使得囊壁增厚且厚度不均匀，在 CT 扫描过程中易与功能性囊肿或囊腺瘤相混淆，误诊率较高。

卵巢巧克力囊肿 CT 显示双侧或者单侧出现椭圆形或者葫芦状囊实性肿块，具备比较清晰的边界，并且经常粘连子宫体，CT 值为 30～50HU，增强扫描之后囊壁呈现边缘强化，但是囊性成分不发生强化。子宫旁及盆腔内内膜异位病灶 CT 上呈现出新月形、椭圆形囊实性肿块，边界不清晰，可能粘连子宫后壁，CT 值＞25HU。

（三）光谱 CT 表现

通过双 / 多轨制读片结合光谱分析工具可以对子宫内膜异位症及巧克力囊肿进行准确诊断。

1. 子宫内膜异位症表现

(1) 40keV 图像：表现为子宫之外的异常高密度灶，与子宫内膜关系为相同或相似密度。

(2) 碘密度图：表现为子宫之外的异常高摄碘灶，摄碘值与子宫内膜相同或相似。

(3) 有效原子序数图：表现为子宫之外的异常染色灶，与子宫内膜为相同或相似染色。

(4) 光谱曲线：最具特征性的光谱表现是病变与正常子宫内膜的曲线平行或重合。

2. 巧克力囊肿表现

(1) 40keV 图像：表现为卵巢囊性异常高密度灶，显著高于膀胱尿液密度。

(2) 碘密度图：表现为囊壁异常摄碘，碘密度值与子宫内膜相似。

(3) 有效原子序数图：表现为囊壁异常染色，与子宫内膜相似。

(4) 光谱曲线：囊壁弓背向下，囊液基本持平；囊壁与子宫内膜相似，囊液高于膀胱尿液（图 14-1 和图 14-2）。

（四）诊断要点

光谱 CT 可提供 MonoE 图像、碘密度图及有效原子序数图等多参数图像，可为疾病的诊断提供更多有价值的信息。40keV 等光谱图像能够增加异常强化病变与背景组织的对比度，有利于子宫内膜异位症的检出。同时，通过光谱分析工具可以对检出的病变与子宫内膜进行同源性分析，更利于最终的确诊，因此对于常规 CT 子宫内膜异位症属于疑难病，而通过光谱 CT 多参数读片及光谱分析可以进行常规化检出和确诊。

1. 常规 CT 可见与子宫紧密相连的囊性肿块。

2. 40keV 等光谱图像能够增加异常强化病变

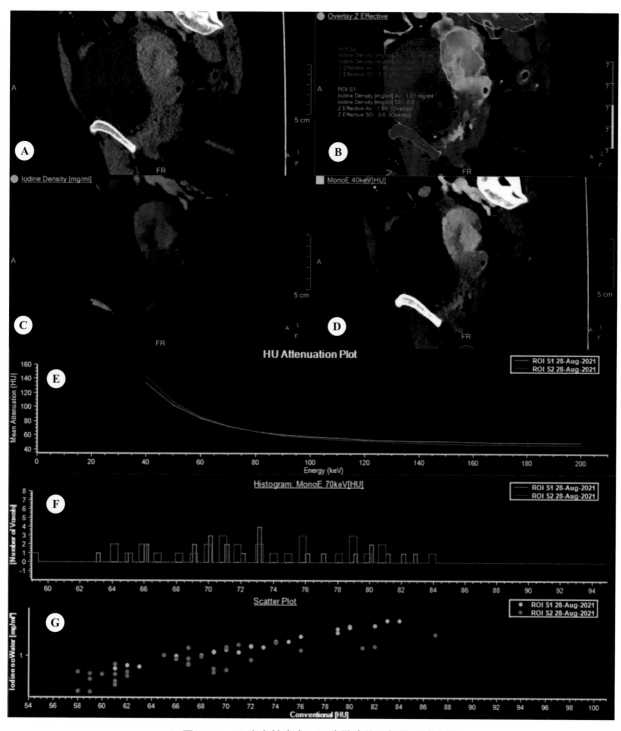

▲ 图 14-1 **30 岁女性患者，下腹坠痛伴肛门坠胀感 3 天**

A. 常规 CT 图像［conventional（HU）］；B. 有效原子序数图（Z effective）；C. 碘密度图（iodine density）；D. 单能级图像（MonoE 40keV）；E. 光谱曲线（HU Attenuation Plot）；F. 光谱直方图（histogram Z effective）；G. 光谱散点图（scatter plot）。光谱 CT 发现直肠前及双侧骶韧带内异常强化灶，常规 CT 相同层面未见病变显示，光谱分析示直肠前及双侧骶韧带内病变（S1）与子宫内膜下组织（S2）同源，考虑子宫内膜异位症，术后病理结果为子宫内膜异位症

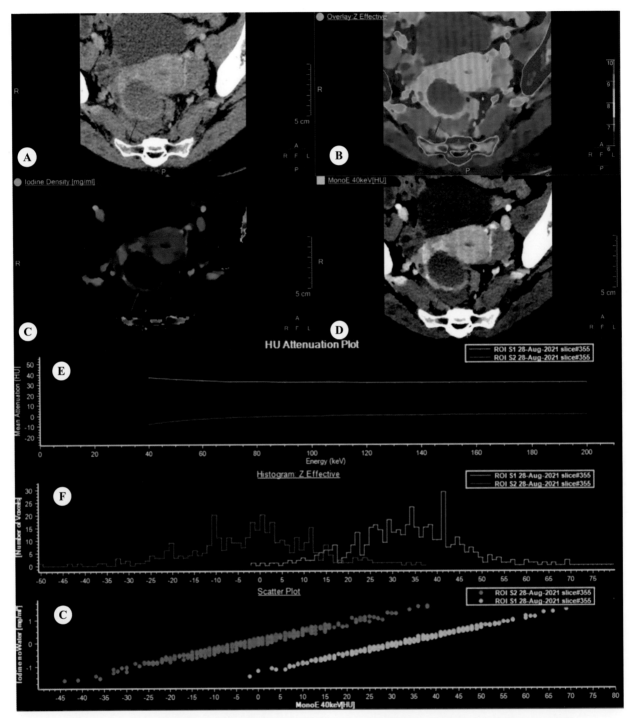

▲ 图 14-2　**30 岁女性患者，下腹坠痛伴肛门坠胀感 3 天，后穹窿触痛，直肠右后方触及约 6cm 包块**

A. 常规 CT 图像［conventional（HU）］；B. 有效原子序数图（Z effective）；C. 碘密度图（iodine density）；D. 单能级图像（MonoE 40keV）；E. 光谱曲线（HU Attenuation Plot）；F. 光谱直方图（histogram Z effective）；G. 光谱散点图（Scatter plot）。常规 CT 增强诊断为右附件区囊肿伴感染。光谱 CT 示病变囊壁光整，光谱分析示病变囊液（S1）与膀胱内尿液（S2）成分完全不同，考虑复杂性囊肿，术后病理结果为卵巢巧克力囊肿与背景组织的对比度，有利于子宫内膜异位症的检出。

三、子宫平滑肌瘤

（一）概述

子宫平滑肌瘤又称子宫肌瘤，是由平滑肌及结缔组织所组成，为女性生殖系统中最常见的良性肿瘤。子宫肌瘤按生长部位分为黏膜下、肌壁间、浆膜下。

（二）常规 CT 表现

黏膜下子宫肌瘤一般向腔内生长，单个黏膜下肌瘤子宫形态可以维持原状，只是体积增大。CT 表现为子宫增大、宫腔变小，增大的子宫内可见类圆形与子宫密度大致相当的肿块，增强扫描肿块显著均匀强化，边缘可见"假包膜"。CT 平扫不易与子宫肥大症、子宫体癌、子宫腺肌病区别，增强有助于鉴别。子宫肥大症，宫腔增大，无偏位。子宫体癌呈不均匀强化或可见低密度坏死区，子宫腺肌病呈斑点状、点状强化。子宫体癌与子宫腺肌病均边界不清，无钙化，此点较有鉴别意义。

肌壁间子宫肌瘤常使子宫不均匀增大及轮廓变形，局限性隆突，宫腔变小。由于大多数肌壁间子宫肌瘤使子宫轮廓改变，平扫不易漏诊。增强后肌瘤显著均匀强化或不均匀强化，其内可见漩涡状、小斑片状低密度，周边可见"假包膜"。此类肌瘤注意与子宫腺肌病、子宫体癌鉴别。

浆膜下肌瘤因临床症状不明显，所以难以发现，就诊时一般肿块较大，表现为子宫向外突出的实质性肿块，可有宽、窄基底甚至带蒂与子宫相连，形态不规则，与周围组织边界清楚，可以断离寄生于其他器官成为寄生性子宫肌瘤。由于肿块大、血供障碍，可继发透明样及黏液样变性、液化、坏死。当肿块宽基底与子宫相连，浆膜下子宫肌瘤与肌壁间肌瘤 CT 表现类似，肿块带蒂较细或断离形成寄生性子宫肌瘤时，CT 表现为宫外肿块，边缘清晰，由于血供较差，大多平扫呈混杂密度，中心变性、坏死部分呈低密度。增强扫描低密度部分呈云雾状强化或不强化，实质部分明显强化，边缘更清晰。浆膜下肌瘤 CT 表现为宫外实质肿块时，应注意与恶性卵巢肿瘤、卵巢子宫内膜异位 囊肿鉴别。恶性卵巢肿瘤直径多>5cm，边缘不规则，多呈囊实性，囊壁厚度不均匀，最厚多>0.3cm，可见壁结节，少数可见钙化，盆腔器官受累。卵巢子宫内膜异位囊肿一般有较典型临床表现，CT 扫描可见卵巢部位圆形或类圆形病变，呈水样或稍高于水样密度，部分可见分层，囊壁厚薄不均，但无结节，肿块与邻近脏器无明显分界。

（三）光谱 CT 表现

子宫平滑肌瘤的光谱 CT 主要参数和病理表现如下（图 14-3 和图 14-4）。

1. 40keV 单能级图像

表现与常规 CT 图像类似，但对比度更高，"假包膜"更加明显。

2. 虚拟平扫（VNC）

表现为等密度，一般 CT 值为 30~40HU。

3. 碘密度图（iodine density）

表现为均匀性低灌注灶，"假包膜"更加突出。

（四）诊断要点

子宫平滑肌瘤是子宫单发或多发的类圆形占位性病变，在光谱 CT 图像中可更加突出"假包膜"的存在，具体如下。

1. 子宫单发或多发类圆形占位性病变。

2. 平扫或 VNC 呈等密度。

3. 增强后呈相对乏血供。

4. 40keV 和碘密度图可凸显"假包膜"。

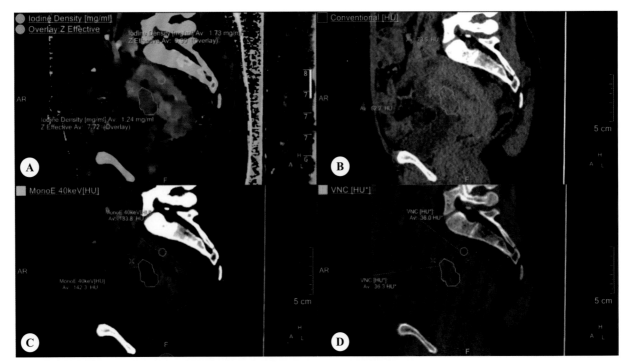

▲ 图 14-3　患者女性，43 岁，接触性出血 2 年余

A. 碘密度图（iodine density）与有效原子序数图（Z effective）融合图；B. 常规 CT 图像［conventional（HU）］；
C. 单能级图像（MonoE 40keV）；D. 虚拟平扫（VNC）。光谱 CT 检查发现子宫前下壁占位，血供低于正常子宫，
边界清，诊断为子宫肌瘤

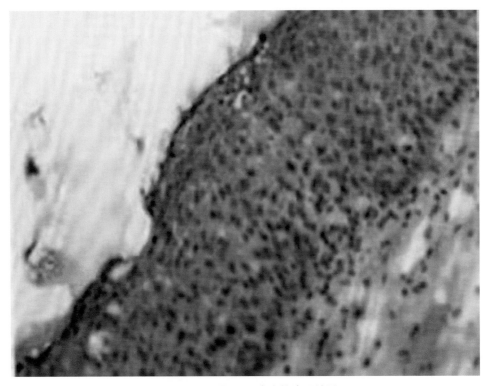

▲ 图 14-4　图 14-3 患者的病理结果

（子宫）梭形细胞肿瘤，局部细胞较丰富。符合平滑肌瘤

四、宫颈癌

（一）概述

近年来全球宫颈癌（cervical carcinoma，CC）负担严重，子宫颈癌是最常见的妇科恶性肿瘤，其原位癌多发于30—35岁，浸润性癌多发于45—55岁。发生宫颈癌的高危因素包括人乳头瘤病毒（human papilloma virus，HPV）感染、多性伴、初产年龄小、多孕多产、衣原体或病毒感染、宫颈黏液尼古丁高浓度及宫颈癌家族史等。其中，吸烟女性宫颈黏液中尼古丁的浓度升高会消耗朗格汉斯细胞，致使宫颈免疫力降低；低硒、锌、蛋白质的摄入、精神创伤与宫颈癌发生均有关。宫颈癌早期症状是接触性出血，晚期则发生不规则阴道出血和白带增多，侵犯盆腔神经时引起剧痛，侵犯膀胱和直肠会发生血尿和便血。宫颈癌病理诊断的免疫组化技术不断更新，早期筛查宫颈癌的方式有阴道镜、利普刀、宫颈脱落细胞学检查（TCT）或联合人乳头状瘤病毒（HPV）检测等。手术是目前治疗早期宫颈癌的主要方法，故术前诊断及分期对治疗方式的选择具有重要意义。

在影像学方面，多层螺旋CT（multi-slice spiral CT，MSCT）成像质量高，并拥有强大后处理技术，可对图像多层面重建，以探查病变形态和供血情况，目前指南推荐T_2WI图像结合CT图像可辅助宫颈癌放疗计划。基于CT灌注的血管通透性评估晚期宫颈鳞状细胞癌患者的放化疗治疗反应有一定价值。CT可任意重建图像，多角度多方位观察宫颈病变，具有较高空间和密度分辨率，可获得亚毫米层厚的数据，并清晰显示局部解剖结构、淋巴结形态和病灶浸润范围。

（二）常规CT表现

CT平扫时，宫颈癌以等密度为主，增强扫描呈不均匀强化，与周围宫颈基质、肌层组织对比较差。外生性宫颈癌表现为结节、分叶状，密度欠均，增强后轻度强化，多伴囊变坏死；内生性宫颈癌密度不均，增强后轻度强化。宫颈癌直接征象包括宫颈形态改变，直径>3.5cm，偏心性或弥漫性增大，宫颈峡部消失，边界不光整，增强后不均匀强化，肿瘤强化程度低于残存宫颈组织。间接征象为肿瘤组织阻塞宫颈管从而导致的宫腔积液；晚期肿瘤侵犯宫旁组织及膀胱、直肠或输尿管等邻近器官；MPR图像可显示肿瘤向上、向下、向前、向后的侵犯范围。可疑转移淋巴结表现为盆腔淋巴结>1cm、腹主动脉旁淋巴结>1.5cm，边缘模糊或与周围组织粘连，不均匀性强化或环形强化。宫颈癌主要需与子宫内膜癌侵犯宫颈、宫颈平滑肌瘤、宫颈淋巴瘤等疾病相鉴别。

（三）光谱CT表现

光谱CT可通过多期扫描获得连续薄层多参数图像，也可通过重建技术从不同角度观察肿瘤情况，包括原发肿瘤的大小、良恶性特征、浸润深度及侵犯范围。薄层扫描联合多平面重建的检查方法比仅进行横断面扫描的传统CT检查有较大优势，可以多轴向观察病变，利于提高病变的定位准确性，还能更加清晰地观察病变的毗邻关系，对宫颈癌均能清楚显示。在宫颈癌分期方面，CT对中晚期子宫颈癌分期准确性较高，是临床查体的重要补充，目前仍广泛应用于子宫颈癌治疗前检查，特别是对于T_{2a}期及以上的病例，MSCT一般能准确判断肿瘤的侵犯程度。但由于≤Ⅰb期的肿瘤病变较小，侵犯深度较浅，宫颈的大小、组织结构的改变不大，MSCT检查很难检出，故MSCT对≤Ⅰb期的宫颈癌诊断价值有限，光谱CT对诊断及分期的准确性显著提高。宫颈癌的光谱CT主要参数表现如下。

1. 40keV单能级图像

表现为宫颈边缘毛糙、不规整，可伴结节状及分叶状改变，强化不均匀，一般强化后CT

值为 112～195HU。如图 14-5 中 MonoE 40keV 所示，宫颈癌 ROI 测量为 135HU（治疗后），相应病理结果见图 14-6。如图 14-7 和图 14-8 中 MonoE 40keV 所示，宫颈癌 ROI 测量为 188HU。

2. 虚拟平扫（VNC）

和真实平扫一样，表现为等密度，一般 CT 值为 42～53HU。如图 14-5 中 VNC（HU*）所示，宫颈癌 ROI 测量为 42.3HU。

3. 碘密度图（iodine density）

表现为宫颈形态失常，灌注不均匀，一般摄碘值为 1.26～1.85mg/ml，如图 14-5 中 iodine density 所示，宫颈癌 ROI 测量为 1.48mg/ml（治疗后）。

4. 有效原子序数图（Z effective）

表现为宫颈形态失常，有效原子序数图异

常染色，有效原子序数值异常减低，一般 Zeff 值范围为 7.21～7.84，如图 14-5 中 Overlay Z Effective 所示，正常子宫表现为金黄色，宫颈癌病灶表现为土黄色，ROI 测量为 7.79。

5. 光谱曲线（HU attenuation plot）

由于摄碘能级越低 CT 值越高，宫颈癌表现为弓背向下的曲线，如图中光谱曲线所示，宫颈癌 ROI 测量（S1）与直肠病变（S2），在常规 CT 值测量显示强化程度与宫颈病变（S1）完全一致的情况下，光谱曲线分析提示两者不同源，结果与术后病理一致，如图 14-9 所示，宫颈癌患者，宫颈前方膀胱壁局限性增厚（S1），光谱分析结果为 S1 与正常膀胱壁（S2）同源，而与宫颈病变（S3）不同源，排除转移，术后病理为宫颈浸润型鳞癌ⅡA1 期。

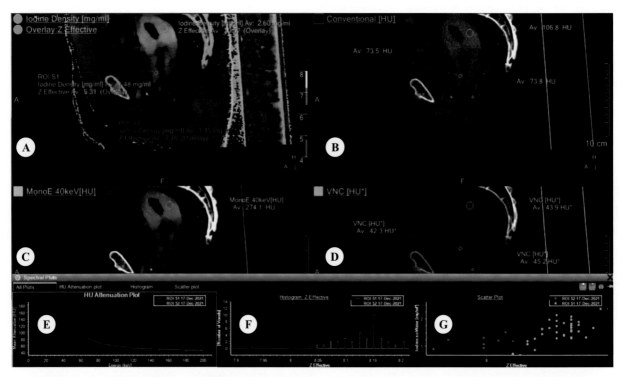

▲ 图 14-5　**51 岁女性患者，宫颈癌放化疗后 1 年，便血 1 个月余，CA125 为 133.0U/ml，CEA 为 12.3ng/ml**
A. 碘密度图（iodine density）与有效原子序数图融合图（overlay Z effective）；B. 常规 CT 图像［conventional（HU）］；C. 单能级图像（MonoE 40keV）；D. 虚拟平扫（Virtual Non-Contrast）；E. 光谱曲线（HU Attenuation Plot）；F. 光谱直方图（histogram Z effective）；G. 光谱散点图（scatter plot）。CT 检查新发现直肠病变（S2），常规 CT 值测量显示强化程度与宫颈病变（S1）完全一致，光谱同源性分析提示两者不同源，排除转移

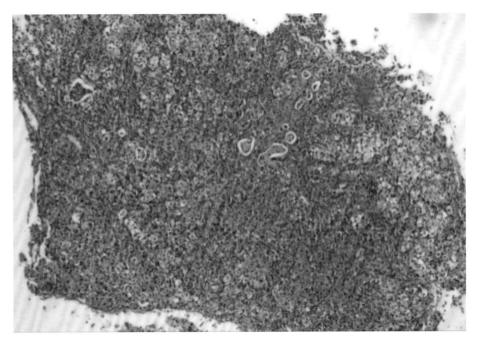

▲ 图 14-6　图 14-5 患者的病理结果

（宫颈）形态学支持分化差的癌。免疫组化提示为腺鳞癌。符合宫颈癌

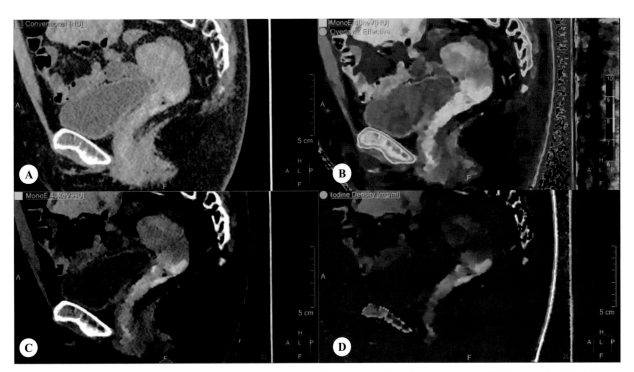

▲ 图 14-7　55 岁女性患者，同房接触性出血半年，阴道畅，宫颈形态失常，表面可见粟粒样改变，阴道穹隆变浅伴充血糜烂。子宫前位，呈绝经后改变

A. 常规 CT 图像［conventional（HU）］；B. 单能级图像（MonoE 40keV）与有效原子序数融合图（overlay Z effective）；C. 单能级图像（MonoE 40keV）；D. 碘密度图（iodine density）

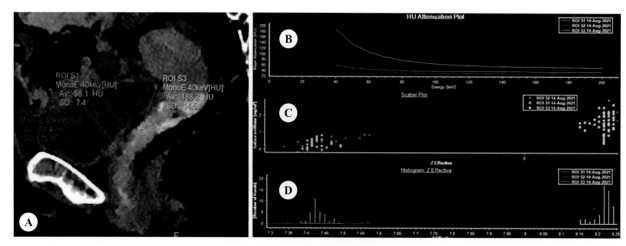

▲ 图 14-8　同源性分析

A. 单能级图像（MonoE 40keV）勾画 ROI 图像；B. 光谱曲线（HU Attenuation Plot）；C. 光谱散点图（Scatter plot）；D. 光谱直方图（histogram Z effective）。常规 CT 宫颈疑似强化增高，光谱 CT 图像可见宫颈结节性及散在浸润性异常强化灶，累及宫体，病变浸润肌层，未突破浆膜面，累及宫体下段，未累及阴道、宫旁组织。宫颈前方膀胱壁局限性增厚（S1），光谱分析结果为 S1 与正常膀胱壁（S2）同源，而与宫颈病变（S3）不同源，排除转移，术后病理为宫颈浸润型鳞癌ⅡA1 期

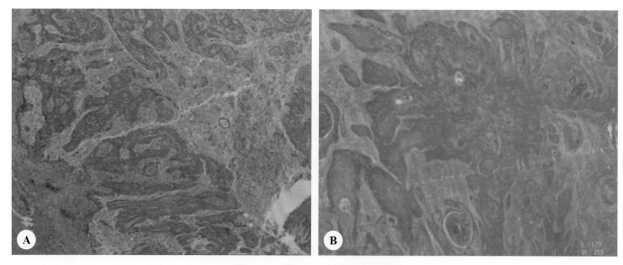

▲ 图 14-9　图 14-7 患者的病理结果

癌组织浸润深肌层（ⅡA1 期），宫体下段可见癌组织，左右宫旁及阴道切缘未见癌组织。宫颈组织表面被覆鳞状上皮异型增生，呈巢团状或片块状排列。免疫组化结果：CKH（2+），P16（2+），P63（2+），Ki-67（50%），CK8/18（灶+），S-100（-），CD31（未找到血管内瘤栓），D2-40（未找到淋巴管内瘤栓）。符合（宫颈）中分化鳞癌

（四）诊断要点

　　光谱 CT 检查对女性生殖系统病变具有较高的诊断价值，主要用于了解宫颈病灶范围、浸润深度、与周围结构关系，判断肿块起源和性质，还可利用光谱同源性分析判定是否有转移病灶，以利于肿瘤分期、疗效观察及判断复发等，具体要点如下（图 14-10）。

　　1. 光谱 CT 图像不仅能准确识别病变浸润深度、累及范围，还能识别血供情况，宫颈癌血供丰富，宫颈转移瘤血供更为丰富。

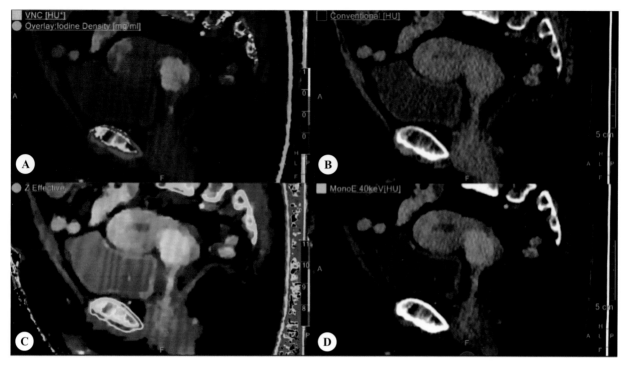

▲ 图 14-10　**45 岁女性患者，确诊肺癌后进行光谱 CT 检查，进一步发现宫颈转移瘤**

A. 虚拟平扫（Virtual Non-Contrast）与碘密度图融合图（overlay iodine density）；B. 常规 CT 图像 ［conventional （HU）］；C. 有效原子序数图（Z effective）；D. 单能级图像（MonoE 40kcV）。常规 CT 可见宫颈前缘肿胀并密度稍增高，虚拟平扫、有效原子序数以及单能级图像清晰显示宫颈占位性病变，浸润肌层，未突破浆膜面，累及宫体下缘，与膀胱之间脂肪间隙清晰，未累及阴道，诊断转移性宫颈癌

2. 宫颈癌一般强化不均匀，宫颈转移瘤一般强化稍欠均匀。

3. 光谱 CT 对于宫颈癌放化疗后预后评价以及疾病发展判定均具有一定价值。

4. 光谱 CT 可发现非宫颈癌的宫颈转移病灶，结合原发疾病更加有效指导治疗方案。

五、卵巢囊肿

（一）概述

卵巢囊肿主要由单纯性囊肿和功能性囊肿两类组成：单纯性囊肿是单房薄壁囊肿，内呈清亮液体，壁由纤维结缔组织构成，内衬扁平上皮。功能性囊肿由滤泡囊肿、黄体囊肿、黄素囊肿组成，其中滤泡囊肿是卵泡发育过程中发生闭锁、卵泡聚集扩张所形成，壁较薄，腔内水样或出血。黄体囊肿是黄体积液过多形成或黄体出血形成血肿，亦为单房薄壁，壁可见纤维化，腔内多数可见血凝块。

（二）常规 CT 表现

卵巢囊肿 CT 特征单纯卵巢囊肿最大径一般＞5.0cm，功能性囊肿一般＜5.0cm，多数囊肿为单房薄壁，呈圆形或类圆形，壁厚薄均匀，边缘光滑，增强扫描囊壁轻度强化，囊腔内无强化使得病变边界更清晰，如合并新鲜出血可呈高密度，陈旧性出血或感染时囊内密度较单纯囊肿略高。卵巢囊肿扭转时可见囊实性双肿块，由扭转囊肿和瘤蒂组成，囊壁弥漫性增厚，主要是由于水肿、淤血造成。

（三）光谱 CT 表现

卵巢囊肿的光谱 CT 主要参数表现如下（图 14-11）。

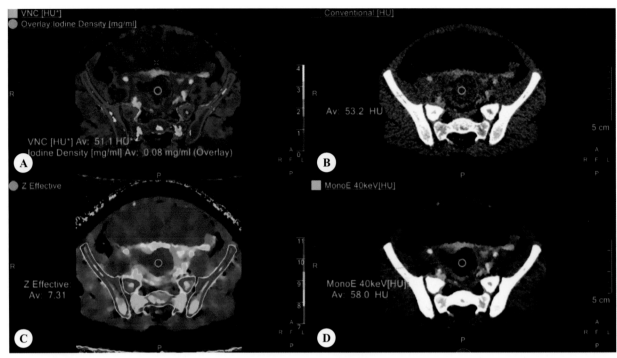

▲ 图 14-11　卵巢囊肿

A. 虚拟平扫（VNC）与碘密度图（iodine density）融合图；B. 常规 CT 图像 [conventional（HU）]；C. 有效原子序数图（Z effective）；D. 单能级图像（MonoE 40keV）。CT 检查发现复杂性卵巢囊肿，光谱 CT 低剂量扫描，DLP=57

1. 40keV 单能级图像表现与常规 CT 图像表现类似，对比度更高，囊性与实性的鉴别更准确。

2. 虚拟平扫（VNC）一般表现为等密度，复杂性囊肿表现为高密度。

3. 碘密度图（iodine density）表现为无灌注。

4. 有效原子序数图（Z effective）表现为水样物质，Zeff 值与水（7.24）基本相同。

（四）诊断要点

光谱 CT 对比度更高，对囊性与实性病变的鉴别更准确，且可显示病变囊壁。

1. 卵巢囊肿 CT 特征为单房薄壁，呈圆形或类圆形，壁厚薄均匀，边缘光滑。

2. 碘密度值可用于鉴别复杂性囊肿与肿瘤性病变。

3. 水样物质的 Zeff 值约为 7.24。

六、卵巢癌与卵巢转移瘤

（一）概述

体内任何部位的恶性肿瘤都可以转移到卵巢。卵巢转移性肿瘤的发病率据国内学者统计占原发各类卵巢恶性肿瘤的 8.1%～12.6%，原发癌前 3 位分别位于消化道（67.0%）、生殖道（8.1%）和乳腺（2.6%）。

（二）常规 CT 表现

卵巢转移瘤按 CT 表现分为 3 型：Ⅰ型为囊型、Ⅱ型为囊实型、Ⅲ型为实型。其中，Ⅱ型又分 3 个亚型，即Ⅱa 型以囊性为主（囊性成分＞2/3），Ⅱb 型混合性（实性成分占 1/2～2/3），Ⅱc 型以实性成分为主（实性成分＞2/3）。

卵巢转移瘤 CT 表现以实性为主或为囊实混合性，而原发上皮性卵巢癌则倾向于囊实性为主；卵巢转移瘤以双侧多见，原发性卵巢癌单侧多见，双侧实性肿块多考虑卵巢转移瘤。卵巢转移瘤常有肿瘤病史，或能同时显示原发病灶。卵巢转移瘤 CT 特征性表现是双侧卵巢实性或囊实性肿块，同时显示胃肠道肿瘤征象（或有肿瘤病史）；原发性卵巢癌除显示卵巢肿块外常可见到盆腔内器官如子宫、膀胱、直肠及盆壁受侵征象。但表现为单侧囊实性肿块的卵巢转移瘤与原发性卵巢癌鉴别诊断困难，确诊需依靠病理诊断。CT 发现单侧囊实性卵巢肿块如没有明确的原发肿瘤病史应首先考虑原发性卵巢囊腺癌，临床上它比卵巢转移瘤更常见，而两者 CT 表现缺乏特异性。

（三）光谱 CT 表现

主要应用是区分良性和恶性肿瘤，碘图和低 keV 图像可以提高对实行成分的识别，从而提高对恶性肿瘤的诊断价值。最近的一项研究发现，碘含量阈值为 0.9mg/ml 时，在区分良性和恶性肿瘤时具有 81% 的敏感性和 73% 的特异性。大约 90% 的卵巢癌是上皮性卵巢癌。除直接扩散外，它最常经体腔途径传播，约 70% 的患者在剖腹手术时已有腹膜转移。上皮性卵巢癌在初次治疗和

复发时考虑行细胞减灭术，并且已经证实，术后生存率的提高与疾病最小残留量有关。因此，准确的腹膜转移的影像学检测对卵巢癌的分期和随访非常重要。目前，CT 被认为是评估已知或可疑腹膜转移患者的最佳成像方式，最近对卵巢肿瘤腹膜植入物的研究表明，病理诊断与 CT 诊断的相关性的敏感性为 83%，特异性为 86%。对于 <1cm 的植入物，检测灵敏度下降到 25%～50%，光谱 CT40～50keV 可提高卵巢癌腹膜种植转移的诊断准确性。

（四）诊断要点

碘图和低 keV 图像可以提高对卵巢转移瘤实性成分的识别，从而提高对卵巢转移瘤的诊断价值。

1. 卵巢转移瘤 CT 特征性表现是双侧卵巢实性或囊实性肿块，同时显示胃肠道肿瘤征象（或有肿瘤病史）。

2. 转移瘤多为多发性富血供病变

3. 40～50keV 单能级图卵巢癌腹膜种植转移的 CT 值高于常规 CT。

参 考 文 献

[1] Facchin F, Barbara G, Saita E, et al. Impact of endometriosis on quality of life and mental health: pelvic pain makes the difference [J]. J Psychosom Obstet Gynaecol, 2015, 36(4): 135–141.

[2] Chen YH, Wang DB, Guo CS. Accuracy of Physical Examination, Transvaginal Sonography, Magnetic Resonance Imaging, and Rectal Endoscopic Sonography for Preoperative Evaluation of Rectovaginal Endometriosis [J]. Ultrasound Q, 2019, 35(1): 54–60.

[3] Sinaii N, Plumb K, Cotton L, et al. Differences in characteristics among 1, 000 women with endometriosis based on extent of disease [J]. Fertil Steril, 2008, 89(3): 538–545.

[4] GAFFNEY D K, HASHIBE M, KEPKA D, et al. Too many women are dying from cervix cancer:problems and solutions [J]. Gynecol Oncol, 2018, 151(3):547–554.

[5] Franc M, Kachelflis A, Michalski B, et al. Lymphangiogenesis in cervical cancer evaluated by expression of the VEGF-C gene in clinical stage IB-IIIB [J]. Menopausal Review, 2015, 14(2):112–117.

[6] BRAY F, FERLAY J, SOERJOMATARAM I, et al. Global cancer statistics 2018:GLOBOCAN estimates of incidence and mortality worldwide for 36 cancers in 185 countries [J]. CA Cancer J Clin, 2018, 68(6):394–424.

[7] Alexandre E, Sebastien G, Renaud M, et al. Outcome of early stage cervical cancer patients treated according to a radiosurgical approach: Clinical results and prognostic factors [J]. Gynecol Oncol, 2017, 144(3):541–546.

[8] Paulson ES, Crijns SP, Keller BM, et al. Consensus opinion on MRI simulation for external beam radiation treatment planning [J]. Radiother Oncol. 2016, 121(2):187–192.

[9] Liu J, Fan H, Qiu G P. Vascular permeability determined using multi-slice spiral CT perfusion can predict response to chemoradiotherapy in patients with advanced cervical squamous cell carcinoma [J]. International journal of clinical pharmacology and therapeutics, 2017, 55(7):619.

[10] Zhao Q, Li Y, Hu Z, et al. Value of the preoperative TNM staging and the longest tumor diameter measurement of gastric cancer evaluated by MSCT [J]. Zhonghua Wei Chang Wai Ke Za Zhi, 2015, 18(3):227.

第15章 男性生殖系统

一、光谱CT男性生殖系统检查方法与技术参数

（一）平扫技术

患者体位：患者仰卧位，头先进，双臂上举抱头，身体置于床面正中。

扫描方向：头至足。

检查前准备：①检查前应尽可能食用少渣饮食，特别不能服用含金属的药品，或进行消化道钡剂造影；②检查当日以空腹为宜；③CT增强受检者应严格掌握适应证，做好碘过敏反应的预防及救治工作；④扫描前口服500ml水，使胃及十二指肠壶腹部充盈，形成良好对比，临检查前再口服500～800ml，使胃充盈，以使扫描图像能更好地将胃、近端小肠与其他相邻脏器区分，检查全腹部患者需留尿；⑤做好受检者非检查部位和陪护人员的辐射防护。

扫描范围：上腹部：肝顶至肾下极，全腹部：肝顶至耻骨联合下缘，需根据受检者体型大小设定，包括整个腹部（包括腹壁脂肪）。

扫描参数设置：120kVp，自动mAs，采用容积扫描，转速0.5s，探测器准直组合为2×64×0.625mm（上、下两层），螺距为1，图像矩阵均为512×512，图像卷积核算法为Standard（B），重建层厚10mm及1mm备用，迭代算法idose4的等级选择3-4，同时重建SBI光谱数据包。

（二）增强扫描技术

对比剂用量60～70ml，推荐对比剂浓度320mg/ml。高压注射器团注给药，速率2～3.5ml/s，采用三期扫描方式，动脉期选择腹主动脉动态监测触发扫描，阈值为100HU，延迟时间为10s，静脉期延迟时间为60～70s。

二、前列腺增生

（一）概述

前列腺癌（prostatic cancer，PCa）是男性最常见的癌症。PCa和良性前列腺增生（Benign Prostatic Hyperplasia，BPH）均位列65岁以上男性诊断最多的10种疾病之列。尽管BPH和PCa可能会出现相似的症状，但管理方式并不相同，准确的鉴别诊断至关重要。疑似前列腺癌的主要诊断工具是直肠指检、前列腺特异性抗原（PSA）水平、彩色多普勒经直肠超声引导活检。尽管后者是PSA升高或直肠指检呈阳性的患者中检测癌症的最佳技术，但也存在局限性。例如，1%～4%的患者在预防性使用抗生素后出现脓毒性并发症，需要积极治疗。因此，临床需要一种可靠的非侵入性方法来区分良性和恶性前列腺疾病。BPH是老年男性常见病变，病变起源于移行带，尤其是后尿道旁，表现为腺体组织和基质组织有不同程度增生。前列腺体积增大，增生的组织呈结节状，正常前列腺组织受挤压形成假包膜，大的结节可压迫邻近的尿道和膀胱出口，导致不同程度膀胱梗阻，主要临床表现为尿频、尿急、夜尿及排尿困难。

（二）常规CT表现

常规CT主要表现为前列腺弥漫性增大，边

缘清楚，密度均匀，其内可见点状或片状钙化、坏死或液化则表现为低密度，增强后脓肿中央不强化，边缘强化。正常前列腺的上缘低于耻骨联合水平，如耻骨联合上方 2cm 或更高层面仍可见前列腺，并向上突入膀胱底，膀胱壁因慢性梗阻而均匀增厚，和（或）前列腺横径＞5cm，即可判断前列腺增大。增强检查增大的前列腺呈明显强化，可不均匀，周围脂肪间隙清晰，膀胱精囊角正常。主要与前列腺癌、前列腺炎进行鉴别诊断，前列腺癌一般发生于外周带；前列腺炎多为慢性者。

（三）光谱 CT 表现

光谱 CT 扫描已在各个临床方面得到了广泛应用，在前列腺癌的诊断方面也有一定价值。光谱 CT 增强扫描被认为优于增强 MRI，因为光谱 CT 产生的图像中碘与增强 MRI 的信号强度之间的相关性比钆对比剂与信号强度之间的相关性更具线性特征。据报道，PCa 进展与未成熟大血管网络供给的丰富血液有关。虽然 BPH 的微血管密度高于正常前列腺组织，但由于腺体、间质和平滑肌的比例不同，其微血管分布不太均匀。实体瘤中对比剂的摄取与其微血管特征之间存在联系，通过光谱 CT 碘密度图可以间接评估微血管密度。由于传统 CT 的对比度分辨率较差，PCa 和 BPH 患者的常规 120kVp 扫描相对应的相位之间的 CT 值没有显著差异，光谱 CT 成像弥补了常规 CT 这方面的不足。

前列腺增生的光谱 CT 主要参数表现如下。

1. 40keV 单能级图像

表现为前列腺均匀一致增大，非增强时中央带区域为低密度。如图 15-1 中 MonoE 40keV（HU）所示，外周带区域为高密度，增强后中央带均匀强化，外周带强化不明显。

2. 电子密度（Electron Density）

表现为前列腺均匀一致增大，非增强时中央带与外周带边界亦可清晰显示。如图 15-1 中 Electron Density（%WDW）所示，中央带区域为高密度，外周带区域为低密度。

3. 碘密度图（iodine density）

增强后中央带呈均匀高灌注，外周带为低灌注。一般中央带摄碘值范围为 0.43～0.95mg/ml，如图 15-2 中 Iodine density 所示。

4. 有效原子序数图（Z effective）

表现为前列腺均匀一致增大，有效原子序数图无异常染色，外周带有效原子序数值较高，中央带有效原子序数值较低，增强后中央带 Zeff 值显著增高，如图 15-1 和图 15-2 中 Overlay Z Effective 所示。

（四）诊断要点

传统 CT 对比度分辨率较差，PCa 和 BPH 患者的常规 120kVp 扫描相对应的相位之间的 CT 值没有显著差异，光谱 CT 成像可弥补常规 CT 这方面的不足。

1. 耻骨联合上方 2cm 或更高层面仍可见前列腺，并向上突入膀胱底，和（或）前列腺横径＞5cm，即判断前列腺增大。

2. 前列腺病变中光谱 CT 成像能对常规 CT 进行有效补充，光谱 CT 可帮助区分中央带和外周带。

3. 碘密度图能较好地突出中央带的显示。

三、前列腺癌

（一）概述

根据 WHO 国际癌症中心团队发布的全球肿瘤流行病统计数据（GLOBOCAN 2018），前列腺癌已成为男性最高发的癌症。我国前列腺癌的发病率位居所有癌症第 6 位，总体呈快速增长趋势。随着人口老龄化、饮食习惯及生活方式的改变，我国 PCa 的发病形势不容乐观，

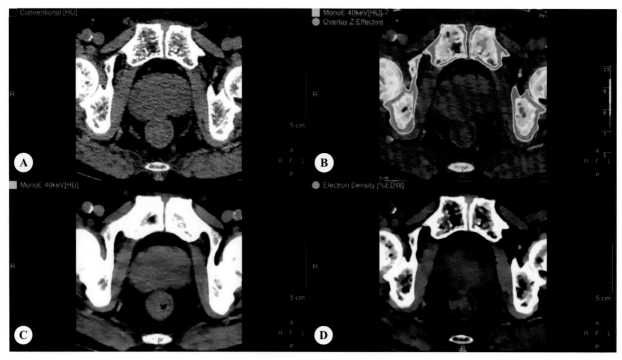

▲ 图 15-1　患者男性，71 岁，腹痛腹胀数天

A. 常规 CT 图像［conventional（HU）］；B. 单能级图像（MonoE 40keV）与有效原子序数图融合图（overlay Z effective）；C. 单能级图像（MonoE 40keV）；D. 电子密度图（Electron Density）。常规 CT 平扫提示前列腺增大，光谱 CT 可区分中央带和外周带。40keV 单能级图像表现为前列腺均匀增大，中央带区域为低密度，外周带区域为高密度，电子密度图表现为前列腺均匀增大，中央带区域为高密度，外周带区域为低密度，有效原子序数图无异常染色，外周带有效原子序数值较高，中央带有效原子序数值较低，诊断为前列腺增生

应在老年人群中开展前列腺癌的早筛计划，提高 PCa 的早期诊断率。前列腺癌发病机制尚存争议，目前认为前列腺癌相对特异的标志物有 α 甲基酰基辅酶 A 消旋酶和成红细胞病毒 E26 致癌物蛋白。P504s 是首个完整记载 PCa 细胞的阳性标志物；前列腺特异性抗原（porotate specific antigen，PSA）测试广泛用于 PCa 筛查，主要用于识别低级别疾病，实验室检查表现为 PSA 显著增高，血中 PSA＞10ug/ml；若为轻度增高，游离 PSA/ 总 PSA＜0.1 也具有意义。miRNA 中 miR-223-3p、miR-223-5p 及其组合可能是 PCa 诊断的良好候选生物标志物。世界卫生组织根据起源细胞对前列腺肿瘤进行分类。正常的前列腺由上皮细胞和基质细胞组成，上皮性肿瘤包括腺癌，非上皮性肿瘤可能来自前列腺基质、平滑肌、神经血管成分、前列腺周围间充质、副神经

节或异位细胞等。由于 CT 图像中解剖结构的复杂性和骨盆区域的组织对比度差，研究提出基于 CT 图像卷积神经网络分割策略对前列腺组织进行自动分割。

（二）常规 CT 表现

PCa 主要发生在前列腺移行区（占 70%），少数位于中央区，组织学 95% 为腺癌，其生长可突破前列腺被膜，进而侵犯周围脂肪、精囊和邻近结构，还能发生淋巴和血行转移，后者以骨转移多见，且常为成骨性转移。PCa 的早期临床表现类似良性前列腺增生，即排尿困难，晚期则出现膀胱和会阴部疼痛及转移体征。CT 影像学表现：早期 PCa 仅显示前列腺增大；增强后肿瘤组织强化呈低至中等程度强化，进展期 PCa 形态呈分叶状改变，侵犯邻近器官时，表现为精囊增大

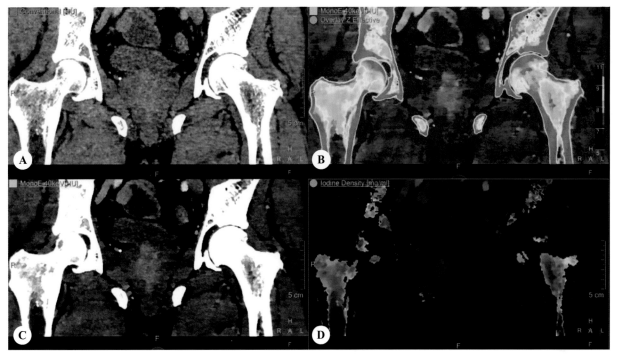

▲ 图 15-2　患者男性，排尿不适数月

A. 常规 CT 图像 [conventional（HU）]；B. 单能级图像（MonoE 40keV）与有效原子序数融合图（overlay Z effcctive）；C. 单能级图像（MonoE 40keV）；D. 碘密度图（iodine density）。常规 CT 图像平扫所示的前列腺中央带较外周带密度稍高，40keV 单能级图像表现为中央带区域为高密度，外周带区域为低密度；碘密度图表现增强后中央带呈均匀高灌注，外周带为低灌注；单能级图像与有效原子序数融合图中央带区域为高密度，外周带区域为低密度，诊断为前列腺增生

并不对称、精囊角消失、膀胱后壁与侧壁增厚、膀胱精囊三角区消失、肛提肌增厚等。CT 还可发现直肠、前列腺粘连及淋巴结转移；远处转移包括骨、肺、肝转移。对于早期限于前列腺被膜内的 PCa，CT 诊断有一定难度。PCa 需与前列腺增生、膀胱癌等疾病鉴别。

（三）光谱 CT 表现

常规 CT 在诊断早期 PCa 转移及癌症局部扩散方面存在一定局限性。只有当癌结节较大，病变较复杂时，才可成为对癌肿进行分期的手段。常规 CT 对于早期 PCa 诊断敏感性较低，往往没有特异性表现，但对于中晚期 PCa，CT 平扫与增强可以发现前列腺外周带出现对比剂密度不均匀。若 PCa 侵犯周围组织，CT 图像可显示前列腺与膀胱、直肠、精囊腺界限模糊或浸润性生

长。此外，CT 可显示盆腔内淋巴结肿大及骨盆骨转移。因此，光谱 CT 检查能协助临床医生进行肿瘤临床分期，了解前列腺邻近组织、器官有无肿瘤侵犯，以及盆腔淋巴结转移等情况。光谱 CT 对于早期 PCa 的诊断敏感性显著提高，并可根据前述表现准确显示肿瘤范围，据此进行分期及疗效评价。

PCa 的光谱 CT 主要参数表现如下。

1. 40keV 单能级图像表现

表现为外周带结节状或斑片状异常强化灶，边缘不光整，一般强化后 CT 值范围为112～145HU，如图 15-3 中 MonoE 40keV 所示，PCa 原发灶 ROI 测量为 124.7HU，显著高于常规 CT 图像的 60.9HU。

2. 虚拟平扫（VNC）表现

表现为等密度，一般 CT 值范围为 30～35HU，

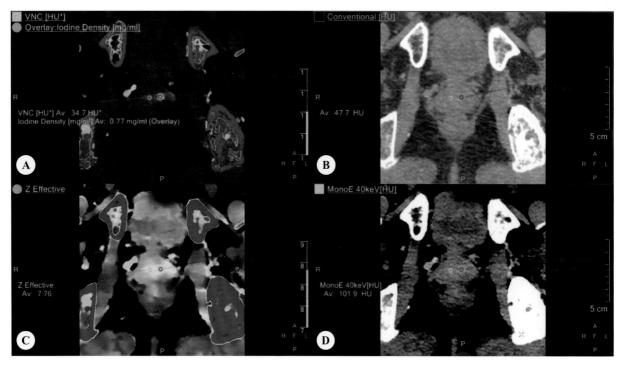

▲ 图 15-3　74 岁男性患者，确诊 PCa

A. 虚拟平扫（virtual non-contrast，VNC）与碘密度图融合图（overlay iodine density）；B. 常规 CT 图像［conventional（HU）］；C. 有效原子序数图（Z effective）；D. 单能级图像（MonoE 40keV）。常规 CT 原发灶显示不清，光谱图像中单能级图像及有效原子序数图均可见异常碘摄取增高灶，另新发现骨转移灶

如图 15-3 中 VNC 所示，PCa 原发灶 ROI 测量为 33.7HU，与对侧正常前列腺组织的 34.7HU 非常接近。

3. 碘密度图（iodine density）

表现为灌注异常增高，显著高于正常前列腺组织，一般摄碘值范围为 0.83～1.25mg/ml，如图 15-3 中 Overlay Iodine density 所示，PCa 原发灶 ROI 测量为 1.07mg/ml。

4. 有效原子序数图（Z effective）

表现为有效原子序数图异常染色，有效原子序数值异常增高，显著高于正常前列腺组织，一般 Zeff 值范围为 7.87～8.04，如图 15-3 中 Z Effective 所示，PCa 原发灶表现为浅蓝色，ROI 测量为 7.93。

5. 钙抑制图（Casupp）

PCa 容易发生骨转移，钙抑制图对骨转移灶的显示显著优于常规 CT 图像，表现为骨骼内多

发软组织肿块影，如图 15-4 中 Casupp 25 Index 所示，相应病理结果见图 15-5。

（四）诊断要点

在前列腺癌检查中，光谱 CT 能确切显示前列腺增大，并区分中央带和外周带。在晚期 PCa、光谱 CT 检查可显示肿瘤侵犯范围及有否骨或其他部位转移，钙抑制图对转移灶的显示显著优于常规 CT 图像，具体诊断要点如下。

1. 前列腺结节状异常强化灶，VNC 呈等密度，碘图呈异常高灌注，Zeff 值异常增高。

2. 发生骨转移时，钙抑制图表现为骨骼内多发软组织肿块影。

3. 40keV 单能级图 CT 值较常规 CT 值高，可能检出疾病的程度更为敏感。

4. 光谱 CT 的定量参数可以为 PCa 的分期情况提供有价值的信息。

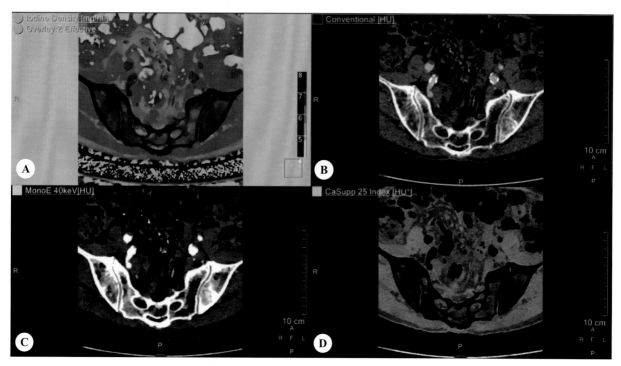

▲ 图 15-4　图 15-3PCa 患者治疗后 3 个月复查

A. 碘密度图（iodine density）与有效原子序数图融合图（overlay Z effective）；B. 常规 CT 图像［conventional
（HU）］；C. 单能级图像（MonoE 40keV）；D. 钙抑制图（Ca-supp）。常规 CT 未见骨质异常密度，碘密度图与有
效原子序数图融合图清晰显示骶骨及髂骨多发斑片状高密度影；光谱单能级图像可见骶骨及髂骨多发斑片状低密
度影；钙抑制图表现为骶骨及髂骨内多发软组织肿块影

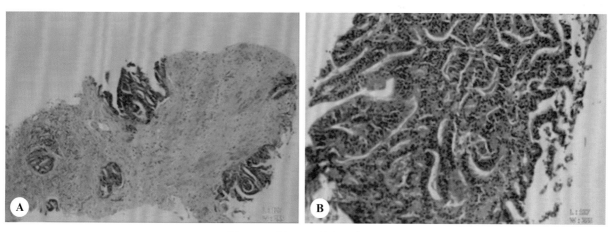

▲ 图 15-5　图 15-3 患者的病理结果

1.（前列腺左中 1、左中 2、左中 3）形态学及免疫组化结果支持 PCa（Gleason 4+3，ISUP 分级分组：3 组）；
2.（左中 4、左中 5、左中外、左下 1）形态学及免疫组化结果支持 PCa（Gleason 4+4，ISUP 分级分组：4 组）；
3.（右上 1）形态学及免疫组化结果支持前列腺增生伴 PIN Ⅰ级；4.（右下 1）边缘找到极少量游离异型细胞，
结合形态学及免疫组化结果，考虑为癌组织；5.（右中 2）边缘找到极少量异型细胞，结合形态学及免疫组化
结果，考虑为癌组织

四、佩罗尼病

（一）概述

佩罗尼病（Peyronie's disease，PD）是一种获得性良性疾病，其特征是在阴茎的白膜上形成纤维性胶原斑块。PD 的特征是阴茎疼痛、结节（斑块）、阴茎畸形和勃起功能障碍（erectile dysfunction，ED）。阴茎畸形可能表现为阴茎弯曲、阴茎缩短、切口或沙漏畸形。当考虑 PD 的治疗方案时，建议对处于疾病慢性期的患者、阴茎畸形妨碍性交的患者或患有 ED 的患者进行手术治疗。对于勃起能力好的患者建议进行重建手术，但对药物治疗无效的 ED 患者建议植入阴茎假体。在重建手术的选择上，阴茎长度足够、轻中度弯曲的患者，可采用阴茎缩短术，勃起能力好的患者，弯曲度大或复杂畸形的患者，可采用阴茎延长术。就其心理、解剖和功能结果而言，手术技术应该是最佳的。文献报道了畸形的类型和程度、阴茎的大小、有无切迹，以及术前勃起功能的能力作为选择正确手术方法的标准。治疗前阴茎的解剖和功能评估对于治疗的选择非常重要。泌尿科医生在术前阶段最关键的角色是为患者建立适当的期望，以达到重建的高度成功，并就与手术相关的可能并发症获得足够的预见性。

（二）常规 CT 表现

根据国际勃起功能指数 – 勃起功能域（IIEF-5）量表评分，将患者分为健康个体（26-30）、轻度（17-25）、中度（11-16）和严重的 ED（0-10）。PD 患者分为右侧、左侧、腹侧、背侧弯曲，以及带有切口的复杂畸形。

（三）光谱 CT 表现

由于佩罗尼病（PD）的临床评估不可靠且难以重现，学者开始探索基于光谱 CT 的海绵体成像（CTC）在评估 PD 阴茎功能异常中的效用。结果显示海绵体成像可能会揭示 PD 有关的男性阴茎解剖结构及功能的更多信息，如阴茎曲度、静脉泄漏等。

佩罗尼病的光谱 CT 主要参数表现如下（图 15-6）。

1. 40keV 单能级图像

表现为阴茎曲度异常、静脉显影不均匀，可伴局限性对比剂浓聚。

2. 碘密度图（iodine density）

表现为海绵体灌注异常，海绵体根部出现不均匀灌注缺损。

（四）诊断要点

PD 的特征是阴茎疼痛、结节（斑块）、阴茎畸形和勃起功能障碍，其中 CT 能发现各种类型的阴茎畸形。

佩罗尼病主要与海绵体继发性肿瘤进行鉴别，鉴别要点如下。

1. 佩罗尼病一般表现为海绵体异常低灌注，而转移瘤一般表现为异常高灌注。

2. 佩罗尼病有阴茎曲度异常及静脉泄漏表现，海绵体转移瘤一般无此类表现。

3. 40keV 单能级图能清楚显示 PD 阴茎曲度的异常、静脉显影的不均匀性。

4. 碘密度图可显示 PD 灌注异常的部位。

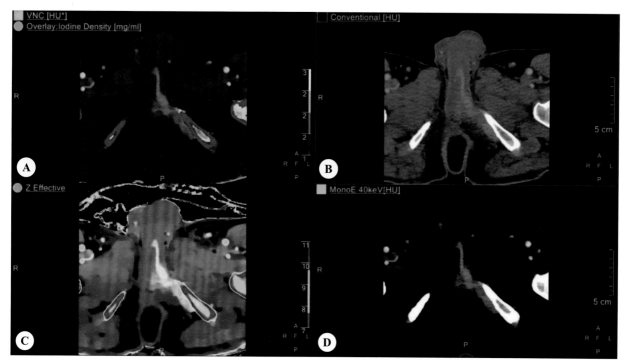

▲ 图 15-6　患者男性 53 岁，直肠癌患者行光谱 CT 增强检查

A. 虚拟平扫（virtual non-contrast，VNC）与碘密度图融合图（overlay iodine density）；B. 常规 CT 图像［conventional（HU）］；C. 有效原子序数图（Z effective）；D. 单能级图像（MonoE 40keV）。常规 CT 显示阴茎曲度尚可，阴茎左份可见条状高密度影。虚拟平扫图与碘密度融合图表现为于常规 CT 相同位置的条形海绵体灌注异常，海绵体根部出现不均匀灌注缺损，40keV 单能级图像表现为局限性对比剂浓聚。诊断为阴茎海绵体转移瘤

参考文献

[1] Ferlay J, Parkin DM, Steliarova-Foucher E. Estimates of the cancer incidence and mortality in Europe in 2008 [J]. Eur J Cancer, 2010, (4):765–781.

[2] Issa MM, Regan TS. Medical therapy for benign prostatic hyperplasia--present and future impact [J]. Am J Manag Care., 2007, Suppl 1:S4–S9.

[3] Arcangeli CG, Ornstein DK, Keetch DW, et al. Prostate-specific antigen as a screening test for prostate cancer. The United States experience [J]. Urol Clin North Am, 1997, 24(2):299–306.

[4] Catalona WJ, Beiser JA, Smith DS. Serum free prostate specific antigen and prostate specific antigen density measurements for predicting cancer in men with prior negative prostatic biopsies [J]. J Urol, 1997, 158(6):2162–2167.

[5] Bray F, Ferlay J, Soerjomataram I, et al. Global cancer statistics 2018: GLOBOCAN estimates of incidence and mortality world-wide for 36 cancers in 185 countries [J]. CA Cancer J Clin, 2018, 68(6): 394–424.

[6] Gokce MI, Wang X, Frost J, et al. Informed decision making before prostate—specific antigen screening: Initial results using the American Cancer Society (ACS) decision aid (DA) among medically underserved men [J]. Cancer, 2017, 123(4): 583–591.

[7] Chen W, Zheng R, Baade PD, et al. Cancer statistics in China, 2015 [J]. CA Cancer J Clin, 2016, 66(2): 115–132.

[8] Ro JY, Shen SS, Zhai QJ, et al. Advances in surgical pathology:prostate cancer [M]. Philadelpia: LWW Press, 2012:106–18, 211–35.

[9] Albertsen PC. Prostate cancer screening and treatment: where have we come from and where are we going? [J] BJU Int, 2020, 126(2):218–224.

[10] Dülgeroğlu Y, Eroğlu O. Serum Levels of miR-223–3p and miR-223–5p in Prostate Diseases [J]. Microrna, 2020;9(4):303–309.

[11] Eble JN, Epstein JI, Sesterhenn IA, et al. World Health Organization classification of tumours. Pathology and genetics of tumours of the urinary system and male genital organs[M]. Lyon: IARC Press, 2004.

[12] Paner GP, Aron M, Hansel DE, et al. Non-epithelial neoplasms of the prostate [J]. Histopathology. 2012; 60(1):166–186.

[13] Sultana S, Robinson A, Song D Y, et al. Automatic multi-organ segmentation in computed tomography images using hierarchical convolutional neural network [J]. Journal of Medical Imaging, 2020, 7(5):055001.

[14] Ralph D, Gonzalez-Cadavid N, Mirone V, et al The management of Peyronie's disease: evidence-based 2010 guidelines [J]. J Sex Med, 2010, 7(7):2359–2374.

[15] Mulhall JP, Schiff J, Guhring P. An analysis of the natural history of Peyronie's disease [J]. J Urol, 2006, 175(6):2115–2118.

[16] Smith J.F., Walsh T.J., Conti S.L. Risk factors for emotional and relationship problems in Peyronie's disease. J Sex Med. 2008; 5: 2179–2184.

[17] Chung E, Ralph D, Kagioglu A, et al. Evidence-Based Management Guidelines on Peyronie's Disease [J]. J Sex Med. 2016, 13(6):905–923.

[18] Levine LA, Greenfield JM. Establishing a standardized evaluation of the man with Peyronie's disease [J]. Int J Impot Res, 2003, Suppl 5:S103–S112.

[19] Chen JY, Hockenberry MS, Lipshultz LI. Objective Assessments of Peyronie's Disease [J]. Sex Med Rev, 2018, 6(3):438–445.

[20] Rosen RC, Riley A, Wagner G, et al. The international index of erectile function (IIEF): a multidimensional scale for assessment of erectile dysfunction [J]. Urology., 1997, 49(6):822–830.

[21] Abdulkadir, zmez, Mazhar, et al. The Effectiveness of 3–D Computed Tomography in the Evaluation of Penile Deformities in Patients with Peyronie's Disease: A Pilot Study–ScienceDirect [J]. Sexual Medicine, 2019, 7(3):311–317.

[22] Mccullough A, Trussler J, Alnammi M, et al. The Use of Penile Computed Tomography Cavernosogram in the Evaluation of Peyronie's Disease: A Pilot Study [J]. Journal of Sexual Medicine, 2020, 17(5):1041–1043.

第16章　骨骼与肌肉系统

一、光谱CT骨肌系统检查方法与技术参数

（一）骨关节扫描技术

患者体位：扫描上肢或脊柱患者采用仰卧位或根据实际情况俯卧位或侧卧位，头先进方式，扫描下肢患者多采用仰卧位，或者根据实际情况选择俯卧位或侧卧位，足先进方式。扫描部位正中矢状面与正中定位线重合或尽量靠近，使检查部位位于扫描野的中心。

扫描方向：足至头或头至足

扫描范围：根据实际情况而定，四肢需包含相邻关节，脊柱需包含扫描椎体上下椎间盘。

扫描参数设置：管电压120kVp，管电流100～300mAs，采用螺旋扫描模式，高分辨率扫描，转速0.5s，探测器准直组合为自动，图像矩阵骨算法骨窗图像推荐768×768，标准算法软组织窗图像推荐为512×512，图像卷积核算法为软组织采用Standard（B），骨骼采用Y-Sharp（YC），层厚层间距1×1mm，迭代算法idose4的等级选择3-4，同时重建SBI光谱数据包。

增强：需增强扫描的患者，采用螺旋扫描模式，参数与平扫相同，只需重建软组织窗图像，检查前空腹至少4h，对比剂用量70～80ml，推荐对比剂浓度320mg/ml。高压注射器团注给药，速率2～3.5ml/s，采用两期扫描方式，动脉期选择对比剂注射30s开始扫描，静脉期于对比剂注射70s开始扫描。根据病变的性质酌情是否延迟扫描。

（二）图像处理

预置窗宽、窗位：软组织窗窗宽400HU，窗位60HU；骨窗窗宽3500～4000HU，窗位500～700HU。

常规三维图像重组：用薄层横断面数据进行MPR，可获得骨关节的冠状面、矢状面、斜面图像。运用容积重建（volume reconstruction，VR）可整体显示的骨折线、病变与周围解剖结构的关系等。

（三）光谱CT分析方法

1. 钙抑制图

光谱CT在骨关节系统中，最常用到的参数是钙抑制。钙抑制（Calcium Suppression，CaSupp），也可称为虚拟无钙技术（also called virtual non-calcium technique），钙抑制图是基于对钙物质的识别和抑制，组织中的含钙体素被虚拟HU值替代，无限接近于组织没有钙衰减时的HU值。可以根据目标组织含钙量的多少选择合适的钙抑制指数X（范围为25～100）。指数越低，抑钙程度越大。通过三种材料分解的光谱信息（单色图像的光谱信息可根据作者要求获得），生成红骨髓/水、黄骨髓/脂肪和羟基磷灰石体积分数图，即生成特定材料的"密度图"。兴趣在于红骨髓图，因为它含有＞90%的水，因此产生的结果与流体敏感的MRI成像序列相当。图16-1为不同钙抑制指数对骨髓水肿的显示。

2. 虚拟单能量图像

相当于单一能量射线成像，包括40～200keV共161个能级。双层探测器技术能保持全能谱低

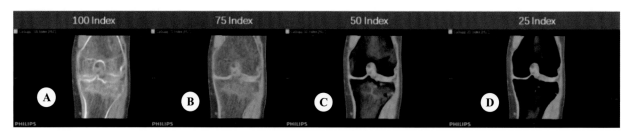

▲ 图 16-1　不同抑钙指数下的显示效果对比

A. 抑钙指数为 100；B. 抑钙指数为 75；C. 抑钙指数为 50；D. 抑钙指数为 25

噪声及显著提高图像质量。在骨肿瘤侵犯肌肉等软组织时可明显提高肿瘤可视化，将边界显示清晰。

3. 碘密度图

为各体素所含碘浓度的分布图，可用于定量分析强化的程度，除使用黑白图像展示外，可以使用碘融合彩色图像，以提升摄碘组织的可视化程度。

4. 光谱曲线

以单能级水平为横坐标，以 CT 值为纵坐标，获得具有物质特异性的曲线，代表不同物质成分的 CT 值随着能级的变化特征，根据曲线形态及斜率的不同可对病灶及正常组织的成分差异进行鉴别。可帮助用于对骨肿瘤原发灶及转移性淋巴结进行同源性判定。

二、骨折

（一）概述

在创伤环境中，许多骨性骨折未被充分诊断。这些可能与高残疾率、医疗保健费用和死亡率有关。因此，早期和准确地检测骨折对于指导适当的治疗或者适当的处置至关重要。在紧急情况下，CT 是检测急性骨折最有价值的成像方式，因为它具有许多优点，包括超快的检查时间、广泛的可用性和描绘骨骼畸形的能力。然而，当骨折显示出最小的形态变化时，对骨折进行诊断可能具有挑战性。双能量计算机断层扫

描（dual-energy computed tomography，DECT）是一种可以同时采集高、低千伏峰值数据的技术，可以对具有不同 X 线吸收系数的材料作为千伏峰值函数进行区分和量化。DECT 已经在全球临床应用了多种后处理应用，包括碘选择性成像、虚拟单能量成像和虚拟平扫（virtual non-contrast，VNC）技术，用于提升创伤性实体器官损伤的显示和评估活动性对比剂外渗。急性骨折经常表现为骨髓成分的改变，这常常与出血和间质液相关。然而，由于骨小梁覆盖，传统的单能量多检测器 CT 很难检测到细微的骨髓衰减变化。虽然骨髓水肿很容易在磁共振成像中看到；但磁共振成像在紧急情况下并不总是可用的，同时在有电子设备或金属植入物的患者中是禁忌证，并且在有疼痛相关运动伪影的患者中也是不可行的。DECT 是一种新兴的成像技术，可以从松质骨中去除钙，从而更容易看到骨髓水肿。

（二）常规 CT 表现

根据作用力的方式和骨本身的情况，骨折可分为创伤性骨折、疲劳骨折和病理骨折。儿童可发生骺板骨折。根据骨折整复后是否再易发生移位分为稳定性骨折和不稳定骨折。对于结构复杂和有骨性重叠部位的骨折，CT 比 X 线片能更精确显示骨折移位情况。但当骨折线与 CT 扫描平面平行时，则可以漏掉骨折，因此不能单凭 CT 就排除骨折，一定要结合 X 线片。不易观察骨折

的整体情况也是其缺点，但三维重组可以全面直观地了解骨折情况，尤其多层螺旋 CT 扫描可以任意面重组出各向同性的高质量图像。利用 MPR 及曲面 MPR 重建可以发现许多 X 线发现不了的骨折。研究表明，常规 CT 及 MRI 显示的某些形态学征象可帮助鉴别骨折性质，如椎体后缘皮质后凸、椎弓根累及、椎旁软组织肿块、硬膜外肿块等提示恶性骨折；骨折碎片、椎体积气、椎体脂肪信号残留等提示良性骨折，但以上均为定性判断，缺乏特异性。双能量 CT 各参数可为良恶性椎体压缩骨折的鉴别诊断提供定量分析，提高鉴别准确率。

（三）光谱 CT 表现

光谱 CT 在骨关节系统中，最常用到的参数是钙抑制。钙抑制（Calcium suppression，CaSupp），也可称为虚拟无钙技术（virtual non-calcium technique），钙抑制技术常被用于显示外伤或其他因素引起的骨损伤、骨髓水肿。在外伤情况下有时骨折线不明显时，也可通过骨髓水肿来判断有无隐匿性骨质损伤。无论是四肢骨还是脊柱椎体骨损伤，钙抑制图像都可以使骨髓水肿可视化。Neuhaus 等通过研究椎体外伤后的光谱 CT 表现，证实钙抑制图像能够可视化和检测外伤性椎体压缩骨折的骨髓水肿，并认为使用高水平抑钙指数 70～100 具有较高的诊断准确性。Benedikt 等在一项研究中，使用内部开发的算法将椎体的光谱 CT 数据分解为羟基磷灰石，水肿当量和脂肪当量密度图，并以检测出骨髓水肿作为评分指标，对椎体急性骨折的准确性、敏感性和特异性进行分析，从而得到通过光谱 CT 识别急性胸腰椎骨折患者是可行的结论。他们认为与常规 CT 图像相比，以 MR 成像为参考标准，光谱 CT 产生的三种物质分解图对诊断急性椎体骨折的准确性、敏感性和特异性显著提高。同时这可以节省患者额外的检查开支，有助

于脊椎骨折的诊断。Kim 等通过使用由光谱 CT 重建的钙抑制图像，可以检测到常规 CT 无法检测到的桡骨和腕骨隐匿性骨折，因为光谱 CT 使骨髓水肿可视化具有相当高的诊断准确性，与 MRI 相当，可用于鉴别腕部外伤患者的隐匿性腕部骨折和非骨折性挫伤。总而言之，无论是椎体骨还是四肢骨，钙抑制图像都能够通过可视化骨髓水肿，从而判断是否存在骨质损伤的可能性。

骨折的光谱 CT 主要参数表现如下（图 16-2 和图 16-3）。

1. 钙抑制及融合图像表现：通常采用抑钙指数 50～70，当骨骼中含钙体素被抑制后，可清晰显示有无骨髓水肿，从而可明确判断有无隐匿性骨质损伤，同时可用以区别急性骨质损伤与慢性骨质损伤，前者常伴随骨髓水肿。

2. 电子密度图像（electron density）表现：无须抑制钙，可直接显示骨髓水肿 .

（四）诊断要点

传统的单能量多检测器 CT 很难检测到细微的骨髓衰减变化。光谱 CT 可从松质骨中去除钙，从而更容易看到骨髓水肿，从而帮助判断骨折部位及周围软组织情况，提高骨折检出率，以便更快更及时地处理骨折，具体诊断要点如下。

1. 骨折 CT 是 X 线片的重要补充，利用 MPR、曲面 MPR 重建及三维重组发现 X 线片上不能发现的隐匿性骨折。

2. 光谱 CT 使骨髓水肿可视化具有相当高的诊断准确性，对于某些外伤情况下骨折线不明显时，可通过骨髓水肿来判断有无隐匿性骨质损伤。

3. 抑钙指数变化可帮助判定是否有骨髓水肿。

4. VNC、有效原子序数图及电子密度图都能直观反映骨髓水肿位置及范围。

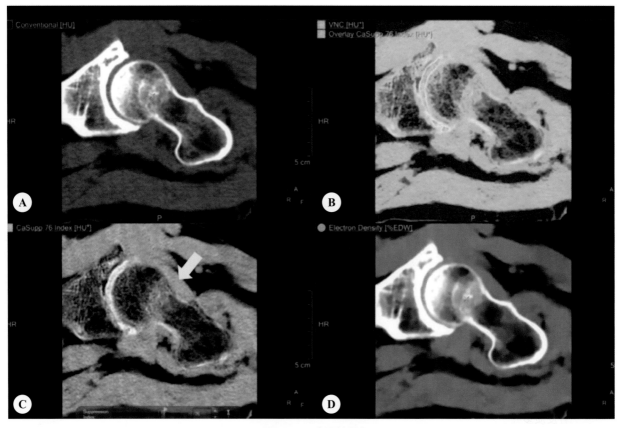

▲ 图 16-2　隐匿性骨折

A. 常规 CT 图像［conventional（HU）］；B. 虚拟平扫（Virtual noncontrast，VNC）与钙抑制图融合图（Overlay Calcium Suppression）；C. 钙抑制图（Calcium Suppression，CaSupp）；D. 电子密度图（Electron Density）。常规 CT 左侧髋关节未见明确异常显示，光谱图像 B 至 D 显示股骨颈存在明显的骨髓水肿，光谱 CT 使骨髓水肿可视化，最终诊断为隐匿性骨折

三、骨髓瘤

（一）概述

多发性骨髓瘤是一种以克隆性浆细胞为特征的骨髓血液病，可引起病理性骨折、贫血、反复感染、高钙血症和肾功能衰竭。全世界每年新发 140 000 例多发性骨髓瘤。2019 年国际骨髓瘤工作组影像学指南推荐全身 CT 作为疑似骨髓瘤的一线诊断检查。CT 上存在一个或多个溶骨性病变是骨髓瘤的定义事件。然而，由于黄骨髓的局灶性区域、椎体终板退行性改变或血管瘤可能会出现假阳性病变。对 53 名以轴向骨骼 MRI 为参考标准的患者的研究显示，正常、局灶和弥漫性

成像模式之间的钙衰减值存在差异，平均钙衰减（Hounsfield 单位，HU）分别为 -66HU，+3HU 和 -13HU。

迄今为止，对骨髓瘤患者的双能 CT 研究集中在将感兴趣区域置于骨病变内和（或）选定的椎骨或骨盆区域内。高水平钙抑制下的病灶局灶性衰减也被证明可以预测 18F-FDG PET 代谢活性，代谢活跃的病灶比非活跃病灶的衰减更高。最近，已经探索了人工智能工具分割胸腰椎和量化衰减的可行性。然而，仍然缺乏对整个骨骼进行客观评估的工具。我们假设双能 CT 衍生的整个成像骨骼的钙衰减值将反映骨髓浸润的程度，为局灶性溶骨性病变提供补充信息。

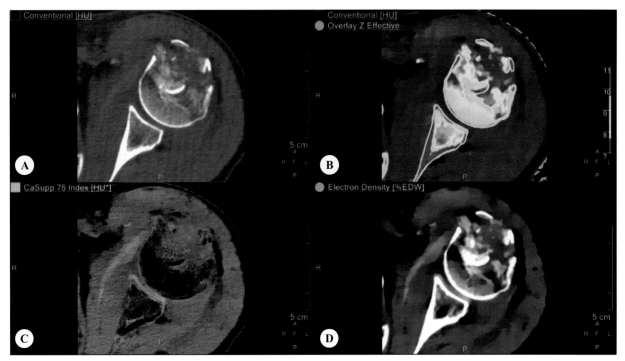

▲ 图 16-3　肱骨头骨折

A. 常规 CT 图像［conventional（HU）］；B. 常规 CT 图像［conventional（HU）］与有效原子序数图融合图（overlay Z
effective）；C. 钙抑制图（Calcium Suppression，CaSupp）；D. 电子密度图（Electron Density）。常规 CT 仅显示左侧
肱骨头骨皮质多处不连续并错断，肱骨头内密度不均，其内可见骨折片内移，周围软组织肿胀，最终诊断为股骨头
骨折。有效原子序数图可清晰观察骨髓水肿位置及范围，钙抑制图和电子密度图更加明确显示骨折片位置、骨髓水
肿范围及关节间隙和周围软组织损伤

（二）常规 CT 表现

CT 表现主要有广泛性骨质疏松、多发性骨
质破坏、骨质硬化、软组织肿块、病理性骨折
等。受累的骨质包括眶内壁、下颌骨、胸骨、腰
椎横突及椎弓根、骨盆及肋骨。受累骨质表现为
膨胀性骨质破坏，可见骨皮质的变薄和断裂，边
界较清楚，骨质破坏区及病变骨周围见明显的软
组织肿块。CT 检查可见骨质疏松、骨质破坏、
骨质硬化、骨质异常、病理性骨折，而且还能存
在不同程度的椎管狭窄表现，病变能累及椎板及
横突、棘突。CT 检查的空间分辨率较高，可通
过横断成像有效观察体积小、不典型的病灶，在
中轴骨、不规则骨等位置的病变检查中也有显著
优势。脊柱孤立性浆细胞瘤生长速度缓慢，其
CT 常表现为椎体及附件内穿凿、溶骨性、膨胀
性骨质破坏，边缘可呈虫蚀状，但是大体轮廓基

本存在，骨破坏区域表现为软组织密度影充填，
并且边缘上能够见到环形壳状残存骨小梁结构，
对于瘤体穿破骨皮质的患者，能够在其椎旁及
椎管周围看到边界清晰的软组织肿块。鉴别诊断
上，脊柱孤立性浆细胞瘤应注意与骨淋巴瘤、脊
索瘤、骨肉瘤、尤文肉瘤、脊柱结核、骨巨细胞
瘤等鉴别。其中，骨淋巴瘤软组织肿块明显，骨
质破坏相对不明显且不规则；脊索瘤 CT 上密度
不均匀多钙化；骨肉瘤及尤文肉瘤脊柱少见，软
组织肿块多明显，见瘤骨及恶性骨膜反应；脊柱
结核多侵犯椎间隙及上下椎体，常形成椎旁脓
肿，增强扫描能够看到脓肿边缘强化中间不强化
现象；骨巨细胞瘤好发于 20—40 岁人群，存在
明显偏心性、膨胀性骨质破坏，很少有硬化边。
这些都能够为鉴别诊断提供一定的参考。在治疗
上，病理明确诊断后，患者以全身化疗及局部放

疗为主，对于病理性压缩骨折或继发椎管狭窄导致脊髓压迫症状明显的需行手术治疗。

（三）光谱 CT 表现

近年来多发性骨髓瘤（multiple myeloma，MM）发病率有上升趋势，常规 CT 主要用于检测溶骨性病变、评估骨裂，以及放疗或手术规划，但光谱 CT 钙抑制技术（Calcium suppresion，CaSupp）生成的虚拟去钙图像（virtualnon-calcium，VNCa）极大地拓展了 CT 在 MM 中的应用。钙抑制技术基于光谱 CT 物质成分识别的原理，将组织中的钙成分识别出来并采用 25～100 的抑钙系数对钙成分进行不同程度的抑制，留下不含钙的组织成分。其生成的 VNCa 图像类似常规虚拟平扫（virtual non-contrast，VNC），VNC 是去除碘对比剂的影响，而 VNCa 是去除钙的影响，从而能更好地显示骨髓及相关病灶。Fervers 等使用 VNCa 评估局部 MM 病灶的代谢活性，并和金标准 FDG PET/CT 进行对比分析。研究结果相比常规图像和单能谱图像，VNCa 图像能准确评估局部 MM 病灶的代谢活性，是潜在替代 FDG PET/CT 的一种选择。Brandelik 等使用 VNCa 图像定量评估浆细胞发育异常疾病，并与 MRI 的 ADC（apparent diffusion coefficient）参数进行对比分析。VNCa 图像在钙抑制系数 65 时，与 ADC 有最强的相关性。当无法做核磁或者核磁图像缺失时，钙抑制技术可以用于定量评估患者的骨髓浸润情况。

对多发性骨髓瘤中浆细胞的骨骼浸润进行更早和更客观的评估仍然有突出的临床需求。除了由骨质破坏引起的溶骨性病变外，据报道在接受 CT 的多发性骨髓瘤患者中会出现骨质疏松症。研究发现使用内部分割和全骨骼分割是可行的，并且全骨骼钙抑制衰减值与活检浆细胞浸润水平呈正相关。既往的双能 CT 研究表明，视觉分析可以检测到具有良好诊断性能的骨髓浸润，但这总是受观察者变化的影响。然而，由于源自焦点感兴趣区域分析而不是整个骨骼，这种分析可能无法捕捉到与骨髓瘤相关的浆细胞在整个骨骼中的异质分布。但显然，全骨骼分析为骨髓浸润的全球范围提供了更客观的证据。对于无法进行全身 MRI 的患者，能量 CT 提供了另一种选择。

骨髓瘤的光谱 CT 主要参数表现如下。

1. 钙抑制图像表现：通常采用 40～60 抑钙指数观察，当受累骨含钙部分被抑制后，膨胀性骨质破坏显示更加明显，可见骨皮质的变薄和断裂，边界较清楚，骨质破坏区及病变骨周围见明显的软组织肿块，可识别肿块与骨质分界。

2. 电子密度图像表现：无须抑制钙，可直接显示骨髓结构及骨髓瘤异常改变。

（四）诊断要点

在常规 CT 上出现可见的溶骨性病变之前，可能存在浆细胞的骨髓浸润。因此，骨骼骨髓浸润的评估可以在比当前实践更早的时间点检测到疾病或其进展。光谱 CT 提供了量化骨髓浸润程度的机会。然而，仍然缺乏对整个骨骼进行客观评估的工具。具体诊断要点如下。

1. 多发性骨髓瘤 CT 表现为广泛性骨质疏松、多发性骨质破坏、骨质硬化、软组织肿块、病理性骨折等。

2. 相比常规图像和虚拟单能量图像，光谱 CT 的 VNCa 图像能准确评估局部 MM 病灶的代谢活性，是潜在替代 FDG PET/CT 的一种选择。

3. 无法获取磁共振图像时，光谱 CT 钙抑制技术可用于定量评估患者的骨髓浸润情况。

4. 光谱 CT 后处理时间对于临床实践是可以接受的，并能提供局灶性溶骨性病变的补充信息。

四、骨样骨瘤

（一）概述

骨样骨瘤（osteoid osteoma，OO）为良性成骨性肿瘤，由成骨细胞及其产生的骨样组织构成。发生于骨皮质者以骨样组织为主，发生于松质骨者则主要为成骨细胞，病变生长缓慢。

骨样骨瘤约占所有骨肿瘤的 5%，占良性骨肿瘤的 10%。好发于男性，男女比例约为 2∶1，通常见于 10—35 岁人群。骨样骨瘤好发部位为胫骨远端、股骨小粗隆，其次为腓骨远端和肱骨干，也可见于脊柱的附件。临床表现为早期间歇性疼痛，夜间疼痛加重（为前列腺素分泌增加所致）且症状多数在服用非甾体抗炎药后缓解，后期则疼痛持续性加重，疼痛多局限，多伴病变区软组织肿胀。

瘤巢在长骨多位于皮质内，在短骨多位于松质骨中，而在脊柱常位于椎弓或小关节突，瘤巢呈圆形或椭圆形，为暗红色或夹杂黄色斑点，呈沙粒样密度，质脆。密质骨内的瘤巢周围有广泛的骨质硬化，范围大大超过肿瘤本身，松质骨内瘤巢周围硬化较轻，仅形成一硬化边缘。镜下瘤巢由骨组织、骨样组织和新骨混合而成，富于血管支持组织。

（二）常规 CT 表现

在 CT 图像上，瘤巢一般为圆形或椭圆形低密度，增强后瘤巢有明显强化，尤其是以骨样组织为主、血管丰富的病灶，瘤巢中央可见斑片样高密度影，代表骨矿化。反应性硬化是明显的，范围从轻度松质硬化到广泛的骨膜反应和新骨形成，这可能掩盖病灶。CT 图像还可显示连接病灶与骨膜表面的细线性或蛇形皮质透光区，这些征象对应于肥大的血管通道（"CT 血管征"或"血管沟"），在高分辨率 CT 图像中，约 80% 的病例可以检测到这些血管凹槽。瘤巢邻近髓腔和

周围软组织内多有广泛的反应性骨髓水肿，为诊断骨样骨瘤的重要影像学表现，但在常规 CT 图像上不敏感。部分相邻关节病变可伴有滑膜炎和积液。

（三）光谱 CT 表现

光谱 CT 在骨样骨瘤中最常见的应用是通过光谱 CT 中获得的三种材料分解和材料特异性体积分数图能够准确检测骨样骨瘤患者的病灶周围的骨髓水肿。与流体敏感的 MR 成像序列作为参考标准相比，在光谱 CT 上检测骨髓水肿的诊断性能更好。骨髓水肿表现为在红骨髓（水）、黄骨髓（脂肪）和羟基磷灰石的材料特定体积分数图，以及各自的颜色编码覆盖图中，红骨髓图中水特定体积分数增加，黄骨髓图中脂肪特定体积分数减少。

骨样骨瘤的光谱 CT 主要参数表现如下。

1. 钙抑制图：常用钙抑制指数为 50~70，可见抑钙后瘤巢显示更加清楚，是以骨样组织为主、血管丰富的病灶。

2. 碘密度图表现：在肿瘤内部可量化测得摄碘值，可与周边无或少摄碘区区分，可一定程度识别肿瘤边界。

3. Z effective 图及融合图表现：表现为有效原子序数图异常染色，通过调节窗宽窗位可显示肿瘤边界，通常窗宽 8 窗位 3，有效原子序数融合图和碘密度融合图对肿瘤边界显示较其他参数更清楚。

（四）诊断要点

光谱 CT 对骨样骨瘤评估的优势在于钙抑制图对抑钙后瘤巢显示更加清楚，碘密度图和 Z effective 图及融合图可更好的显示肿瘤边界，具体诊断要点如下。

1. 瘤巢邻近髓腔和周围软组织反应性骨髓水肿。

2.钙抑制图通过钙抑制显示瘤巢。

3.肿瘤内部摄碘。

五、痛风

（一）概述

高尿酸血症是嘌呤代谢紊乱引起的代谢异常综合征。无论男性还是女性，非同日两次血尿酸水平＞420μmol/L，称之为高尿酸血症。血尿酸超过其在血液或组织液中的饱和度可在关节局部形成尿酸钠晶体并沉积，诱发局部炎症反应和组织破坏，即痛风；可在肾脏沉积引发急性肾病、慢性间质性肾炎或肾结石，称之为尿酸性肾病。许多证据表明，高尿酸血症和痛风是慢性肾病、高血压、心脑血管疾病及糖尿病等疾病的独立危险因素，是过早死亡的独立预测因子。高尿酸血症和痛风是多系统受累的全身性疾病，已受到多学科的高度关注，其诊治也需要多学科共同参与。

高尿酸血症与痛风是一个连续、慢性的病理生理过程，其临床表型具有显著的异质性。随着新的更敏感、更特异的影像学检查方法的广泛应用，无症状高尿酸血症与痛风的界限渐趋模糊。因此，对其管理也应是一个连续的过程，需要长期，甚至是终身的病情监测与管理。

高尿酸血症在不同种族患病率为 2.6%～36%，痛风为 0.03%～15.3%，近年呈现明显上升和年轻化趋势。Meta 分析显示，中国高尿酸血症的总体患病率为 13.3%，痛风为 1.1%，已成为继糖尿病之后又一常见代谢性疾病。

（二）常规 CT 表现

关节邻近软组织及皮下脂肪密度稍增高，边缘模糊。软骨下囊变、结节、骨质缺损、骨质破坏、钙化、关节间隙变窄。

（三）光谱 CT 表现

光谱 CT 三维图像可显示广泛沉积尿酸盐晶体，这些晶体可以用颜色编码并覆盖在灰度图像上。由于低原子量尿酸钠（MSU）和高原子量钙（MSU）在不同能级的衰减不同，痛风 – 双能 CT 已成为一种有价值的痛风研究技术，它可以通过两种物质（尿酸和钙）或三种物质（尿酸、钙和软组织）的分解来显示尿酸钠（MSU）晶体。

痛风的光谱 CT 主要参数表现如下（图 16-4 和图 16-5）。

1. 尿酸图和尿酸移除图

尿酸图可自动识别尿酸结石，除尿酸结石外其他结构均表现为 –1024HU，即黑色。尿酸移除图则完全相反，尿酸结石表现为 –1024HU，而其他结构则正常。结合此二参数可一键式识别尿酸结石。

2. 尿酸结石融合图

可使用常规 CT 与尿酸图融合显示尿酸结石，尿酸结石呈现彩色，同时可在 VR 图像中以这种彩色形式凸显出尿酸结石和其所在骨骼肌肉的关系。

（四）诊断要点

光谱 CT 对痛风评估的优势在于通过两种物质（尿酸和钙）或三种物质（尿酸、钙和软组织）的分解来显示尿酸钠（MSU）晶体，直接利用尿酸图、尿酸移除图、尿酸融合图一键式识别尿酸结石，同时可在 VR 图像中以这种彩色形式凸显出尿酸结石和其所在骨骼肌肉的关系，具体诊断要点如下。

1. 关节邻近软组织及皮下脂肪密度稍增高，边缘模糊。

2. 软骨下囊变、结节、骨质缺损、骨质破坏、钙化、关节间隙变窄。

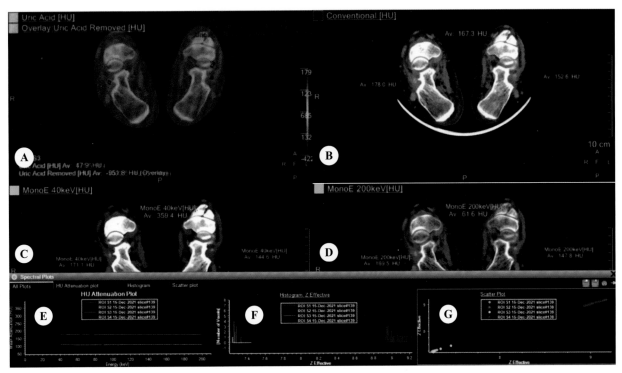

▲ 图 16-4　**76 岁女性患者，双足关节肿痛 1 年，加重 1 周，血尿酸异常升高**

A. 尿酸（Uric Acid）与去尿酸融合图（Overlay Uric Acid Removed）；B. 常规 CT 图像［conventional（HU）］；
C. 单能级图像（MonoE 40keV）；D. 单能级图像（MonoE 200keV）；E. 光谱曲线（HU Attenuation Plot）；F. 光谱直方图（histogram Z effective）；G. 光谱散点图（Scatter plot）。尿酸结晶表现为高密度，常规 CT 值与松质骨接近，但不同能量水平下，尿酸结晶的 CT 值保持不变，而松质骨变化显著，通过尿酸图、光谱曲线及直方图、散点图可以明确区分

3. 低原子量尿酸钠（MSU）和高原子量钙（MSU）在不同能级的衰减不同。

4. 两种物质（尿酸和钙）或三种物质（尿酸、钙和软组织）可分解。

5. 尿酸图、尿酸移除图、尿酸融合图可识别尿酸结石。

6. VR 图像以彩色形式凸显出尿酸结石及其所在骨骼肌肉的关系。

六、椎间盘突出症

（一）概述

椎间盘突出症是临床上较为常见的脊柱疾病之一，是由于椎间盘各组成部分（髓核、纤维环、软骨板），尤其是髓核，发生不同程度的退行性病变后，在外界因素的作用下，椎间盘的纤维环破裂，髓核组织从破裂之处突出（或脱出）于后（侧）方或椎管内，从而导致相邻的组织，如脊神经根和脊髓等受到刺激或压迫，产生颈、肩、腰腿痛，麻木等一系列临床症状。按发病部位分为颈椎间盘突出症、胸椎间盘突出症、腰椎间盘突出症。

（二）常规 CT 表现

显示椎间盘突出的部位、大小、形态和神经根、硬脊膜囊受压移位的情况，同时可显示椎板及黄韧带肥厚、小关节增生肥大、椎管及侧隐窝狭窄等情况，对本病有较大的诊断价值，目前已普遍采用。

（三）光谱 CT 表现

光谱 CT 的电子云密度参数是一项新技术，

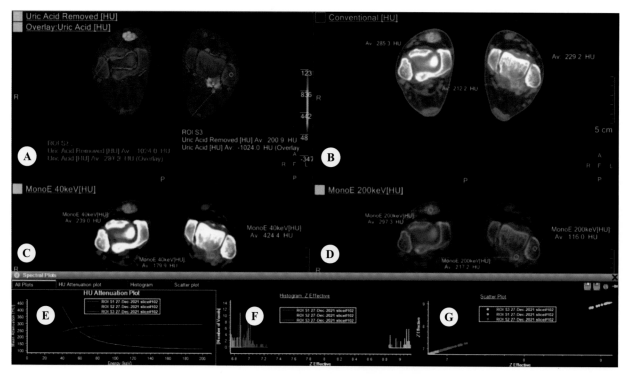

▲ 图 16-5　45 岁男性患者，双踝关节肿痛

A. 尿酸图与去尿酸图融合图（Overlay Uric Acid Removed）；B. 常规 CT 图像［conventional（HU）］；C. 单能级图像（MonoE 40keV）；D. 单能级图像（MonoE 200keV）；E. 光谱曲线（HU Attenuation Plot）；F. 光谱直方图（histogram Z effective）；G. 光谱散点图（Scatter plot）。尿酸结晶 S1 和 S2 表现为高密度，常规 CT 值与松质骨 S3 接近，但不同能量水平下，尿酸结晶的 CT 值基本保持不变，而松质骨变化显著，通过尿酸图、光谱曲线及直方图、散点图可以明确区分

表示各体素所对应的电子云密度的相对值分布图，在光谱 CT 电子云密度图上测得的定量数值是与水的电子云密度的比值，单位为（%EDW）；测量结果乘以水的电子云密度（3.34×10^{29} electrons/m^3）可获得该测量区的绝对电子云密度值。CT 对腰椎间盘突出症的诊断效能早已被许多文献证实，但相对于腰椎而言，由于颈椎对椎间盘较小、脑脊液区域较小、脊髓较大，以及肩关节硬化线束和光子饥饿伪影的影响，颈椎间盘突出症更难被发现。Euddeum Shim 等发现与常规 CT 图像和钙抑制图像相比，光谱 CT 电子云密度图像可提高颈椎间盘突出症的检出率和影像医师的诊断信心。

椎间盘突出的光谱 CT 主要参数表现如下（图 16-6 和图 16-7）。

1. 电子云密度图

椎间盘突出在此图中表现最为敏感，通过测

量两种不同能量的衰减来区分康普顿散射和光电效应衰减，从而实现 ED 成像，康普顿散射主要受材料密度的影响，因此髓核、椎间盘纤维环、椎体、脊髓等均表现为不同灰度的影像，在电子云密度图中对比度更加明显。

2. 钙抑制图

可使用钙抑制指数 50～70，椎体抑钙后可显示椎间盘与脊髓界限。

（四）诊断要点

光谱 CT 对椎间盘突出评估的优势在于，具有不同密度的椎间盘结构在电子云密度图像上清晰可见。椎间盘的髓核、椎间盘纤维环、椎体、脊髓等具有不同密度，表现为不同灰度的影像，在电子云密度图中对比度更加明显。钙抑制图可清楚地显示椎间盘与脊髓界限。电子云密度图像

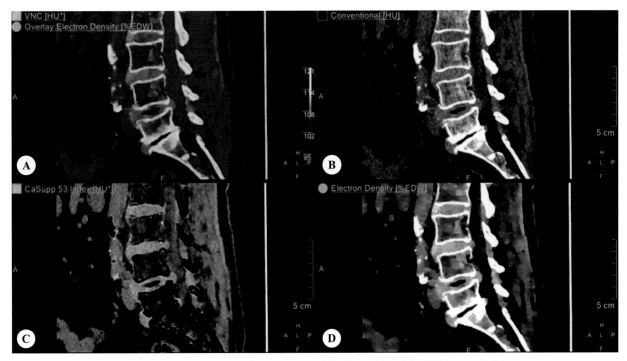

▲ 图 16-6　60 岁女性患者，腰椎间盘突出，腰椎正中矢状位 MPR 重建

A. 虚拟平扫与电子云密度图融合图；B. 常规 CT 图像；C. 钙抑制图像；D. 电子云密度图。椎间盘突出在电子云密度图中对比度更加明显，椎体钙抑制后较好地显示椎间盘与脊髓界限

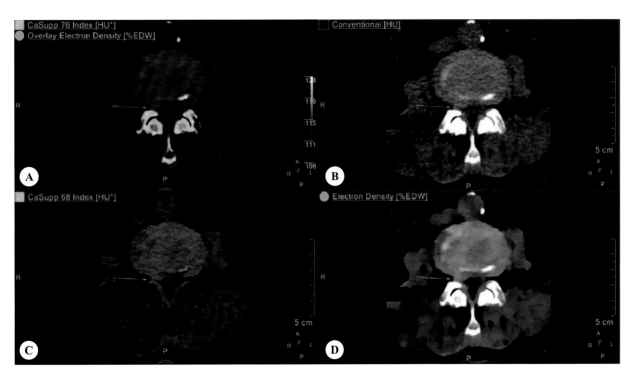

▲ 图 16-7　图 16-6 患者的腰椎 $L_{4/5}$ 椎间盘层面轴位 MPR 重建

A. 钙抑制图与电子云密度图融合图；B. 常规 CT 图像；C. 钙抑制图；D. 电子云密度图。椎间盘突出在电子云密度图中对比度更加明显，椎体钙抑制后较好地显示椎间盘与脊髓界限

在检测椎间盘突出症方面显示出比标准 CT 和虚拟非钙图像更高的灵敏度和诊断准确性，具体诊断要点如下。

1. 椎间盘纤维环破裂，髓核组织从破裂之处突出（或脱出）于后（侧）方或椎管内。

2. 椎间盘的髓核、椎间盘纤维环、椎体、脊髓等具有不同密度。

3. 电子云密度图中不同密度物质对比度更加明显。

4. 钙抑制图显示椎间盘与脊髓界限更清楚。

七、骨质疏松症

（一）概述

骨质疏松症由于多种原因导致的骨密度（bone mineral density，BMD）和骨质量下降，骨微结构破坏，造成骨脆性增加，是一个世界性的健康问题，与骨折的风险有关。骨质疏松症分为原发性和继发性两大类。原发性骨质疏松症又分为绝经后骨质疏松症（Ⅰ型）、老年性骨质疏松症（Ⅱ型）和特发性骨质疏松（包括青少年型）三种。绝经后骨质疏松症一般发生在女性绝经后5~10年；老年性骨质疏松症一般指70岁以后发生的骨质疏松；而特发性骨质疏松主要发生在青少年，病因尚不明确。

（二）常规 CT 表现

最明显的骨质疏松部位是胸椎和腰椎。椎体的塌陷可表现为鱼脊椎样双凹形或楔形变，椎体有时甚至完全压扁。

既往的研究证实了低剂量胸部 CT 与定量 CT 骨密度测量一站式扫描方法的可行性，该方法可以精确测量腰椎骨密度。目前低剂量胸部 CT 已作为肺癌早期筛查的常规检查方法，且大部分住院患者需进行胸部 CT 检查，利用其中包含胸椎、腰椎部位的 CT 扫描数据可以在定量 CTPro 分析软件中进行二次分析，能同时完成胸部 CT 检查与胸椎、腰椎椎体骨密度检测。这种方法不会额外增加辐射剂量，有效规避了定量 CT 辐射剂量较高的缺点，且更加符合中国人口基数大的国情，因此被《中国定量 CT（QCT）骨质疏松症诊断指南（2018）》所推荐。

目前已初步设定了中国人群定量 CT 腰椎骨密度的正常参考值范围，其为定量 CT 的临床应用提供了依据。《中国定量 CT 骨质疏松症诊断指南（2018）》指出，国际临床骨密度学会和美国放射学院推荐的关于腰椎定量 CT 的诊断标准适用于中国人群，其标准为正常骨量：骨密度值＞120mg/cm³；低骨量：骨密度值为80~120mg/cm³；骨质疏松：骨密度值＜80mg/cm³。

（三）光谱 CT 表现

除了钙抑制技术被广泛应用外，光谱 CT 的其他参数也被应用于骨关节领域。例如，光谱 CT 还被用于骨密度、骨质疏松的研究中。Yuqin Ding 等研究光谱 CT 虚拟平扫（VNC）和真实平扫图像之间椎体 CT 值的相关性，并评估 VNC 椎体 CT 值是否可用于无模型骨质疏松检测。他们的研究发现，与真实平扫图像相比，VNC 虽然对骨质疏松有所低估，但通过 VNC 可以可靠地预测骨质疏松。VNC 在无平扫的情况下预测骨质疏松表现良好（图16-8）。

（四）诊断要点

光谱 CT 对骨质疏松评估的优势在于与真实平扫图像相比，VNC 虽然对骨质疏松有所低估，但通过 VNC 可以可靠地预测骨质疏松，在临床只需要增强图像患者中无须额外加扫平扫，可降低患者承受的辐射剂量。具体诊断要点如下。

1. 骨矿物质的异常损失。

2. 增强图像经光谱 CT 后处理得到类似于平扫的图像。

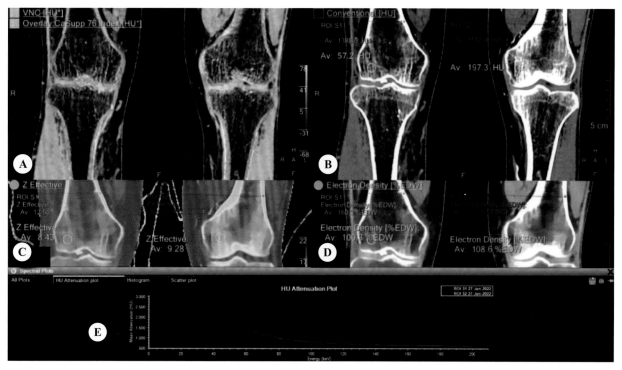

▲ 图 16-8　58 岁男性患者，右下肢骨质疏松

A. 虚拟平扫与碘密度图融合图（overlay iodine density）；B. 常规 CT 图像［conventional（HU）］；C. 有效原子序数图（Z Effective）；D. 电子密度融合图（Electron Density）；E. 光谱曲线（HU Attenuation Plot）。增强图像经光谱 CT 后处理得到类似于平扫的 VNC 图像，可在无平扫的情况下预测骨质疏松

3. VNC 可在无平扫的情况下预测骨质疏松。

八、椎旁血肿

（一）概述

椎旁血肿分为硬膜下、硬膜外、腰大肌和软组织血肿，是一种罕见的并发症，尤其是在没有凝血障碍或抗凝治疗的情况下。椎管内血肿包括硬膜外血肿（血肿呈半圆形高密度影、硬膜囊变形较局限）、硬膜下血肿（血肿呈半圆形高密度影、形态不规则、边界不清楚）、脊髓内血肿（脊髓内高密度影、形态不规则、边界不清楚）。

椎管硬膜外血肿的症状分为急性硬膜外血肿和慢性硬膜外血肿的症状，椎管内急性硬膜外血肿患者症状进展非常迅速，并且非常明显，表现为患者四肢迅速瘫痪伴有感觉丧失、大便失禁。如果是发生在颈段椎管内的急性硬膜外血肿，患者还会出现呼吸肌麻痹，出现呼吸停止而危及生命。椎管内急性硬膜外血肿形成的原因是由于椎管内硬膜外的血管畸形破裂出血或者脊柱外伤导致的出血，血液迅速积聚在椎管内的硬膜外会造成椎管内的压力明显上升，对脊髓造成明显的压迫。椎管内慢性硬膜外血肿主要是由于凝血机制障碍，血液慢慢渗出聚集在硬膜外，患者的症状较急性硬膜下血肿症状进展要慢，患者表现为缓慢进展的四肢肌力进行性下降伴有麻木、大小便障碍等。

脊柱术后并发硬膜外血肿的机会并不大，据不完全统计，在所有脊柱手术中，术后发生症状性硬膜外血肿的概率为 0.10%～0.24%。如果一旦发生且未能及时发现和治疗，就可能会导致严重的并发症。在腰椎手术中发生无症状硬膜外血肿非常常见，通过 MRI 可以发现，腰椎术后没放置引流的患者 89% 会发生无症状硬膜外血肿。

相反，有症状硬膜外血肿很少发生，发生率仅为 0.10%~0.24%，因而对其研究十分有限。在一项研究中，发现术前舒张压升高、用吸收性明胶海绵覆盖硬脊膜及术后高引流量是术后症状性硬膜外血肿的三个危险因素，除此项研究之外其他研究也发现了一些其他危险因素，如使用非甾体抗炎药、RH 阳性血、年龄＞60 岁等。目前临床在所有骨科手术后会进行闭式引流，术者在腰椎手术中常规使用引流术，虽然并没有降低有症状血肿的发生率，但会降低术后无症状硬膜外血肿的发生率。

（二）常规 CT 表现

CT 平扫有重要价值，对于 5 天以内的较早期肌肉血肿，均表现为圆形或类圆形的高密度肿块影或结节，境界清楚，相邻肌肉脂肪间隙消失或变窄。然而，多数 5 天以后者为肌肉肿块间复杂高密度片团或多发结节，可提示血肿诊断；仅为肌肉肿胀，内见斑点絮状较高密度影者，较难考虑到血肿，除非有明确甚至直接外伤史。

CT 增强可明确诊断。薄壁环形强化是肌肉血肿最常见而基本的表现，实质为血肿形成后较迅速产生的增生肉芽组织。强化环厚薄不一，薄者呈线样为 1~2mm，均匀一致，厚者为 3~5mm，强化密度均匀，境界清楚，外壁较内壁更光整，且内壁可部分呈锯齿状，这可能因肌肉张力高致壁内外压力不等，使肉芽组织增生不均匀所致。强化环厚薄与时间有关，时间越短者，即血肿处于亚急性早期或急性与亚急性过渡者，壁越薄越规整，则说明其壁较早就有增生肉芽组织形成；时间越长者，即处于亚急性后期者，壁偏厚，内壁欠规整，部分呈锯齿状。

环形强化的囊腔内见不强化的片团或结节影，手术证实为血肿内血凝块的表现。增强前后 CT 值完全一致，多位于中央或稍偏于一侧，但与强化环始终有分界，亚急性期的血肿都有不

同程度的血凝块存在；其周围环带片状低密度影为不凝固的血液。在环形薄壁的强化囊腔内，不强化较高密度的片团或结节的血凝块影，突出或漂浮于低密度不凝固血液之上，酷似湖面上的岛屿，初步称之为"岛屿征"，并认为这是诊断肌肉血肿特征。强化环的大小形态与实际血肿基本吻合，只是血肿的形态与肌肉形态有关，发生于长条状肌肉者，多呈圆形、卵圆形或长柱状，而发生于扁阔形肌肉者，则扁椭圆形或呈铁饼状。由于血肿位于密实的单块肌肉内，周围基本不形成压迫或反应性的低密度水肿带。

总之，对于肌肉血肿的 CT 诊断，平扫有一定价值，仅部分病例可作出较明确诊断；增强扫描价值颇大，显示"岛屿征"，可明确诊断；对无此征者，环形强化内低密度影，周围无水肿带，相邻肌间隙消失或变窄，也可作出较明确诊断。在临床上仅行平扫易漏误诊，增强扫描是关键。

（三）光谱 CT 表现

组合的常规 CT 和电子云密度图像诊断血肿是最准确的。常规 CT 对椎旁血肿的价值有限，椎旁软组织厚度增加被认为是椎旁血肿的间接征兆，其敏感性为 33%~50%，特异性为 75%~80%。组合常规/电子密度（C+ED）图像提高了诊断准确性，并显示出 77%~83% 的敏感性和 85%~90% 的特异性。通过使用叠加的 C+ED 图像，诊断准确度从 55%~66% 提高到 84%。SDCT 结合 C+ED 图像可用于紧急情况下对患有椎旁血肿的患者进行预评估，并且可以消除对某些患者进行进一步成像的需要，或为有 MRI 禁忌证的患者提供替代方案。此外，患有严重气道阻塞和其他椎旁血肿并发症的患者可以得到更快的治疗。然而，在解释这些发现时需要谨慎。虽然在常规临床环境中使用 C+ED 重建的大

血肿 SDCT 是可行的，但 SDCT 仍然无法检测到厚度≤3mm 的血肿。

椎旁血肿的光谱 CT 主要参数表现如下。

1. MonoE 40keV 单能级图像及光谱曲线

与周边肌肉结构分界清楚，密度差较常规 CT 明显。光谱曲线可用以区分血肿及正常肌肉组织。

2. 碘密度图

增强后可通过测量碘密度值来量化强化程度。

3. Z effective 图及融合图

表现为有效原子序数图异常染色，通过调节窗宽窗位可显示血肿边界，通过有效原子序数融合图和碘密度融合图可提高血肿可视化，明确边界，也可用于治疗后随访。

（四）诊断要点

光谱 CT 使用一个 X 线管和两个探测器层，其中探测器层从多色 X 线束中吸收高能谱和低能谱。光谱 CT 可分解材料，以便按需为患者提供光谱结果，如碘浓度或电子密度。X 线在特定能级通过物质的衰减取决于有效原子序数和该材料的密度，血肿部位血红蛋白含量的升高增加了该部位的材料密度，而电子密度图像可以提高血肿检测率及诊断准确性，具体诊断要点如下。

1. 血肿部位血红蛋白含量的升高致密度增高。

2. 椎旁血肿多数由外伤引起，常伴有骨髓水肿。

3. 血肿在 MonoE40keV 单能级图像提高血肿与正常组织的密度对比。

4. 钙抑制图可显示骨髓水肿，判断有无隐匿性骨质损伤。

5. 碘密度图可量化血肿强化程度。

6. 常规 CT 与电子云密度融合图更好地显示血肿边界。

九、下肢血肿

（一）概述

自发性肌内血肿临床较为少见，可能与凝血系统疾病、血管炎或抗凝剂使用过久、肿瘤及炎症等有关。在日常活动中，当肌肉于收缩状态突然转变为被动牵拉状态时，可使肌肉组织部分断裂致肌细胞变性、水肿、出血、坏死等一系列无菌性炎症病理变化，由于此期未能及时制动、治疗，继续运动导致肌肉持续出血，当血液大量积存，就形成肌内血肿。

下肢肌肉血肿可发生于肌肉损伤，也可继发于全身出血性疾病或药物。①直接或间接的肌肉损伤致肌肉内血液较大量积聚时，即可形成肌肉血肿。尽管肌束内出血如何聚积成块而形成血肿的机制不清楚，但值得注意的是，高龄、高血压、糖尿病等综合因素的血管脆性增大，较轻的损伤可致小血管破裂出血。②肌肉血肿主要发生于肌肉闭合性的间接损伤，如肌肉拉伤、撕裂、神经或血管等因素，较少发生于肌肉挫伤或刺伤等直接损伤。诸因素的血管脆性增大及肌肉的拉裂伤是导致血肿的复合原因，年轻患者则以后者为主。

下肢肌肉血肿不同于颅脑、胸腹盆腔等部位的实性器官或腔隙的血肿。由于致密结缔组织形成的肌外膜紧紧包裹整块肌肉，并伸入肌肉内将其分隔成肌束，致使肌肉内的肌纤维封闭在一个非常密实的解剖间室内。同时，较粗大的骨骼肌多在四肢易受到过度牵拉撕裂部位，因此肌肉血肿有其特殊性。下肢较大肌肉血肿的占位效应致使该肌肉解剖间室内压显著升高，可损害间室内肌肉神经的血供，因而患者疼痛显著，功能受限，也可诱发骨筋膜室综合征。

（二）常规 CT 表现

肌内血肿常表现为单块肌肉内边界较清楚的椭圆形肿块，常伴有肌肉体积增大，增强扫描血肿均无强化，这是血肿最为典型的 CT 征象。血肿的 CT 密度与出血后至检查时的间隔有关，CT 像上的等密度其实包含血凝块，新、旧出血等多种成分，血肿内条带状稍高密度影 CT 值＞50HU 时，可能为新鲜血液成分。肌内血肿的密度往往低于颅内同期血肿的密度，可能的解释是：①肌内血肿由于肌肉的活动而加快了新鲜血块的溶解，CT 值偏低；②肌肉 CT 值往往高于脑组织（特别是脑白质），对比下肌内血肿呈相对等密度；③体部 CT 扫描窗宽比头颅扫描的窗宽要宽，灰度等级增宽降低了对比度。

（三）光谱 CT 表现

光谱图像可提示不同部位血肿同源，且完全不摄碘，诊断为不同进程的慢性血肿。

下肢血肿的光谱 CT 主要参数表现如下（图 16-9）。

1. MonoE 40keV 单能级图像及光谱曲线

血肿与正常肌肉组织密度差较常规 CT 明显，相邻肌肉脂肪间隙消失或变窄。增强后，血肿不强化，血肿壁有环形强化，较常规 CT 更加明显。光谱曲线可用以区分血肿及正常肌肉组织，同时多处血肿也可通过光谱曲线判定为同物质。

2. 碘密度图

增强后明显的薄壁环形强化，可通过测量碘密度值来量化强化程度。

3. Z effective 图及融合图

表现为有效原子序数图异常染色，通过调节窗宽窗位可显示血肿边界，通有效原子序数融合图和碘密度融合图可提高血肿可视化，明确边

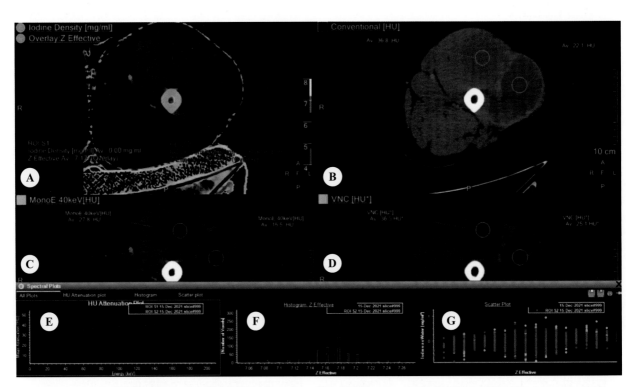

▲ 图 16-9　35 岁男性患者，左大腿前侧壁肿物 10 年，增大伴疼痛 1 年。活化部分凝血活酶时间（APTT）持续增高，临床诊断为 A 型血友病

A. 碘密度（iodine density）与电子密度融合图（Overlay Z Effective）；B. 常规 CT 图像［conventional（HU）］；C. 单能级图像（MonoE 40keV）；D. 虚拟平扫图像（Virtual Plain Scan）；E. 光谱曲线（HU Attenuation Plot）；F. 光谱直方图（histogram Z effective）；G. 光谱散点图（Scatter plot）。左下肢占位常规 CT 值分别为 36.8HU、22.1HU，光谱图像提示两者同源，且完全不摄碘，诊断为不同进程的慢性血肿

界，也可用于治疗后随访。

（四）诊断要点

光谱 CT 对血肿评估的优势在于，在 MonoE 40keV 单能级图像和光谱曲线表现密度差较常规 CT 明显，增强后明显的薄壁环形强化，较常规 CT 更加明显，增强光谱曲线可用以区分血肿及正常肌肉组织。碘密度图可通过测量碘密度值来量化强化程度。血肿在 Z effective 图及融合图表现为有效原子序数图异常染色，通过调节窗宽窗位可显示血肿边界，提高血肿可视化，明确边界，也可用于治疗后随访，具体诊断要点如下。

1. 常规增强 CT 显示"岛屿征"。

2. 环形强化内低密度影，周围无水肿带，相邻肌间隙消失或变窄。

3. 血肿在 MonoE 40keV 单能级图像和光谱曲线表现密度差较常规 CT 明显。

4. 光谱曲线可用以区分血肿及正常肌肉组织。

5. 碘密度图可通过测量碘密度值来量化正常组织及血肿强化程度。

6. 血肿在 Z effective 图及融合图可显示血肿边界，提高血肿可视化，明确边界。

十、骨与关节金属植入物术后评估

（一）概述

随着现代医学的发展，通过手术在患者体内植入带有金属物质的假体的情况越来越普遍。临床最常见的是假牙植入、心脏起搏器，以及各种关节和假肢等。对植入物患者的术后复查和评估，如植入物相关的近期及远期术后并发症，包括植入物无菌性松动、植入物邻近骨质吸收、感染、移位甚至是骨折等，对临床而言非常重要。虽然影像学检查方法较多，但由于金属物的植入，一些常用检查手段往往难以获得满意的效果，X

线片是植入物术后检查的传统手段，但常由于其图像是重叠图像，因此特异性和敏感性低，不能得到理想的效果，磁共振（MRI）检查具有多个参数、多种序列多个方位成像和软组织分辨率高的特点，是腰椎检查的理想手段，但由于金属植入物属于磁共振检查的禁忌证，会产生较大伪影，所得图像难以用于临床。因此，计算机断层扫描（CT）对带有金属植入物患者的评估起着重要作用。X 线穿过这些金属时，光子的衰减量比穿过人体内正常组织的衰减量高很多，导致测得的投影数据失真。金属植入物的存在使得射束硬化、非线性部分容积效应、散射、光子饥饿等现象更加严重，造成在投影域金属轨迹边界处投影数据跳跃变化，经滤波重建后在图像上会出现伪影。此外，由于金属物体的运动会使更多投影数据被金属植入物影响。这些由金属植入物带来的伪影被统称为"金属伪影"。骨与关节金属植入物造成的金属伪影，对种植体本身、种植体 – 骨 – 界面，以及邻近软组织（如骨盆内器官）的评估都造成了损害，会降低 CT 图像的质量和诊断准确性。

研究金属伪影去除（Mental Artifact Reduction，MAR）的方法，提高 CT 成像质量，在放射诊断学科中有重要的意义。目前常用的有投影域数据修复、迭代法和基于深度学习等方法研究去除金属伪影。通常，使用基于单能量或双能量 CT 的技术可以减少金属植入物造成的伪影。可以优化 CT 扫描的采集和重建参数，如通过增加管电流时间乘积和管电压来减少由金属植入物引起的伪影。然而，伪影减少的程度是有限的，这些修改可能会导致更高的辐射剂量。基于单能量 CT 的金属伪影消除的后处理算法采用迭代重建的方法，在一定程度上能够减少金属伪影，但它们可能会引入新的伪影，无论是在金属植入物之间还是相邻的金属植入物之间，都可能导致临床图像解释中的假阳性结果。相比之下，基于双能 CT（DECT）近似图像的虚拟单能图像（VMI）将由真正的单能采集产生，并通过 DECT 中采集的高能和低能数据集的线性组合来计算。由此产生的虚拟单能图像（VMI）能够减少较高千伏水平的金属植入物造成的中度伪影。然而，临床已经发现 VMI 不能显著减少金属引起的严重伪影。当结合基于单能量 CT 的技术（如用于减少金属伪影的后处理算法）和基于双能量 CT 的技术（VMI）时，可能存在相加效应。

（二）常规 CT 表现

常规 CT 是采用混合能量射线，产生的 X 线由不同能量级的光子组成，当 X 线穿过人体组织时，能量较低的光子首先被人体组织吸收，剩余能量较高的光子，因此 X 线的平均能量水平不断增加，进而产生硬化伪影。此外，还会因量子噪声及散射辐射等因素产生伪影，金属伪影的干扰程度取决于植入物的厚度和形状、植入材料的密度，以及管电压、管电流和准直器宽度等扫描参数。常规 CT 对于腰椎植入物术后复查扫描过程中，由于 X 线穿过高密度金属植入物时会产生严重的能量衰减，导致图像质量差，失去了对应组织的准确数据，得出图像对比度低，组织结构细节显示不清，对真实组织感兴趣区域呈现欠佳，体积较大的伪影甚至会产生假象，所得图像甚至不能用于诊断，使得图像常无法用于临床。

（三）光谱 CT 表现

有研究报告，通过使用普通的虚拟单能图像而没有额外的专门减少金属伪影算法，可以减少全髋关节置换术引起的伪影。然而，在有些研究中，虚拟单能图像未能减少全髋关节置换术造成的严重伪影，特别是在钢制植入物和双侧植入物中。后者会导致严重的光子饥饿，主要导致低密度条纹。有研究认为，低密度伪影没有得到成功的解决，而高密度伪影则得到了显著改善，因为由于虚拟单能 X 线的物理特性，高千伏水平主要

减少了射束硬化。相反，研究通过专用图像重建算法减少金属伪影的研究报告提示，低密度伪影得到了足够减少，而高密度伪影保持不变。值得注意的是，在用金属伪影减少重建的图像中，图像噪声很高，可能会诱发新的伪影。这两种技术都可以减少伪影，但与另一种技术相比有不同的优势。研究发现，在髋关节成形术存在的情况下，虚拟单能图像特别有助于评估金属 – 骨 – 骨界面和减少高密度伪影，金属伪影减少改善了软组织的评估，减少了低密度伪影。然而，这两种技术本身都不能完全减少金属伪影。在虚拟单能图像和所有其他重建中，与单侧全髋关节置换术相邻的高密度伪影（主要由射束硬化引起）有了相应的减少，导致对全髋关节置换术邻近的骨骼和肌肉的评估有所改善。然而，在双侧全髋关节置换术的情况下，虚拟单能图像结合专门的金属伪影减少算法显著地降低了金属种植体附近的高密度伪影，而虚拟单能图像本身并不能减少如此强烈的伪影。

普通的虚拟单能图像低密度伪影明显减少，对盆腔器官的评估有所改善，但虚拟单能图像结合专门的金属伪影减少算法进一步减少了这些低密度伪影，无论是单侧还是双侧全髋关节置换术。此外，普通的虚拟单能图像的图像质量由于图像噪声而降低，发现虚拟单能图像结合专门的金属伪影减少算法的图像噪声低于普通的虚拟单能图像。使用快速 kVp 切换或双 X 线源作为双能量 CT 的技术途径。与双层 CT 相比，双能 CT 有根本上不同，因为后者是基于探测器的，而前者是基于球管的。由于高能和低能投影数据完全匹配，基于检测器的方法允许基于投影数据的分解，而基于球管的方法在时间和角度内插之后执行基于投影数据的分解或基于图像的分解。从完全匹配的投影数据重建虚拟单能图像可以实现卓越的射束硬化校正，以及消除光电和康普顿散射图像中的反相关噪声。完全匹配的投影数据进一

步促进了虚拟单能图像和专门的金属伪影减少算法技术的组合。

高 keV 下的虚拟单能图像和金属伪影减少都可能导致新的伪影，这也可以在虚拟单能图像结合专门的金属伪影减少算法中找到。因此，常规图像的解释应与虚拟单能图像结合专门的金属伪影减少算法同时补充，以避免对图像的误解。由于可以在读取图像的同时调整 keV 水平，这应该比在高 keV 时的预设重建更好，因为在高 keV 时新引入的伪像可以通过调整千伏水平来显示。

骨与关节金属植入物的光谱 CT 主要参数表现如下（图 16–10 至图 16–12）。

1. MonoE 高 keV 图像

常用 90～200keV 抑制金属伪影，同时也可抑制增强时血管内高密度碘造影产生的伪影，可用于骨折内固定及脏器损伤的观察。

2. MonoE 高 keV 图像联合 O-MAR 图像

利用 90～200keV+O-MAR（高级金属伪影抑制技术）可更有效去除内置金属植入物伪影，利用观察骨骼术后结构变化情况。

（四）诊断要点

当 X 线穿过人体组织时，能量较低的光子首先被人体组织吸收，剩余能量较高的光子，因此 X 线的平均能量水平不断增加，常规 CT 产生硬化伪影。光谱 CT 对骨样骨瘤评估的优势在于，通过使用普通的虚拟单能图像而没有额外专门的减少金属伪影算法，减少全髋关节置换术引起的伪影。MonoE 高 keV 并联合使用高级金属伪影抑制技术 O-MAR 有效减少金属内固定引起的伪影，具体诊断要点如下。

1. 常规 CT 产生硬化伪影。

2. 虚拟单能图像减少全髋关节置换术引起的伪影。

3. 联合使用 MonoE 高 keV 与高级金属伪影抑制技术 O-MAR 减少金属内固定引起的伪影。

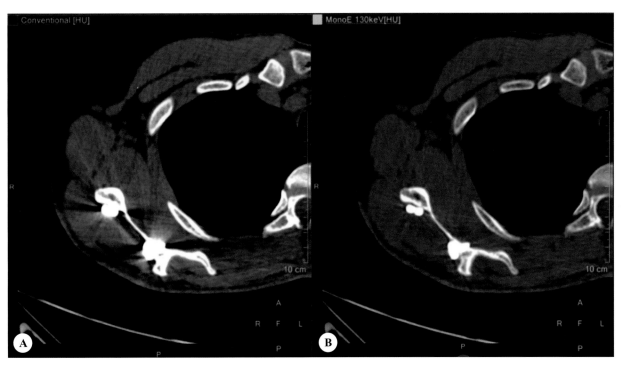

▲ 图 16–10　**29 岁男性患者，外伤致肩胛骨骨折**

A. 常规 CT 图像［conventional（HU）］；B. 单能级图像（MonoE 130keV）。术后金属伪影严重，无法评估周围软组织，130keV 有效去除了金属伪影

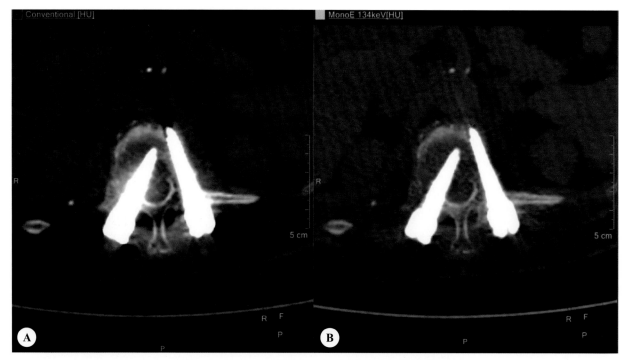

▲ 图 16–11　69 岁女性患者，骨质疏松椎体内固定术后

A. 常规 CT 图像［conventional（HU）］；B. 单能级图像（MonoE 134keV）。金属伪影严重，无法明确是否穿通椎体前缘，且无法评估周围软组织，134keV 有效去除了金属伪影

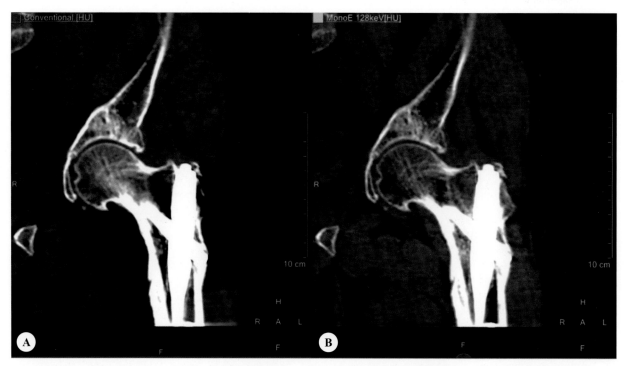

▲ 图 16–12　63 岁男性患者，左侧股骨骨折术后 2 年复查

A. 常规 CT 图像［conventional（HU）］；B. 单能级图像（MonoE 128keV）. 常规图像金属伪影严重，无法评估周围软组织，128keV 有效去除了金属伪影

参考文献

[1] Delmas PD, van de Langerijt L, Watts NB, et al. Underdiagnosis of vertebral fractures is a worldwide problem: the IMPACT study [J]. J Bone Miner Res., 2005, 20(4):557–563.

[2] Cho SH, Sung YM, Kim MS. Missed rib fractures on evaluation of initial chest CT for trauma patients: pattern analysis and diagnostic value of coronal multiplanar reconstruction images with multidetector row CT [J]. Br J Radiol, 2012, 85(1018):e845–850.

[3] Wortman JR, Uyeda JW, Fulwadhva UP, et al. Dual-Energy CT for Abdominal and Pelvic Trauma [J]. Radiographics, 2018, 38(2):586–602.

[4] Murray N, Le M, Ebrahimzadeh O, et al. Imaging the Spine with Dual-Energy CT [J]. Current Radiology Reports, 2017, 5(9):44.

[5] Thiryayi WA, Thiryayi SA, Freemont AJ, et al. Histopathological perspective on bone marrow oedema, reactive bone change and haemorrhage [J]. Eur J Radiol, 2008, 67(1):62–67.

[6] He X, Zhao L, Guo X, et al. Differential diagnostic value of 18F-FDG PET/CT for benign and malignant vertebral compression fractures: comparison with magnetic resonance imaging [J]. Cancer Manag Res, 2018, 10:2105–2115.

[7] Neuhaus V, Lennartz S, Abdullayev N, et al. Bone marrow edema in traumatic vertebral compression fractures: Diagnostic accuracy of dual-layer detector CT using calcium suppressed images [J]. Eur J Radiol, 2018, 105:216–220.

[8] Schwaiger BJ, Gersing AS, Hammel J, et al. Three-material decomposition with dual-layer spectral CT compared to MRI for the detection of bone marrow edema in patients with acute vertebral fractures [J]. Skeletal Radiol, 2018, 47(11):1533–1540.

[9] Kim JE, Yoo HJ, Chae HD, et al. Dual-Layer Detector CT With Virtual Noncalcium Imaging: Diagnostic Performance in Patients With Suspected Wrist Fractures [J]. AJR Am J Roentgenol, 2021, 216(4):1003–1013.

[10] Rajkumar SV. Multiple myeloma: 2020 update on diagnosis, risk-stratification and management [J]. Am J Hematol, 2020, 95(5):548–567.

[11] Cowan AJ, Allen C, Barac A, et al. Global Burden of Multiple Myeloma: A Systematic Analysis for the Global Burden of Disease Study 2016 [J]. JAMA Oncol, 2018, 4(9):1221–1227.

[12] Hillengass J, Usmani S, Rajkumar SV, et al. International myeloma working group consensus recommendations on imaging in monoclonal plasma cell disorders [J]. Lancet Oncol., 2019, 20(6):e302–e312.

[13] Rajkumar SV, Dimopoulos MA, Palumbo A, et al. International Myeloma Working Group updated criteria for the diagnosis of multiple myeloma [J]. Lancet Oncol, 2014, 15(12):e538–548.

[14] Treitl KM, Ricke J, Baur-Melnyk A. Whole-body magnetic resonance imaging (WBMRI) versus whole-body computed tomography (WBCT) for myeloma imaging and staging [J]. Skeletal Radiol, 2022, 51(1):43–58.

[15] Kosmala A, Weng AM, Krauss B, et al. Dual-energy CT of the bone marrow in multiple myeloma: diagnostic accuracy for quantitative differentiation of infiltration patterns [J]. Eur Radiol, 2018, 28(12):5083–5090.

[16] Kosmala A, Weng AM, Heidemeier A, et al. Multiple Myeloma and Dual-Energy CT: Diagnostic Accuracy of Virtual Noncalcium Technique for Detection of Bone Marrow

[17] Infiltration of the Spine and Pelvis [J]. Radiology, 2018, 286(1):205–213.

Thomas C, Schabel C, Krauss B, et al. Dual-energy CT: virtual calcium subtraction for assessment of bone marrow involvement of the spine in multiple myeloma [J]. AJR Am J Roentgenol, 2015, 204(3):W324–W331..

[18] Reinert CP, Krieg E, Esser M, et al. Role of computed tomography texture analysis using dual-energy-based bone marrow imaging for multiple myeloma characterization: comparison with histology and established serologic parameters [J]. Eur Radiol., 2021, 31(4):2357–2367.

[19] Fervers P, Glauner A, Gertz R, et al. Virtual calcium-suppression in dual energy computed tomography predicts metabolic activity of focal MM lesions as determined by fluorodeoxyglucose positron-emission-tomography [J]. Eur J Radiol, 2021, 135:109502.

[20] Fervers P, Fervers F, Kottlors J, et al. Feasibility of artificial intelligence-supported assessment of bone marrow infiltration using dual-energy computed tomography in patients with evidence of monoclonal protein – a retrospective observational study [J]. Eur Radiol, 2022, 32(5):2901–2911.

[21] Fervers P, Glauner A, Gertz R, et al. Virtual calcium-suppression in dual energy computed tomography predicts metabolic activity of focal MM lesions as determined by fluorodeoxyglucose positron-emission-tomography [J]. Eur J Radiol, 2021, 135:109502.

[22] Brandelik SC, Skornitzke S, Mokry T, et al. Quantitative and qualitative assessment of plasma cell dyscrasias in dual-layer spectral CT [J]. Eur Radiol., 2021, 31(10):7664–7673.

[23] Hillengass J, Moulopoulos LA, Delorme S, et al. Whole-body computed tomography versus conventional skeletal survey in patients with multiple myeloma: a study of the International Myeloma Working Group [J]. Blood Cancer J, 2017, 7(8):e599.

[24] Gassert FT, Hammel J, Hofmann FC, et al. Detection of Bone Marrow Edema in Patients with Osteoid Osteoma Using Three-Material Decomposition with Dual-Layer Spectral CT [J]. Diagnostics (Basel), 2021, 11(6):953.

[25] Athwal P, Stock H. Osteoid osteoma: a pictorial review [J]. Conn Med, 2014, 78(4):233–235.

[26] Malghem J, Lecouvet F, Kirchgesner T, et al. Osteoid osteoma of the hip: imaging features [J]. Skeletal Radiol, 2020, 49(11):1709–1718.

[27] Rajiah P, Sundaram M, Subhas N. Dual-energy CT in musculoskeletal imaging: what is the role beyond gout? [J]. American Journal of Roentgenology, 2019, 213(3): 493–505.

[28] Lee SM, Choo HJ, Lee SJ, et al. Cervical Spine CT Using Spectral Shaping: Can It Be a Solution to Overcome Artifacts in the Lower Cervical Spinal Region? [J]. Korean J Radiol, 2019, 20(3):469–478.

[29] Shim E, Kim BH, Kang WY, et al. Diagnostic performance of electron-density dual-energy CT in detection of cervical disc herniation in comparison with standard gray-scale CT and virtual non-calcium images [J]. Eur Radiol, 2022, 32(4):2209–2220.

[30] Ding Y, Richter A, Stiller W, et al. Association between true non-contrast and virtual non-contrast vertebral bone CT

attenuation values determined using dual-layer spectral detector CT [J]. Eur J Radiol, 2019, 121:108740.

[31] Sedaghat S, Langguth P, Larsen N, et al. Diagnostic Accuracy of Dual-Layer Spectral CT Using Electron Density Images to Detect Post-Traumatic Prevertebral Hematoma of the Cervical Spine [J]. Rofo, 2021, 193(12):1445-1450.

[32] Chae H D, Hong S H, Shin M, et al. Combined use of virtual monochromatic images and projection-based metal artifact reduction methods in evaluation of total knee arthroplasty [J]. European Radiology, 2020, 30(10): 5298-5307.

[33] Neuhaus V, Grosse Hokamp N, Zopfs D, et al. Reducing artifacts from total hip replacements in dual layer detector CT: Combination of virtual monoenergetic images and orthopedic metal artifact reduction [J]. Eur J Radiol, 2019, 111:14-20.

附录　专业术语中英对照

A

阿加斯顿积分（Agaston integral）

B

鼻咽癌（nasopharyngeal carcinoma）

标准碘浓度（normalized Iodine concentration）

表观扩散系数（apparent diffusion coefficient）

表明通透性（permeability surface）

病毒性脑炎（viralencephalitis）

C

CT 动态心肌灌注检查（dynamic myocardial CT perfusion）

CT 灌注成像（CT Perfusion）

CT 结肠仿真内镜（CT virtual endoscopy）

CT 能量成像（computed tomography spectral imaging）

D

达峰时间（time to peak）

单光子发射计算机断层扫描（single photon emission computed tomography）

单能级（MonoE）

单能级（等效常规图像）MonoE（Equiv. to conventional CT）

单能级图像（MonoE 40keV）

碲化镉 Cadmium telluride）

碲锌镉（Cadmium zinc telluride）

碘密度图（iodine density）

碘浓度（Iodine concentration）

碘密度融合图（iodine density overlay）

碘延迟强化（late iodine enhancement）

去碘图（Iodine iemoved）

电荷共享（charge sharing）

电子结合能（kinetic energy of the electron）

电子密度（electron density）

电子密度融合图（overlay electron density）

迭代去伪影（orthopedic metal artifact reduction function）

动静脉畸形（arterio venous malformation）

动脉增强指数（arterial enhancement fraction）

动脉增强指数图（AEF map）

对比噪声比（contrast to noise ratio）

多层螺旋 CT 门静脉造影术（multiple slice computed tomographic portography）

多发性骨髓瘤（multiple myeloma）

多期相分析（multiphase analysis）

多形性癌（pleomorphic carcinoma）

E

恶性神经鞘膜瘤（malignant peripheral nerve sheath tumor）

F

反冲电子（recoil electron）

反相关噪声的降噪（anti-correlation de-noising）

肺动脉血栓栓塞（pulmonary thromboembolism）

肺肉瘤样癌（pulmonary sarcomatoid carcinoma）

负荷动态 CT 心肌灌注成像（stress CT myocardial perfusion imaging）

G

钙抑制（Calcium Suppression）

钙抑制图（Calcium suppression images）

宫颈癌（cervical carcinoma）

骨闪烁显像（bone tracer scintigraphy）

骨髓瘤（myeloma）

骨样骨瘤（osteoid osteoma）

骨质疏松症（osteoporosis）

冠脉 CTA（coronary computed tomographic angiography）

冠状动脉造影（coronary angiography）

冠状动脉疾病（coronary artery disease）

冠状动脉粥样硬化性心脏病（coronary atherosclerotic heart disease）

管电压（kilo voltage peak）

光电效应（photoelectric effect）

光电子（photon-electron）

光谱 CT 钙抑制技术（Calcium suppresion）

光谱电子计算机断层扫描（spectral computed tomography）

光谱曲线（HU attenuation plot）

光谱散点图（scatter plot）

光谱探测器 CT（spectral detector computed tomography）

光谱直方图（histogram Z effective）

光子堆积效（pile-up）

光子计数探测器（photon counting detector）

H

黑血成像（dark blood images）

喉癌（laryngocarcinoma）

J

基物质分解（base material decomposition）

基效应分解（base effect decomposition）

基于球管（tube-based）

基于探测器（detector-based）

急性冠脉综合征（acute coronary syndrome）

急性缺血性脑血管病（acute ischemic cerebral vascular disease）

甲状舌管囊肿（thyrolingual cyst）

甲状腺腺瘤（thyroid adenoma）

胶质瘤（glioma）

结肠直肠癌（colorectal cancer）

结构强化图（contrast-Enh structure）

结节性甲状腺肿（nodular goiter）

结直肠息肉（colonic polyp）

金属伪影去除（mental artifact reduction）

经导管主动脉瓣置换术（transcatheter aortic valve replacement）

颈部淋巴结肿大（lymphnoditis of neck regions）

局限性纤维性肿瘤（localized fibrous tumor）

K

康普顿散射（Compton scattering）

克罗恩病（Crohn's disease）

克罗恩病活动度指数（Crohn's disease activity indexI）

克罗恩病内窥镜严重程度指数（Crohn's disease endoscopic index of severity）

L

拉动变换（Radon transform）

良性前列腺增生（benign prostatic hyperplasia）

淋巴瘤（lymphoma）

螺旋扫描模式（helical/spiral scan mode）

M

弥漫性胸膜间皮瘤（diffuse mesothelioma of pleura）

N

脑膜瘤（meningeoma）

脑血流量（cerebral blood flow）

脑血容量（cerebral blood volume）

能级水平调节滑块（keV slider）

尿酸图（uric acid）

尿酸移除图（uric acid removed）

P

膀胱癌（bladder carcinoma）

佩罗尼病（Peyronie's disease）

平均通过时间（mean transit time）

平均通过时间（mean transit time）

Q

千电子伏特（kilo-electron voltage）

前列腺癌（prostatic cancer）

前列腺特异性抗原（porotate specific antigen）

曲面重组（curved planar reformation）

缺血性心脏病（ischemic heart disease）

R

人乳头状瘤病毒（human papillomavirus）

容积再现（volume rendering）

乳腺癌（breast carcinoma）

乳腺纤维腺瘤（fibroadenoma）

S

散射光子（scattered photon）

扫描仪（scanner）

舌癌（tongue cancer）

肾外伤（renal injuries）

肾细胞癌（renal cell carcinoma）

肾盂癌（renal pelvis carcinoma）

时间密度曲线（time density curve）

食管胃十二指肠镜（esophagogastroduodenoscopy）

双能量计算机断层扫描（dual-energy computed tomography）

梭形细胞肉瘤（spindle cell sarcoma）

T

通用光谱分析工具（common spectral processes）

痛风（gout）

W

微血管密度（micro vessel density）

伪影（artifact）

胃肠道间质瘤（gastrointestinal stromal tumors）

胃间质瘤（gastric stromal tumor）

纹理分析（texture analysis）

无水碘图（Iodine no water）

X

息肉综合征（polyposis syndrome）

细胞外容积分数（myocardial extracellular volume）

细胞外容积图（ECV map）

下肢血肿（lower extremity hematoma）

线性衰减系数（attenuation coefficient）

线性衰减系数（linear attenuation coefficient）

小肠（small intestine）

小肠 CT 造影（CT enterography）

小肠腺癌（adenocarcinoma of Small bowel intestine）

心包积液（pericardial effusion）

心肌淀粉样变性（cardiac amyloidosis）

心肌灌注峰值（peak Enhancement）

心肌炎（myocarditis）

心内膜心肌活检（endomyocardial biopsy）

心脏 CT 血管成像（cardiac CT angiography）

心脏核磁共振（cardiac magnetic resonance）

新型冠状病毒感染（COVID-19）

信噪比（signal to noise ratio）

胸膜转移瘤（metastatic tumor of pleura）

胸腺瘤（thymoma）

虚拟单能量图像（virtual monoenergetic images）

虚拟单能图像（virtual monoenergetic image）

虚拟平扫（virtual non-contrast scan）

虚拟去钙图像（virtualnon-calcium）

旋转 / 固定模式（rotate/stationary mode）

旋转 / 平移方式（rotate/translate mode）

血管平滑肌脂肪瘤（angiomyolipoma）

血流量（blood flow）

血容量（blood volume）

Y

炎性肌纤维母细胞瘤（inflammatory myofibroblastic tumour）

遗传性出血性毛细血管扩张症(rendu-osler-weber)

钇合金（Ytrrium）

抑钙指数调节滑块（cassp index slider）

阴茎畸形和勃起功能障碍（erectile dysfunction）

硬膜下血肿（subdural hematoma）

有效原子序数图（Z effective）

原发性支气管肺癌（primary bronchogenic carcinoma）

Z

正电子发射型计算机断层显像（positron emission computed tomography）

中枢神经系统淋巴瘤（central nervous system lymphoma）

中心容积定律（central volume principle）

中央型肺癌（central lung cancer）

周围型肺癌（peripheral lung cancer）

主动脉瓣反流（aortic regurgitation）

主动脉瓣疾病（aortic valve disease）

主动脉瓣狭窄（aortic stenosis）

转移性肺钙化（metastatic pulmonary calcification）

椎间盘突出症（disc herniation）

椎旁血肿（Paravertebral hematoma）

子宫内膜异位症（endometriosis）

阻止本领比（stopping power ratio）

最大密度投影（minimum intensity projection）

最大剩余功能时间（time-to-maximum）

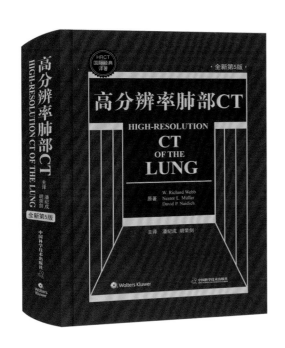

原　著　[意] Massimo Lombardi 等

主　译　潘纪戍　胡荣剑

定　价　295.00 元

　　本书是由三位美国著名胸部影像学家联合编著的国际权威名著，自 1991 年初版以来，已多次再版。本书是最新的第 5 版，内容更加丰富、完善。全书共三部分，从正常解剖、病理生理到常见病、罕见病，对每一种肺部疾病都系统地从术语、影像表现、鉴别诊断、病理、临床、鉴别要点等方面做了详尽描述。对常见 HRCT 征象也分类做了详细阐述，罗列了每一征象的常见疾病，对鉴别诊断非常有帮助。书末还附有 HRCT 回题的相关介绍。原著思路清晰、重点突出，译文准确流畅，易于通读。本书权威、前沿、实用，具有很强的临床和研究参考价值，可供广大影像科、呼吸科、胸外科医师及医学院校师生学习参告。

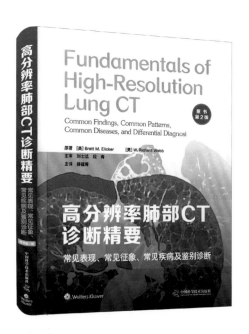

原 著　[美] Brett M. Elicker

主 审　刘士远　段　青

主 译　薛蕴菁

定 价　160.00 元

　　本书引进自世界知名的 Wolters Kluwer 出版社，是一部新颖、实用的肺部病变高分辨率 CT 诊断参考书。全书分为上、下两篇，上篇重点阐述肺部疾病高分辨 CT 的常见表现与征象；下篇则以具体疾病为主线，重点阐述了肺部常见疾病的影像表现和鉴别诊断。著者摒弃了以往大多数著作中以大段文字描述病变及鉴别诊断的写作形式，以大量简明的图表来归纳总结病变的特征、鉴别诊断等，重点突出，条理清晰，并附有大量影像图像，令病变与征象一目了然。本书内容精练，编排新颖，方便读者理解与记忆，非常适合影像专业医学生、研究生、影像科医生与呼吸科医生阅读学习，也可作为相关医生进行肺部疾病影像诊断时的查阅参考。

出版社官方微店